临床麻醉系列丛书

妇产科麻醉手册

（第2版）

主　编　曲　元　黄宇光

北京大学医学出版社

FUCHANKE MAZUI SHOUCE（DI 2 BAN）

图书在版编目（CIP）数据

妇产科麻醉手册/曲元，黄宇光主编. —2 版. —北京：北京大学医学出版社，2019.1
（临床麻醉系列丛书）
ISBN 978-7-5659-1830-8

Ⅰ. ①妇… Ⅱ. ①曲… ②黄… Ⅲ. ①妇科外科手术—麻醉学②产科外科手术—麻醉学 Ⅳ. ①R713.14 ②R719

中国版本图书馆 CIP 数据核字（2018）第 148906 号

妇产科麻醉手册（第 2 版）

主　　编：曲　元　黄宇光
出版发行：北京大学医学出版社
地　　址：（100191）北京市海淀区学院路 38 号　北京大学医学部院内
电　　话：发行部 010-82802230；图书邮购 010-82802495
网　　址：http://www.pumpress.com.cn
E - mail：booksale@bjmu.edu.cn
印　　刷：北京信彩瑞禾印刷厂
经　　销：新华书店
责任编辑：王智敏　袁帅军　**责任校对**：靳新强　**责任印制**：李　啸
开　　本：889 mm×1194 mm　1/32　**印张**：16.25　**字数**：400 千字
版　　次：2019 年 1 月第 2 版　2019 年 1 月第 1 次印刷
书　　号：ISBN 978-7-5659-1830-8
定　　价：85.00 元

编者名单

主　　编　曲　元　黄宇光

副 主 编　赵　晶　刘秀芬

编　　者　(按姓氏笔画排序)

白　勇　北京大学第一医院麻醉科

曲　元　北京大学第一医院麻醉科

刘秀芬　北京大学第一医院麻醉科

关婷婷　北京大学第一医院麻醉科

李　坚　北京大学第一医院麻醉科

张熙哲　北京大学人民医院麻醉科

赵　晶　中日友好医院麻醉科

倪东妹　北京大学第一医院麻醉科

黄宇光　北京协和医院麻醉科

薛　昀　四川省涪陵市中心医院麻醉科

感谢北京大学第一医院麻醉科的时昕、包菊、李雪、周寅、林增茂、郑义林、张小玲医师参与编写或提供病例！

主编简介

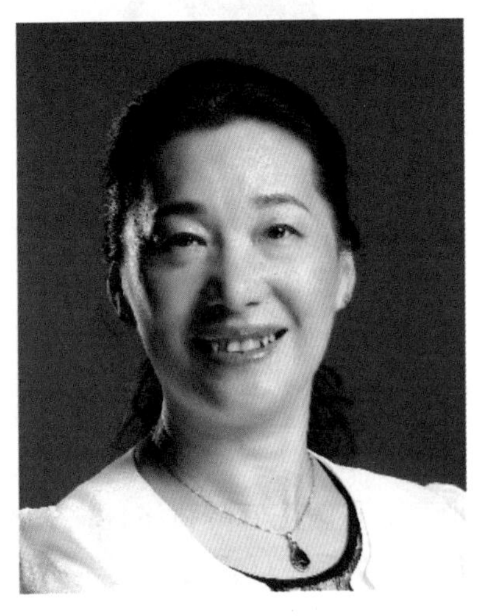

曲元，主任医师，硕士生导师，北京大学第一医院妇儿部麻醉科医疗组长，中华医学会麻醉学分会产科学组委员，北京常春藤医学高端人才联盟会员，世界疼痛医师协会中国分会委员，原国家卫生部“特殊管理药品管理和临床合理应用培训项目”培训专家，《中国医刊》杂志编辑委员会特约编委，《中华围产医学杂志》编委等职。

先后在专业期刊上发表论文40余篇。主编《临床麻醉学丛书——妇产科麻醉学分册》《疼痛治疗与麻醉咨询》，副主编《促进自然分娩技术》，并参编著作及教材二十余部。

专业特长：临床综合麻醉，尤擅长产科麻醉与分娩镇痛、妇科麻醉、小儿及新生儿科麻醉及耳鼻喉科麻醉。

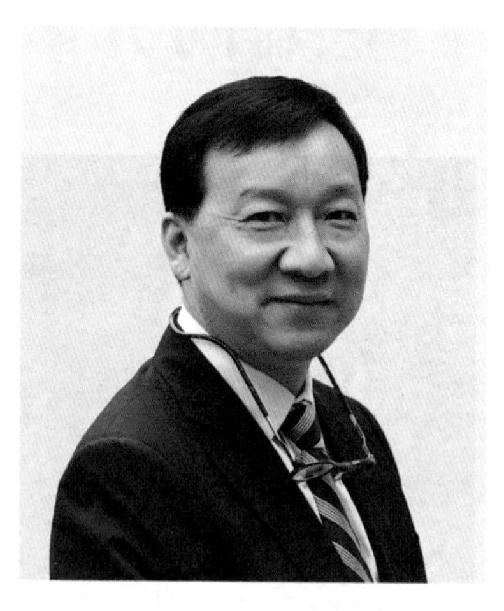

黄宇光，北京协和医院麻醉科主任，教授、主任医师，北京协和医学院麻醉学系主任、博士生导师，中华医学会麻醉学分会主任委员，国家卫生健康委员会麻醉专业质控中心主任，世界麻醉学会联盟（WFSA）常务理事、WFSA 亚澳区常务理事兼秘书长。2014 年获“全国优秀科技工作者”称号，2015 年获“国家卫生计生突出贡献中青年专家”称号，2018 年被授予爱尔兰国立麻醉医师学院荣誉院士。任第十三届全国政协委员、全国政协教科卫体委员会委员，第十二届、第十三届北京市政协委员。

第 2 版前言

《临床麻醉系列丛书——妇产科麻醉分册》第 1 版于 2011 年问世后，受到了广大临床麻醉学专业人员的欢迎并售罄。在此，我们代表编委会向广大读者对本书的厚爱致以最诚挚的谢意！

妇产科麻醉是临床麻醉的重要组成部分，肩负的责任重大。麻醉医师在保障患者家庭和睦、社会和谐中发挥着重要作用。产妇的特点和病理生理变化导致此类患者的麻醉具有特殊的要求，这往往要求临床麻醉医师及时做出设计和调整。近年来，随着二孩政策的放开，高龄产妇及危急重症产妇数量以井喷式的速度增长，这又给临床麻醉医师和产科医师带来更多的新问题和更严峻的新挑战。

因此，继第 1 版问世 7 年后，第 2 版在原有基础上做了大幅度调整和修订，使其在内容更新的同时更适用于临床实践，旨在让为孕产妇提供医疗服务的麻醉医师和产科医师从本书中获得更全面的知识来源。本书增加了许多产科麻醉与镇痛方面的新进展及重要知识，如在“产科麻醉与镇痛的历史”一章中新增“中国分娩镇痛技术的开端”相关内容；在“围生期麻醉药理学”一章中增加了右美托咪定和非甾体消炎药在产科应用中的利弊分析；在“分娩镇痛”一章中全部更新了“分娩镇痛技术的新进展及评价”（特别是硬膜外分娩镇痛新技术——脉冲泵的应用），新增了“分娩镇痛对母婴的影响”；在“产科合并症与麻醉”一章中，为应对胎盘植入等凶险大、出血激增的情况，新增了“术中自体血回输”

内容；在“产科麻醉并发症”一章中新增了产科超说明书用药原则的相关内容；在“妊娠期合并非产科疾病”一章中新增了“主动脉夹层”内容；在“母亲与胎儿结局”一章中更新了“2016 版新生儿心肺复苏指南”部分内容。第 2 版还对第 2 ～ 9 章后的“病例讨论”栏目里的特殊病例进行了大部分更新，如合并肺动脉高压及肾移植术后妊娠的高危产妇的麻醉处理病例、有突发的羊水栓塞及子宫破裂病例、产后静脉窦血栓和溶血性尿毒症发生产科罕见并发症病例等，均为北京大学第一医院真实发生的病例，具有非常实用的临床指导价值。附录部分更新了《中国产科麻醉专家共识（2017 年）》，并增加了《分娩镇痛专家共识（2016 版）》及《新产程标准及处理的专家共识（2014）》。

本书的编写团队依然以来自或曾经在北京大学第一医院和北京协和医院工作的、具有丰富临床经验的麻醉专家和高年资麻醉医师，他们具有处理各类产科和妇科疾病的切身体会及心得。如果本书的内容和形式能继续够得到读者们的认可，对临床麻醉学科的发展有益，将是我们最大的欣慰。

当然，事无完美，人无完人，书中如有不到之处，容有机会后续更正。

曲　元　黄宇光

2018 年 7 月 25 日于北京

第1版前言

在编委会成员的共同努力下，《临床麻醉系列丛书——妇产科麻醉分册》问世了。近年来，国内麻醉学相关专著的不断出现，极大地满足了临床麻醉学科专业人员的要求，相对而言，专科手术的麻醉信息和著作仍显不足，如今本书应运而生。

妇产科患者的麻醉涉及产妇和新生儿两条生命的安全，产妇的特点和病理生理变化往往要求临床麻醉做出及时设计和调整，此类患者的麻醉具有特殊的要求。近年来，为了保障产妇的安全，降低病理性产科的死亡率，北京市卫生系统纷纷开设了病理产科临床安全的绿色通道，各大医院和相关科室强化了妇产科手术麻醉的规范和流程，有效地提高了妇产科手术麻醉的整体水平，然而，妇产科患者的临床安全仍是任重道远。

妇产科手术的麻醉是一门特殊的学问，《临床麻醉系列丛书——妇产科麻醉分册》在介绍临床麻醉方法的同时，着重介绍了妇产科麻醉的基本理论和新的观念，这对临床处理具有导向作用，对住院医师的规范化培训至关重要。这本专著力图结合国内外妇产科麻醉的最新信息和临床实践经验，涵盖了妇产科麻醉相关的最新信息和进展。

本书的编写专家主要来自北京大学第一医院和北京协和医院，具有处理各类产科和妇科患者的切身体会和心得，大家在临床繁忙工作的同时，牺牲休息时间努力收集最新信息，并且注重临床问题的探讨和处理对策的介绍。简言之，

《临床麻醉系列丛书——妇产科麻醉分册》可谓是集体智慧的结晶。如果本书的内容和形式能够得到读者的认可，对临床专科麻醉有益，将是我们最大的欣慰。

当然，事无完美，人无完人。由于编写时间较为仓促，加之我等自身水平有限，书中如有不到之处，容有机会后续更正。

曲　元　黄宇光

2009 年 11 月 30 日于北京

目　录

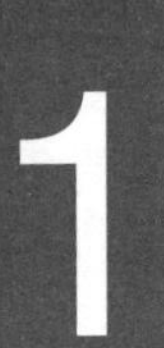

产科麻醉与镇痛的历史

（刘秀芬）

要点

- 产科麻醉与镇痛的发展历经一百五十余年的历史。产科麻醉与镇痛的发展历史就是现代麻醉学的发展史。
- Simpson 医师是乙醚麻醉在产科应用的第一人。
- 氧化亚氮（笑气）吸入法用于分娩镇痛起源于 1880 年。
- 1900 年左右，蛛网膜下隙麻醉、硬膜外阻滞技术相继出现，主要用于外科手术的麻醉。
- 1938 年，美国的两位医师将腰部硬膜外阻滞麻醉用于分娩镇痛。
- 1963 年北京大学第一医院（北大医院）的张光波教授成为中国分娩镇痛的开拓者。

产科麻醉和镇痛技术与外科麻醉相似，但应用历史却截然不同。宗教迷信势力和一些医务人员的反对延误了产科镇痛技术的发展。

一些原始部落用机械方法帮助分娩；古代文明对分娩的妇女给予更多同情；古时候的中国人用鸦片和催眠药减轻分娩疼痛；古希腊人用麻醉药减轻分娩疼痛。医学之父希波克拉底评价："减轻疼痛的工作是神圣的。"

下面按不同的麻醉和镇痛方法描述产科麻醉与镇痛的历史。

一、吸入方法

爱丁堡的助产学教授 James Yong Simpson 是记录乙醚麻醉在产科应用的第一人，他于 1847 年 1 月 19 日应用乙醚麻醉为内倒转失败的死婴行分娩。而第一例应用乙醚镇痛的自然分娩，应归功于一位波士顿的牙医 Nathan Colley Keep，他于 1847 年 4 月 7 日将乙醚应用于自然分娩的镇痛。

随后，Simpson 发表文章描述了乙醚在产科的应用，同时他还寻找其他避免乙醚缺点的麻醉剂。1847 年 11 月，Simpson 将氯仿应用于产妇分娩，并把他的发现报告给爱丁堡医学外科学会。他在《柳叶刀》杂志发表文章，比较了氯仿与乙醚的优点。

美国人 Gardner 模仿 Simpson，于 1848 年在产科应用氯仿。借助于 Channing 的书《分娩麻醉论文》，美国的产科麻醉变得很普遍。在 1848 年美国医学会议上，产科委员报告了于 2000 例患者应用乙醚和氯仿，无死亡病例且并发症极少。

然而，在随后的 6 年里反对声一直不断，直到产科医师 James Clark 爵士把氯仿介绍给维多利亚女王，并在 1853 年 4 月 7 日由 John Snow 医师应用于女王分娩时，事情才出现转机。维多利亚女王回忆到：Snow 医师应用了氯仿，它的镇痛、安静和兴奋作用是不可估量的。

Humphry Davy 最早描述氧化亚氮的镇静作用，Harace

Wells 在自己拔牙时吸入氧化亚氮，阐述其作为麻醉剂的价值。18 年后，Colton 在美国重新恢复应用氧化亚氮。于 1863 年他指导 T W Evans 应用氧化亚氮。1880 年，Stanislav Kilkovich 第一次应用 80% 氧化亚氮和 20% 氧气的混合物提供分娩镇痛。他观察到此混合物在整个分娩过程都能有效镇痛，对母婴都很安全，但此装置很昂贵，也很难运输。一些欧洲医师也试用了 Kilkovich 的技术，但却没有成功，直到 1911 年 AE Guedel 设计了第一个产科应用的自控氧化亚氮和空气装置。然而，由于可导致产妇发绀，Guedel 的方法最终被放弃。R Minnitt 于 1933 年参加氧化亚氮和氧在产科的应用讨论会后，认识到应用氧化亚氮的缺点可由氧气代替空气而克服。1961 年，Tunstall 应用 50% 氧化亚氮和 50% 氧气的混合气体，优点是在安全的氧浓度中为患者释放氧化亚氮。此种方法释放的氧化亚氮还作为目前分娩镇痛的一线方法。

在 20 世纪中期氧化亚氮不是减轻产痛的唯一制剂。环丙烷在比氧化亚氮浓度低时就能提供很好的镇痛，但它们的缺点是昂贵和仪器复杂。Gelfan 和 Bell 于 1933 年介绍了二乙烯乙醚，1936 年 Wesley Bourne 首次把它应用于产科。其麻醉作用比乙醚更有效和快速，刺激性更小。1948 年 Heyfelder 最先把氯乙烷应用于临床。多年来它都作为表面麻醉剂，在分娩镇痛中只起很小的作用。

1935 年 Striker 和 Jackson 把三氯乙烯引入麻醉，于 1943 年第一次在产科应用。甲氧基乙烯于 1960 年在美国广泛用于产科镇痛。它对肾功能的副作用导致此药被停用。由于关注到所有吸入药物对胎儿的抑制作用，以及其他更好的产科镇痛技术的发展，挥发性药物的应用逐渐减少。

有记录的第一例剖宫产发生于 1500 年，由瑞士人 Jacob Nufer 为他妻子做手术，似乎母婴都存活了。然而，此事一直有争议，直到 1582 年才有公布的记录。在英国，爱丁堡的 Robert Smith 于 1737 年做剖宫产，但几小时后母亲死亡。在 18 世纪的其他年间，有剖宫产的散发报道，但母亲均未存活。在乙醚或氯仿全身麻醉（全麻）下的第一例剖宫产并无记录。在这些早期的手术中，有时母亲和胎儿都死亡，通常是因为产程过长或感染。

二、胃肠外方法

1860 年德国人 Kormann 提出皮下注射吗啡来控制分娩疼痛，但认识到吗啡用于产科镇痛的最大缺点是导致婴儿呼吸抑制。

1870 年，Guilbert 最早验证氯仿复合吗啡在产科应用，他应用如下方法进行分娩镇痛：当宫缩不可忍受时，在前臂皮下注射 0.01 g 吗啡，注射 15 min 后，当产妇感觉下一次宫缩开始时，即开始吸入氯仿。在吸入 10 次左右，即使有宫缩产妇也不能感觉到疼痛。在宫缩结束时停止吸入，以保证分娩过程只在有宫缩时才吸入氯仿。

哌替啶是 1939 年在德国由 Schaumann 和 Eisleb 合成的，哌替啶结合了镇痛、解痉和镇静作用，提示它可能作为产科镇痛的有用药物。1940 年 Benthin 在德国首次将其用于分娩，随后 1943 年 Gilbert 和 Dixon 在美国应用，次年 Spitzer 在西班牙应用。然而，随着时间推移，医师们逐渐认识到在分娩中应用哌替啶能够导致新生儿出现呼吸抑制。

20 世纪 50 年代发明了一些镇静药，分娩中哌替啶复合吩噻嗪代替了哌替啶复合地西泮，当时的医师希望吩噻嗪的强效作用能减少哌替啶的剂量。1954 年 Hershenson 应用氯丙嗪，因为他观察到在分娩中作为止吐药，氯丙嗪还有催眠作用。然而，随后的报道表明氯丙嗪有副作用，如母亲表情淡漠以及低血压。

三、直肠给药

早在1847年，俄国的Pirogoff和法国的Dupuy就发现乙醚除了作为吸入药物，还可以溶于液体的形式经直肠灌注。但直到1913年，Gwathmey才发现吸收入消化道的乙醚能产生镇痛作用，于1933年首次在产科应用。

很多医师认识到常用的镇痛药物对呼吸作用的重要性。Waters总结阿片类、巴比妥类和其他非挥发药物剂量较大时，能引起母亲和婴儿的呼吸中枢抑制，疼痛缓解越好抑制作用越强。Rosenfield、Synder和Henderson表明，母亲所用镇痛药物对婴儿的作用，直接与药物剂量和作用时间有关系。他们建议分娩中应用镇痛时一定要具备复苏和气管内插管技术条件。

其他药物：1957年Abbas应用格鲁米特，能减少哌替啶的用量；1965年Bepko应用地西泮，它能阻断分娩中的焦虑—紧张—疼痛周期，对母婴无不良影响。1974年Akamatsu应用氯胺酮。

四、局部麻醉和蛛网膜下隙麻醉

1853年，爱丁堡的Alexander Wood精制了一个注射器，把药物注射到神经干区域以减轻神经痛。工业革命带来外科领域的极大发展，包括蒸汽消毒敷料和外科橡胶手套，还带来更多的药物。其中可卡因是非常关键的局部麻醉药（局麻药）。1884年Koller用可卡因在眼科手术中行表面麻醉。1884年Burke行第一次神经阻滞。1885年年底，Halsted和Hall应用可卡因做外周神经阻滞。

Oscar Kreis于1900年在瑞士应用蛛网膜下隙麻醉行阴道分娩的镇痛。1901年5月曼彻斯特产科医院在可卡因蛛网膜下隙麻醉下做了第一例剖宫产。19世纪20年代和30年代Pitkin和Sise尝试限制局麻药的作用部位，他们通过加糖来改变溶液的比重。Parmley 和 Adriani 发明了重比重地布卡因行蛛网膜下隙麻醉（也称“腰麻”）的技术，在 1946 年用于分娩镇痛。1940 年 Lemmon 发明连续蛛网膜下隙麻醉。

五、硬膜外麻醉

早在 1901 年，Tuffier 就从腰部尝试硬膜外镇痛，但技术上的困难阻滞其发展。1921 年，西班牙军医 Page 及 Siccard 和 Forrester 分别描述了硬膜外技术。意大利人 Dogliotti 于 1931 年重新应用这种方法，用现在标准的“阻力消失”技术。

1938 年美国人 Graffagnino 和 Seyler 行腰部硬膜外穿刺做产科镇痛。

1949 年 Torsten Gordh 引入利多卡因推动了局部麻醉的应用；1963 年 Widman 引入布比卡因，是促进硬膜外技术在产科应用的主要因素。

但是，产科中硬膜外麻醉接受起来很慢。Eisen 于 1960 年在多伦多报道了 9532 例腰部硬膜外麻醉，随后 Hellman 在 1965 年在同一单位又研究了 16 000 例。这些作者在分娩晚期应用此技术以避免全身麻醉药（全麻药）的危险。1968 年于伦敦召开的第 4 次世界麻醉医师大会，主题为“最终的无痛分娩”，提高了硬膜外麻醉的影响度。对于产科中应用全身麻醉也有更多的关注。在英国，从 1952—1954 年，由全身麻醉导致的呕吐、误吸造成的母亲死亡的比例是 32/49，因此 Marston 认为全身麻醉有特殊危险。1978 年 Jouppila 应用放射活性清除技术测量胎盘血流，表明硬膜外镇痛对绒毛内血流既无影响也无改善，解除了硬膜外麻醉对胎儿循环有破坏作用的疑虑。

六、心理学方法

Dixk-Read 于 1933 年创办自然分娩学校，他认为产痛主要由恐惧和焦虑引起，如果让产妇了解分娩过程并教会产妇放松，疼痛就会消失。遗憾的是，此方法不鼓励同步药物治疗，需要止痛药的妇女和因并发症需要手术者感受到失败，心理上留下创伤。

1947 年，Velvowski 描述了分娩的条件反射训练，也叫做精神预防法。Lamaze 和 Leboyer 采用和改进了这些技术。

曾提出疼痛的闸门理论的 Melzack，于 1981 年认为疼痛是受精神因素如恐惧、注意力、建议、损伤或有害刺激等影响的感觉经历，疼痛常能由精神干预减轻。他给妇女提供 McGill 疼痛问卷，其问卷显示，产痛往往被记录于最高的疼痛程度评分中。初产妇经过分娩训练疼痛分数较低，但效果很小。接受过分娩训练的妇女也要求硬膜外麻醉。Melzack 总结到，分娩训练和产科麻醉互相辅助可帮助妇女在分娩时减轻恐惧、焦虑和疼痛。

古代就应用的催眠术，在 18 世纪由弗吉尼亚毕业的医学生 Mesmer，给予了科学的地位。19 世纪初两名爱丁堡的毕业生 Elliotson 和 Esdaile，应用催眠术作为外科手术的镇痛 / 麻醉。催眠术在产科的应用得到促进，因为它避免了新生儿呼吸抑制，患者在分娩中保持清醒和配合。然而，只有 25% 的母亲能被催眠到产生有效镇痛。

七、其他技术

分娩中还试用过针灸。1975 年，Abouleish 在 10 位产妇试验针灸，只有 1 人疼痛缓解良好，3 人只有部分缓解。他推论这种镇痛与区域技术相比不全面，不可预测也不连贯。

“闸门理论”在临床的应用促进了经皮神经电刺激（TENS）的发展。在分娩中最早应用 TENS 的人是 Shealy 和

Maurer，他们于 1974 年发现 TENS 对于分娩中的背痛最有意义。Augustinsson 发现 88% 的妇女受益于 TENS。然而，1981 年 Nesheim 发现与安慰剂对比时，疼痛缓解程度和镇痛药需要无差别。Bundsen 于 1981 年建议，TENS 治疗的母亲，其婴儿的 Apgar 评分更好，产妇对氧化亚氮的需要量减少。缺点是它干扰电子胎心监测，但 Hatrison 于 1986 年的研究没有发现此问题。Harrison 通过比较 TENS 和安慰剂，发现母亲和助产士的有益评价是 TENS 在产程较短的分娩中确实有镇痛作用。

分娩镇痛的未来方向是寻求母亲和孩子在生理、心理和情绪上的平衡。正如 Simpson 医师所说：我相信医师的职责不只是恢复健康，还要减轻疼痛。

八、中国分娩镇痛技术的开端

1963 年，在北大医院麻醉科主任谢荣教授指导下，张光波医师开始了分娩镇痛研究。针对进入第一产程的产妇，采用单管腰段硬膜外和双管硬膜外穿刺阻滞技术，给予小剂量普鲁卡因分次给药，评价并比较两种方法对于产痛的缓解程度。张光波教授于 1964 年 3 月完成了论文《连续硬脊膜外阻滞用于无痛分娩的探讨》并于 1964 年 5 月在南京举办的第一届全国麻醉学术会议上做大会发言。这篇论文是国内无痛分娩的最早期的研究和论著，张光波教授成为了中国分娩镇痛的开拓者。

参考文献

[1] Channing W. A treatise on etherisation in childbirth, illustrated by five hundred and eighty-one cases. Boston: Wlliam D Ticknor, 1848.

[2] Simpson JY. On a new anaesthetic agent more efficient than

sulphuric ether. Lancet，50（1264）：549-550 .

[3] Courville，B Cyril，Henderson，et al. Asphyxia as a consequence of nitrous oxide anaesthesia. Survey of Anethesiology，1958，2（5）：523.

[4] Spitzer W. Obstetric analgesia with pethidine. British Medical Jourral，1944，1（4335）：179-181.

[5] Zweifel P. Der Uebergang von Chloroform and Salicylsäure in die Placenta. Archiv Für Gunäkologie，1877，12（2）：235-257.

[6] Apgar V. A proposal for a new method of evaluation of the newborn infant. Anesthesia and Analgesia，2015，120（5）：1056.

[7] Wood A. Treatment of neuralgic pains by narcotic injections. British Medical Jourral，1973，2（87）：721-723.

[8] Von Steinbüchel. Vorlaufige Mittheilung uber die Anwendung von Skoolamin-Morphium-Injectionem in der Geburtshilfe. Zentralbl F Gynak，1902；26：1304.

[9] Gwathmey，James T. Obstetrical analgesia：a further study，based on more than twenty thousand cases. Anesthesia & Analgesia，1931，10（6）：190-195.

[10] Lemmon，WT. A method for continuous spinal anaesthesia：a preliminary report. Annals of Surgery，1940，111（1）：141-144.

产妇和胎儿的生理

（薛　韵）

要点

- 妊娠期母体生理会发生显著改变。
- 胎盘由羊膜、叶状绒毛膜和底蜕膜组成，是母体与胎儿间进行物质交换和维持胎儿在宫腔内正常发育的器官。
- 产科麻醉和镇痛可以直接或间接地影响子宫胎盘血流。
- 分娩的发生、发展及完成由胎盘、胎儿分泌的一系列激素和细胞因子决定，分娩镇痛并不会影响分娩的内在机制。

第一节　妊娠期母体生理改变

一、生殖器官

妊娠后，生殖器官会发生最为明显的变化。其具有组织增生、肥大、充血、水肿、松软及呈紫蓝色的特性。

（一）子宫

妊娠时子宫变化最大。肌纤维肥大、变长、增生至宫体逐渐增大。妊娠末期，由非孕期时的 40 ～ 50 g 增至约 1000 g，容量增加约 500 倍。血流量也会逐渐增加，足月妊娠时血流量可达每分钟 500 ～ 700 ml。

妊娠 3 个月后，子宫峡部不断伸展，至妊娠末期可达 7 ～ 10 cm。峡部的肌纤维增生，但不如子宫体明显。分娩时，峡部继续伸展，成为软产道的一部分，被称为“子宫下段”。妊娠期间，子宫经常有不规则的间歇性收缩，以促进胎盘血液循环。妊娠后半期，子宫兴奋性增高，收缩频率加快。分娩时会变为有规律的收缩，称“阵缩”，是分娩的主要动力。

（二）子宫颈

由于血管及淋巴管的增加及结缔组织的增生、水肿等，致宫颈肥大变软，内膜增厚，腺体增生，黏液分泌量增多，在颈管内形成黏液栓，可防止细菌进入宫腔。

（三）阴道

肌纤维及弹力纤维增生，易于扩张。黏膜变厚，充血，呈紫蓝色，分泌物增多，呈酸性，可抑制致病菌生长。

（四）输卵管

血运增加，组织变软，黏膜有时呈类似蜕膜样变。

（五）卵巢

卵巢略增大，不排卵。在一侧卵巢中有妊娠黄体继续生长并分泌雌激素和孕激素。妊娠黄体一般在妊娠 3 个月后开始萎缩，由胎盘替代卵巢分泌激素。

（六）会阴

会阴皮肤色素沉着，血管增多、充血，淋巴管扩张，结缔组织变软，故伸展性增大，有利于分娩时胎儿娩出。

（七）乳房

妊娠最早几周孕妇自觉乳房发胀，或有刺痛感及触痛，妊娠 8 周后乳房明显增大。由于雌激素及孕激素的增加，乳房腺管与腺体皆增生，脂肪沉积，乳头很快增大、着色，乳晕着色，出现散在的皮脂腺肥大隆起。妊娠后期可由乳头挤出少量黄色液体，称“初乳”。

二、循环系统

由于新陈代谢负担和循环血量的增加，以及为了适应胎盘循环的需要，母体心脏负担加重。每分钟心排血量自妊娠第 10 周开始增加，至妊娠 28 周左右达最高峰，较正常增加 30% ～ 50%。心率也逐渐增加，最高较非孕期时约增加 15% ～ 30%。妊娠后期，因子宫增大，横膈上升，可使心脏向左前方移位，大血管轻度扭曲，心尖部可产生收缩期杂音及肺动脉瓣第二心音亢进，但心电图正常。

孕妇怀孕期间心血管系统的负荷明显增加。此外，临产后或剖宫产时，还有很多其他因素可加重心脏和循环的负荷。如第一产程时子宫强烈收缩可使回心血量明显增加，心排血量可暂时增加 20% 左右。第二产程时孕妇屏气动作可使腹内压显著升高，增加回心血量，加重心脏负担。同样，剖宫产时孕妇循环系统也会发生明显的波动。胎儿取出时，腹腔压力骤减，大量血液聚集于腹腔，使回心血量骤减，导致血压明显降低；胎儿取出后，子宫收缩又使大量的血液被挤回心脏，使心脏负荷加重。心血管功能良好的孕妇一般可良好耐受这种循环负荷增加及剧烈波动，但对于原本就有心脏病的孕妇，各种并发症（如心力衰竭和肺水肿等）发生的概率明显增加。

因妊娠子宫压迫盆腔静脉，使下肢血液回流受阻，股静脉压升高，致妊娠后期常出现足踝及小腿水肿，少数可出现下肢或会阴部静脉曲张。

血压一般无变化。若比原有水平升高 3 kPa（约 20 mmHg）

以上或达 17.4/12 kPa（130/90 mmHg）以上者，则视为病理现象。

三、血液系统

（一）血容量

血容量从妊娠 6 周起开始增加，至妊娠 32 ～ 34 周达高峰，增加 35% ～ 40%，平均增加约 1500 ml，维持此水平至分娩。血容量增加包括血浆及红细胞增加，血浆增加多于红细胞增加，血浆约增加 1000 ml，红细胞容量约增加 500 ml，出现血液稀释。

（二）红细胞

红细胞计数约为 3.6×10^{12}/L，血红蛋白值约为 110 g/L，可比正常减少 20% 左右。血细胞比容降至 31% ～ 34%，血小板减少 10% ～ 20%，这是因为血浆的增长速度要明显高于红细胞及血小板，导致相对性的贫血。孕妇储备铁约 500 mg，为适应红细胞增生及胎儿成长和孕妇各器官生理变化的需要，孕妇容易缺铁。

（三）白细胞

白细胞数从妊娠 7 周起开始增加，至妊娠 30 周时达高峰，约 1×10^{10}/L，有时可达 1.5×10^{10}/L，主要为中性粒细胞增多，淋巴细胞增多不明显，而单核细胞和嗜酸性粒细胞几乎无改变。

（四）凝血因子

妊娠期血液处于高凝状态。凝血因子Ⅱ、Ⅴ、Ⅶ、Ⅸ、Ⅹ均增加，仅凝血因子Ⅺ、ⅩⅢ减少。血小板略有减少。妊娠晚期凝血酶原时间、部分孕妇凝血活酶时间轻度缩短，凝血时间无明显变化。血浆纤维蛋白原比非妊娠期增加 50% ～ 75%，妊娠末期可达 400 ～ 500 mg/dl。红细胞表面负电荷改变，红细胞沉降率加快。妊娠期纤维蛋白溶酶增加，优球蛋白溶解出现延长，表明纤溶活性降低，分娩后纤溶活性迅速增高。

（五）血浆蛋白

血浆蛋白由于血液稀释从妊娠早期即开始下降，至妊娠中期为 60 ～ 65 g/L，主要是白蛋白减少，约为 35 g/L，以后持续此水平直至分娩。

四、呼吸系统

孕妇氧耗增加 20% ～ 50%。储氧能力的减少和氧耗的增加使孕妇更容易发生缺氧。在分娩期间，特别是第一和第二产程，由于疼痛难忍，孕妇的每分通气量和氧耗骤增，比非妊娠妇女增高约 300%，导致孕妇低二氧化碳血症 ($PaCO_2$ 降至 20 mmHg 或更低），pH 升高（pH 7.55）。呼吸性碱中毒可使血管收缩，影响胎儿血供。另外，在宫缩的间歇期，由于疼痛缓解，血中低 $PaCO_2$ 可使孕妇呼吸减弱，可导致缺氧，对孕妇和胎儿不利。

妊娠早期即出现肋膈角增宽，肋骨向外扩展，使胸腔的前后径和横径均增加；妊娠后期子宫增大，腹压增高，使膈肌上升约 4 cm，但胸腔总体积无缩小。膈肌活动幅度减小，腹式呼吸受限，但胸廓活动相应增加，且以胸式呼吸为主。

妊娠期为适应孕妇及胎儿对氧的需求，肺的呼吸功能发生代偿性变化。妊娠期呼吸中枢兴奋阈值降低，肺潮气量增加，呼吸次数不变，故每分肺通气量可以增加 3 L。肺潮气量增加，但肺总容量不变，因而残气量减少。母体 $PaCO_2$ 降低，有利于胎儿血液中的二氧化碳向母体血中扩散。

妊娠期间，孕妇肺功能最明显的变化是功能残气量（functional residual capacity，FRC）的变化。在妊娠期间，FRC 减少了 20% 左右。这主要是由于子宫增大导致膈肌上抬所致。FRC 的减少使孕妇氧的储存能力明显减少。潮气量（TV）增加 40%，每分通气量增加 50%。通气量增多使孕妇动脉 $PaCO_2$ 减低 15% 左右，动脉血氧分压（PaO_2）轻度增高，氧合血红蛋白离解曲线右移，这有利于氧在组织的释放。

妊娠期间，孕妇呼吸道黏膜的毛细血管都处于充血状态，更易引起出血和水肿。孕妇气管导管的口径（6.5 ～ 7.0 mm）比非妊娠妇女（7.0 ～ 7.5 mm）小。

五、消化系统

孕期口腔变化主要表现在牙齿、牙龈和唾液。牙龈充血、水肿、增生，易有牙龈出血。孕妇常有唾液增多，少数有流涎，但唾液分泌量并未增加，可能与吞咽受限有关。

妊娠早期常有食欲缺乏、恶心和呕吐等现象，数周后多自愈。妊娠后期子宫压迫直肠，可加重便秘，并可因静脉血流淤滞而出现痔疮。在怀孕期间，由于胎盘分泌的促胃酸激素的水平升高，孕妇胃酸的分泌增加，pH 降低。由于受增大的子宫的挤压，胃排空能力明显减弱。另外分娩时的疼痛、焦虑也会明显影响胃的排空能力。妊娠期妇女的胃内压增加，而食管贲门括约肌压力降低。所有这些都增加了反流及误吸的危险性。因此，对于剖宫产择期手术，应按要求严格禁食，而对于急症手术，麻醉前均应按饱胃进行准备。

六、泌尿系统

妊娠时，由于母子代谢产物的排泄量增多，增加了肾的负担，肾血液量及肾小球的滤过率均增加，至足月时比妊娠前可增加 30% ～ 50%。当肾小球滤过率超过肾小管再吸收能力时，可有少量糖排出，称为妊娠生理型糖尿。另外，尿蛋白质的量也可增多。

妊娠早期时增大的子宫及妊娠末期下降的胎头，可压迫膀胱而引起尿频。妊娠中期以后，在孕激素的影响下，输尿管蠕动减弱，加以输尿管常在骨盆入口处受妊娠子宫的压迫，致尿流迟缓，易引起泌尿系的感染。

七、神经系统

孕妇对全麻药和局麻药的敏感性都增高，因此其对麻醉药的用量需求比非孕妇要低。对于蛛网膜下隙麻醉或硬膜外麻醉，局麻药减少 30% ～ 50% 的用量，就可达到理想的平面。一般认为，由于孕妇腹腔压力增大，硬膜外静脉怒张，从而使硬膜外和蛛网膜下隙的间隙减小，导致局麻药的用量减少。但也有人认为，局麻药用量的减少是由于孕妇的神经纤维对局麻药的敏感性增加所致。

研究证明，孕妇吸入全麻药的最低肺泡有效浓度（minimum alveolar concentration，MAC）明显降低，最低只相当于正常非孕妇的 60%。有人认为这是妊娠时孕妇体内各种激素水平发生了改变所致。还有人认为，孕妇吸入麻醉药的 MAC 的减低是由于孕妇内啡肽系统发生了改变，导致孕妇对疼痛的耐受力增加所致。

八、内分泌系统

孕妇促甲状腺激素、甲状腺激素分泌增多，机体基础代谢率增加。血浆皮质醇浓度增加，孕妇肾上腺皮质处于功能亢进状态。

九、皮肤

皮肤常有色素沉着，在面部、脐下正中线、乳头、乳晕及外阴等处较显著，原因可能和垂体前叶分泌的促黑色素细胞激素的增加有关。皮脂腺及汗腺功能亢进，分泌增多。随着孕周加大，腹壁、乳房以及大腿侧面和臀部的皮肤可因弹力纤维断裂出现斑纹，称“妊娠纹”。

十、体重

早孕期因出现的早孕反应而致食欲缺乏，体重可下降，随着妊娠月份的增长、胎儿的发育、体内水分的潴留、血液总量的增加以及蛋白质和脂肪的储存等，孕妇体重逐渐增加。一般从妊娠第 5 个月开始，每周增加约 0.5 kg，到足月时共增加约 10 kg。如体重增加过快，应考虑有病理情况。

第二节　子宫胎盘循环

一、子宫的血液供应

子宫的血液供应主要来自子宫动脉和卵巢动脉。子宫动脉来自髂内动脉前支，沿盆壁下行，至阔韧带基底部急向内弯曲，在相当于子宫颈内口水平离子宫约 2 cm 处跨越输尿管，达子宫侧缘，分为上、下两支：上支为主干，沿子宫侧壁迂回上行，供血给子宫前后壁，在宫底分为卵巢、输卵管及宫底三支；下支供血给宫颈、阴道上部及部分膀胱，与阴道动脉吻合。卵巢动脉在第二腰椎左侧由腹主动脉分出后下行，经盆漏斗韧带上缘向中线穿行，分支供血给卵巢及输卵管，最后与子宫动脉上行支吻合。

子宫动脉的体支在沿子宫侧壁上行的途中垂直分出许多弓状动脉，这些动脉在子宫肌层中向中线方向穿行，并分出径向动脉支呈直角深入子宫内膜。径向动脉在内膜内再分出基底动脉和螺旋动脉（终末支）。基底动脉供应子宫内膜基底层，不受激素影响；螺旋动脉伸入内膜的功能层，其管径受激素水平影响而变化。妊娠后，螺旋动脉将发生一系列生理变化以适应胚胎生长发育需要。

妊娠期子宫动脉于非妊娠期时呈螺旋状，足月时则变直且扩张。子宫的血液供应量可增加 20 ～ 40 倍，子宫动脉逐渐变直是主要的供血来源。妊娠期，子宫血管的粗细、数目均有所增加，以适应对子宫及胎盘血流量的供应。孕足月胎盘血流量高达 500 ～ 700 ml/min。其中 5% 供应肌层，10% ～ 15% 供应子宫蜕膜层，80% ～ 85% 供应胎盘。当宫缩时，子宫血流量明显减少。产后约 1 周，所有增大的血管均恢复到未妊娠时的水平。

分布于子宫的神经来自子宫阴道丛，包括交感神经和副交感神经，交感神经兴奋使子宫肌和血管收缩，副交感神经拮抗交感神经的作用而抑制子宫肌肉和血管收缩。

二、胎盘构造及功能

胎盘由羊膜、叶状绒毛膜和底蜕膜组成，是母体与胎儿间进行物质交换的重要器官。羊膜位于胎盘的子面，是胎膜内层之羊膜的延续，构造和功能亦相同。叶状绒毛膜伸入底蜕膜内构成胎盘的主要部分。绒毛滋养层合体细胞溶解周围的蜕膜形成绒毛间隙，大部分绒毛游离其中，称为游离绒毛。少数绒毛紧紧附着于蜕膜深部，起固定作用，称为固定绒毛。底蜕膜是组成胎盘的母体部分，因胎儿长大，羊水增多，海绵层被压成纤维膜状，分娩时胎盘即由此剥离。

胎盘于妊娠 6 ～ 7 周时开始形成，3 个月时完全形成，约占宫腔的 1/3，4 个月时占宫腔的 1/2。足月妊娠的胎盘呈扁圆或椭圆形，重 500 ～ 600 g，相当于胎儿体重的 1/6；直径 16 ～ 20 cm，厚 2.5 ～ 3.5 cm，中间厚，边缘薄。母面暗红色，分成 15 ～ 20 个胎盘小叶，可有散在的钙化斑点；子面光滑，灰白色，脐带附着于胎盘中央或偏侧，脐带血管从附着点向四周分散，达胎盘边缘。

胎盘是维持胎儿在宫腔内正常发育的器官，也是胎儿气体交换及消化、吸收、排泄的器官。其主要功能如下：

（一）气体交换

母血氧分压较脐血高，能以扩散方式通过绒毛进入胎儿血循环。二氧化碳能在胎膜中溶解，易于交换，可不必具有气体分压的压差。

（二）营养作用

胎儿生长发育所需的葡萄糖、氨基酸、维生素、电解质等可经胎盘输送到胎儿血中，同时胎盘产生各种酶，能把结构复杂的物质分解为简单的物质，或把结构简单的物质合成糖原、蛋白质和胆固醇等，供应给胎儿。

（三）排泄作用

胎儿代谢废物（如尿素、尿酸、肌酐、肌酸等）经胎盘通过输送给母体血后排出。

（四）防御作用

一般细菌和更大的病原体不能通过胎盘，病毒可以通过胎盘进入胎儿血中。某些病原体如结核分枝杆菌、疟原虫、梅毒螺旋体等可先在胎盘形成病灶，破坏绒毛后再进入胎儿血中感染胎儿。母体血中的抗体也能通过胎盘进入胎儿血中，使胎儿获得被动免疫力。但母体的抗 A、抗 B、抗 Rh 等血型抗体同样也进入胎儿血中，造成胎儿溶血和死胎。某些药物如巴比妥类、吗啡、氯丙嗪、乙醚、抗生素、奎宁和砷剂等，可通过胎盘进入胎儿体内，故孕妇用药时应考虑对胎儿的影响。

（五）内分泌作用

胎盘可产生以下几种激素：

1. 绒毛膜促性腺激素（HCG） HCG 是一种糖蛋白激

素，来源尚不甚清楚，但其分泌量大致与朗格汉斯细胞的发育和消退平行。受精后20天，即妊娠35天尿中就可出现，至妊娠45天浓度上升，60天时浓度最高，以后逐渐下降，妊娠第18周时降至最低水平，维持到分娩，产后4天左右消失。其主要功能是使黄体发育至妊娠黄体，以维持妊娠，直到胎盘功能分泌足够的类固醇激素来代替卵巢的分泌，并能刺激雌性和雄性动物的性腺活动，临床用以诊断早期妊娠。

2. 雌激素 雌激素由绒毛合体细胞产生，从妊娠第17周开始即在母血中逐渐增加，胎盘能使雌酮和雌二醇互相转化，雌三醇的产生需要胎盘和健康胎儿的共同使用。尿中雌三醇量是测定胎儿胎盘功能的一个很好的指标。

3. 孕激素 孕激素亦由合体细胞产生。

4. 胎盘生乳素 胎盘生乳素（HPL）是在合体细胞中贮存的一种蛋白类激素，具有垂体生长激素和催乳激素相似的免疫、化学和生物特征；胎盘生乳素有协同HCG维持妊娠黄体的作用；能促使乳腺发育；使脂肪分解成游离脂肪酸，供给母体能量；抑制糖原异生，将节省下来的蛋白质和葡萄糖供给胎儿。

（六）免疫功能

妊娠末期胎盘与母体间有一层纤维蛋白样物沉着，滋养叶细胞外有一层透明质酸和唾液酸组成的纤维样物质包绕，可能形成一个屏障阻断细胞抗原。此外，胎盘所产生的类固醇激素和蛋白类激素也可能起一定的免疫抑制作用。

三、胎盘的血液循环

（一）母血循环

绒毛的合体细胞侵蚀周围蜕膜组织和子宫内膜的螺旋小

动脉及小静脉，使之断裂，开口于绒毛间隙的底部，母体血便流入绒毛间隙，借助动脉压在其中流动。母体血在绒毛间隙中完成与胎儿的物质交换后，经绒毛间隙底部开口的子宫内膜小静脉及胎盘边缘的边缘窦又回到母体。母体血在胎盘中的血流量 500 ～ 600 ml/min，构成胎盘循环的母体部分。

（二）胎儿循环

胎儿体内的血液循环经过脐动脉与胎盘和绒毛的动脉相通，再从绒毛的毛细血管网经脐静脉回到胎儿体内，血流量约为 300 ml/min。绒毛则是完全浸泡在绒毛间隙的母体血中，因此母儿之间血液循环各自独立，并不直接相通。双方血液在绒毛间隙中隔着绒毛的血管壁、绒毛间质、基底膜和绒毛上皮进行物质交换。

第三节　产科麻醉和子宫血流

产科麻醉和镇痛可以直接或间接地影响子宫胎盘血流。子宫血流量的变化与灌注压呈正相关，与子宫血管阻力的变化呈负相关。产科麻醉可以改变灌注压和血管阻力。足月孕妇子宫血管多处于生理代偿性扩张状态，扩血管因素对其影响有限，缩血管因素影响明显。而在病理状态（如妊娠高血压综合征）下，子宫血管可处于明显收缩状态，则扩血管因素对其影响明显。正常情况下，轻微血流量降低对胎儿无明显影响，但严重降低可导致胎儿产生低氧、二氧化碳蓄积、酸中毒、心率变化等诸多不良影响。

一、静脉全麻药

以丙泊酚 2 mg/kg 行全麻诱导可以升高平均动脉压，而子宫血流量没有变化。以 150 ～ 450 μg/(kg · min) 速率输注丙泊酚维持麻醉期间，子宫血流量与麻醉诱导前相比没有变化，并保持稳定。

产科麻醉硫喷妥钠常用诱导剂量 4 ～ 6 mg/kg 缓慢静脉注射对健康产妇血压无明显影响。但深麻醉时由于直接抑制心脏和延髓血管运动中枢使周围血管扩张可以致血压下降，降低子宫血流量。

二、吸入麻醉药

吸入麻醉药对子宫血流量的影响主要取决于麻醉深度。卤代烃类全麻药麻醉达一定深度时，均可以抑制心肌、扩张血管，减少心排血量，降低血压，导致子宫血流量下降。其影响程度与麻醉药的吸入浓度呈正相关。在浅麻醉（1 MAC）时，该类麻醉药对心肌无明显抑制作用，不影响血压，故不降低子宫血流，而且由于其对子宫血管的扩张作用还可以使血流量增加。随着麻醉的加深，低血压的发生率逐渐增加。当达到 1.5 ～ 2 MAC 时，可以因低血压导致子宫血流量降低，发生胎儿缺氧和酸中毒。其中氟烷抑制心肌作用最强，同时有神经节阻滞作用，并可抑制交感神经作用，导致血压下降明显，深麻醉时对子宫血流量的影响最为明显。七氟烷对心肌抑制作用最轻，同时有一定的血管扩张作用，故浅麻醉时可以增加子宫血流量。

三、局麻药

临床常用的局麻药在血药浓度较高时，可以直接刺激子宫胎盘血管使之收缩或刺激子宫平滑肌收缩压迫子宫血管，导致子宫血流量降低。当硬膜外阻滞发生局麻药直接注入血管时，可以达到这样的血药浓度。在血容量约为 5 L 的孕妇，接近试验剂量的局麻药直接注入血管可以使子宫血流量降低。当局麻药在硬膜外隙缓慢吸收入血时，血药浓度较低，对子宫胎盘血流无明显影响。

四、麻醉方法

（一）全身麻醉

全身麻醉（以下简称“全麻”）对子宫血流量的影响较为复杂。全麻深度较浅时，气管插管和手术刺激可以使母体儿茶酚胺释放增加，子宫血管收缩，子宫血流量降低；全麻较深时，可以对循环系统产生抑制作用，引起血压下降、子宫血流量减少。有研究发现，用异氟烷维持麻醉可以迅速增加子宫血流量达 28%。也有研究发现，在剖宫产全麻诱导期间，胎盘血流量平均降低 35%。可见全麻对子宫血流量的影响是较为明显的。应当维持合适的麻醉深度，避免血压剧烈波动。

（二）椎管内麻醉

除了局麻药误入血管可以收缩子宫动脉，椎管内阻滞对子宫血流量产生影响的主要因素为低血压。但健康产妇动脉收缩压低于 100 mmHg 时，可以使子宫血流量降低。有研究表明，健康产妇在椎管内麻醉下行择期剖宫产时，如不发生低血压则子宫及胎儿绒毛间隙血流量无改变；而先兆子痫患者的子宫及胎儿绒毛间隙血流量则有增加。对健康产妇用椎管内阻滞行无痛分娩时，子宫及胎儿绒毛间隙血流量可以增加 35%，先兆子痫产妇则可以增加 77%。其机制可能为：椎管内麻醉阻滞了交感神经，缓解了分娩痛，消除了紧张情绪，使体内儿茶酚胺分泌减少，进而子宫血管扩张，尤其对于以子宫胎盘血管收缩为病理特征的妊娠高血压综合征产妇。多项超声研究也发现，硬膜外阻滞本身对子宫血流量没有不利影响。硬膜外隙应用阿片类药物（如吗啡、芬太尼和舒芬太尼）对子宫血流量也无明显影响。因此，椎管内阻滞是可以较好维持正常子宫血流量的麻醉方法。

产妇为了维持体位平衡，脊椎尤其是腰椎部位前屈，可发生前屈幅度代偿性减少。注入椎管内的药液容易向胸曲方向流动，而致平面过高。再者增大的子宫与胎儿影响母体的呼吸与循环，特别在平卧位，在肌肉松弛的情况下，可压迫下腔静脉，影响静脉回流，使血压下降，减少子宫血流。

五、血管收缩药

多数拟肾上腺类缩血管药都可以使子宫血管收缩。局麻药中常用剂量的肾上腺素经局部吸收后仅仅产生 β 受体兴奋作用，对子宫血流量无明显影响，但是如果直接误注入血管，则可以产生 α 受体兴奋作用，使子宫血管收缩，降低血流量。甲氧明、去氧肾上腺素、血管紧张素和去甲肾上腺素等可以直接降低子宫血流量，引起胎儿窘迫，故不宜用于产科麻醉。麻黄碱以兴奋 β 受体为主，应用于血压正常的产妇时，对子宫血流无不利影响；应用于低血压的产妇时，在纠正低血压的同时，可以使因为低血压而降低的子宫血流逐渐恢复正常。因此，麻黄碱是临床上用来防治低血压的首选药物。动物实验表明，多巴胺可以使子宫血流阻力明显增加，因此不适用于纠正产科低血压。

六、抗高血压药

理想的抗高血压药应该能够在降低母体血压的同时降低子宫血管张力，以保持子宫血流量不变或有所增加。拉贝洛尔用于妊娠高血压综合征（妊高征）患者时，在降低母体血压的同时对胎盘血流无影响。动物实验中，硝酸甘油在降低母体血压的同时可以使子宫血流量增加；硝普钠可以降低总的外周血管阻力，但是不能改善子宫血流量。口服钙通道阻滞剂不影响子宫血流量。静脉注射硫酸镁可以引起短暂的母体血压降低，子宫血流量不变或稍有增加。口服可乐定对子宫血流量的影响未见报道，但多年临床应用证明其对产妇、新生儿和胎儿均无不利影响。

七、血气和酸碱平衡的影响

孕妇轻微的低氧、低碳酸及高碳酸血症对子宫血流量无影响，但明显的呼吸气体张力的变化可以引起子宫血流量的改变。

低氧血症时，母体儿茶酚胺分泌增加，子宫胎盘血流阻力增加，子宫血流量明显降低。而当母体 PaO_2 低于 40 mmHg 时可以直接引起胎儿低氧血症。

高碳酸血症：动物实验中，当妊娠羊水 $PaCO_2$ 升至 60 mmHg 时，平均动脉压升高，子宫血管张力不变，子宫血流量增加；$PaCO_2$ 超过 60 mmHg 时，子宫血管张力进行性增高，子宫血流量降低。

低碳酸血症：明显的过度通气使 $PaCO_2$ 降至 17 mmHg 以下时，可以导致子宫血管收缩，血流量降低。还有研究表明，当 $PaCO_2$ 在 17 ～ 64 mmHg 之间变化时，不引起子宫血流量的变化。

第四节　麻醉对子宫活动和分娩的影响

以前所谓产科麻醉主要指手术麻醉，随着科技的发展及人口素质的提高，现在产科麻醉包括了剖宫产、分娩镇痛、内倒转术以及无痛人流术的麻醉等。产科麻醉不同于其他科的手术麻醉，除了与其他手术麻醉同样达到止痛及手术的要求外，产科麻醉要做到保证母婴安全以及不影响产程。

一、吸入性麻醉药

卤代烃类吸入麻醉药都有直接的与剂量相关的宫缩抑制

作用。氟烷、恩氟烷、异氟烷和七氟烷可以使子宫静息压及峰压降低，且随着吸入浓度的增加，抑制作用逐渐增强。另有研究认为，恩氟烷、异氟烷和氟烷对宫缩的抑制作用强度无区别。1.5 ～ 2 MAC 的恩氟烷、异氟烷和氟烷可使子宫松弛，增加产后出血。但如果药物排出迅速或使用宫缩剂可以使出血停止。吸入低浓度的麻醉药用于分娩镇痛或剖宫产手术麻醉时，对宫缩、自然产程及子宫失血量无明显影响，也不影响子宫对缩宫素的反应。

氧化亚氮可以增加子宫收缩力及频率。

二、静脉麻醉药及镇痛药

多数研究认为吗啡、哌替啶、芬太尼及喷他佐辛等麻醉性镇痛药等可以促进宫缩，可使第一产程缩短。其机制可能是由于镇痛作用使肾上腺素分泌减少，使 β 肾上腺素能作用减弱，从而增加宫缩。但也有研究认为，在第一产程潜伏期，可以降低子宫收缩力，减缓宫颈扩张速度，延长产程。而当产程进展顺利时应用，可以缩短产程，纠正子宫不协调收缩。这些影响可能与镇痛作用有关，而非直接作用于子宫肌肉。巴比妥类药物有与剂量相关的宫缩抑制作用。地西泮对宫缩无明显影响，但可以改善产妇的恐惧、紧张及疲惫状态，从而减少儿茶酚胺的分泌，有助于宫缩而加速第一产程。氯胺酮及羟丁酸钠有增强宫缩作用。

三、椎管内阻滞麻醉

椎管内阻滞麻醉对宫缩及产程的影响无一致意见。尽管研究很多，但由于诸多因素如阻滞开始时机、阻滞范围、局麻药浓度及种类、局麻药中是否加入肾上腺素及阿片类药物、产妇的体格情况及状态、产科处理及麻醉管理等，都可以影响宫缩及产程进展，因此难于得到一致意见。

在第一产程潜伏期应用椎管内阻滞镇痛，在不发生低血压的情况下可以暂时抑制子宫收缩，持续时间不超过 20 min。有研究表明阻滞前静脉输液 1000 ml 后子宫收缩力减弱，原因可能与输入大量液体抑制垂体后叶分泌使缩宫素分泌减少有关，因此这种抑制作用可能与输液有关，而非椎管内阻滞所致。很多研究表明，硬膜外阻滞用于第一产程（即使是潜伏期）对产程进展及宫缩均无明显影响。此外，硬膜外阻滞还有缩短第一产程的趋势，可能与阻滞了子宫下段和宫颈运动神经及骨盆底阴道运动神经，消除软产道阻力，有利于胎头下降及宫颈扩张。但是，如阻滞平面上界超过 T_{10} 或阻滞子宫体运动神经，可以使宫缩减弱，第一产程延长。总之，椎管内阻滞管理得当，对第一产程不会产生明显的不利影响。且该方法不影响缩宫素对子宫的作用，一旦发生宫缩抑制，可以用缩宫素纠正。

大量研究表明，椎管内阻滞可能引起第二产程延长，其原因可能与阻滞了骨盆肌肉、直肠的感觉神经，反射性诱发腹肌收缩能力下降有关。椎管内阻滞还有增加难产剖宫产率及手术助产率的倾向，可能主要与降低盆膈肌张力，使胎头旋转过程异常而引起持续性胎位异常有关。

临床常用的局麻药（如利多卡因、布比卡因和氯普鲁卡因等）对宫缩及产程无明显影响。但椎管内阻滞时局麻药误入血管可以使子宫张力增加，而宫缩频率和强度可能降低。椎管内应用阿片类药物一般对宫缩无明显影响，但也有蛛网膜下隙应用吗啡使第一产程延长的报道。

四、血管收缩药

子宫肌肉存在 α 和 β 肾上腺素能受体。α 受体兴奋使子宫张力增加，β 受体兴奋使子宫张力降低，收缩力减弱。甲氧明的 α 受体兴奋作用可以引起强制性子宫收缩。麻黄碱对子宫收缩没有明显影响。椎管内阻滞在局麻药中加入肾上腺素时，其 β 受体兴奋作用对子宫张力及产程会产生影响，但与剂量有关。应用 1∶（2×10^5 ～ 3×10^5）的肾上腺素对子宫张力及产程无明显影响。

五、分娩镇痛对分娩的影响

（一）对分娩内在机制的影响

分娩的发生、发展及完成由胎盘-胎儿分泌的一系列激素和细胞因子所决定，如前列腺素（特别是 PGE_2）、皮质醇、雌 / 孕激素、催产素以及细胞因子等，各种激素和细胞因子的分泌在妊娠末期即明显增加，使子宫产生强烈的有规律的收缩，导致了分娩的发生。"胎盘-胎儿"是一个相对独立的系统，决定着分娩的发生、发展及完成。我们的研究证明，分娩镇痛没有影响"胎盘-胎儿"这一相对独立的系统中各种激素的分泌。因此，分娩镇痛没有影响分娩的内在机制。

（二）对产程以及分娩方式的影响

分娩镇痛（主要以硬膜外镇痛为例）可能从以下几个方面对产程和分娩方式造成影响：

1. 影响子宫收缩　分娩时子宫的收缩主要由胎盘各种组织分泌的各种子宫收缩激素决定，另外，交感神经也参与调节子宫的收缩。我们的研究证明，硬膜外镇痛没有影响子宫收缩激素的分泌，但由于阻滞交感神经而造成子宫收缩一过性减弱。

2. 腹肌和膈肌等辅助肌肉收缩力减弱　其减弱程度和局麻药浓度相关。

3. 使肛提肌和盆底肌肉的收缩减弱　这使胎头俯屈和内旋转受到妨碍。

4. 分娩时产妇主动用力的愿望减弱。

5. 减少分娩镇痛对产程影响的预防措施 包括①积极使用缩宫素：缩宫素是一种强烈的子宫收缩剂，早已在临床上常规使用。硬膜外分娩镇痛虽然可造成子宫收缩的一过性减弱，但完全可以用缩宫素来补偿；②降低局麻药的浓度：复合一定量的阿片类药物如芬太尼，可使局麻药物浓度大幅度降低。目前所用的局麻药浓度一般为 0.075% ～ 0.1% 罗哌卡因或布比卡因，镇痛效果满意，患者可以自如行走，对运动神经影响轻微，对患者各种辅助肌肉几乎没有影响；③积极的产程管理：其管理措施包括积极的宫颈检查、早期破膜、缩宫素的使用以及对难产严格的诊断标准。通过积极的产程管理可明显降低分娩镇痛对产程的不利影响。

病例讨论

患者，42 岁，妊娠 12 周发现高血压和心绞痛，于妊娠 35 周因呼吸困难和心绞痛收入院。因胎心过缓全麻下急诊剖宫产。在腹部手术操作时，患者的血压恶化（210/110 mmHg），以拉贝洛尔（labetalol）控制。胎儿娩出后血压急剧下降至 81/66 mmHg。经食管超声心动图显示左心室射血分数降低；同时出现泡沫状分泌物和双肺湿性啰音。患者术后需要机械通气和血管活性药输注维持血压。由影像学和尿液分析明确诊断为嗜铬细胞瘤，左心室功能术后也逐渐恢复。

1. 术前评估

患者为妊娠 35 周、高血压和冠心病高龄产妇，因病情加重和胎儿窘迫住院急诊剖宫产，属高危妊娠。关键是高血压原因不清，同时手术紧迫没有更多时间准备。麻醉医师此时首先要明确高血压的可能原因。

- 妊娠高血压综合征：最常见，多伴有不同程度的水肿和蛋白尿。
- 肾性高血压：有原发肾疾患病史，做尿常规和肾功能检查以明确。
- 原发性高血压：有无妊娠前高血压病史？有无家族史？
- 内分泌疾病：甲状腺功能亢进所致的高血压多伴有相应症状和体征。
- 除外以上常见原因，还应考虑肾上腺病变的原发性醛固酮增多症和嗜铬细胞瘤。嗜铬细胞瘤多表现为发作性高血压，并与活动或体位密切相关，患者在高血压同时多伴有发作性头晕、头痛，应详细询问病史。妊娠期嗜铬细胞瘤与先兆子痫的临床表现极其相似，应注意鉴别。另外，术前未知嗜铬细胞瘤产妇的手术极其危险，死亡率可高达35%；如果麻醉医师对发作性高血压有所警觉，同样可使潜在的嗜铬细胞瘤患者死亡率明显降低。

2. 麻醉处理

对未知嗜铬细胞瘤患者，一般多按常规麻醉处理。由于是高血压患者，有创动脉压监测是必要的，对维持血流动力学稳定也是最重要的；准备好控制高血压的药物，如硝普钠、拉贝洛尔（α、β 双重肾上腺素能受体阻滞剂）、艾司洛尔、酚妥拉明等（抢救药箱应常规备有）。可选择椎管内或全身麻醉：蛛网膜下隙麻醉或硬膜外麻醉时应注意麻醉平面的控制，预防仰卧低血压综合征。全麻时应注重气道的评估、反流和误吸的预防。总之，应关注麻醉期间血流动力学稳定、心功能状态和氧供需平衡的维持。

本例患者在手术操作中出现血压的剧烈波动，而且与麻醉效果或深度无关。此时应高度怀疑嗜铬细胞瘤可能，密切注意血压变化并及时纠正。胎儿娩出后回心血量的骤增是产妇出现心功能不全（低血压和射血分数降低）和急性肺水肿的诱因。术后进入ICU持续循环和呼吸的支持、尽快明确或除外嗜铬细胞瘤的诊断都对患者的后续治疗至关重要。

（白勇提供）

参考文献

[1] 曹泽毅．中华妇产科学．2版．北京：人民卫生出版社，2005.

[2] 吴新民，陈倩．分娩镇痛．北京：人民军医出版社，2006，1-32.

[3] David H. Chestnut. Obstetric Anesthesia：principles and practice. 3rd ed. Philadelphia：Elsevier Mosby，2004：15-66.

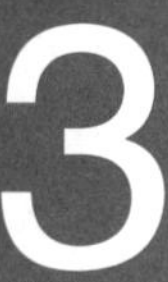

3 围生期麻醉药理学

（张熙哲）

要点

- 妊娠可改变药代动力学和药效动力学。母亲应用的大多数药物可在一定程度上通过胎盘到达胎儿。
- 椎管内常规剂量阿片类药物不影响胎儿和新生儿，静脉应用阿片类药物可导致产妇镇静甚至呼吸抑制，并对胎儿和新生儿造成不良影响。
- 椎管内阿片类药物和局麻药之间有协同作用。
- 肌松药很少通过胎盘，不影响胎儿和新生儿。
- 右美托咪定在产科属于说明书外用药，应正确选择患者和评估利弊。
- 非甾体消炎药（NSAIDs）可用于产妇的术后镇痛。
- 麦角生物碱与其他血管活性药物（例如麻黄碱和去氧肾上腺素）合用可发生严重高血压和脑出血。
- 硫酸镁可增强肌松药的作用强度和时间。

第一节 原 理

围生期药理学涉及 3 个最重要部分：母亲、胎盘和胎儿。三者相互作用，影响妊娠期间的药物应用。

一、母亲

（一）药代动力学

妊娠可影响药代动力学的每个部分。

1. 吸收 取决于用药途径，受妊娠影响较小。妊娠引起的胃肠道不适（例如呕吐）可影响经肠道用药的吸收。每分通气量和心排血量的增加使吸入麻醉药的吸收更快。

2. 分布 血容量和机体液体总量增加使分布容积增加。胎儿也构成额外的分布室。血浆白蛋白和 α_1- 糖蛋白浓度降低，使药物的蛋白结合率降低、通过胎盘的药物比例增加，蛋白结合率高的药物（例如布比卡因）所受影响更明显。心排血量增加使再分布更快，除非药物与组织广泛结合。分娩期间，血浆 pH 的急性变化（例如，与母亲力竭有关的酸中毒、与疼痛引起的过度通气有关的碱中毒）可影响药物的蛋白结合和解离度。

3. 代谢 药物的肝代谢不受妊娠影响；除非有肝功能受损，例如 HELLP 综合征（haemolysis，elevated liver enzymes and low platelets syndrome；溶血、肝酶升高和血小板减少）。一些药物由血浆胆碱酯酶代谢，如果蛋白浓度降低，药物的作用时间可延长（例如琥珀胆碱）。

4. 清除 肾小球滤过率在妊娠期间增加，因此很多药物的清除增加；除非肾功能受损，例如先兆子痫。母乳是额外的清除途径，但只占很小部分。妊娠期间的吸入麻醉药经肺排泄更快。

（二）药效动力学

除麻醉药外，大多数药物的作用在妊娠期间没有变化。吸入麻醉药的肺泡最低有效浓度（minimum alveolar concentration，MAC）和局麻药最低镇痛浓度（minimum local analgesic concentration，MLAC）降低，可能与孕酮和（或）其代谢产物有关。一定剂量的硬膜外局麻药可产生比非妊娠患者更广泛地阻滞，可能与硬膜外静脉充血引起的硬膜外隙变小有关，也可能与孕酮有关。

（三）母亲的血浆药物浓度

母亲的血浆药物浓度（血药浓度）取决于以下因素：

1. 用药剂量 是最明显的影响因素。一般情况下，药物剂量越大，母亲的血药浓度越高，胎儿越容易发生药物蓄积。

2. 用药途径 对于局麻药来说，血药浓度从高到低的用药途径依次为静脉、宫颈旁、骶部硬膜外、腰部硬膜外、肌肉、蛛网膜下隙。

3. 分布容积 正常妊娠使母亲的血容量和心排血量增加。药物（主要是脂溶性药物）的分布容积和血浆清除率增加。

4. 合用药物 合用肾上腺素可减慢利多卡因、甲哌卡因和罗哌卡因的吸收速度，但对布比卡因和依替卡因没有明显影响。

5. 药物的代谢和清除 代谢、清除迅速的药物的血药浓度降低得很快，经胎盘转运的量很少（例如琥珀胆碱）。有些药物在代谢过程中会产生活性代谢物（例如哌替啶的代谢产物去甲哌替啶），因此药物代谢并不总是对胎儿有利。

二、胎盘

胎盘由胚胎与母体组织共同形成，是母亲与胎儿间进行物质交换的器官，也是药物转运的屏障。胎盘从本质上来讲属于半透膜，药物主要以简单扩散的方式通过胎盘。该过程符合 Fick 公式：$Q/t = K \cdot A \cdot (C_m - C_f) / D$。其中 Q/t 为扩散速度（代表单位时间的药物转运量），A 为胎盘总面积，C_m 和 C_f 分别为母体和胎儿的游离药物血浆浓度，D 为跨胎盘距离，K 为扩散常数（取决于药物的理化性质）。

药物经胎盘扩散的一个重要特点是可以双向扩散，当母体游离血药浓度低于胎儿时，药物可从胎儿向母体扩散。这在某些情况下对胎儿很重要，例如过多局麻药进入胎儿体内时，母体血药浓度的下降有助于清除胎儿体内的药物。由于胎儿血浆的蛋白结合力较低，有些药物（例如局麻药）即使母体血浆总浓度高于胎儿，仍会发生逆向扩散。

影响胎盘药物转运的主要因素有：

（一）药物的理化性质

1. 药物的分子量和立体构型 分子量小于 500 道尔顿的药物可自由通过胎盘。500 道尔顿以上的药物通过困难，1000 道尔顿以上的药物不能通过胎盘。大多数麻醉和产科药物的分子量均小于 1000 道尔顿，常用局麻药和阿片类药物的分子量在 300 道尔顿左右，都容易通过胎盘。肝素和鱼精蛋白的分子量大，不能通过胎盘。

2. 药物的脂溶性和 pKa 脂溶性越高的药物越容易通过胎盘。高度脂溶性药物例如巴比妥类，能大量到达胎儿。

由于药物的离子化形式亲脂性弱于非离子化形式，离子化程度越高的药物越不易通过胎盘。局麻药和阿片类都是弱碱类药物，生理 pH 下离子化程度较低、脂溶性较高，易于通过胎盘；酸中毒时的离子化程度升高，可阻碍其通过胎盘。非去极化肌松药在生理 pH 下离子化程度很高、脂溶性很低，因此不易通过胎盘。但最近采用新的分析技术发现，给予临床剂量非去极化肌松药后，在婴儿脐血中仍可检出很低浓度的药物。如果大剂量或长时间应用（例如，在ICU机械通气期间），到达胎儿循环的剂量会产生明显作用，新生儿需要通气支持。

3. 药物的蛋白结合　与血浆蛋白结合的药物通过胎盘这样的生物膜非常困难。因此，蛋白结合率较高的药物（例如布比卡因）的胎盘转运较少。但药物与结合蛋白分离的速度很快，随着时间延长，药物的游离与结合部分、母体与胎儿之间会达到平衡。

地西泮的蛋白结合率高，可与局麻药竞争蛋白结合，从而增加游离局麻药浓度。

（二）母亲的血浆药物浓度（见上文）

药物转运是顺浓度梯度（通常是从母亲到胎儿，但是也能从胎儿到母亲）。母婴血浆药物浓度差是推动药物通过胎盘的动力，也是Fick公式中唯一能被控制的部分。

（三）胎盘本身的特点

绒毛表面的滋养细胞层随着胎盘的成熟而逐渐变薄，使药物经胎盘的转运更加迅速。胎盘中有生理性分流（例如先兆子痫）可增加胎盘转运的障碍。

胎盘灌注减少可降低通过胎盘功能单位的血流量，减少药物的转运面积。

理论上，胎盘对药物的摄取和代谢可减少其向胎儿的转运，但胎盘对常用麻醉和镇痛药物的摄取和代谢非常有限。胎盘能产生和分泌特殊的酶，破坏母亲应用的泼尼松，使之不会通过胎盘。

（四）母亲的血流动力学状态

胎盘的血液灌注分别来自母亲的子宫血流和胎儿的脐血流。子宫血流量随着妊娠时间延长而逐渐增多，至足月时约为 500 ～ 700 ml/min。其中 80% 供应胎盘，其余 20% 供应子宫肌层和子宫内膜。母亲的全身血流量减少（低血压、心排血量降低、主腔静脉压迫、广泛血管收缩）或血流的直接阻塞（主腔静脉压迫、子宫收缩、脐带压迫）可使子宫胎盘血流量减少，从而减少药物向胎儿的转运。

分娩期间，子宫收缩可使胎盘灌注间断减少。如果静脉注射药物后母亲的血药浓度峰值和快速下降发生在子宫收缩期间，血药浓度在胎盘灌注恢复时已经明显降低，可减少药物向胎儿的转运。

三、胎儿的药理学特点

（一）摄取

胎儿对药物的摄取取决于以下因素：

1. 药物的蛋白结合　胎儿的总蛋白量较少，对多种药物（例如某些局麻药、苯巴比妥、哌替啶等）的蛋白结合力均低于母亲，因此血浆中的游离药物相对更多。当游离药物血浆水平一样时（即达到平衡），胎儿的总血药浓度低于母亲。

2. 药物的脂溶性和离解度　高度脂溶性药物（例如布比卡因和依替卡因）被胎儿组织大量吸收，降低了胎儿血浆药物浓度。胎儿的 pH 对决定药物的离子化程度很重要。当胎儿发生酸中毒时，弱碱类药物（例如局麻药、阿片类药物）的离子化程度升高，不易通过胎盘返回母体，结果造成胎儿血浆中药物蓄积。这种现象称为“离子障”（ion trapping）。

3. 脐血流量　足月时的脐血流量约为 600 ml/min，占胎儿心排血量的 50%。脐血流量减少时，胎儿-母亲血药浓度的比值增加，但药物经胎盘转运的速度减慢。

（二）分布

胎儿循环独特，药物在脐静脉和脐动脉中的浓度有显著差异。脐动脉血药浓度是胎儿脑内浓度的真实反映。胎儿组织对药物的摄取受血液循环分布的影响，灌注丰富的器官组织（例如脑、心脏和肝）中药物浓度较高。窒息和酸中毒可使胎儿的循环分布发生变化，更多的心排血量灌注脑、心脏和胎盘会进一步增加脑、心脏和肝对药物的摄取。

（三）胎儿肝

肝是脐静脉血灌注的第一个胎儿器官，也是药物浓度超过母亲的唯一器官。肝可摄取多种药物（例如硫喷妥钠、氟烷、利多卡因等），使血浆药物浓度降低，从而保护胎儿大脑，在一定程度上可减轻麻醉药物对胎儿的抑制作用。

（四）脐静脉血药浓度的逐渐稀释

脐静脉血在向动脉回流的过程中不断地与来自胃肠道、下肢、头部、上肢以及肺部的静脉血混合，从而使血浆药物浓度进一步降低。

（五）胎儿循环的大量右向左分流

因为胎儿循环经心脏卵圆孔和动脉导管的大量分流，约57% 的胎儿心排血量没有灌注胎儿的组织而直接回到胎盘。这一机制使胎儿大脑与循环中的药物接触减少。

（六）代谢和清除

从妊娠的第 5 周或第 6 周起，胎儿即对药物有代谢和排泄能力，因此早产儿也能代谢母亲应用的局麻药。胎儿的肝酶活性通常小于成人，但能处理母亲应用的治疗剂量药物。但甲哌卡因的代谢不完全，大部分以原型由肾排泄。

（七）新生儿

在出生后最初的数小时，新生儿对药物的代谢和排泄能力可影响其神经行为功能的恢复。保持新生儿体温和氧合正常有助于药物的排泄；相反，低体温、酸中毒时药物的代谢和排泄受抑制。早产儿由于代谢和排泄功能发育不全，药物的影响也会持续更长时间。

第二节　母体用药对胎儿和新生儿的影响

母亲用药对胎儿和新生儿的作用包括：药物的直接影响，因子宫胎盘血流量、子宫张力和收缩力以及产程和分娩方式的变化而造成的间接影响。

一、局麻药

（一）硬膜外阻滞

如果麻醉过程平稳，硬膜外阻滞本身对胎儿循环和酸碱平衡状态以及新生儿神经行为功能无明显影响。也有报道小剂量局麻药低平面硬膜外镇痛可改善经阴道分娩后新生儿的神经行为功能，可能与应激反应减轻有关。

1. 低血压减少子宫胎盘灌注的间接作用　产妇低血压可导致胎盘血流量减少和胎儿窒息、酸中毒。低血压的程度和持续时间是胎儿缺氧和新生儿神经行为变化的重要决定因素，如果在 2 min 内纠正，对 Apgar 评分和新生儿神经行为评分并无影响。但对于胎盘灌注已减少者（糖尿病、先兆子痫、过期妊娠等），低血压可导致新生儿神经功能恢复延迟。

早期治疗很重要，常用升压药麻黄碱是脂溶性药物，可通过胎盘并导致胎儿心率改变，但对脐血管阻力无明显影响。

2. 药物的直接作用　局麻药中加入的肾上腺素虽然对子宫和脐动脉的血流、胎儿心率和脐动脉血气无明显影响，但可增强运动阻滞的程度，导致产妇肌力减弱、第二产程延长和手术产（产钳助产、胎头吸引、剖宫产）率升高，增加新生儿发生缺氧和在分娩过程中受伤的机会。

胎儿缺氧和酸中毒可导致心、脑血流量增加，对局麻药的摄取增加。早产儿血浆中 α_1- 糖蛋白的浓度更低，可增加游离局麻药的浓度。氯普鲁卡因在母亲血浆中可被胆碱酯酶迅速代谢为无活性代谢产物，很少通过胎盘，更适于胎儿有酸中毒或早产时选用。新型酰胺类局麻药罗哌卡因和左布比卡因不引起新生儿神经行为变化。

（二）蛛网膜下隙阻滞（腰麻）

腰麻所需的局麻药剂量很小，即使误入血管也不会导致全身毒性反应；而且脑脊液循环的速度较慢，因此母亲的血药浓度很低，经胎盘转运至胎儿的药量也很少，药物对胎儿、新生儿的直接影响可以忽略。

腰麻时交感神经的阻滞速度很快，产妇低血压的发生率更高。如能避免低血压的发生，腰麻不会造成胎儿循环和酸碱平衡状态的改变。

即使小剂量局麻药也会产生明显的运动神经阻滞。

（三）局部神经阻滞

1. 宫颈旁阻滞　主要缺点是胎心缓慢的发生率较高（可达 8% ～ 39%），一般发生在阻滞后 2 ～ 10 min，持续 3 ～ 30 min。常引起胎儿酸中毒、氧供减少和新生儿抑制发生率增加，程度与心动过缓的严重性和持续时间相关。偶有导致新生儿死亡的报道。怀疑存在胎儿窘迫时应避免使用宫颈旁阻滞。

胎心缓慢的机制可能与局麻药引起子宫动脉收缩、继而导致子宫血流量减少有关，也可能与局麻药吸收后胎儿循环中药物浓度过高有关。

2. 阴部神经阻滞和会阴部浸润　局麻药注射后可很快吸收并转运至胎儿，新生儿的血药浓度取决于用药剂量和浸润开始到胎儿娩出的时间间隔。近期研究显示，其可干扰新生儿早期的某些行为（如觅乳能力、哭泣反应等）。

二、阿片类药物

（一）椎管内用药

椎管内（特别是硬膜外）阿片类可迅速吸收入血，通过胎盘转运至胎儿。椎管内阿片类药物常与局麻药合用，治疗剂量对新生儿的神经行为测试没有影响。

1. 硬膜外麻醉

（1）吗啡：硬膜外用药后可迅速吸收入血，非妊娠者的吸收速度和血浆浓度峰值与肌内注射相似，而妊娠可降低吸收速度。

吗啡很容易通过胎盘进入胎儿体内，新生儿与母亲的血药浓度几乎一致。注药至分娩的时间间隔越短，新生儿的血药浓度越高。

常用剂量（2 ～ 3 mg）对胎儿和新生儿没有明显影响。药物剂量大、注药和分娩间隔时间短可能造成新生儿抑制。

（2）哌替啶：硬膜外哌替啶的吸收速度高于肌内注射。哌替啶也很容易通过胎盘进入胎儿，新生儿与母亲的血药浓度非常接近。

较小剂量（25 ～ 50 mg）不影响胎儿心率、Apgar 评分和神经行为评分。较大剂量有可能导致新生儿抑制。哌替啶的代谢产物具有生物活性，也与其抑制作用有关。

（3）芬太尼：硬膜外的吸收速度比吗啡和哌替啶更快。持续或反复硬膜外注射芬太尼可导致母亲药物蓄积。注药到分娩的时间间隔越短，母亲血药浓度越高。

芬太尼经胎盘转运至胎儿的比例较低。

常用剂量（50 ～ 100 μg）对新生儿 Apgar 评分、脐血血气和神经行为评分无明显不良影响。但大剂量可能导致新生儿抑制。

（4）舒芬太尼：硬膜外用药后的吸收速度接近静脉注射。产科患者用药后的血药浓度比等效剂量的芬太尼低。

舒芬太尼通过胎盘转运至胎儿的比例高于芬太尼。

常规镇痛剂量（< 30 μg）对新生儿 Apgar 评分、脐血血气和神经行为功能无明显不良影响。与局麻药合用可明显改善镇痛效果、减少局麻药的需要量和相关副作用（例如运动阻滞、低血压等）。目前认为常规剂量的舒芬太尼是最安全的硬膜外阿片类药物；但大剂量有可能导致新生儿抑制。

（5）阿芬太尼：脂溶性介于芬太尼和哌替啶之间，吸收速度可能也介于两者之间，但尚无研究结果。妊娠不影响阿芬太尼的药代动力学。清除半衰期短于芬太尼和舒芬太尼，因此反复或持续用药后的药物蓄积危险性低于后两者；但如剂量过大仍有导致药物蓄积的可能。

阿芬太尼通过胎盘进入胎儿的比例比芬太尼更低。

大剂量阿芬太尼可导致新生儿抑制，神经行为评分降低。减小剂量并与低浓度局麻药合用可减轻对新生儿的抑制作用，但目前还没有用于硬膜外分娩镇痛的公认推荐剂量。

2. 蛛网膜下隙麻醉

（1）吗啡：蛛网膜下隙给药的吸收速度明显比硬膜外或肌内注射的慢、血药浓度峰值明显降低，与其水溶性高和脑脊液循环速度缓慢有关，而且鞘内用药剂量通常小于其他途径。

因为血药浓度很低，吗啡通过胎盘进入胎儿体内的量也很少。

鞘内注射 1 ～ 2 mg 吗啡对新生儿的 Apgar 评分和出生后 24 h 的神经行为评分均无明显影响。对产程亦无影响。

（2）芬太尼：鞘内用量很小（通常不超过 25 μg），而且吸收速度较慢，因此产妇的血药浓度很低。

鞘内芬太尼可导致产妇血压轻度降低，与疼痛缓解使体内儿茶酚胺水平降低有关，而非交感神经阻滞所致。可引起子宫收缩增强，导致胎儿心动过缓，可能也与儿茶酚胺水平降低有关。剂量过大有可能导致产妇呼吸抑制。

常用剂量（10 ～ 25 μg）对新生儿无直接的不良影响。

（3）舒芬太尼：鞘内用药后的吸收速度更快。

与芬太尼相似，鞘内舒芬太尼也可导致产妇血压下降。偶可导致产妇呼吸抑制甚至呼吸暂停，发生率约为 0.021%；危险因素包括剂量过大（15 μg）、重复给药和经其他途径同时应用阿片类药物等。

鞘内舒芬太尼可导致胎心异常［反复发作的胎心晚期减速和（或）胎儿心动过缓］，发生率为 15% ～ 21.5%。可能也与镇痛后子宫兴奋性增高或母亲低血压有关。

常用剂量（＜ 10 μg）对新生儿无直接不良影响。

（二）全身用药

理想的全身用药应起效快、代谢和清除迅速、胎盘转运少。多数阿片类药物不具备上述特点，在产生有限镇痛作用的同时还会导致产妇镇静甚至呼吸抑制，对胎儿和新生儿造成不良影响。

1. 哌替啶　全身用药仍然是分娩镇痛的常用药物。常用剂量为 25 ～ 50 mg 静脉注射或 50 ～ 100 mg 肌内注射，作用维持 3 ～ 4 h。

哌替啶易于通过胎盘，静脉注射后 1 min 即出现在胎儿血液中、6 min 即在母亲和胎儿间达到平衡。哌替啶的活性代谢物去甲哌替啶可在胎儿体内发生蓄积。哌替啶和去甲哌替啶在新生儿体内的半衰期明显延长（分别为 20 h 和 60 h）。

哌替啶及其代谢物作用于胎儿可导致心率变异性降低和呼吸运动减弱；作用于新生儿可导致新生儿抑制，表现为

Apgar 评分降低、出现持续呼吸的时间延迟和神经行为功能异常等。作用有明显的剂量依赖性，并与注药–分娩时间间隔有关。产妇肌内注射 50 ～ 100 mg 哌替啶 1 h 之内或 4 h 之后分娩的新生儿较少受到抑制，而在给药后 2 ～ 3 h 期间分娩的新生儿容易发生抑制。

2. 吗啡 新生儿的呼吸中枢对吗啡的敏感性很高，等效剂量的吗啡引起的新生儿呼吸抑制多于哌替啶。由于吗啡用于分娩镇痛时起效慢、作用时间长而新生儿抑制的发生率高，已被哌替啶或芬太尼替代。

3. 芬太尼 用于分娩镇痛的常用剂量为 25 ～ 50 μg 静脉注射，作用维持 30 ～ 60 min。

芬太尼经胎盘转运的速度很快。达到平衡后母亲血药浓度是胎儿的 2.5 倍。

芬太尼静脉镇痛可导致胎儿抑制，表现为短暂的胎动减少、呼吸动作消失和胎儿心率变异性降低。分娩早期单次静脉注射常规剂量芬太尼一般不会对新生儿造成不良影响，但反复静脉用药可能导致新生儿抑制。

芬太尼静脉镇痛还可能导致母亲镇静和呼吸抑制，从而间接影响胎儿和新生儿。

4. 瑞芬太尼 超短效的 μ 阿片受体激动剂，半衰期仅有 1.3 min，所以持续应用不产生蓄积。在提供良好分娩镇痛的同时对胎儿和新生儿无明显副作用。在产科中的应用还需进一步研究。

5. 阿片拮抗剂 纳洛酮可通过胎盘到达新生儿，改善新生儿对二氧化碳的通气反应，但对新生儿的神经行为评分没有改善。纳洛酮能改变新生儿循环中的脑啡肽和内啡肽的含量，后两者在新生儿对感觉刺激和应激的适应以及循环稳定的维持方面都有重要作用。因此，除非有与母亲应用麻醉性镇痛药有关的呼吸抑制，一般不推荐新生儿用纳洛酮治疗。

三、其他药物

（一）吩噻嗪类药物

异丙嗪和丙酰马嗪有时与阿片类药物联合用于围生期产妇，以缓解焦虑和增强镇痛作用。此类药物易于通过胎盘，可导致胎儿心率变异性降低，但对新生儿无明显不良影响。

（二）苯二氮䓬类药物

地西泮和咪达唑仑有时也用于围生期产妇的镇静、抗焦虑和抗惊厥治疗。

地西泮易于通过胎盘，静脉注射 10 mg 后 0.5 min 即可在胎儿血液中出现，但对新生儿无明显不良影响。通常 2.5 ～ 5 mg 静脉注射即足以缓解产妇的焦虑。超过 30 mg 可导致新生儿肌张力降低、低体温、喂养困难等，且易于发生黄疸。

咪达唑仑也可迅速通过胎盘，但少于地西泮。小剂量（0.5 ～ 1.0 mg 或更小）静脉注射可用于产妇镇静，追加剂量需在严密监护下进行。用于全麻诱导（0.3 mg/kg）可导致明显的新生儿抑制，表现为全身肌张力降低、低体温等，因此很少用于剖宫产的全麻诱导。

（三）静脉麻醉药

静脉麻醉药都能通过胎盘。抵抗力低下的胎儿、子宫切开到胎儿娩出间隔时间长的胎儿可在出生时发生呼吸抑制，但一般只需简单复苏措施即可。

硫喷妥钠是产科最常用的全麻诱导药，4 ～ 7 mg/kg 对新生儿没有明显影响。大剂量则可能引起新生儿呼吸抑制。

静脉注射 1 ～ 1.5 mg/kg 氯胺酮对胎儿和新生儿没有明显影响。

治疗剂量的依托咪酯、丙泊酚对胎儿和新生儿没有明显影响。但大剂量丙泊酚可抑制新生儿呼吸；诱导时如发生产妇低血压，还可影响胎儿血供。

（四）吸入麻醉药

剖宫产期间，胎儿娩出前应用小量吸入麻醉药对新生儿神经行为评分没有影响。但吸入麻醉药对子宫有舒张作用，引起胎儿娩出后子宫收缩不良，增加出血量。

50%氧化亚氮与50%氧气的混合气体吸入可用于分娩镇痛和剖宫产，对产妇、胎儿和新生儿无不良影响。氧化亚氮比例更高时可能导致产妇和胎儿、新生儿缺氧。

（五）肌松药

去极化和非去极化肌松药的脂溶性都很低，不易通过胎盘，对胎儿和新生儿的影响不大。

（六）右美托咪定

右美托咪定是近年来开始应用于临床的一种高度选择性 α_2 肾上腺素能受体激动剂，其选择性约为同类药物可乐定的8～10倍。右美托咪定具有剂量依赖性的镇静、镇痛、交感神经阻滞作用，而呼吸抑制作用仅为轻微；可减少其他麻醉药物的用量、稳定心血管系统、降低谵妄发生率、维持呼吸功能、使麻醉恢复平顺。静脉用药后，右美托咪定快速分布，分布半衰期为6 min，终末清除半衰期约为2 h。静脉输注0.2～0.7 μg/（kg · h）达24 h时，右美托咪定表现为线性动力学，稳态分布容积约为118 L，蛋白结合率为94%。药物在体内的生物转化近乎完全，仅少量以原型从尿液（95%）和粪便（4%）中排出。

美国食品药品监督管理局（FDA）对右美托咪定的妊娠分级为C。动物研究显示，急性暴露对大鼠胎儿的发育和出生后行为没有不良影响，慢性暴露则可降低胎儿的出生体重和身长。在人类没有足够的妊娠期对照研究资料；已有的资料未观察到畸形发生率增加或对人类胎儿有其他直接或间接的有害影响。

体外研究和动物实验显示，右美托咪定具有高亲脂性，因此胎盘的摄取率很高，并不会转运至胎儿，即使有少量能通过子宫胎盘屏障也可忽略不计，对胎儿的心率、平均动脉压和脑氧合均没有影响。但是，由于在孕妇中未进行充分良好的临床研究，右美托咪定的说明书中不推荐在待产和生产期间（包括剖宫产术时）应用该药。目前，右美托咪定在产科患者中的应用还仅限于病例报道，主要用于以下几个方面：

1. 分娩镇痛　当分娩期间的心动过速和高血压可能造成严重后果时（例如合并先兆子痫、肺动脉高压、心脏疾病等）、硬膜外镇痛有禁忌（患者拒绝，合并凝血病、脊髓病变等）或效果不佳时，有经验的麻醉医师可考虑应用右美托咪定。

2. 剖宫产术全麻　无论是清醒纤支镜插管的镇静，还是抑制剖宫产全麻的心血管和激素反应，以避免血流动力学波动可能造成的严重后果，均可应用推荐剂量的右美托咪定作为辅助用药，利用其镇痛、镇静、抗交感、减少麻醉药需要量的作用。

3. 非产科手术　孕妇接受非产科手术时也有应用右美托咪定的报道，例如妊娠期合并高血压需非产科手术的孕妇、呼吸衰竭无创通气需镇静的孕妇等。体外研究和动物实验显示右美托咪定可增加子宫收缩的频率和幅度，这对经阴道分娩和剖宫产的产妇均有益；但是，在非分娩期的妊娠患者有引起早产的风险，用药期间应严密监测胎心和宫缩。

4. 产后　因为右美托咪定能调节儿茶酚胺的释放，因此对控制血压可能有益；研究显示在子痫患者剖宫产后重症监护室（ICU）镇静中，右美托咪定在降低心率、降低血压、减少硝酸甘油和硝普钠的需要量以及缩短 ICU 停留时间等方面均优于咪达唑仑。但是，右美托咪定在动物实验中可分泌至乳汁，在人类是否分泌至乳汁进而对婴儿产生影响尚不知道，哺乳期妇女应当慎用，可根据产妇的具体情况来决定是终止哺乳，或是终止用药。

这些病例报道中的大部分提到新生儿 Apgar 评分，出生后的 1 min 和 5 min 均正常（≥ 8 分），提示右美托咪定即使有子宫胎盘转运，也不会对胎儿造成影响。但是，右美托咪定在产科麻醉中的应用仍属于说明书外用药，麻醉医师应正确选择适当的患者，判断用药的利弊，只有在确实需要该药且可能的获益大于对胎儿潜在的危险时才可以使用。而且，最好由对该药有经验者实施应用，并严密监测血流动力学和胎儿 / 新生儿情况。合并缓慢性心律失常、严重左心室或双心室功能障碍、容量不足时慎用；合并肝、肾功能障碍者需调整剂量。

（七）非甾体消炎药

非甾体消炎药（NSAIDs）通过抑制环氧化酶而减少前列腺素生成，具有解热、镇痛和抗炎作用（除了对乙酰氨基酚，后者基本没有抗炎作用），在多模式镇痛中具有重要地位。但是，NSAIDs 不适于分娩镇痛，因为子宫内皮前列腺素 $F_{2\alpha}$ 合成和前列腺素受体激活是细胞内钙离子增加和子宫肌肉收缩的重要始动因素，NSAIDs 的抗分娩作用可引起子宫收缩无力和产后出血；同理，也不建议用于产后宫缩乏力的患者。NSAIDs 可通过子宫胎盘屏障进入胎儿循环，研究显示妊娠晚期用药与新生儿严重不良事件有关，包括增加动脉导管提早关闭和先心病风险，以及持续性肺动脉高压、颅内出血、肾毒性、口面裂等。用于剖宫产术后镇痛则没有这方面的顾虑，除非婴儿合并血小板减少或功能障碍，此时不宜应用非选择性环加氧酶（COX）抑制剂。NSAIDs 一般为酸性、脂溶性低、蛋白结合率高，所以不容易分泌至乳汁和经由婴儿消化道吸收，而且新生儿似乎也不可能摄入足以引起临床表现的乳量；目前没有证据表明术后短期用药会对哺乳婴儿造成严重危害。

1. 对乙酰氨基酚 FDA 妊娠分级为 C，很多妊娠妇女和育龄妇女服用该药，未发现畸形或其他直接或间接胎儿副作用的发生率增加。静脉或口服对乙酰氨基酚可用于辅助剖宫产术后镇痛，减少阿片类药物的用量及相关副作用。对乙酰氨基酚可分泌入乳汁，峰值在用药后 1 ～ 2 h，12 h 后即测不出；母乳中的药物含量远远少于该药的婴儿常用剂量，因此美国儿科学会认为该药与哺乳不冲突。

2. 氟比洛芬 FDA 妊娠分级尚未明确。妊娠晚期避免应用，因可引起动脉导管提早关闭。分娩期间不建议应用，因可延迟分娩、延长生产时间、增加母婴出血倾向。可分泌入乳汁，哺乳期应避免应用，因为对婴儿的作用还不清楚。

3. 塞来昔布 FDA 分级在妊娠 30 周前为 C，从 30 周起为 D，因为可引起动脉导管的过早关闭；FDA 对该药的黑盒子警告为可能增加严重心血管不良事件的危险。塞来昔布是 COX-2 特异性抑制剂，可降低胃肠道副作用的风险，也没有对血小板聚集的影响。塞来昔布虽然可分泌至乳汁，但很快即从血浆和乳汁中消除，婴儿血浆浓度可在 4 h 内降至检测范围以下。产妇服用常规剂量时（急性疼痛的推荐剂量为 400 mg），婴儿可接触的剂量尚不足儿童常用剂量的 1%。

4. 酮咯酸 FDA 妊娠分级为 C。镇痛效果与阿片类药物相似，优于其他 NSAIDs，可用于处理中重度急性疼痛。成人静脉用药通常剂量为 15 ～ 30 mg/6 h，可改善剖宫产后镇痛效果，减少阿片类药物用量。因为胃溃疡、出血、穿孔等风险，用药周期一般不超过 5 天。酮咯酸分泌至乳汁的量极低，有些患者甚至检测不到。

目前，对于产后短期应用 NSAIDs 是否会增加急性消化道溃疡、肾损害等风险尚无充分的证据。有报道先兆子痫的产妇应用吲哚美辛后高血压加重，可能是因为抑制了肾血管的前列腺素合成以及干扰了降压药的作用，所以合并先兆子痫以及肾功能不全的产妇不能应用 NSAIDs。鉴于 NSAIDs 可能抑制血小板功能，合并血小板减少或功能障碍、围生期大量出血或产后出血尚未控制的产妇也不能应用该药。

第三节　局部麻醉药

一、局部麻醉药（局麻药）的药效学

（一）作用机制

局麻药能降低神经膜对钠离子的通透性，而对钾离子的影响很小。还能阻断钙通道、影响轴浆运输和淋巴细胞功能等。

局麻药的作用涉及通过神经鞘和膜的扩散以及与细胞膜的结合。脂溶性碱基对于穿过神经鞘具有重要作用，因此局麻药在碱性条件下的效能增强。在细胞膜上，负责抑制外周神经电生理活动的是阳离子。

神经纤维对局麻药的敏感程度依次为：痛、温觉纤维，触、压觉纤维，中枢抑制性神经元，中枢兴奋性神经元，自主神经，运动神经。

（二）麻醉性能

局麻药的麻醉性能取决于下列因素。

1. 脂溶性　决定局麻药的效能，脂溶性越高的局麻药麻醉效能越强。普鲁卡因的脂溶性最小，效能最弱；布比卡因、

丁卡因的脂溶性非常高，效能是普鲁卡因的 20 倍。脂溶性也会影响局麻药通过胎盘。

2. 蛋白结合率 影响局麻药的作用时间。布比卡因、左布比卡因和罗哌卡因的蛋白结合率都很高，作用时间长。蛋白结合率高还会抑制胎盘转运。

3. pKa 是决定局麻药起效速度的最重要因素，pKa 最接近机体 pH 的局麻药起效最快。pKa 低的局麻药的胎盘转运也更多。

4. 组织扩散性 影响局麻药的起效。氯普鲁卡因的组织扩散性高，虽然 pKa 大但起效仍很快。

5. 内在血管活性 利多卡因在体外的强度高于体内，可能与其血管扩张性能强有关。S- 异构体（罗哌卡因和左布比卡因）具有内在的血管收缩活性，因此作用时间更长。

6. 结构 增加分子量可增强局麻药的效能。局麻药的脂溶性和蛋白结合也与其化学结构有关。

（三）影响局麻药活性的其他因素

1. 剂量 局麻药的总剂量越大，神经阻滞的起效越快，维持时间越长。相同剂量下的较高容量有可能使局麻药在硬膜外隙扩散到较高平面。

2. 血管收缩剂 肾上腺素常与局麻药合用以改善镇痛的质量和维持时间，降低某些局麻药的血浆峰浓度。去甲肾上腺素和去氧肾上腺素也可应用。罗哌卡因和左布比卡因具有内在的血管收缩作用，不需加用肾上腺素。

3. 注射部位 局麻药的起效随用药部位的不同而异。腰麻和皮下用药起效更快，硬膜外和臂丛阻滞起效较慢。

4. 局麻药的重碳酸化和碳酸化 局麻药中加用碳酸氢钠可增加溶液的 pH，碱基的比例增加使起效时间缩短。应用布比卡因时应非常谨慎，因为溶液 pH 超过 7 时有可能沉淀。

二氧化碳与局麻药混合也使起效加快。二氧化碳很快通过神经膜，降低轴浆的 pH，从而增加局麻药阳离子在细胞内的浓度，后者参与受体结合及最终的神经阻滞。

5. 局麻药的混合 联合应用局麻药可缩短起效时间、改善阻滞效果。但是，氯普鲁卡因会减弱布比卡因效果、缩短作用时间，可能是因为氯普鲁卡因或其代谢产物氯氨苯甲酸抑制布比卡因与受体的结合。

6. 妊娠 与同年龄组非妊娠妇女相比，产妇椎管内麻醉需要的局麻药更少，椎管内和外周神经阻滞的起效更快。可能与孕酮有关。

7. 温度 局麻药加热至 38℃可加快硬膜外阻滞的起效。可能是因为升温使 pKa 降低。

二、局麻药的药代动力学

（一）吸收

局麻药的全身吸收与下列因素有关。

1. 注射部位 肋间神经阻滞后的血药浓度最高，其次依次为骶管、宫颈旁、硬膜外、臂丛、坐骨神经、皮下和蛛网膜下隙。

2. 剂量 局麻药的吸收以及相应的血药浓度与总剂量直接相关，无论溶液的浓度和容量如何改变。但甲哌卡因例外，2% 溶液的吸收远比 1% 者快，可能是 1% 溶液与组织的结合已经接近饱和。

3. 血管收缩剂 局麻药中加入血管收缩剂（通常是肾上腺素）可降低吸收速度、延长作用持续时间、减少潜在的全身不良反应。但对硬膜外应用的丙胺卡因、布比卡因和依替卡因的影响很小，可能是因为这些药物的组织结合力和血管舒张作用强，抵消了血管收缩剂的作用。肾上腺素在腰部硬膜外的理想浓度为 $1:2\times10^5$，升高浓度不能进一步增强作用，反而可能出现不良反应。其他血管收缩剂（去氧肾上腺素、去甲肾上腺素）的效果不如肾上腺素。

4. 药理学特性 主要是血管扩张活性和脂溶性。丙胺卡因的血管扩张活性比利多卡因小，所以硬膜外用药后吸收较慢。依替卡因的脂溶性比布比卡因高，被硬膜外脂肪摄取使其吸收较慢。

（二）分布

局麻药的分布为二室或三室模型。虽然骨骼肌对局麻药没有任何特殊的亲合力，但其体积使之成为局麻药的最大贮存库。局麻药的胎盘转运是一种具有特殊临床意义的分布情况。

（三）代谢和排泄

酯类局麻药主要在血浆中被假性胆碱酯酶水解。氯普鲁卡因的水解速度最快。

酰胺类局麻药主要在肝中被微粒体混合功能氧化酶和酰胺酶代谢；丙胺卡因的肝代谢速度最快，布比卡因最慢。脑、肾或胎盘可能是代谢的另外场所。

酰胺类局麻药通过肾排泄，大部分药物以各种代谢产物的形式由尿液排出，只有不到 5% 的药物以原型排出。药物的肾清除率与其蛋白结合能力以及尿液的 pH 成反比。利多卡因在胎儿体内的代谢与成人相似。

三、局麻药的毒性作用

（一）全身毒性

中枢神经系统（central nervous system，CNS）和心血管系统（cardio vascular system，CVS）对局麻药的毒性作用特别敏感，CVS 的抵抗力相对强于 CNS。

1. 中枢神经系统 局麻药容易越过血脑屏障引起毒性反

应，临床表现取决于局麻药的血药浓度。浓度较低时，患者可主诉头晕、耳鸣、聚焦困难、金属味、口周麻木，也可发生嗜睡、定向障碍和暂时性意识丧失。浓度较高时，可发生惊厥、意识丧失、呼吸停止。语音含糊、寒战、肌肉痉挛、面部和四肢颤动是发生惊厥的先兆。如果意外血管内注射大剂量局麻药，产妇可以惊厥为第一表现，即使术前使用大剂量地西泮或咪达唑仑。

局麻药的效能、吸收速度、组织分布和代谢可影响毒性反应。效能越高，产生 CNS 毒性所需的剂量越低。吸收慢、组织再分布快的局麻药毒性低。氯普鲁卡因的水解速度很快，毒性最弱。

低氧血症、高碳酸血症、代谢性酸中毒、高热可增加大脑对局麻药的敏感性、降低惊厥阈值。高碳酸血症可扩张脑血管，增加局麻药摄取；也会降低细胞内 pH，增加局麻药的阳离子。酸中毒会降低局麻药的蛋白结合力，增加游离局麻药浓度。

巴比妥类、苯二氮䓬类药物和全麻药具有保护 CNS、对抗惊厥的特性，可用于预防和治疗。

2. 心血管系统　局麻药对心肌和外周血管平滑肌都有直接作用。中毒剂量可引起心肌抑制、全身血管扩张和心血管虚脱。

（1）心脏作用：所有局麻药都有剂量依赖性的负性肌力作用。强效局麻药的心肌抑制更明显，布比卡因、利多卡因引起心血管虚脱与 CNS 毒性的剂量之比分别为 3∶7、7∶1。

静脉注射大剂量布比卡因可引起室性心律失常和致命性心室颤动，与心肌细胞膜的钠传导阻滞延长和（或）CNS 的间接作用有关。

布比卡因诱发心血管事件后的心脏复苏困难。室性心律失常不能用利多卡因纠正，因为可降低室性心动过速阈值而加重心脏毒性；治疗可应用溴苄铵。

酸中毒和缺氧可显著增强布比卡因的心脏毒性，增加心律失常的发生率和死亡率。因此在复苏时首先要纠正缺氧、酸中毒和高钾血症。

孕妇对布比卡因的心脏毒性更敏感，可引起室性心律失常和心搏骤停，而且复苏非常困难。0.75% 布比卡因在美国已不再用于产科麻醉。

（2）外周血管作用：局麻药对外周血管平滑肌具有双相作用。随着局麻药的剂量和浓度增加，兴奋性和血管收缩作用可转变为抑制性和血管扩张作用。

血药浓度较低时，血压无变化或轻度升高；浓度高至产生 CNS 毒性时，心率、血压和心排血量显著增加；血药浓度进一步升高则引起心血管抑制。死亡之前的严重低血压和心血管虚脱不仅与局麻药的负性肌力作用有关，还与其对血管平滑肌的直接松弛作用和对心率及传导性的抑制作用有关。

（3）治疗：近来，脂肪乳注射液（英脱利匹特）用于治疗局麻药中毒，通过与游离药物结合和（或）补充心肌能量物质而起作用。1 min 内缓慢静脉注射 1 ～ 2 mg/kg，可重复用药，然后持续输注 0.25 mg/（kg · min）。

（二）局部组织毒性

临床应用的局麻药很少引起局部神经损害。产生不可逆性传导阻滞所需的药物浓度远远超过临床应用。某些患者椎管内注射大剂量氯普鲁卡因可引起感觉、运动阻滞延长。氯普鲁卡因本身无神经毒性，可能与溶液 pH 低以及亚硫酸氢钠（溶液中的抗氧化剂）有关。

（三）过敏和高敏反应

对局麻药的真正过敏反应罕见。大多数与局麻药有关的过敏现象都是酯类的代谢产物对氨基苯甲酸引起的。酰胺类不代谢成对氨基苯甲酸，过敏现象非常罕见。某些酰胺类局麻药可能含有甲基对羟苯甲酸酯作为防腐剂，可引起某些患者的类过敏反应。局麻药的皮试反应假阳性率和假阴性率都较高，无参考价值。

四、常用局麻药

（一）布比卡因

布比卡因是最常用的产科硬膜外镇痛用药，低浓度（0.0625% ～ 0.125%）产生的感觉–运动分离对产妇有益。蛋白结合率较高，很少通过胎盘。

布比卡因主要缺点是心脏毒性较大，毒性反应的程度取决于药物总剂量和血药浓度，意外血管内注射可导致难以复苏的心搏骤停。孕妇由于硬膜外血管扩张，更易于发生意外血管内注射；一旦出现心脏毒性反应更容易发生缺氧和酸中毒，复苏更困难。

（二）罗哌卡因

罗哌卡因是一种新型长效酰胺类局麻药，与布比卡因是同系物。布比卡因是外消旋混合物，罗哌卡因是S-同分异构体。同分异构体的毒性比外消旋混合物弱，感觉阻滞选择性更高。

1. 理化特性 蛋白结合率、pKa与布比卡因基本相同。脂溶性小于布比卡因，所以效能也稍差。

2. 药代动力学 与布比卡因基本相似。但是清除比布比卡因快，因而半衰期较短，在一定程度上降低了毒性。

3. 药效学 镇痛效能比布比卡因低，0.1%罗哌卡因用于分娩镇痛的效果与0.0625%布比卡因相似。与布比卡因相比，罗哌卡因的运动阻滞起效更慢、程度更低、持续时间更短，CNS和CVS毒性也更低。

4. 心脏毒性 对心脏收缩性和传导性的抑制作用弱于布比卡因而强于利多卡因。在血药浓度相似的情况下，布比卡因的致死率和室性心律失常发生率比罗哌卡因高得多。罗哌卡因引起的毒性反应相对更容易治疗。妊娠可增强布比卡因的心脏毒性，但是对罗哌卡因没有影响。

5. 产科应用 运动–感觉分离程度比布比卡因更大，CVS和CNS毒性之间的安全空间更大，因此非常适于产科患者应用。

（三）左布比卡因

左布比卡因也是一种长效酰胺类局麻药。硬膜外分娩镇痛的效能和镇痛时间与布比卡因相似，但是运动阻滞较弱、持续时间较短。CVS和CNS毒性比布比卡因少。

左布比卡因和罗哌卡因具有内在的血管收缩特性而不需要肾上腺素。

第四节　蛛网膜下隙和硬膜外应用的麻醉性镇痛药

传递分娩疼痛的内脏和躯体神经纤维进入脊髓背角，小剂量阿片类药物作用于此处密集的阿片受体可产生显著、持久的镇痛。硬膜外阿片类药物穿透硬膜可到达作用部位。

一、生产和分娩镇痛

在生产和分娩时，椎管内单独应用阿片类药物（或与局麻药合用）可提供完善的镇痛，而且不引起运动和交感神经阻滞。

（一）蛛网膜下隙麻醉（腰麻）

分娩镇痛应快速起效、作用时间长、副作用少、本体感受保留、对胎儿没有影响。鞘内阿片类可能是最接近这些目标的镇痛选择。

1. 应用 鞘内阿片类药物在分娩早期可有效镇痛，比硬膜外用药起效更快、作用更可靠、剂量更少。但第二产程的镇痛效果不佳，因为分娩后期的疼痛更严重和（或）属于躯体痛而非内脏痛。

2. 药物选择 吗啡的起效时间长，许多产妇不能接受。脂溶性更高的阿片类药物（舒芬太尼或芬太尼）起效更快（2 ～ 3 min），副作用更少，没有运动阻滞，但维持时间仅有 70 ～ 100 min。鞘内舒芬太尼加用可乐定 30 μg 也可延长分娩镇痛 30 ～ 40 min 而不引起运动阻滞，但是低血压的发生率增加。联合应用不同的阿片类药物并不能显著延长作用时间。随着腰麻硬膜外联合镇痛的广泛应用，镇痛时间已不是重要问题。

鞘内应用 10 ～ 20 mg 哌替啶可在 2 ～ 12 min 内产生有效的分娩镇痛，持续 1 ～ 3 h。哌替啶具有弱局麻药特性，在分娩后期的镇痛效果优于其他阿片类，但是比同时应用舒芬太尼和局麻药差。

鞘内应用二醋吗啡 0.2 ～ 0.5 mg 可获得良好的分娩镇痛，约维持 100 min。但是瘙痒、恶心、呕吐的发生率高。

3. 注意事项 阿片类药物需要穿透的是脊髓而非神经根，所以最好采用等比重溶液；重比重溶液可发生镇痛不全。

产妇在鞘内应用阿片类后可以走动（应减少药量）。只要保留足够的运动功能、本体感觉和平衡，监护下的行走对母亲和胎儿都是安全的。但是一些产妇可能有体位性低血压。

（二）硬膜外麻醉

单独应用硬膜外阿片类药物可在分娩早期中度镇痛，但第一产程后期和第二产程的镇痛不足，常需联合应用局麻药。加用阿片类可以降低局麻药浓度，从而减少局麻药中毒的危险、减少高位或全脊麻、降低胎儿和新生儿的局麻药血浆浓度、减少运动阻滞程度。

肾上腺素可使镇痛时间延长 40 min，但对镇痛效果没有影响，而且可能引起明显的运动阻滞，肾上腺素全身吸收后刺激子宫 β_2 受体可减慢分娩，一般不推荐加用。

1. 吗啡 硬膜外吗啡的镇痛作用起效慢（30 ～ 60 min）、效果有限，增大剂量不会显著加速起效，反而增加副作用，限制了在分娩镇痛中的应用。

2. 芬太尼 芬太尼是分娩时最常应用的阿片类药物。与布比卡因合用时，硬膜外芬太尼的镇痛作用是静脉用药的 3 倍。脂溶性是吗啡的 600 倍，因而起效更快（4 ～ 6 min），但高脂溶性也使全身吸收增加，作用时间较短（60 ～ 90 min）。能引起呼吸抑制，使机体对 CO_2 的反应性下降。

3. 舒芬太尼 舒芬太尼是一种强效的阿片类，脂溶性和对 μ 受体的亲合力都非常高。硬膜外应用后起效快，镇痛效能比吗啡强 30 多倍，是芬太尼的 2 ～ 3 倍；镇痛持续时间比吗啡短，但长于芬太尼和阿芬太尼。与布比卡因联合应用后的镇痛时间延长、作用增强，两种药物的用药总量以及运动阻滞减少。肾上腺素或 α_2 受体激动剂能增强硬膜外舒芬太尼的镇痛效果，减少药物的全身吸收。恶心和瘙痒的发生率比芬太尼高。

4. 阿芬太尼 硬膜外单独输注阿芬太尼 30 μg/（kg · h）的初产妇在产程早期很快就能获得完全的镇痛，但是在第一产程后期和第二产程则有镇痛不全。新生儿神经学和适应能力检查表明有显著的张力减退。联合应用小剂量阿芬太尼和布比卡因能提供完善的分娩镇痛而无明显的新生儿抑制。

5. 哌替啶 硬膜外哌替啶的镇痛效果优于同等剂量静

脉或肌内注射。镇痛作用与其具有局麻药特性和药物吸收后的全身作用有关，与脊髓阿片受体结合可能不是主要作用机制。哌替啶 25 mg 复合布比卡因 10 ml 可在第一产程充分镇痛，不影响新生儿神经行为评分，还能有效预防和治疗分娩期间常见的寒战。应尽可能在分娩早期单次用药，以避免哌替啶及其代谢产物蓄积导致新生儿抑制。

6. 托啡诺 布托啡诺是一种 κ 受体激动剂和弱 μ 受体激动–拮抗剂，激动效价约为吗啡的 3.5 ～ 7 倍。布比卡因中加入 2 mg 布托啡诺可使分娩镇痛持续时间显著延长，起效时间显著缩短。呼吸抑制作用比吗啡轻，对母亲安全有效而对胎儿及新生儿的作用最小。母亲最常见的副作用是嗜睡，偶尔会有感觉改变。对阿片有躯体依赖者禁用，因为这种激动–拮抗剂即使是硬膜外给药也可诱发急性戒断综合征。

7. 纳布啡 纳布啡是一种 κ 受体激动剂，同时拮抗 μ 受体。镇痛效价与吗啡相似，拮抗效价是烯丙吗啡的 1/4。对呼吸的抑制作用与等效吗啡相同，但有封顶效应，持续时间也较短。在分娩和术后镇痛中的作用还有待确定

（三）常用药物剂量

蛛网膜下隙与硬膜外的阿片类药物剂量比为 1：（5 ～ 10）。

1. 蛛网膜下隙麻醉 吗啡 0.25 ～ 0.3 mg，芬太尼 15 ～ 30 μg，舒芬太尼 5 ～ 10 μg，哌替啶 10 mg，二醋吗啡 0.2 ～ 0.5 mg。如果产妇处于分娩的活跃期或临近第二产程，可加用 2.5 mg 等比重布比卡因或 2 ～ 4 mg 罗哌卡因。

2. 硬膜外麻醉 最常用配方是 0.0625% 或 0.125% 布比卡因 10 ml 中加入 50 ～ 100 μg 芬太尼（或 10 μg 舒芬太尼）；也可 10 ～ 15 ml/h 持续输注含有 1 ～ 2 μg/ml 芬太尼（或 0.33 μg/ml 舒芬太尼）的 0.125% 布比卡因。二醋吗啡和吗啡的硬膜外

剂量分别为 2 ～ 3 mg 和 3 ～ 4 mg。

二、剖宫产和术后镇痛

很多产妇在椎管内阻滞下接受剖宫产时会感觉不适，联合应用阿片类药物能增强局麻药的作用、改善术中镇痛。

（一）蛛网膜下隙麻醉

蛛网膜下隙应用吗啡可用于剖宫产手术，但是剂量超过 0.5 mg 后副作用的发生率升高。0.3 ～ 0.5 mg 吗啡的术后镇痛与硬膜外 3 ～ 5 mg 吗啡相似，但持续时间更长，无严重副作用。6.25 μg 的芬太尼能提供 3 ～ 4 h 有效术后镇痛。

（二）硬膜外麻醉

1. 芬太尼　芬太尼是剖宫产手术中最常应用的硬膜外阿片类药物，50 μg 可提供 2 ～ 3 h 镇痛，以生理盐水或局麻药 10 ml 进行稀释可以使起效最快、持续时间最长。硬膜外芬太尼能增强布比卡因或利多卡因的麻醉效果，减少围生期寒战的发生率。氯普鲁卡因对芬太尼有拮抗作用。尚无证据表明芬太尼会通过哺乳而影响新生儿。

2. 舒芬太尼　30 ～ 50 μg 舒芬太尼稀释于生理盐水 10 ml 中，镇痛作用的起效和持续时间与芬太尼相似。50 μg 或更大剂量的舒芬太尼能消除寒战，并以剂量依赖方式影响产妇的体温控制。硬膜外给予舒芬太尼用于剖宫产并不比芬太尼优越很多，而危险性则高得多。如果硬膜外管意外置入血管内，30～50 μg 舒芬太尼可引起呼吸抑制、呼吸暂停或胸壁僵硬。

3. 布托啡诺　硬膜外给予 1 ～ 2 mg 布托啡诺用于剖宫产的起效时间为 15 ～ 20 min，持续 3 ～ 4 h，没有瘙痒或严重的呼吸抑制。可引起一定程度的产妇镇静，也可使胎儿产生正弦曲线样心率模式，但没有胎儿窘迫的表现。可能对胎儿娩出后的术后镇痛最有用。硬膜外联合应用布托啡诺和芬太尼可减少芬太尼的副作用。

三、副作用和并发症

椎管内阿片类药物的副作用都是剂量依赖性的，除尿潴留外都可发生于注射用药后。脂溶性低的药物（吗啡）更严重。

1. 神经毒性 椎管内注射任何药物之前都应考虑可能发生的神经损害。现有阿片类药物没有椎管内神经毒性。

2. 对分娩进程的影响 椎管内镇痛是否延长产程和增加手术分娩率仍有争论。高度运动阻滞使第二产程延长，增加器械分娩的发生率。低浓度局麻药复合阿片类药物产生的运动阻滞较少，降低手术分娩率。

3. 感觉改变 鞘内应用舒芬太尼和芬太尼的产妇可有感觉改变，延伸到颈部皮肤时可感觉无法呼吸或吞咽，非常痛苦。这些症状会在 30 ～ 60 min 后减轻，而且神经系统的传出支和运动功能不受影响。鞘内应用舒芬太尼后有发生精神状态变化、失语、不自觉动作的报道。

4. 低血压 产妇鞘内应用阿片类药物后可发生血压下降，原因是疼痛缓解而不是交感阻滞。同时应用局麻药或可乐定则可发生交感阻滞。

5. 恶心和呕吐 恶心和呕吐是椎管内阿片类药物的直接作用，术后镇痛期间更多见。静脉注射甲氧氯普胺 10 mg 和昂丹司琼对恶心都非常有效，副作用很少。氟哌利多治疗恶心有效，但是副作用显著（烦躁、静坐不能、眼动危象），孕妇对这些副作用特别敏感。美国 FDA 已发出警告提示氟哌利多可能引起心律失常危险增加。

6. 瘙痒 瘙痒是椎管内阿片类药物的最常见副作用，鞘内比硬膜外的发生率更高。硬膜外阿片类药物的瘙痒发生率和严重性与剂量有关，减少剂量和（或）联合应用局麻药可降低瘙痒发生率。即使小剂量鞘内阿片类药物也可能引起显著瘙痒。

瘙痒与组胺释放无关，但静脉注射苯海拉明 25 mg 有些疗效可能与用药后的适度镇静有关。静脉应用纳洛酮 0.1 ～ 0.4 mg 或纳布啡 2.5 ～ 5 mg 可立即缓解症状。纳布啡的优点是逆转镇痛作用的可能性小。

7. 呼吸抑制 呼吸抑制是椎管内阿片类药物的最严重并发症。脂溶性高的药物（芬太尼、舒芬太尼）很快被组织摄取，脑脊液再分布少，呼吸抑制的危险性小。二醋吗啡没有延迟性呼吸抑制，但是可发生早期呼吸抑制。

脂溶性阿片类药物（芬太尼和舒芬太尼）一般在用药后 2 h 内发生呼吸抑制，亲水性药物（吗啡）可在用药后 6 ～ 12 h 发生呼吸抑制；因此监测应分别持续至少 2 h 和 16 h。呼吸抑制可表现为二氧化碳蓄积引起的镇静程度增加，呼吸频率也是很好的监测指标。

阿片类药物的剂量是主要危险因素。临床上明显的呼吸抑制大多数发生于较大剂量（例如，鞘内舒芬太尼 15 μg），鞘内应用 10 μg 舒芬太尼很少发生呼吸暂停。较大剂量药物不会使镇痛效果更好、时间更长。鞘内舒芬太尼的适宜剂量为 7.5 μg，芬太尼为 20 ～ 25 μg。另一危险因素是其他途径联合应用阿片类药物或其他 CNS 抑制剂，因此一般禁忌同时应用任何途径的镇静剂。

静脉注射纳洛酮可逆转呼吸抑制，但同时也会拮抗镇痛作用。纳洛酮的半衰期短，可能需要重复用药或持续输注 0.5 mg/h。

8. 尿潴留 阿片类药物作用于骶髓引起膀胱逼尿肌松弛可导致尿潴留，与镇痛同时发生。产妇常需置入尿管，因此尿潴留通常不是问题，也难以判断这一副作用的程度。

9. 胃排空延迟 妊娠可导致胃排空延迟，阿片类药物可加重这种作用。临床常用剂量的硬膜外芬太尼对分娩期间的胃排空影响不大，但鞘内用药的作用比硬膜外的大。

10. 单纯疱疹病毒感染复发 既往有单纯疱疹病史的患者在硬膜外应用吗啡后 2 ～ 5 天可能复发，发生率约为 10%；未见于芬太尼。不会引起母亲或新生儿的严重并发症。硬膜外应用吗啡后还可能冻疮复发。

11. 硬膜穿刺后头痛（postdural puncture headache，PDPH） 无切割作用的笔尖式腰穿针大大降低了鞘内应用阿片类药物后 PDPH 发生率。

12. 胎儿副作用 椎管内阿片类药物全身吸收后经胎盘转运，对胎儿有直接作用，主要是对胎心率的影响和新生儿呼吸抑制。鞘内阿片类药物的用量和全身吸收较少，作用较小。

阿片类药物对母亲的作用可间接影响胎儿。母亲发生严重的呼吸抑制和低氧血症可导致胎儿低氧血症。镇痛快速起效，使血浆儿茶酚胺浓度下降，造成子宫张力升高，导致子宫胎盘灌注减少和胎儿缺氧（因为子宫胎盘灌注发生于子宫舒张期间）。

一旦发生胎儿心动过缓，应立即进行宫内复苏，包括减轻主腔静脉压迫、停用缩宫素、吸氧、治疗母亲低血压、胎儿头皮刺激等。

第五节　药物的相互作用

妊娠和分娩过程中会用到很多药物，产科麻醉医师应了解这些药物与麻醉药及麻醉之间的相互作用。

一、全身用药

（一）子宫平滑肌兴奋剂

子宫平滑肌兴奋剂在临床上常用来实施引产或催产、治疗子宫收缩不良引起的产后出血、剖宫产或其他子宫手术后加强子宫收缩、引发治疗性流产。

1. 缩宫素 是垂体后叶素的一种，直接兴奋子宫平滑肌可增加子宫的收缩力和频率。常用剂量不引起血压的明显变化。较大剂量可使外周血管阻力和血压下降、心率和心排血量增加。低血压作用短暂，健康产妇可很好耐受，但是严重低血容量者危险增加。有较弱的抗利尿作用，输液过多和过快可引起水潴留和低钠血症。

与肾上腺素和去氧肾上腺素合用不会引起恶性高血压。

吸入麻醉药可加重缩宫素引起的血压下降。氟烷、丙泊酚、丁卡因、奎尼丁和氯普鲁卡因可拮抗缩宫素的子宫收缩作用。

2. 麦角生物碱 为选择性兴奋子宫平滑肌，临床上只用于治疗产后出血或宫缩不良。可直接收缩动静脉血管（特别是麦角胺），使血压升高。还可收缩冠状动脉，年龄大于30岁、吸烟、饮酒、有偏头痛病史的患者冠状动脉痉挛的危险性增加。

与其他血管活性药物（例如麻黄碱和去氧肾上腺素）合用可发生严重高血压和脑出血。

3. 前列腺素（PGF）类 对妊娠各期子宫都有兴奋作用，缩宫素和甲基麦角新碱无效时可选用 $PGF_{2\alpha}$ 收缩子宫。可使心率和心排血量增加，平均动脉压及肺动脉压升高，外周血管阻力不变。还会引起恶心、呕吐、腹痛等胃肠兴奋现象。

可导致支气管痉挛，应用血管加压素或能引起支气管收缩药物时应小心。

（二）子宫松弛剂

1. 硫酸镁 常用于妊娠高血压的患者，可使子宫收缩力下降，血管中度扩张可引起一过性血压下降，同时抑制CNS、增加子宫及脑血流量。能自由通过胎盘，引起新生儿张力和反射减退、呼吸抑制，可用钙剂拮抗。

硫酸镁延长琥珀胆碱的作用时间，使插管剂量减少50%。硫酸镁本身即被认为是非去极化肌松药，效力为筒箭毒碱的1/1000。与非去极化肌松药合用时可增强后者的肌松效果、延长作用时间，且不能用钙剂拮抗。高镁血症的母亲同时应用氨基糖苷类抗生素可加重新生儿的肌肉松弛。硫酸镁也能降低全麻药的MAC。

2. β-拟肾上腺类药物 是最常用的抗分娩药，与$β_2$受体结合使子宫肌肉收缩强度减弱和频率下降。刺激CNS可引起激动、不安、震颤。直接作用引起心动过速、低血压、快速性心律失常。肺水肿发生率可高达5%，与左心室功能障碍、胶体渗透压低、感染引起的肺毛细血管通透性增加有关。干扰代谢引起高血糖、高胰岛素及高乳酸血症，胰岛素分泌增加引起低钾血症。胎儿不良反应包括心动过速、低血糖，新生儿可发生低血压、低钙血症。

与糖皮质激素（常用来促进胎儿肺成熟）同时使用可增加母亲肺水肿的发生率。与肾上腺素、麻黄碱和阿托品合用时可加重心动过速，增加快速性心律失常的发生率；治疗低血压宜用去氧肾上腺素。如果采用全麻应避免应用氟烷。低钾血症能延长非去极化肌松药的作用时间。

3. 钙通道阻滞剂 硝苯地平在早产时可有效地抑制子宫收缩。

可加强吸入麻醉药的心肌抑制作用和低血压效应。可加强丹曲林（Dantrolene）的各种作用。与镁剂的相互作用可引起严重低血压和心血管虚脱。

4. 前列腺素合成酶抑制剂 吲哚美辛能有效地阻止早产。可影响血小板功能，干扰凝血。还可能导致动脉导管过早关闭，使新生儿肺动脉高压和心力衰竭的危险增加。持续使用阿司匹林可延长妊娠时间，同时阻止妊娠高血压的发展。

迄今为止，尚未发现持续的阿司匹林和其他 NSAIDs 治疗会增加分娩时阻滞麻醉的神经和出血并发症风险。

5. 缩宫素拮抗剂 阿托西班具有高度特异性，不引起明显的母亲和新生儿副作用。

（三）降压药

1. α 甲基多巴、利血平、胍乙啶 都曾用于产妇。可耗竭去甲肾上腺素，使麻黄碱治疗低血压无效，应使用去氧肾上腺素等直接作用的药物。

2. β 受体阻滞剂 普萘洛尔可通过胎盘，引起胎儿心动过缓和低血糖。母亲应用艾司洛尔可引起严重的胎儿心动过缓，可能是因为大量的胎盘转运和药物引起的子宫血管收缩。

与增加气道阻力的药物（例如大剂量吗啡或 $PGF_{2\alpha}$）合用时应谨慎。钙通道阻滞剂能加重 β 受体阻滞剂的心肌抑制作用。

3. 樟磺咪芬（阿方那特） 属于神经节阻断剂，用于妊娠高血压的紧急治疗。

其可非竞争性抑制血浆胆碱酯酶活性，使琥珀胆碱的作用时间延长。作用于神经肌肉接头处产生非去极化样阻滞，可延长非去极化肌松药的作用时间。

4. 硝酸甘油 用于治疗高血压，偶尔用于子宫松弛。能影响泮库溴铵的神经肌肉阻滞作用。

5. 肼屈嗪 可引起反射性心动过速，能加强与母亲心动过速有关的其他药物的作用。

（四）精神药物

1. 吩噻嗪类、硫杂蒽类和丁酰苯类 大多数会增强麻醉性镇痛药、镇静药和催眠药的作用（相加或协同）。能阻断去甲肾上腺素和其他 α 肾上腺素能激动剂的加压作用，进而加强 β 受体激动剂的作用。某些抗精神病药（例如氯丙嗪和硫利达嗪）具有抗胆碱能作用。可增加吸入麻醉药的低血压发生率。氯丙嗪使区域麻醉的低血压发生率增加，可能需要直接作用的 α 受体激动剂（去氧肾上腺素）。

2. 三环抗抑郁药 可阻断突触前神经末梢摄取去甲肾上腺素、血清素、多巴胺，增加中枢和外周肾上腺素能张力；也有强效抗胆碱能作用。增加对麻醉性镇痛药、镇静药和催眠药以及抗胆碱能药的反应。可增强直接作用的血管活性药（例如去甲肾上腺素、肾上腺素和去氧肾上腺素）的加压反应。应用含有肾上腺素的局麻药时应非常谨慎。麻黄碱治疗区域麻醉后的低血压效果不佳，可能需要小剂量去氧肾上腺素。

3. 单胺氧化酶抑制剂（MAOI） 单胺氧化酶负责血清素、去甲肾上腺素和多巴胺的氧化脱氨。MAOI 也抑制其他肝微粒体酶。

（1）MAOI 使间接作用的拟交感胺药物（例如苯丙胺、甲基苯丙胺、美芬丁胺、间羟胺、麻黄碱）释放大量儿茶酚胺，引起严重高血压。治疗区域麻醉后的低血压应选择非常小剂量的直接作用药物。

（2）哌替啶与 MAOI 的相互作用可诱发高血压危象，也可发生严重的呼吸抑制、低血压、昏迷。

（3）MAOI 使琥珀胆碱的作用延长，可能与血浆胆碱酯酶的含量减少有关。妊娠也能降低血浆胆碱酯酶活性，可增强上述作用。

4. 碳酸锂 能延长琥珀胆碱、泮库溴铵、巴比妥类的作用时间。可很快通过胎盘而影响新生儿。

5. 选择性5羟色胺再吸收抑制剂（SSRI） 主要用于精

神疾病，尤其是严重抑郁。

SSRI 及其代谢产物能抑制细胞色素 P450 同工酶，使依赖肝代谢的药物血浆浓度升高，应用较高浓度和容量局麻药时应小心。长期应用 SSRI 者应注意：①评估术前凝血状态，②苯二氮䓬类药物的镇静作用可延长，③ 5- 羟色胺能药物（例如哌替啶、喷他佐辛、右美沙芬）使产妇易于发生血清素综合征，临床特征包括定向力障碍、意识错乱、兴奋、不安、发热、颤抖、发汗、腹泻、高血压、心动过速、共济失调、反射亢进、肌阵挛。

氟西汀（百忧解）能拮抗 μ 阿片受体激动剂吗啡的作用，使镇痛的时间缩短，而对 κ 阿片受体激动剂喷他佐辛则无干扰。服用氟西汀的产妇应用麻黄碱后可发生兴奋性相互作用。

利培酮具有 α_1 肾上腺素能拮抗作用，腰麻后可发生严重低血压。

（五）平喘药

1. 黄嘌呤衍生物（茶碱和氨茶碱） 西咪替丁可减缓茶碱的清除。联合应用氯胺酮和氨茶碱能引起癫痫阈值明显降低。甲基黄嘌呤与内源性儿茶酚胺释放有关，同时应用氟烷可诱发心律失常；如果产妇同时还应用麻黄碱或肾上腺素则会加重心律失常的发生。茶碱能拮抗非去极化肌松药的作用。应用泮库溴铵时可能发生室上性心动过速。

2. 皮质类固醇 可改变茶碱的分布，大剂量可使茶碱的血清水平升高两倍。

（六）抗癫痫药

产妇在临产时可能服用抗癫痫药，这类药物大部分在肝代谢，会干扰其他药物的生物转化。此类药物可通过胎盘，干扰维生素 K 依赖性凝血因子在胎儿肝中的合成。

（七）交感神经系统激动剂

1. 苯丙胺（安非他明） 产妇对苯丙胺成瘾使MAC升高，全麻时可能需要更大剂量的麻醉性镇痛药和吸入麻醉药。治疗低血压时应小心使用升压药。

2. 可卡因 阻断去甲肾上腺素、血清素、多巴胺的突触前摄取。长期应用可减少 α_2 肾上腺素能和突触前胆碱能介导的去甲肾上腺素释放。

可卡因被胆碱酯酶代谢，可影响氯普鲁卡因的代谢。氯胺酮或儿茶酚胺能引起严重高血压和心肌梗死。应用可卡因后发生的心动过速应使用拉贝洛尔治疗，因为纯 β 受体阻滞剂可使 α 肾上腺素能活性失去对抗而引起高血压。假性胆碱酯酶水平降低可延长琥珀胆碱的作用时间。

（八）组胺 H_2 受体阻断剂

西咪替丁和雷尼替丁都显著减少肝血流量，从而降低药物的肝代谢。西咪替丁与肝微粒体细胞色素 P450 系统结合，长期应用会降低茶碱、苯二氮䓬类药物、吗啡、利多卡因、普萘洛尔等药物的清除和代谢。雷尼替丁不与细胞色素 P450 结合，很少发生药物相互作用。

（九）麻醉性镇痛药

对麻醉性镇痛药成瘾的产妇应用阿片受体激动–拮抗剂能促发急性戒断综合征，包括心动过速、呼吸急促、发汗、低血压、腹部痉挛、激动、焦虑不安。甲氧氯普胺可增强阿片类药物的镇痛作用，减少镇痛药的需要量。

（十）抗生素

抗生素（尤其是氨基苷类）可延长非去极化肌松药的作用时间，去极化肌松药的作用延长也有报道。新斯的明和溴吡斯的明对这种作用的拮抗无法预测，但可用 4- 氨基吡啶逆转抗生素的神经肌肉阻滞。

（十一）抗心律失常药

应用地高辛时应监测母亲的血药水平以及血钾浓度。应用 β 受体阻滞剂的母亲需要更高剂量麻黄碱治疗区域阻滞后的低血压。胎儿有快速性心律失常时不宜应用麻黄碱，应使用小剂量去氧肾上腺素；先天性胎儿心动过缓时，则禁用去氧肾上腺素。

（十二）其他

酶诱导剂利福平可降低咪达唑仑的血药浓度，减少清除半衰期。

抗真菌药吡咯是咪达唑仑代谢的强效抑制剂，可增加后者的浓度。

丹曲林用于治疗或预防恶性高热，可使维库溴铵的肌松时间延长两倍。

维拉帕米用于恶性高热引起的心动过速，与丹曲林同时使用可引起严重的心血管抑制、心搏骤停。

二、硬膜外用药

（一）阿片类药物

迄今为止，尚未发现硬膜外应用芬太尼与其他全身用药产生相互作用。硬膜外应用吗啡和静脉注射氟哌利多同时应用有可能导致呼吸抑制，可用毒扁豆碱拮抗，而纳洛酮无效。

（二）局麻药

二乙氧膦酰硫胆碱滴眼液可降低血浆胆碱酯酶活性，使硬膜外阻滞时间延长。

西咪替丁干扰肝的氧化代谢，从而影响酰胺类局麻药的早期分布，可使血药浓度的峰值增加 30%，但尚未发现对母婴的不良影响。

硬膜外应用芬太尼可增强酰胺类局麻药的药效。氯普鲁卡因和其代谢产物可有 μ 受体拮抗剂作用，降低芬太尼和吗啡的药效和作用时间。氯普鲁卡因还使布比卡因的效果减弱，阻滞时间缩短；而布比卡因可抑制氯普鲁卡因的水解。

碳酸氢钠与局麻药联合应用可加快起效，但应注意药物沉淀，尤其是布比卡因。

病例讨论

患者，女，31 岁，因“孕 30^{+1} 周，胸闷、憋气、水肿半月”急诊入院。妊娠 24 周时出现血压升高至 150/100 mmHg，加用拜新同 30 mg qd，后自行改为氨氯地平 5 mg bid，妊娠 28 周测血压 160/100 mmHg，且血压逐渐升高，自觉胸闷、憋气、水肿，当地医院测血压 180/120 mmHg，尿蛋白＋＋＋，血清肌酐（Scr）240 μmol/L，白蛋白（ALB）26.9 g/L，脑钠肽（BNP）232 pg/ml。

1. 麻醉前评估及准备

既往 2005 年体检时发现血尿蛋白尿，未治疗。2006 年孕期血压升高至 180/110 mmHg，Scr 360 μmol/L，后自然分娩一男婴，Scr 上升至 800 μmol/L，后因透析效果差，于 2008 年行肾移植术，2011 年因血压不高自行停用降压药物，目前口服甲泼尼龙、吗替麦考酚酯（骁悉）、他克莫司。

入院查体血压 163/106 mmHg，心率 88 次 / 分，全身水肿，不能平卧。心电图示 T 波改变。超声心动图示左心室射血分数（LVEF）73.2%、左心房扩大、左心室对称性肥厚、少量心包积液、胸腔积液。腹部 B 超示腹水、双胸腔积液，双肾萎缩、移植肾轻度积水。化验检查发现血红蛋白（Hb）108 g/L，血小板（PLT）139×10^9/L，ALB 27.9 g/L，Scr 240 μmol/L，血尿素氮（BUN）12.8 mmol/L，K^+ 4.26 mmol/L，Na^+ 129 mmol/L，BNP 449 pg/ml；血气分析示：pH 7.31、PCO_2 24 mmHg、HCO_3^- 15.1 mmol/L、碱过剩（BE）−12.7 mmol/L。入院诊断：宫内孕 30^{+1} 周，G_4P_1，未产，急性肾功能不全，肾移植术后，高血压 3 级极高危，慢性高血压合并重度子痫前期，高血压性心脏病心功能Ⅱ～Ⅲ级，胸腔积液，腹水，心包积液，代谢性酸中毒，剖宫产史。经全院会诊后决定入院第二日终止妊娠。入院后予 10 mg 呋塞米利尿，术前 24 h 尿量 900 ml。术前予碳酸氢钠纠正酸中毒。

2. 麻醉处理

采用全身麻醉，用丙泊酚和罗库溴铵诱导，胎儿娩出后持续给予瑞芬太尼、丙泊酚、氧化亚氮，间断给予舒芬太尼维持麻醉，术中入量 1100 ml，尿量 200 ml，出血 300 ml，术后带气管导管转入监护室。分娩一活婴，体重 1110 g，Apgar 评分 1 min 2 分，5 min 7 分，10 min 9 分，转入新生儿监护室。患者入监护室后予碳酸氢钠纠正酸中毒、输注红细胞 4 U 纠正贫血、白蛋白纠正低白蛋白血症，未予利尿情况下患者尿量逐渐增多至 3300 ～ 4500 ml/ 天，于术后第一天顺利拔除气管导管，予氢化可的松替代治疗，继续免疫抑制剂治疗，术后第 4 天转回普通病房。术后患者 Scr 升高至 273 μmol/L，后逐渐下降至 136 μmol/L。患儿放弃治疗。本例患者随着妊娠终止，尿量增加，一般情况迅速好转，血肌酐也恢复至基本正常，血压稳定，顺利出院。

3. 讨论

肾移植术后妊娠是高危妊娠。随着二孩政策的开放，各类高危妊娠频出，给产科和麻醉科带来了巨大挑战。熟悉肾移植术后的治疗和管理，有助于做出更好的临床决策，保证母婴安全，改善母婴结局。肾移植术后妊娠如果没有特殊情况出现，通常推荐自然分娩，移植肾的位置不影响自然分娩的产道，只有在有手术指征时才需要行剖宫产手术分娩。麻醉方式的选择依赖于患者的移植肾功能、心血管条件和血液检查。如果移植肾功能正常，除了预防性应用抗生素和给予应激剂量的糖皮质激素外，麻醉的管理与正常产妇相似。麻醉期间需要注意维持循环保证移植肾灌注，谨慎使用经肾排泄药物，避免使用肾毒性药物。尽量选择经肾代谢少的肌松药（比如阿曲库铵）。如果产妇使用了硫酸镁，要特别注意肌松监测。应特别注意无菌原则，以减少感染。凝血功能正常的情况下椎管内麻醉不是禁忌。本例患者妊娠晚期血压升高难以控制，并且出现了心功能不全和肾功能不全的表现，为了保全移植肾，不得已选择终止妊娠。麻醉方式的选择更多是考虑到患者的整体状况。椎管内麻醉扩张血管的作用可能一过性减轻循环负荷，对气道的控制较为困难，而且麻醉平面过高可能导致呼吸困难加重。本例患者出现了心功能不全的表现，全麻下行剖宫产的可控性更好。

（周寅提供）

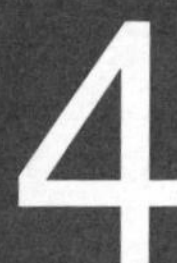

分娩镇痛

（包 菊　曲 元）

要点

- 硬膜外镇痛仍然是分娩镇痛的金标准。
- “可行走的硬膜外镇痛”，即运动阻滞最小的硬膜外镇痛。它可减轻运动阻滞的程度，使产妇在产程早期能够下床活动，提高产妇的满意度并减少了器械助产机会。
- 硬膜外分娩镇痛对母婴有益无害，可以降低产妇产后抑郁的发生。
- 椎管内镇痛存在一定的不良反应和并发症，但是其发生率极低，不存在致命性危险。
- 产程早期进行硬膜外镇痛和第二产程持续镇痛并不增加剖宫产率及器械助产率，反而增加了产妇分娩的满意度。
- 硬膜外间歇脉冲注入技术（简称“脉冲泵”）于 2016 年开始用于国内分娩镇痛。

第一节　分娩疼痛的产生机制及神经传导通路

一、分娩痛的程度和部位

（一）分娩痛的程度

大多数初产妇和经产妇在阴道分娩时都会感到不同程度的疼痛。大约有 50% 的产妇分娩时感受到剧烈疼痛，认为难以忍受（其中 20% 的产妇感到极其严重的疼痛，甚至可达“痛不欲生”的地步）；35% 的产妇感受到中等程度的疼痛，认为可以忍受；仅 15% 的产妇分娩时有轻微的疼痛感觉。而初产妇和经产妇的疼痛比例有所不同，10% 的初产妇和 24% 的经产妇分娩时经历轻度或中等程度的疼痛；30% 的初产妇和经产妇均感到严重的疼痛；38% 的初产妇和 35% 的经产妇会感到非常严重的疼痛；22% 的初产妇和 11% 的经产妇可达“痛不欲生”的地步。因此，初产妇比经产妇在阴道分娩时要经历更大程度和更长时间的分娩疼痛。

（二）分娩痛的部位

绝大多数产妇分娩痛的部位在腹部和背部。Melzack 和 Schaffelberg 为了弄清具体疼痛部位，对 46 位产妇进行了研究，结果表明，46 位全部腹部疼痛，其中有 44 位（96%）在子宫收缩时最痛，31 位（74%）在后背下部疼痛，19 位（41%）只有在宫缩时才感到背痛。

二、分娩痛的产生机制

分娩痛是生理性疼痛，有别于其他任何病理性疼痛。它的特点是随着子宫收缩开始而疼痛开始并逐渐加剧，随着分娩完成而疼痛自行缓解。

（一）第一产程

疼痛主要来自子宫收缩和宫颈及子宫下段的扩张。子宫收缩时，子宫压力可升高达 35 ～ 50 mmHg，子宫的韧带和腹膜受到牵拉，子宫壁的血管暂时受压而闭塞，使其周围组织产生暂时性的缺血、缺氧而致交感神经兴奋，子宫肌肉组织发生炎性改变。疼痛部位主要发生在下腹部和腰部，可沿子宫及阴道痛觉感受器，经盆底内脏神经传入大脑，形成“内脏痛”。特点为范围弥散不定，疼痛部位不确切，且有副交感神经反射活动和内分泌改变。随着产程的进展，疼痛明显加剧，在宫颈扩张到 7 ～ 8 cm 时最为剧烈。子宫由 T_{10} ～ L_1 脊神经支配。

（二）第二产程

来自宫颈扩张的疼痛逐渐减轻而代之以不自主的排便感，宫缩时先露部紧紧压迫骨盆底部组织，产生反射性的肛提肌收缩和肛提肌、会阴拉长及阴道扩张产生疼痛，此时的疼痛往往被强烈的排便感所掩盖。子宫颈由 $S_{1\sim4}$ 骶神经支配；上传到大脑，形成“躯体痛”。特点为疼痛部位确切，集中在阴道、直肠、会阴，性质如刀割样锐痛。肛提肌和阴道由 $S_{3\sim5}$ 神经支配。

（三）第三产程

子宫容积缩小，宫内压下降，会阴部牵拉消失，产妇感到突然松解，产痛明显减轻。

子宫和宫颈的伤害性刺激通过 A δ 和 C 纤维传入中枢而使人产生疼痛的感觉。

三、影响分娩痛的因素

（一）身体因素

产妇的年龄、产次和身体条件等身体因素与分娩时宫颈口的大小、胎儿大小和产道条件等因素相互作用，决定着分娩痛的程度和持续时间。

年轻产妇经历产痛时表现出更多的忧虑，而 40 岁以上的产妇经历更长和更严重的产痛。在分娩早期，初产妇比经产妇历经更严重的分娩痛，而分娩晚期正相反。

（二）生理生化反应因素

大量研究表明，分娩痛可使母体内血浆 β - 内啡肽、β - 促脂素和促肾上腺皮质激素（ACTH）水平升高，这些数值在分娩时和产后短时间内达到高峰，往往是分娩前或非产妇的 4 ～ 10 倍。因此，β - 内啡肽在产程中成为了母体中内在的镇痛剂。另外，体内阿片物质也可提高痛阈，Gintzler 于 1980 年证实了小鼠的痛阈在妊娠末期升高，在分娩时达到最高峰，产后 12 h 后恢复到正常的非孕期水平。这种“孕致镇痛”或称为“感觉迟钝”的现象可被阿片物质的拮抗剂纳洛酮所拮抗。有研究表明，子宫内的羊水也可产生镇痛作用。

（三）心理因素

产妇在分娩时的心理状态、对分娩方式选择的态度和情绪均影响着分娩痛的程度。产程中的恐惧、忧虑和担心均可增加产痛程度并影响产痛行为。因此，产程中由产妇的丈夫陪待产，可有效缓解产痛，并给予妻子精神上的安慰与支持。同样，加强产前教育，发放分娩知识的宣教材料均可起到产妇分娩时分散疼痛注意力的作用。

（四）文化和种族因素

文化和种族因素被认为是影响分娩痛忍受力和疼痛行为的重要因素。比如，意大利人、有拉丁文化背景的人或地中海地区的犹太人在分娩痛时表现非常情绪化，往往夸大疼痛程度；而英国人、斯堪的纳维亚人、亚洲人、美国印地安人和爱斯基摩人对疼痛反应有较强的克制力，表现出较少的疼痛行为。

四、分娩痛的神经传导通路

分娩痛的神经传导通路见图 4-1。

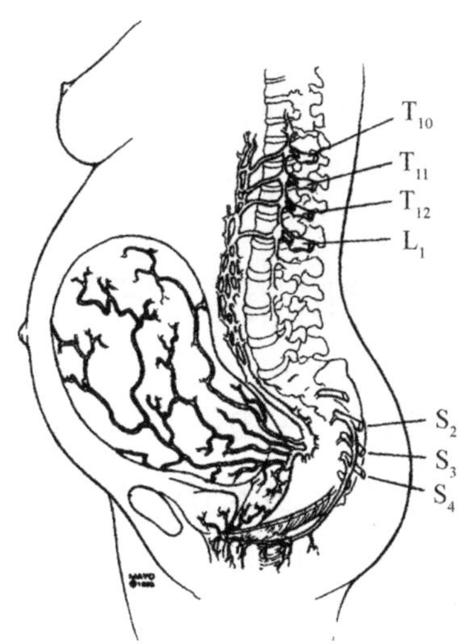

图 4-1　分娩痛的神经传导及支配

（一）腰丛神经

腰丛神经由 T_{12} 或 L_1 ～ L_4 脊神经前支组成。外周分支包括：髂腹下神经（T_{12} ～ L_1）、髂腹股沟神经（T_{12} ～ L_1）、股外侧神皮神经（L_1 ～ L_2）、股神经（L_1 ～ L_2）、生殖神经（L_1 ～ L_4）、闭孔神经（L_2 ～ L_4）。其分布于髂腰肌、股方肌、

腹壁下缘、大腿前侧、小腿、足内侧及子宫圆韧带、大阴唇与阴阜的肌肉和皮肤。

（二）骶丛神经

骶丛神经由 L_4 ～ S_5 神经的前支组成。外周神经包括：短肌支（L_4 ～ S_2）、臀上神经（L_4 ～ S_1）、臀下神经（L_5 ～ S_2）、股后皮神经（S_1 ～ S_2）、坐骨神经（L_4 ～ S_3）、阴部神经（S_2 ～ S_4）、肛尾神经（S_4 ～ S_5）。其分布于盆壁、臀部、会阴、股后、小腿、足和下肢关节、肌肉和皮肤。

（三）骨盆内脏神经

骨盆内脏神经从 S_2 ～ S_4 发出，形成子宫阴道丛分布于子宫、阴道等盆腔脏器，韧带及筋膜等，传递膀胱顶、前列腺、尿道、子宫颈、阴道和直肠下段的疼痛刺激。外生殖器、会阴部疼痛沿阴部神经（S_2 ～ S_4）传入中枢。

第二节　分娩疼痛对母婴的影响

一、分娩疼痛对母婴的影响

大量临床观察发现，分娩时的剧烈疼痛除了有助于产科医师判断产程进展程度的优点外，对产妇和胎儿无任何益处。其所产生的一系列体内的神经内分泌反应可引起胎儿和母体的一系列病理生理变化（表 4-1）。

表 4-1　分娩痛对母婴的影响

生理作用	对产妇的影响	对胎儿的影响
基础代谢率增加	氧需增加	胎儿氧合减少
氧需增加、过度通气	呼吸性碱中毒、脱水、间歇性呼吸停顿和低氧血症	氧合减少

续表

生理作用	对产妇的影响	对胎儿的影响
心动过速、血压升高	有严重心血管疾病者可致心血管失代偿（尤其在高龄产妇）	胎盘血流减少，胎儿酸中毒
高糖血症、血脂肪酸增加	酮体增加、酸中毒	胎儿酸中毒
儿茶酚胺（以及 ACTH、ADH）增加	血管收缩和心血管负荷过大、氧耗增加、子宫收缩受影响	胎盘血流减少，胎儿酸中毒
代谢性酸中毒加剧（低氧血症、脱水）	代谢性酸中毒	胎儿酸中毒
儿茶酚胺引起胃泌素增加	胃内容物滞留、胃内酸性增加导致恶心、呕吐	
心理影响	焦虑、恐惧、喊叫、不合作，产后抑郁症	

二、缓解分娩疼痛的益处

有研究表明，硬膜外镇痛通过阻断伤害刺激的传入和交感神经的传出，可有效减少儿茶酚胺、β-内啡肽、ACTH和皮质醇的释放，从而降低产妇的应激反应，并减少由疼痛引起的心排血量增加和血压升高，减少产妇不必要的耗氧量和能量消耗，防止母婴代谢性酸中毒的发生。有效的分娩镇痛可避免子宫胎盘的血流量减少，改善胎儿的氧合供应。增加顺产的概率。

第三节　分娩镇痛的意义

一、分娩镇痛可真正提高母婴健康和安全

产痛，是绝大多数女性一生中经历的最剧烈的疼痛。在医学疼痛指数上，产痛仅次于烧灼伤痛，排在第二位。长时间剧烈的产痛，使产妇在产房中失去自控，甚至失去自尊。这样不仅给产妇身心带来极大痛苦，而且还可能危及母婴生命，激化医患之间的矛盾。由于惧怕疼痛，那些在无法提供分娩镇痛技术的医院的产妇，剖宫产只好成为唯一选择。我国每年新生婴儿 2000 万，约一半为剖宫产儿，有个别城市甚至达 60% ～ 80%。居高不下的剖宫产率，已成为我们国家又一个严重的“公共卫生问题”。

（一）非自然分娩对母婴的危害

剖宫产问题不仅是医学问题，更是社会问题，是关乎两代人的大问题。中国预防医学会妇女保健学会主任委员黄醒华教授在《中国妇女报》举办的“分娩方式与妇幼健康”研讨会上指出：剖宫产率升高以及导致的后果，已经引起人们的重视。国际上有人做过跟踪调查，剖宫产后产妇月经不调和宫外孕的发生率、慢性盆腔炎的发生率和贫血的发生率都比阴道分娩的产妇多。孩子在产道中时皮肤感觉、压迫感觉、运动感觉、温度的感觉，都会对他的神经系统产生良好的刺激，这实际上就是新生儿早期智力开发的第一课。而剖宫产的孩子缺少了产道的良好刺激。

（二）分娩镇痛可降低手术产率

惧怕剧烈的产痛是产妇选择剖宫产最主要的原因。随着生活水平的提高，人们逐渐开始呼唤医疗“人性化服务”。

因此，分娩镇痛可增强产妇自然分娩的信心，可缩短产程，减少剖宫产率，支持产妇的心理健康。

（三）分娩镇痛更有利于母婴安全

硬膜外分娩镇痛通过阻断伤害刺激的传入和交感神经的传出，可减少母体中儿茶酚胺、β - 内啡肽、ACTH 和皮质醇的释放，降低产妇的应激反应；减少产妇不必要的耗氧量和能量消耗，防止母婴代谢性酸中毒的发生；避免子宫、胎盘的血流量减少，改善胎儿的氧合状态；减少产后出血率，降低胎儿缺氧及新生儿窒息，更有益于母婴的生理健康。

二、分娩镇痛是每一位产妇、胎儿的权力

分娩是繁衍后代的必经之路。妇女有权享受安全、幸福的分娩镇痛服务，胎儿有权在宫内到宫外的旅途中受到保护和善待。医务人员有责任、有义务通过科学的方法，为广大妇女减轻分娩痛苦，让每一位母亲真正享受分娩得子的喜悦和快乐。

三、分娩镇痛是向传统生育观念发起的挑战

千百年来，“分娩必痛”的传统生育观念一直束缚着中国人的思想。“生孩子就应该疼，不疼不正常。”人们一直因为产痛的不可避免而习以为常。半个多世纪前，产妇在生死关头，其生命可以被别人随意选择。只要母亲不丧命，不管多痛，应该付出一切代价。不仅如此，痛苦不仅来自产妇自身，更有医务人员的生硬语言，甚至野蛮操作。“疼，是不会死人的”仍成为当今社会某些产科的一句名言。而近十年来，剖宫产率急剧攀升，引发了社会新问题。此社会现象的主要原因之一是：剖宫产——这一社会“新时尚”，已成为了广大产妇逃避产痛的唯一选择途径。

1992 年，美国妇产学院分娩镇痛委员会提出：分娩导致

许多妇女剧烈的痛楚，而这种痛苦往往被人们视为“正常的过程”而忽略，产妇剧烈疼痛的经历理应引起人们对分娩镇痛的重视。事实上，一些发达国家已经将分娩镇痛视为一种女性的权利。据我国香港媒体报道，2004 年“国际三八妇女节”前夕，意大利下议院以 421 票对 3 票通过动议，为女性引入免费的硬膜外镇痛用于“无痛分娩”。

四、分娩镇痛是社会文明程度的标志之一

女性在人类自身生产中承担了大多数责任，她们在分娩过程中的感受、权利和幸福应该得到医师和全社会的关注。产妇分娩过程是否痛苦，反映了一个社会的文明程度。为产妇减轻痛苦是医师的责任，它是对生命个体的尊重，是一种生育文明。

五、倡导人性化服务，缩小与国外之间的差距

目前我国能够享受到无痛分娩技术的产妇几乎是万里挑一。在发达国家，至少 80% 以上的产妇“在平静而无痛的状态下，享受得子的欢乐”。再看剖宫产率：美国的剖宫产率不到 30%，加拿大 19%，欧洲是 10% ～ 14%，日本为 7% ～ 10%，而我国剖宫产率约为 46.2%，这几年随着二孩政策的开放，剖宫产率已有下降趋势。但仍大大超过了世界卫生组织推荐的 15% 的比例（这只是政治口号，其实一些发达国家也做不到）。因此，为缩小与发达国家之间的差距，我们应积极倡导自然分娩，呼唤人性化服务——分娩镇痛在中国广泛的推广应用。

六、分娩镇痛可产生良好的社会效益和经济效益

分娩镇痛的广泛应用是利国、利民、利己的好事。最大的受益者应该是中国的广大妇女，真正使她们从分娩的痛

苦中解脱出来。对于医院来讲，由于医院提供了更高层次的医疗服务，因此提高了医院在市场当中的竞争力，为医院的可持续发展注入了新的活力，同时成为医院创品牌的手段之一。对于麻醉科来讲，分娩镇痛的开展有利于麻醉学科的发展，为提高麻醉医师业务和素质水平提供机会，并有利于提高麻醉医师的社会地位。对于妇产科来讲，可提高妇产科的知名度，并增加病源，有助于妇产科医师掌握并处理分娩过程当中各种高危及难产、助产技术，并有助于全面培养年轻的妇产科医师。

七、分娩镇痛是对中国现行医疗体制的挑战

分娩镇痛的桎梏不是专业技术。其推广涉及观念、体制和价格、利益以及就医环境等诸多因素。现有的医疗体制的结构及不合理的收费标准已成为公立医院难以广泛开展分娩镇痛技术的瓶颈。

第四节　分娩镇痛必须具备的条件

“快乐产房，舒适分娩”是2015年由中华医学会麻醉分会产科学组提出的一种较新的医疗模式。即以母婴安全为中心，产科麻醉进驻产房，新生儿科协同参与的多学科参与的医疗模式。核心内容为追求产房环境舒适化，体现人文关怀，保护个人隐私。普及分娩镇痛，导乐陪伴，建立快速急救团队，完善产房信息交流系统。目前我国产房的管理现状堪忧，亟须改善。建立信息化舒适产房，即为产科、麻醉科医师实时提供胎监、镇痛信息，完成分娩镇痛的大数据分析，将麻醉科、产科、新生儿ICU、手术室整合为一体进行多科室合作。

一、快乐产房的布局及配备

产房由待产室、分娩室、麻醉操作室、手术室、产科重症监护室、护士办公室、麻醉科医师办公室、新生儿科医师和产科医师办公室等重要部门组成。

（一）待产室

待产室主要收留第一产程的产妇，可以由其丈夫及家属陪待产。因此最好是单人房间，使环境家庭化。要注意室内空气、室温、光线及墙壁颜色。靠近病床的墙壁上要有呼叫装置、中心供氧系统和负压吸引系统的衔接口、充足的电源插座及合适的灯光。静脉输液瓶的挂钩可悬在屋顶，也可附装在产床上。待产床必须能够调体位，每一个房间都必须有胎儿监护仪。每个医院必须根据其规模和所处的地理位置、人口、交通、平均住院日、设计、经济等因素来决定待产室的病床数。年分娩数超过 3000 例的医院，待产室的床位数应在 10 张以上。由于待产室不具备消毒隔离的条件，因此最好不作为麻醉操作的场所。装有标准急救药物和急诊医疗装置的急诊推车在待产室必须随手可得，它应含有带有除颤器的心电图机、动脉测压器、中心静脉压力监测装置。

（二）分娩室

分娩室是为已进入第二产程的产妇准备的，是新生命诞生的地方。大多数非新建医院由于均未设置麻醉操作室，因此，分娩室可兼做麻醉操作的场所。因此必须具有为阴道分娩或剖宫产所需的麻醉装备，这些装备在质量上应与普通手术室相同。分娩室的墙壁上应有数个管道供应的氧气衔接口，这些衔接口必须能与麻醉机连接。还应装备最有效的吸引装置。

必须配备心电监护仪（有心电图、血压、氧饱和度和呼吸监测）和胎心率监测仪。各种所需液体、输液装置以及其他标准麻醉装备都应随手可得。为了最大限度地减少麻醉污染，尤其在使用氧化亚氮等麻醉气体进行分娩镇痛时，还须具备清除装置。必须配备麻醉抢救设备如喉镜、气管导管、牙垫、口咽通气道、吸痰管及加压呼吸器等；有产科麻醉或镇痛专用放置的麻醉药品及抢救常用药品的药柜；有专门放置麻醉器械如一次性硬膜外穿刺包、一次性腰麻硬膜外穿刺包、产妇自控镇痛泵及其配备的一次性药袋等医用物品的储物柜；还必备麻醉辅助用品，如：阻滞操作平台、坐凳、手套、固定胶布、注射器、疼痛评分尺、镇痛泵的电池、分娩镇痛记录单、镇痛前签字单及分娩镇痛登记本等。分娩室的设备与管理要执行与手术室相同的规定，尤其是消毒隔离制度。分娩室的产床数依据医院的分娩规模来定，以 3 ～ 4 张产床为宜，彼此之间应相对独立。产床必须为可调式的，可调整各种体位或高低，也应可调整出适宜麻醉科医师进行椎管内阻滞操作所需的体位。

（三）护士办公室

产房中的护士办公室是产房中非常重要的组成部分，应位于产房的中央位置，为半开放式办公室。护士办公室是联系产妇及其家属与产科医师和麻醉科医师之间关系的纽带，是传递各种医疗信息的枢纽。在此处，由助产士向麻醉科医师通知产妇分娩镇痛的要求。

（四）麻醉操作室

如果在一间较大的房间内具有分娩室的必备设施，就会为麻醉科医师提供极为有利的条件，同时在此环境内还能允许对多台硬膜外分娩镇痛的管理。由于同一室的两例接受硬膜外镇痛的产妇可以由一个助产士监护，因而可节省医护人员的人力。产妇在硬膜外镇痛中应得到连续的胎儿监护。这里还应该提供所有适当的麻醉设备，包括麻醉机、静脉输液及阻滞托盘、心电监护仪以及壁式输氧管和吸引器。麻醉科医师与助产士应密切配合，对处于待产和分娩时的高危母婴监护与治疗的成功与否，在很大程度上还取决于护理人员的工作效率。

（五）手术室

美国等发达国家的产房布局中早已将手术室设置在产房中，所有剖宫产手术均在产房中进行。国内一些新建医院产房中已设置了 1 ～ 2 个手术间，其中一个手术间处于随时待命状态（麻醉机、心电监护仪及已抽好的麻醉药品），以备即刻剖宫产之需。

（六）产科重症监护室（兼麻醉恢复室）

产科重症监护室应紧邻分娩室，实际上是一个独立的护理站，应完全与麻醉恢复室一样，拥有包括呼吸机在内的全套急救设备和各种抢救复苏药物。危重产妇及产后头几个小时的产妇必须进入产科重症监护室，床位数等于待产室床位数的 1/3。

（七）产科医师办公室

产科医师办公室是产科医师开医嘱和进行病历讨论的地方，同时又是教学及进行学术活动的场所。

（八）麻醉科医师办公室

麻醉科医师办公室兼麻醉科医师值班室，应设在产房内部或邻近产房的地方。24 h 有专职麻醉科医师值班，以随时对紧急呼叫及分娩镇痛需求立即做出反应。

（九）新生儿科医师办公室

新生儿科医师办公室同麻醉科医师办公室。

二、高素质的分娩镇痛医疗服务团队

椎管内阻滞的分娩镇痛技术是镇痛效果最好的分娩镇痛

方法，也是西方发达国家普遍采用的分娩镇痛方法。国外早已将分娩镇痛列入常规的医疗服务项目。我国分娩镇痛正处于起步阶段，各种制度和人力资源组成尚未完善，因此，亟须我们摸索并建立一个适合中国国情的分娩镇痛的医疗服务体系。分娩镇痛医疗服务团队最基本的组成是产科和麻醉科的全体医护人员，其中最直接参与此工作的医务人员是专职产科麻醉医师、产科医师及助产士。

（一）分娩镇痛医疗服务团队的任务

（1）积极运用各种先进的分娩镇痛技术，努力提高并改善镇痛效果；

（2）实施新的镇痛方法；

（3）进行分娩镇痛的临床研究；

（4）监测和处理镇痛期间可能出现的副作用和并发症；

（5）培训麻醉科医师、产科医师及助产士；

（6）对分娩镇痛工作进行宣传教育，向公众普及医学健康知识；

（7）创建信息化的管理模式。

（二）分娩镇痛医疗服务团队的组成人员

1. 麻醉科医师 麻醉学发展正面临着新的挑战——麻醉与镇痛的关系。自然分娩虽然是一个生理过程，但对于绝大多数中国妇女来说是一生中经历的最大一次痛苦，整天与疼痛打交道的麻醉科医师没有理由对那些经历剧烈产痛煎熬的产妇采取漠视态度，由于分娩镇痛又是麻醉学科涉及的研究领域，因此，分娩镇痛是麻醉科医师责无旁贷的工作职责。因此，麻醉科医师是分娩镇痛的理想人选。

2. 助产士 助产士在分娩镇痛的工作中起着不可估量的作用。在产房的护理工作中，助产士在获取产妇有关疼痛信息方面起了极其重要的作用。创造一个有信任感的环境，增强产妇接受镇痛及其相关治疗信息的愿望，更有助于帮助麻醉科医师调整疼痛治疗方案。在帮助产妇控制疼痛之前，助产士应掌握有关疼痛的心理、分娩镇痛方法及新技术——患者自控镇痛技术（patient controlled analgesia，PCA）治疗等方面的知识。此外，助产士在原有工作范畴之外还承担了宣传分娩镇痛技术、选择分娩镇痛时机、配合麻醉科医师操作、监护母婴生命体征等工作内容。

（三）完善的各项分娩镇痛的规章管理制度

1. 产房中的分娩室需配备的抢救用品及监护设备

（1）氧气、麻醉机（可加压给氧）、吸引器、心电监护仪［包括心电图（ECG）、血压（BP）、动脉血氧饱和度（SpO_2）］、胎心宫缩描记仪（CTG）。

（2）麻醉抢救设备：喉镜、气管导管、牙垫、加压呼吸囊、吸痰管等。

（3）麻醉药物及常用抢救药物。

（4）麻醉器械（穿刺包、镇痛泵、手套、固定胶布等）。

（5）所有麻醉穿刺操作均在分娩室或麻醉操作室中进行，分娩室或麻醉操作室的空气消毒参照手术室标准。

（6）待产室的布置应温馨、舒适，家属可陪待产。

2. 分娩镇痛（椎管内阻滞技术）的适应证

（1）分娩镇痛的麻醉方面的适应证：①无中枢神经系统疾病：如脑脊膜炎、脊髓灰质炎、颅内压增高以及有严重头痛；无隐性脊柱裂；无腰椎间盘脱出；无椎管狭窄史；无脊柱外伤史。②无全身化脓性或脓性感染以及在穿刺部位和其邻近组织有炎症。③ ASA Ⅰ～Ⅱ级，无重症休克及未纠正的低血容量。④无败血症、凝血机制障碍以及全身肝素化，血小板≥ 100×10^9/L。⑤无过度肥胖、无穿刺点标志不清。⑥无急性心力衰竭或冠心病发作。⑦无椎管内肿物和其他病变或经过多次重复穿刺注药。⑧无癔症、情绪特别紧张不合作；⑨无贫血（Hb < 80 g/L）、恶病质、衰弱。

（2）分娩镇痛产科方面的适应证：无择期剖宫产手术的适应证。

（3）产妇自愿接受分娩镇痛技术。

3. 分娩镇痛的操作常规及具体工作程序。

4. 麻醉科医师及助产士的分工职责。

5. 麻醉药品的管理制度。

6. 24 h 交接班制度及病例书写制度。

7. 分娩镇痛的业务培训制度。

8. 对孕产妇的产前教育培训及分娩镇痛的宣传工作。

第五节　分娩镇痛方法

理想的分娩镇痛方法必须具备的 5 个特征：

- 对母婴影响小；
- 易于给药，起效快，作用可靠，满足整个产程的需求；
- 避免运动阻滞，不影响宫缩和产妇运动；
- 产妇清醒，可参与生产过程；
- 必要时可满足手术的需要。

但迄今为止尚未遴选出任何一种完全满足以上要求的镇痛方法。评价以下各种分娩镇痛方法的优劣是以此 5 个特征为衡量标准。

一、非药物性分娩镇痛法

非药物性镇痛法主要有：①精神预防性镇痛法；②针刺镇痛；③经皮电神经刺激仪；④水中分娩。

（一）精神安慰分娩镇痛法（心理疗法）

在临床实践中发现，分娩疼痛除了机体生理产生疼痛的因素外，还与产妇的精神、心理状态密切相关，如恐惧、焦虑、疲惫、缺乏自信及周围环境的不良刺激等因素都能降低产妇的痛阈。此镇痛法包括：①产前教育：纠正“分娩必痛”的错误观念；②锻炼助产动作：腹式呼吸、按摩；③照顾与支持：家庭式分娩、陪待产等；④“导乐”式分娩法：由一名有过自然分娩经历的女性陪伴并指导正在分娩的产妇。有研究证实精神安慰分娩镇痛法可降低 10% 的产痛，并可减少镇痛药物的使用量。

（二）针刺镇痛

针刺镇痛（acupuncture analgesia）作为中国传统医学的国粹，近二三十年来西方国家也开始尝试将它用于分娩镇痛，但研究表明其镇痛有效率较低。

（三）经皮电神经刺激仪

1965 年，经皮电神经刺激仪（transcutaneous electrical nerve stimulation，TENS）是由 Melzack 依据疼痛的“闸门学说”设计出来的，刺激较粗的传入神经激活脊髓背角或中枢下行性的抑制系统，但其确切的镇痛机制尚不清楚。1977 年，瑞典的医师将其应用于分娩镇痛。方法是将两个电极板放置于产妇背部 $T_{10} \sim L_1$ 的位置，以 40 ～ 80 Hz 的频率，5 ～ 40 mA 强度的电刺激进行镇痛，它还可通过提高痛阈、暗示及分散疼痛注意力的作用原理缓解产痛，除了对胎心监护有干扰的缺点外无其他副作用，但其镇痛有效率仅为 25%。

（四）水中分娩

水中分娩即产妇于第一产程及第二产程的前期坐于热水的浴盆中，靠热水和水的浮力缓解产痛。但镇痛效果不确切。

总之，非药物性的分娩镇痛法优点是对产程和胎儿无影响，但镇痛效果差或不确切，只适合于轻度、中度分娩疼痛的产妇，可推迟其他镇痛措施的使用时间或作为药物性镇痛的辅助方法。

二、药物性镇痛方法

（一）吸入性镇痛法

理想的吸入性镇痛剂应用于分娩镇痛应具备以下特性：①镇痛效果好而产生极少镇静作用；②对母婴无毒性；③溶解度和气 / 血分配系数低，镇痛作用起效快并消退快；④分子量稳定易于保存；⑤对呼吸道无刺激性；⑥非易燃性；⑦对子宫收缩无影响；⑧对心血管系统无影响。

1. 氧化亚氮（N_2O） 氧化亚氮具有溶解度低（油 / 气分配系数 1.4）和血 / 气分配系数低（0.47）的特性，因此吸入后可迅速达到肺与脑中浓度的平衡，可作为吸入性分娩镇痛的首选吸入气体。在临床实践中，吸入 10 次或吸入 45 s 一定浓度的氧化亚氮，即可达到最大镇痛的效果，而且排除快，在体内无蓄积。应用方法为麻醉机以 N_2O：O_2 = 50%：50% 混合后，在第一产程和第二产程产妇自持麻醉面罩放置口鼻部，在宫缩前 20 ～ 30 s 经面罩做深呼吸数次，待产痛明显减轻消失时，面罩即可移去。间歇吸入于第一产程和第二产程。

氧化亚氮吸入法的优点：①起效迅速、作用消退也快；②对胎儿抑制作用轻微、不影响宫缩及产程；③血压稳定，不刺激呼吸道。缺点：①镇痛效果并不确实，特别是在宫缩频繁及疼痛剧烈时；② N_2O 有 30 ～ 45 s 的潜伏期，而宫缩又先于产痛出现，因此间断吸入至少在宫缩前 50 s 使用，若感觉疼痛时吸入，不但起不到止痛效果，反而在宫缩间歇时产妇进入浅睡状态并伴有不同程度的头晕、恶心和烦躁不安；

③吸入时间不长，效果欠佳，若持续吸入时间超过 30 min，可抑制咽喉反射，也有发生误吸的危险；④氧化亚氮可污染空气，长时间吸入可引起骨髓抑制，在紫外线照射下生成氮氧离子，由此产生毒气气体。

2. 恩氟烷和异氟烷 恩氟烷（enflurane）和异氟烷（isoflurane）与 N_2O 相比具有更强的分娩镇痛效果，但即使吸入较低的浓度，也可使产妇产生镇静作用并减弱子宫收缩强度。

（二）全身使用阿片类药物

全身使用镇痛剂是吸入性麻醉方法用于分娩镇痛的替代方法。使用最多的药物是阿片类药物，可用于产程早期或椎管内阻滞禁忌的产妇，全身阿片类药物使用越来越少，是由于若干药物选择或剂量使用不当会造成产程镇痛效果不完善或对母婴产生不良反应。

最常用的分娩镇痛的阿片类药物介绍如下：

1. 哌替啶 哌替啶（pethidine）是分娩镇痛中使用最广泛的阿片类药物，这完全是因为被人熟知和低廉的价格，但它的镇痛效果让人质疑。Olofsson 等发现哌替啶除了镇静作用外无明显的镇痛效果，新生儿的呼吸抑制作用较为明显。哌替啶在母体的代谢半衰期为 2.5 ～ 3 h，在新生儿体内可达 18 ～ 23 h，而它的活性代谢产物如去甲哌替啶的半衰期在新生儿体内长达 60 h，这就是即使使用小剂量的哌替啶而仍能导致新生儿出生后呼吸抑制长达 3 ～ 5 天的原因。

2. 芬太尼 芬太尼（fentanyl）是高脂溶性、高蛋白结合力的合成的阿片类药物，其镇痛效能是哌替啶的 800 倍，起效时间为 3 ～ 4 min，但使用重复剂量后其时效半衰期会增加。有研究表明，静脉给予芬太尼其镇痛效果优于哌替啶的分娩镇痛，但会影响产后新生儿哺乳。出生后的 37% 新生儿需使用纳洛酮，新生儿氧饱和度应出生后持续监测 12 h。

3. 阿芬太尼 阿芬太尼（alfentanil）比其他阿片类药物具有较低的亲脂性和较高的蛋白结合率。由于它的重新分布率较低决定了它起效迅速（1 min）和持续时间短的特性，它的时效半衰期短于芬太尼，但其新生儿神经行为抑制作用强于哌替啶，其患者自控静脉镇痛（patient controlled intravenous analgesia，PCIA）镇痛效果低于芬太尼 PCIA。因此，阿芬太尼没有得以广泛应用于分娩镇痛。

4. 舒芬太尼 舒芬太尼（sufentanil）的起效时间稍长，为 4 ～ 6 min，在重复给药后其时效半衰期较短。舒芬太尼已广泛应用于蛛网膜下隙给药及硬膜外给药用于分娩镇痛，但是由于静脉给药镇痛效果不佳，因此限制了其在全身应用。

5. 瑞芬太尼 瑞芬太尼（remifentanil）是一种新型阿片类药物，具有药效强、起效迅速、其时量相关半衰期（$t_{1/2cs}$）为 3 ～ 5 min，因此作用消失快、无蓄积作用，静脉输注容易控制，不必担心作用时间延长，是安全可靠和对肝、肾功能影响小的镇痛药。目前国内许多医院已较普遍使用此药用于围术期的麻醉诱导与维持。瑞芬太尼与其他阿片类药物一样，容易通过胎盘，其药物代谢在新生儿脐动脉 / 脐静脉的比例为 30%，瑞芬太尼在母体中的血浆清除率为 93 ml/（min · kg），是非产妇的两倍。由于其药代动力学在产科的特殊性，决定了瑞芬太尼在母体和胎儿体内代谢迅速，因此无其他阿片类药物的长时间呼吸抑制和镇静作用，对母体或新生儿均无严重影响。国外有数篇文献报道瑞芬太尼静脉自控镇痛技术用于产妇分娩镇痛，初步研究表明，瑞芬太尼镇痛效果优于氧化亚氮吸入镇痛和静脉哌替啶镇痛。在产妇，瑞芬太尼 0.1 μg/（kg · min）静滴与芬太尼 100 μg 硬膜外使用相比，新生儿的 Apgar 评分没有差别。但在实际临床应用中，瑞芬太尼分娩镇痛对母婴的安全性有待进一步证实，镇痛过程中应连续监护产妇呼吸指标（呼吸次数、SpO_2）、镇静程度及胎心等，胎儿娩出前 15 min 停止使用瑞芬太尼。麻醉科医师更要摸索并研究瑞芬太尼分娩镇痛的患者自控静脉镇痛设置模式的设定，这是达到较好镇痛效果并保证母婴安全的关键。因此，瑞芬太尼是分娩镇痛中最具有良好应用前景的全身阿片类药物，尤其适用于有椎管内阻滞禁忌的产妇。

（三）局部神经阻滞法

此种镇痛方法由产科医师实施，主要包括宫颈旁阻滞（paracervical block）和会阴神经阻滞（pudendal nerve block）或会阴浸润阻滞（perineal infiltration）。

1. 宫颈旁阻滞 胎儿心动过缓是宫颈旁阻滞最常见的并发症。其主要原因为反射性胎心过缓、胎儿中枢神经系统或心肌抑制、子宫收缩性加强和子宫或脐动脉血管收缩。

2. 会阴神经阻滞和会阴浸润阻滞 在第二产程，产痛主要来自于阴道下段及会阴部的扩张。因此，会阴神经阻滞对第二产程镇痛效果显著。只适用于出口产钳的助产操作，但对中位产钳操作、产后宫颈修补术及宫腔探查术的局部麻醉效果较差。

会阴浸润阻滞麻醉只适用于会阴侧切及阴道修补术。

（四）椎管内神经阻滞法

椎管内神经阻滞包括硬膜外阻滞和蛛网膜下隙阻滞（也称“腰麻”）两种方法，前者还包括骶管阻滞。

1. 腰部硬膜外阻滞分娩镇痛术 硬膜外阻滞麻醉已有百余年的发展历史，至今仍为手术区域阻滞麻醉的主要方法。同样，它也是国内外麻醉界公认的镇痛效果最可靠、使用最广泛的药物性的分娩镇痛方法，镇痛有效率达 95% 以上。但硬膜外阻滞的“无痛分娩”技术所要求产生的效果是“镇痛”，而不是“麻醉”。“镇痛”与“麻醉”概念的本质区别在于“镇痛”应没有意识消失和没有运动神经阻滞，即可达到可行走的硬膜外分娩镇痛（walking epidural analgesia）。其优点是：镇痛效果好，可达到完全无痛，尤其适合于重度产痛的产妇；产妇清醒，可进食进水，可参与产程的全过程；几乎无运动神经阻滞，产妇可下地行走；还可灵活地满足产钳和剖宫产的麻醉需要，为及早结束产程争取了时间；随着新的给药方式——腰麻硬膜外联合镇痛（combined spinal-epidural analgesia，CSEA）和患者自控硬膜外镇痛（patient controlled epidural analgesia，PCEA）技术及新的药物罗哌卡因（ropivacaine）的出现，提高了分娩镇痛技术的质量，对母婴和产程几乎无任何影响。但缺点为：技术含量高，需要由掌握麻醉专业技能的麻醉科医师来操作，也就是说给药不方便；有技术风险，仍有 3% 的镇痛失败率；若镇痛药物剂量和浓度选择不当时，会对运动阻滞、产程及母婴产生不良影响。

可行走的硬膜外镇痛，即运动阻滞最小的硬膜外镇痛。它可减轻运动阻滞的程度，使产妇在产程早期能够下床活动，提高产妇的满意程度并减少了器械助产的机会。其优点在于：更自然，提高了产妇的自控能力和自信心，产妇可活动下肢，减少了置入尿管的机会及护理的负担。直立位可缓解疼痛，缩短产程，自然分娩率增高。但由于担心低血压、头晕而致产妇摔倒，因此直立行走时注意检查产妇的下肢活动能力，产妇行走应有人陪伴。要达到仅有镇痛而没有麻醉或运动阻滞作用而需采取的方法有：①选用感觉运动阻滞分离特性明显的局麻药物：罗哌卡因是分娩镇痛的首选药物；②使用单位时间内最少药量和最低的药物浓度；③利用局麻药和阿片类药物的协同作用，可减少局麻药的用量，以达到最小运动阻滞的目的；④采用 PCEA 的给药方式可将局麻药的用量减少 25% ～ 65%；⑤将首次剂量的镇痛药注入蛛网膜下隙（即采用腰麻硬膜外联合镇痛技术）可将整个产程所需的镇痛药量减少一半。

（1）硬膜外阻滞术

1）穿刺标志及产妇体位：硬膜外麻醉的解剖学标志是连接左右两髂嵴的连线，横过 L_4 或 $L_{4\sim5}$ 间隙，据此可以向头端摸清任何一个椎间隙（图 4-2）。实施产科硬膜外阻滞（麻醉）时，产妇的体位与腰麻时的体位相同，即侧卧位或坐位。侧卧位，产妇比较舒适。笔者所在的北京大学第一医院常采用右侧卧位（图 4-3），我们认为此体位可使主动脉和下腔静脉免受妊娠子宫的压迫。操作完成，阻滞满意后，也可取左侧卧位下分娩，这样既可避免主动脉受压，又可使双侧镇痛相等。

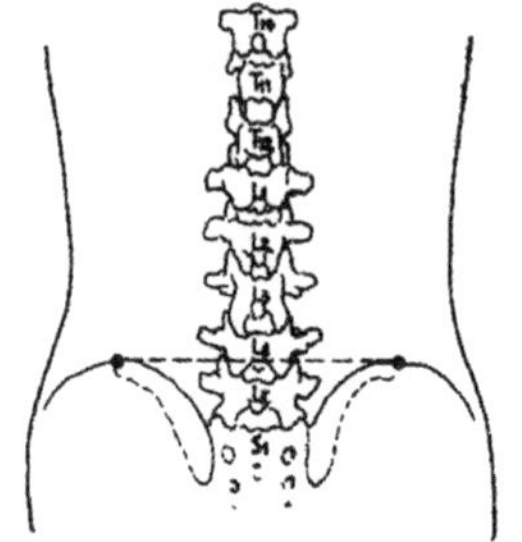

图 4-2　腰区穿刺标志

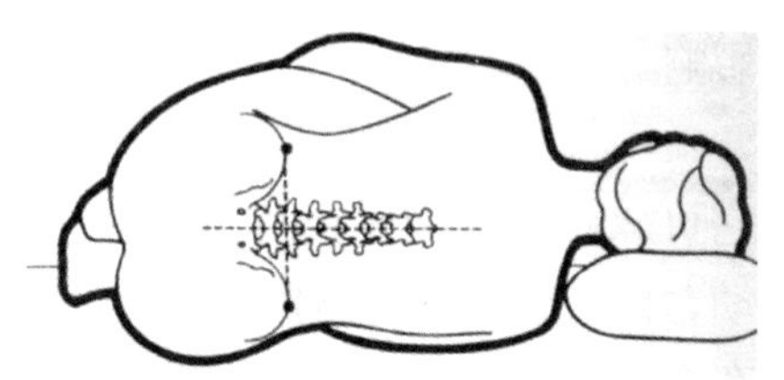

图 4-3　硬膜外麻醉和腰麻时的体位（右侧卧位）

2）器械准备：硬膜外阻滞操作前，必须做好如下器械准备：

a. 打开麻醉机，备齐并检查抢救设备；

b. 连接生命体征监护仪器；

c. 准备好局麻药物和分娩镇痛中可能使用的药物；

d. 备好合格的相关的一次性麻醉穿刺包。

3）操作方法：硬膜外镇痛的产妇，在阻滞前常规用 22# ～ 20# 套管针开放静脉，快速扩容，在 30 min 内可输入林格液或其他晶体液 500 ml。扩容有助于预防硬膜外镇痛时因广泛的交感神经阻滞而引起的低血压，还能持续静脉输液，保留静脉通道，以便补液和静脉给予催产药物甚至各种抢救药物。

硬膜外阻滞必须严格按无菌法进行操作。可选用 L_2、L_3 或 L_4 间隙穿刺，通常以 $L_{2\sim3}$ 间隙最合适。穿刺点皮肤用 1% 利多卡因作局部浸润麻醉。用 16# 或 18# Tuohy 硬膜外针垂直皮肤进针可依次进入皮肤层、皮下组织、棘上韧带、黄韧带，即可达硬膜外隙。当判断针尖确在硬膜外间隙时，向产妇头侧方向置入一根特制的带有刻度的硬膜外导管。置管深度以 3 ～ 5 cm 为宜。将硬膜外导管远端接在导管接头（加药器）上，抽吸无脑脊液和血液，即可判断置管成功。如果抽吸有血性液体回流，可能是误入了硬膜外隙的静脉丛。为了避免大量局麻药进入血管，可适当少许退出硬膜外导管直至回吸无血及液体为止，若硬膜外导管几乎退到只剩 2 ～ 3 cm 仍有回血时，应变换间隙或重新操作。硬膜外穿刺针拔除后，将硬膜外导管认真固定，让产妇躺在舒适的体位，将子宫推向左侧，通常取半坐位，监测各种生命体征，特别是对血压、镇痛平面等应仔细监测。

4）试验剂量：Dogliotti 于 1933 年就提出硬膜外阻滞的试验剂量为硬膜外标准镇痛与麻醉的必要手段，即从硬膜外导管注入小剂量的局麻药物。1.5% 重比重液利多卡因 3 ml（含 $1:20\times10^4$ 肾上腺素）是最有效的硬膜外分娩镇痛的试验剂量用药。如果 3 ml 药物误入蛛网膜下隙时，会产生感觉阻滞现象，但由于剂量小，不致产生高平面阻滞。有人观察到，在 1.5% 利多卡因溶液中加入 $1:2\times10^5$ 肾上腺素时，子宫的活动减弱。所以，也有人主张在待产和分娩镇痛时，局麻药中不加肾上腺素。

现主张标准的硬膜外分娩镇痛的试验剂量为 12.5 mg 布

比卡因加 12.5 μg 肾上腺素用生理盐水稀释到 10 ml，并可成为分娩镇痛的首次最大剂量。若再加入舒芬太尼 10 μg 可增加镇痛效果。我院麻醉科当使用 1.5% 利多卡因 3 ml 作为硬膜外分娩镇痛的试验剂量时，产妇即可出现下肢麻木感。因此，直接改用含有舒芬太尼 10 μg 的 0.1% 罗哌卡因 10 ml 作为硬膜外阻滞的首次剂量（也是试验剂量），取得较好的效果。

（2）硬膜外分娩镇痛药物的新进展

1）硬膜外局麻药物的新进展：现有局麻药中布比卡因和罗哌卡因是硬膜外分娩镇痛的首选药物。布比卡因易使运动神经阻滞，孕妇需卧床，而且可能对产程起到抑制作用，从而增加剖宫产的发生率，而分娩期间适当的活动有助于宫颈扩张、促进产程、缓解腰痛等。近年来一种新的局麻药罗哌卡因的出现，使分娩镇痛再次成为研究热点。罗哌卡因与布比卡因的药理学特性比较见表 4-2。

表 4-2　罗哌卡因和布比卡因的药理学特性

	分子量	pKa	解离常数	蛋白结合率	起效时间	作用强度 *	持续时间
罗哌卡因	274	8.0	8.5	94%	中等	6	长
布比卡因	288	8.1	27.5	96%	中等	8	长

* 与普鲁卡因相比较。

罗哌卡因是一种新型长效酰胺类局麻药，它是第一个人工合成的纯单一对映结构体 S（型）的局麻药物（心血管的副作用主要由 R 型引起），因此对心血管和中枢神经毒性低。大量随机、双盲、前瞻性研究证实：同等浓度的罗哌卡因和布比卡因感觉神经阻滞的起效时间和持续时间相仿，而运动神经阻滞的程度和持续时间罗哌卡因弱于布比卡因。Writer

等通过比较 0.25% 的罗哌卡因和布比卡因认为，尽管有很多影响因素，但在分娩镇痛中，罗哌卡因要优于布比卡因，并更进一步得出了其最佳注射速率为 6 ～ 8 ml/h。总之，罗哌卡因是一种有广泛应用前景的局麻药，有望取代布比卡因，其具有阻滞时间长、麻醉效果满意、中枢神经系统及心脏毒性小等优点，其低浓度时显示的明显感觉与运动神经阻滞分离现象，为分娩镇痛的发展揭开了新的序幕。

2）硬膜外分娩镇痛中阿片类药物的应用：硬膜外隙应用阿片类镇痛药可以减少 25% 的局麻药用量。硬膜外隙给予阿片类药物用于产科镇痛不引起运动神经阻滞，无低血压（局麻药物引起）发生。但单独给药会出现镇痛效果不佳，而伴随一些副作用如恶心、呕吐、皮肤瘙痒甚至呼吸抑制的出现。因此，局麻药物与阿片类药物联合使用已成为硬膜外镇痛的主要方法。但阿片类药与局麻药间协同效应的机制目前尚不清楚。阿片类药物通过激动脊髓中的 μ1 受体产生镇痛效果，而同时作用于 μ2 受体产生呼吸抑制的副作用。临床上，阿片类药物分为非脂溶性和脂溶性两大类。非脂溶性药物为吗啡（分子量 285，蛋白结合率 30%，$t_{1/2}$ 1.4 ～ 4 h），其起效慢，作用时间长，硬膜外蛛网膜下隙给予药量比为 10∶1；脂溶性药物为芬太尼（分子量 336，蛋白结合率 84%，$t_{1/2}$ 3 ～ 6 h），其脂溶性是吗啡的 600 倍，硬膜外蛛网膜下隙给药比例为 3∶1，因其与中枢神经系统结合紧密，在脑脊液中的再分布较少，故呼吸抑制的发生率和程度比吗啡低。通过胎盘的药物浓度是由母体的用药量、给药方式、母体 pH、药物的蛋白结合率、代谢率及排泄率等因素决定。阿片类药物是按 Fick 法则以被动扩散方式（药物浓度梯度）通过胎盘的。所有阿片类药物由于分子量较低，都可通过胎盘，而芬太尼由于分子量和蛋白结合率大于吗啡，通过胎盘的药量比吗啡少，对胎儿更安全，因此，芬太尼是分娩镇痛中最安全的阿片类药物。Wolfe 和 Davies 硬膜外给予芬太尼 100 μg 后，只有 25% 的产妇检测出血浆芬太尼。有研究表明（共计 286 例产妇），硬膜外局麻药伍用芬太尼 1 ～ 2.5 μg/ml 或单次给予 100 ～ 150 μg 芬太尼，新生儿 Apgar 评分第 1 min 为 8 分以上，第 5 min 为 9 分以上，脐静脉血气结果均在正常范围内。另外，硬膜外应用 1 μg/ml 舒芬太尼（sufentanil）伍用布比卡因作为初始剂量，间断给予 1 μg、10 μg、20 μg 或 30 μg 或持续输注 2 μg/ml 的舒芬太尼，母体与脐静脉血中未监测舒芬太尼，新生儿出生 Apgar 评分与对照组比较，无显著差异，无呼吸抑制的表现。但阿芬太尼（alfentanil）似乎与抑制新生儿有密切关系，给予 30 μg/kg 阿芬太尼为负荷剂量后以 30 μg/（kg · h）持续输注至宫口开全，新生儿的神经及适应能力评分（NACS 评分）显示主动和被动肌张力显著抑制。但 Apgar 评分、脐静脉血气均正常。

3）推荐硬膜外分娩镇痛药液配方及浓度：① 0.0625% ～ 0.125% 布比卡因 + 2 μg/ml 芬太尼；② 0.08% ～ 0.2% 罗哌卡因 + 2 μg/ml 芬太尼；③ 0.0625% ～ 0.125% 布比卡因 + 0.2 ～ 0.5 μg/ml 舒芬太尼；④ 0.08% ～ 0.2% 罗哌卡因 + 0.2 ～ 0.5 μg/ml 舒芬太尼。

4）给药方法和药物剂量：当宫口开至 3 cm（即进入活跃期），可于 $L_{2\sim3}$ 或 $L_{3\sim4}$ 间隙行硬膜外穿刺，硬膜外置管 4 cm 后，先注入 0.2% 罗哌卡因 5 ml 的试验量后，给予上述药液 10 ～ 15 ml，建立镇痛平面。起效时间 10 ～ 20 min，持续作用时间 60 ～ 90 min。

给药方法包括单次间隔给药法、持续输注法和患者自控镇痛法三种。

a. 腰部硬膜外间断注药法：产科硬膜外镇痛区别于手术的硬膜外麻醉和硬膜外的术后镇痛。硬膜外间断注药法是手术中硬膜外麻醉的最常见的给药方法，它同样适用于硬膜外的分娩镇痛。其优点是：①分娩疼痛是生理性疼痛，其疼痛性质有别于病理性疼痛，所以，单次硬膜外给予低浓度的局麻药和阿片类药物伍用即可达到较好的镇痛效果；②由于分娩疼痛具有较大的差异性（表现在个体间不同的疼痛程度、疼痛部位及产程的长短等），因此，间断给药有较好的可控性，间断注药产生的“峰谷效应”，其实在产程中会表现为“真实”的连续硬膜外镇痛作用；③适用于产程短的镇痛；④降低了分娩镇痛材料消耗品的费用，若不把麻醉科医师的劳动价值计入成本的话，腰部硬膜外间断注药法是最经济的分娩镇痛法。此法可成为经济欠发达地区医院首选的硬膜外分娩镇痛法。

产科的镇痛目标是选择性镇痛。既要达到对神经肌肉组织最小的阻滞的目的，又要对产程及母婴影响最少。因此选用合适的硬膜外使用的局麻药物成为分娩镇痛成败的关键。目前可使用的局麻药中可选择应用于硬膜外分娩镇痛的首选药物为布比卡因和罗哌卡因，因其具有感觉运动阻滞分离、镇痛时间长、局麻药物毒性低和通过胎盘剂量比其他局麻药物少的特性。而目前更倾向于低浓度局麻药和阿片类药物的联合应用。硬膜外首次负荷剂量的多少，很大程度上取决于不同产妇产痛的程度、子宫颈口的扩张程度、镇痛药物持续时间和产程进展情况。常见情况的处理如下：

- 正常过程的分娩镇痛

产妇宫口开 3 cm，即进入产程的活跃期，这时，产痛加剧并可达到中等以上程度（VAS 评分 6 ～ 9 分），Ostheimer 建议“标准的”给药方法为：用含 0.125% 布比卡因＋肾上腺素 1∶800 000 ＋舒芬太尼 1∶1 000 000 共计 10 ml 的溶液（12.5 mg 布比卡因＋ 12.5 μg 肾上腺素＋ 10 μg 舒芬太尼）45 s 以上缓慢注入硬膜外隙。我们医院的方法为：硬膜外 0.1% 罗哌卡因＋ 0.5 μg/ml 舒芬太尼 10 ～ 15 ml 为首次剂量，平卧位后，每隔 3 ～ 5 min 监测产妇血压，若出现产妇血压下降（低于 90/60 mmHg），采取产妇左侧卧位以有效缓解仰卧低血压综合征的症状出现。

- 产程进展快的分娩镇痛

硬膜外只给一次镇痛药物，即可完成第一产程。活跃期（镇痛时间）仅为 1 ～ 2 h 的发生率为 15%。这样的产妇往往经历更严重的产痛（VAS 评分在 8 ～ 10 分）。因此，硬膜外隙应给予 0.125% 布比卡因＋肾上腺素 1∶800 000 ＋舒芬太尼 1∶1 000 000 的药液 14 ml（布比卡因 17.5 mg ＋肾上腺素 17.5 μg ＋舒芬太尼 14 μg），若将其中的 0.125% 布比卡因更换成 0.15% ～ 0.2% 罗哌卡因，同样能取得满意的镇痛效果。

- 潜伏期镇痛

许多学者均认为，过早的潜伏期分娩镇痛会抑制子宫收缩力而导致整个产程延长。所以，常规镇痛均在宫口开至 3 cm 后进行硬膜外穿刺镇痛。但有不少产妇在潜伏期即强烈提出分娩镇痛的要求，为了满足产妇的镇痛需要，又不影响产程延长，故在宫口开至 1 ～ 2 cm 时，硬膜外给予 0.1% 罗哌卡因＋ 0.5 μg/ml 舒芬太尼 10 ～ 15 ml，此后可根据产程进展情况酌情再次追加首次药物剂量的 1/3 ～ 2/3。

b. 腰部硬膜外连续注药法：腰部硬膜外连续注药法（continuous epidural infusion，CEI），是将镇痛液药通过容量泵（持续注入器）持续注入硬膜外的方法。腰部硬膜外持续输注局麻药和阿片类药物的混合液已成为硬膜外分娩镇痛及术后镇痛甚至术中麻醉维持的主要方法。

硬膜外持续输注的概念并不是新的概念。Scarborough 于 1972 年首次将正压输注泵用于硬膜外分娩镇痛，现已成为美国非常流行的分娩镇痛法。

国产或进口的一次性使用注射泵（总容量 60 ml 或 100 ml）

结构见图 4-4。其主要由外壳、球囊、注液口、导管夹、接头、阻尼管和药液过滤器组成。其作用原理是将镇痛药物推入球囊中，靠球囊的弹性回缩挤压药液前进，并靠延长管上的阻尼管来限制速率。可由厂家根据用户的不同需要设计 2 ml/h、4 ml/h、6 ml/h、8 ml/h 和 10 ml/h 等不同速率的持续输注泵。分娩镇痛常用大速率（8 ml/h 或 10 ml/h）的持续注射泵，而低速率的持续注射器适用于术后镇痛。因其属机械泵，给药速率有 20% 的误差，因此在使用过程中不能精确判断实际注药量。

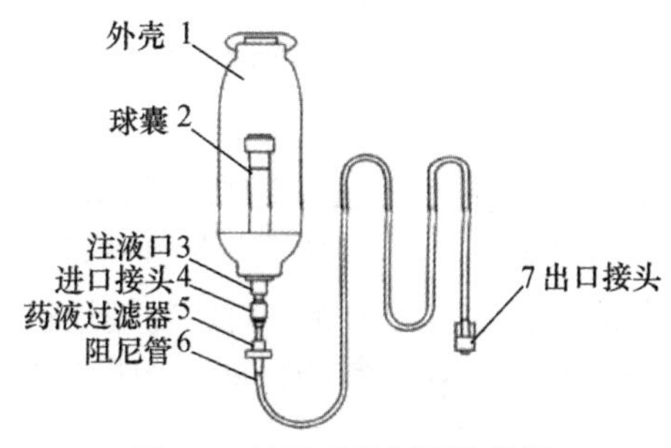

图 4-4　持续式注射泵结构图

用 0.15% ～ 0.2% 罗哌卡因或 0.125% 布比卡因给予硬膜外负荷剂量，一旦镇痛平面平稳，平面已确定在 T10 以下，即可接持续输注泵，进行连续注药。连续注射的方法为：取 60 ml 或 100 ml 的持续注射泵一个，其内充满 0.08% 罗哌卡因与 2 μg/ml 芬太尼或 0.4 μg/ml 舒芬太尼的药液，或 0.0625% 布比卡因与 2 μg/ml 芬太尼或 0.4 μg/ml 舒芬太尼的药液，然后与高压输注导管连接，排除管内空气，并直接与硬膜外导管相连接。布比卡因通常用量是每小时 15 ～ 30 mg。这时，产妇应取仰卧头高 30° 体位，并须将子宫推向左侧，以防止主动脉受妊娠子宫的压迫。为了不延长第二产程，于宫口开全时停泵。如果改做剖宫产麻醉，应该先停用容量泵，检查硬膜外导管的位置。如果导管位置正确，可将 2% 利多卡因或 0.75% 罗哌卡因逐渐加大剂量，以达到满足手术要求的麻醉平面。

c. 腰部硬膜外患者自控镇痛注药法（patient controlled epidural analgesia，PCEA）：剧烈长时间的产痛，可引起机体应激反应增高，基础代谢率明显增加，产妇的心率增快，血压增高，若不及时得到控制，对母婴造成极大的伤害。通过完善的镇痛可明显地控制应激反应，改善循环和呼吸功能。此法与其他镇痛方法相比较，更有利于母婴生理功能趋于稳定。PCEA 是将设定好数据的镇痛泵与硬膜外导管连接，由产妇根据宫缩疼痛的程度而自行控制给药达到镇痛的方法。有研究表明局麻药在产妇中有效剂量变化很大，这与产妇在分娩疼痛上具有较大的个体差异有关。

PCEA 的优点：①最大限度地减少了药物的使用剂量；②改善了患者的满意度；③维护了患者的自尊；④减少了患者的焦虑；⑤由于患者自控镇痛，对药物剂量过大或不足的抱怨减少；⑥分娩过程中可灵活掌握感觉阻滞的平面；⑦减轻了医务人员的工作负担。

PCEA 的缺点：①对不愿接受或不理解此技术的患者镇痛往往失败；②医务人员不熟悉此技术或不熟悉镇痛泵的设定，也可使镇痛失败；③镇痛泵故障，如程序错误可使镇痛失败或产生毒性反应；④感觉平面阻滞不足或过广；⑤容易忽略对患者的观察。临床应用中多种因素可影响 PCEA 的成败，其中所用药物及浓度、单次剂量、锁定时间及持续背景输注速度尤为重要，如设定不好可导致 PCEA 镇痛效果失败；⑥泵的使用价格较高。

多数研究者在间断或持续硬膜外给药时均采用低浓度的局麻药与阿片类药物混合液，可达到最佳镇痛效果和最大限度的安全，减少副作用。目前临床常用药物配方及镇痛泵设定方案见表 4-3。

表 4-3 常用药物配方及镇痛泵设置

局麻药溶液	输注速率（ml/h）	单次剂量（ml）	锁定时间（min）	最大剂量（ml/h）
0.125% 布比卡因	4	4	20	16
0.125% 布比卡因	6～8	4～5	15	
0.0625%～0.1% 布比卡因 *	6～8	4～5	15	
0.1% 罗哌卡因 *	6～8	4～5	15	
0.125% 布比卡因	0	8～10	30	
0.0625%～0.1% 布比卡因 *	0	8～10	30	
0.1% 罗哌卡因 *	0	8～10	30	

* 溶液中加以下药物：芬太尼 2 μg/ml 或芬太尼 2.5 μg/ml；舒芬太尼 0.4 μg/ml；可乐定 4.5 μg/ml；肾上腺素 1∶200 000 或 1∶400 000。

北京大学第一医院的研究表明，采用 0.075% 布比卡因加 2 μg/ml 芬太尼溶液 PCEA 与持续硬膜外（CEI）给药方法相比，PCEA 可减少 25%～65% 的布比卡因用量，这对减少运动阻滞和胎儿血药浓度十分有利。并已证实硬膜外持续或间断给药分娩镇痛对胎儿无不良影响，而 PCEA 药物总用量更少，故同样不会产生不良结果。

2. 腰麻硬膜外联合阻滞分娩镇痛术 腰麻硬膜外联合镇痛（combined spinal-epidural anesthesia，CSEA）是采用在同一椎间隙进行的针过针（needle-through-needle）穿刺方法（图 4-5），将腰麻与硬膜外麻醉联合应用的新技术。1981 年 Brownridge 首先引用于剖宫产手术。北京大学第一医院于 1996 年 10 月引入此技术，主要广泛应用于妇科开腹手术的麻醉、剖宫产的麻醉、下肢及会阴部手术等部位手术的麻醉。自开始应用至今已完成 CSEA 技术五万余例。2000 年以

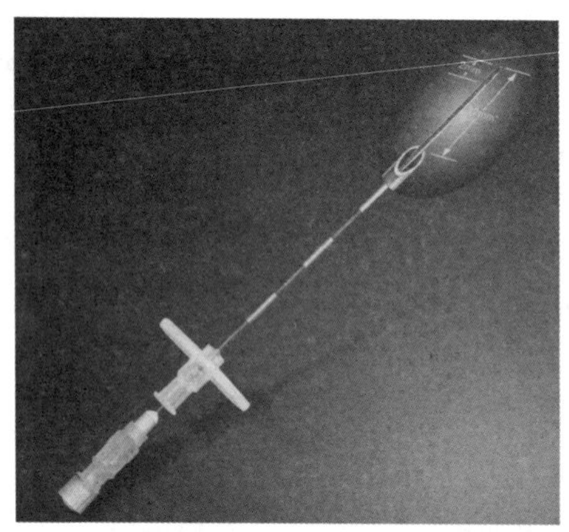

图 4-5　针过针技术

来，北京大学第一医院麻醉科使用最多的麻醉方法为全身麻醉，其次即为 CSEA 技术。

（1）CSEA 在产科镇痛方面的优势：北京大学第一医院麻醉科从 2001 年 8 月开始，将 CSEA 技术又应用于分娩镇痛这一新兴的镇痛领域，已为近 1500 例产妇实施了腰麻硬膜外联合镇痛的分娩镇痛技术，取得良好的镇痛效果。蛛网膜下隙硬膜外联合阻滞是经典硬膜外镇痛的一种有效的替代疗法，可用于分娩早期和晚期。运用针过针技术，通过硬膜外穿刺针内的腰穿针先在蛛网膜下隙注入阿片类药物或局麻药，其局麻药物的剂量是剖宫产蛛网膜下隙麻醉剂量的 1/5 ～ 1/4，是硬膜外阻滞分娩镇痛首次局麻药量的 1/10。然后拔出腰穿针，再置入硬膜外导管，进行连续或间断硬膜外镇痛。其优点为起效迅速，镇痛完善，安全性高，用药量少，对胎儿影响小，灵活性强，产程过程中可允许产妇行走，对于经产妇或初产妇宫口大于 8 cm 者，蛛网膜下隙注药可迅速缓解分娩活跃期的疼痛。

（2）穿刺针的改进：国产腰穿针较粗为 22 G，且针尖是斜面式，因此穿刺时易切割硬脊膜纤维，致使脑脊液渗漏至

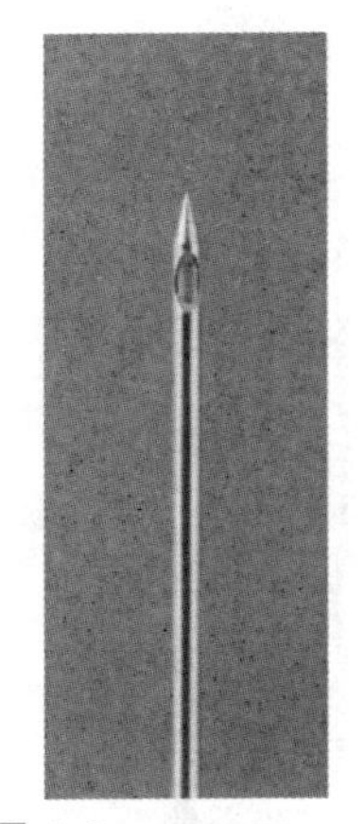
图 4-6 **BD Whitacre 腰穿针**

硬膜外隙而引起产后头痛，其发生率高达 5.4% ～ 26.0%。

BD Whitacre 腰穿针（见图 4-6）经过改进，现在应用的硬膜外穿刺针称为 Weiss 硬膜外穿刺针。改进的针尖设计使进针的手感更明显，与 Whitacre 腰穿针精确配合，使之在同一条直线上，腰麻针易顺利通过，并减少腰麻针的偏差，提高穿刺成功率。Weiss 硬膜外穿刺针上有刻度帮助确定进针深度。尤其其中腰穿针的改进，成为腰麻硬膜外联合镇痛技术发展的标志。改进处包括：①细化，由原来的 22 G 变为 25 G，即针由粗变细；②笔尖式，腰麻针尖由传统的斜面式转变为笔尖式（图 4-6），因此是分开而不是切割纤维，所以对硬脊膜的损伤极小，可有效防止脑脊液渗漏引起头痛；③ Whitacre 腰穿针针尖由斜面改为侧孔，针尖侧孔距尖端 2 mm，其大小及位置经过精确设计，减少侧孔横跨硬脊膜的可能性，从而提高了麻醉成功率，减少了脑脊液外漏的可能性。但由于 Whitacre 腰穿针针体太细，易折断，不宜单独用此针直接进行蛛网膜下隙阻滞操作，必须通过 Weiss 硬膜外穿刺针作为引导针。

（3）操作方法：宫口开至 3 cm 时，产妇取侧卧位，采用腰麻硬膜外联合镇痛包，严格按无菌操作。可选用 L_2、L_3 或 L_4 间隙穿刺，通常以 $L_{2\sim3}$ 间隙最合适。穿刺点局部浸润麻醉。用 18# Weiss 硬膜外穿刺针垂直皮肤进针可依次进入皮肤层、皮下组织、棘上韧带、黄韧带，即可达硬膜外隙。然后，将 Whitacre 腰穿针通过 Weiss 硬膜外穿刺针缓慢直刺，遇有突破感，拔除腰穿针的管芯，即可见脑脊液缓慢流出，左手固定住腰穿针的针柄，右手持注射器注入镇痛药物（图

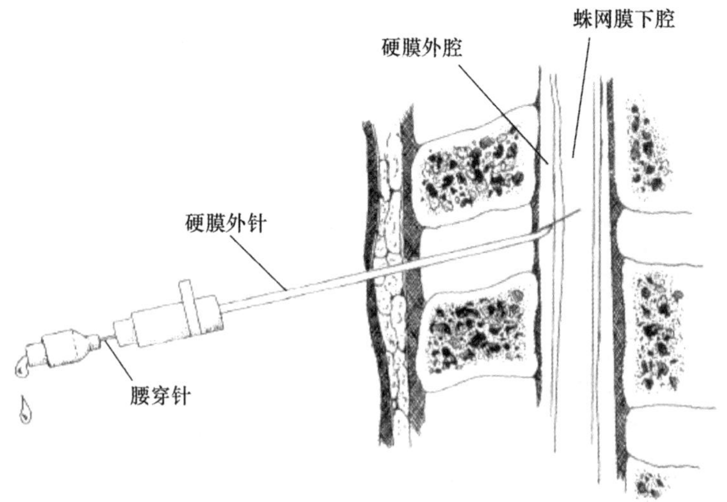

图 4-7　腰穿针穿刺成功——脑脊液自动流出

4-7），注药完毕，将注射器及腰穿针一并拔出，再向头侧置入硬膜外导管 4 cm，并用胶布固定好硬膜外导管。

（4）注药方法：蛛网膜下隙可注射以布比卡因和罗哌卡因为代表的局麻药物，也可注射以芬太尼或舒芬太尼为代表的阿片类药物，还可注射局麻药和阿片类药物的混合液。布比卡因单次剂量不超过 2.5 mg，罗哌卡因单次剂量不超过 3 mg，芬太尼单次剂量不超过 25 μg，舒芬太尼单次剂量不超过 10 μg。布比卡因和罗哌卡因由于蛛网膜下隙给予的药物剂量非常小，仅为剖宫产蛛网膜下隙麻醉药量的 1/5 ～ 1/4，因此无需考虑药物的比重问题，只需稍加稀释操作时容易推注即可（表 4-4）。

我院运用 CSEA 方法进行分娩镇痛已达 1500 余例，均采用 0.2% 罗哌卡因（耐乐品）蛛网膜下隙注射取得良好的镇痛效果。CSEA 麻醉起效时间 3 ～ 5 min（4.1±0.5 min），达最高镇痛平面时间约为 10 min。最高相对镇痛平面达 $T_{5\sim11}$（$T_{9.2\pm0.5}$），其中 87 例（10.6%）出现绝对镇痛平面在

（T_{10} ～ S）。VAS 评分从镇痛前的（84.2±13.3）迅速降为（5.4±6.4）（P ＜ 0.01），镇痛维持时间 30 ～ 50 min。蛛网膜下隙注药后一侧下肢出现轻微麻木感，10 ～ 20 min 后消失。于 30 min 后硬膜外导管接 PCA 泵由产妇自行控制以延续全产程的镇痛作用。99.1% 的产妇 Bromage 运动神经阻滞分级为 0 级，可下地行走。

表 4-4 蛛网膜下隙注射常用药物及其作用时间

药名	常用剂量	常用浓度	维持时间（min）
F	10 ～ 25 μg	10 ～ 25 μg/ml	60 ～ 90
S	5 ～ 10 μg	5 μg/ml	60 ～ 90
B	1.25 ～ 2.5 mg	0.125% ～ 0.2%	30 ～ 60
R	2 ～ 3 mg	0.125% ～ 0.2%	30 ～ 60
B ＋ F	2.5 mg B ＋ 25 μg F	25 μg/ml F ＋ 0.125%B	60 ～ 90
R ＋ F	3 mg R ＋ 25 μg F	25 μg/ml F ＋ 0.125%R	60 ～ 90
B ＋ S	2.5 mg B ＋ 10 μg S	10 μg/ml S ＋ 0.125%B	60 ～ 90
R ＋ S	3 mg R ＋ 10 μg S	10 μg/ml S ＋ 0.125%R	60 ～ 90

注：F：芬太尼；S：舒芬太尼；B：布比卡因；R：罗哌卡因。

近年来，一些新的药物或配方用于分娩镇痛取得了较好的效果，如可乐定和新斯的明。Owen 近期研究报道表明，新斯的明与布比卡因、可乐定、舒芬太尼联合使用时可明显延长蛛网膜下隙分娩镇痛时间，单独使用新斯的明 10 μg 无分娩镇痛作用，但它与舒芬太尼联合应用可使舒芬太尼的剂量减少 25%，并且维持镇痛 60 min。动物实验证实：乙酰胆碱具有明显的镇痛作用，当受到伤害性刺激时，脑脊液中的乙酰胆碱浓度明显增高。蛛网膜下隙使用新斯的明镇痛的原理是利用乙酰胆碱酯酶的抑制作用，间接增加脊髓背角深部的胆碱能神经元释放乙酰胆碱。此外，脊髓毒蕈碱受体也参与镇痛调节过程。布比卡因与可乐定用于蛛网膜下隙分娩镇痛时，联合使用新斯的明可以减少低血压的发生率，交感神经节前神经元释放乙酰胆碱水平的增加可以部分中和局麻药或 α_2- 肾上腺素能拮抗剂的抗交感神经作用。但有报道指出新斯的明与布比卡因、可乐定和舒芬太尼合用于蛛网膜下隙不能延长分娩镇痛时间，相反，可引起严重的恶心、呕吐。因此，在分娩镇痛时不推荐采用新斯的明进行蛛网膜下隙镇痛。

3. 连续蛛网膜下隙分娩镇痛术 为了满足某些手术的需要或为了达到某种治疗上的或麻醉技术上的目的，有时采用将麻醉药物分次或是连续注入蛛网膜下隙的方法，凡是采取此类注射方式的蛛网膜下隙阻滞法都称为连续蛛网膜下隙阻滞或称为连续腰麻镇痛（continuous spinal analgesia，CSA）。连续蛛网膜下隙阻滞的概念最早出现在 1900 年，英国的迪恩医师将腰穿针放置在蛛网膜下隙内，然后使之处于可重复注药的体位。但因技术上和穿刺破口较大等原因，并没有推广应用。直到 1944 年，橡胶导管的出现并由 Tuohy 首先使用，才使得连续蛛网膜下隙阻滞的技术延续下来。现在使用的细针为 28 G，微细导管为 32 G，已使连续蛛网膜下隙阻滞技术普遍使用成为可能，因为麻醉或镇痛效果比连续硬膜外镇痛或单次蛛网膜下隙阻滞更具优势，在产科麻醉与镇痛方面也无例外，但人们一直存在着对蛛网膜下隙阻滞后头痛的顾虑。1989 年，Denny 报道采用 26 G 腰穿针穿刺，32 G 导管置管产妇的蛛网膜下隙阻滞后头痛的发生率为 4%。

（1）操作技术：采用一次性无菌连续蛛网膜下隙穿刺包（B.Broaun）操作。操作体位和皮肤消毒同腰麻硬膜外联合镇痛的操作。取 $L_{3\sim4}$ 间隙，用导针垂直皮肤依次刺破皮肤层、皮下脂肪层及脊上韧带层，再用一根 24 G 或 28 G 笔尖式带侧孔的 Sprotte 腰穿针使用针过针技术置入蛛网膜下隙，见脑脊液自动流出，将 32 G 的微细导管置入蛛网膜下隙 1 ～ 2 cm 后，将导针及腰穿针一并拔出，固定蛛网膜下隙导管，固定方法与硬膜外导管相同。

（2）镇痛药物：于第一产程的活跃期开始即宫口开至 3 cm 时，首次从连续蛛网膜下隙的微细导管注射 0.2% 罗哌卡因 2 ～ 3 mg 或 0.125% ～ 0.25% 布比卡因 1.25 ～ 2.5 mg、芬太尼 10 ～ 25 μg 或舒芬太尼 5 ～ 10 μg，并相应按所需浓度稀释，可根据产程进展情况追加首次剂量的 1/3 ～ 1/2，直至产程结束。

（3）监测：蛛网膜下隙注药前应准备麻醉抢救及监护设备，并事先将心电图、无创血压及氧饱和度监测与产妇连接，开放静脉通路。蛛网膜下隙注药后继续监测血压，若出现仰卧综合征（supine hypotension syndrome）必须将产妇采取左侧卧位，加快输液，必要时需静脉给予麻黄碱 5 ～ 10 mg。

4. 骶管阻滞　骶管阻滞是经骶裂孔穿刺，注局麻药于骶管腔以阻滞骶脊神经，是硬膜外阻滞的一种方法。

（1）操作技术

1）定位：骶裂孔和骶角是骶管穿刺点的重要解剖标志，其定位方法是：先摸清尾骨尖，沿中线向头方向摸至 4 cm 处（产妇），可触及一个有弹性的凹陷，即为骶裂孔，在孔的两旁可触到蚕豆大小的骨质隆起，是为骶角。两骶角连线的中点，即为穿刺点。髂后上嵴连线在第二骶椎平面，是硬脊膜囊的终止部位，骶管穿刺针如果越过此连线，即有误穿蛛网膜下隙而发生全脊麻的危险。

2）骶管穿刺术：可取侧卧位，腰背应尽量向后弓曲，双膝屈向腹部。于骶裂孔中心作皮内小丘，但不作皮下浸润，否则将使骨性标志不清，妨碍穿刺点定位。将穿刺针垂直刺入皮肤，当刺到骶尾韧带时有弹性感觉，稍许进针有阻力消失的感觉，此时将针干向尾侧方向倾倒，与皮肤呈 30° ～ 45° 角，顺势推进 2 cm，即可到达骶管腔。接上注射器，抽吸无脑脊液，注射生理盐水和空气全无阻力，也无皮肤隆起，证实针尖确在骶管腔内，即可注射试验药量。观察无蛛网膜下隙阻滞现象后，可分次注入其余药液。

骶管有丰富的静脉丛，除容易穿刺损伤出血外，对麻醉药的吸收也快，也较易引起轻重不等的毒性反应。此外，当抽吸有较多回血时，应放弃骶管阻滞，改用腰部硬膜外阻滞。

约有 20% 正常人的骶管呈解剖学异常，骶裂孔畸形或闭锁者占 10%。如发现有异常，不应选用骶管阻滞。

（2）骶管阻滞分娩镇痛的适应证：见表 4-5。

表 4-5　腰部硬膜外阻滞与骶管阻滞的产科镇痛适应证比较

骶管阻滞	腰部硬膜外阻滞
宫颈口紧闭	分娩的第一至第三产程
第一产程末和第二产程	剖宫产麻醉
腰部硬膜外穿刺失败	产程早期
会阴切开术	产后绝育术

骶管内共计注入 0.375% 布比卡因 20 ml，可使骶神经（$S_{1\sim5}$）阻滞达 1 ～ 2 h，可满足第一产程末和第二产程的镇痛需要。因此骶管阻滞用于分娩镇痛的优点为较长的骶神经阻滞时间和易使宫口松弛；其缺点为：若满足第一产程的镇痛，需要更大的局麻药量，其不能作为剖宫产手术的麻醉方法且没有延续镇痛的作用。

第六节　分娩镇痛技术的新进展及评价

一、非药物方法镇痛

目前用于分娩镇痛的非药物治疗主要包括经皮电神经刺激（TENS）、按摩、精神支持、水下分娩、针灸和催眠等。部分技术需要经过专业培训，例如 TENS、针灸等。此类研究纳入的研究对象人数较少，并未采用科学严谨的研究方法和数据分析方法，因此其镇痛的有效性和安全性尚需进一步的证实。

二、药物性镇痛

（一）全身性镇痛

吸入镇痛、静脉及肌内注射镇痛等都属于全身性镇痛的范畴。吸入麻醉药主要包括吸入氧化亚氮（N_2O）和七氟烷两种，而静脉和肌内注射镇痛主要应用阿片类药物。

1. 吸入镇痛　吸入 50%N_2O 和氧气进行分娩镇痛临床上应用普遍。为了保证期镇痛的效果并减少空气污染，吸入 N_2O 镇痛需要特殊的装置。关于 N_2O 进行分娩镇痛的研究一直存在争议，部分研究认为吸入 N_2O 并不能提供良好的镇痛，也有报道认为 N_2O 可以提供有效的镇痛。间断吸入 N_2O 可能不会影响母婴的预后，但是持续吸入 N_2O 可以增加母亲低氧血症的发生。2005 年英国产科麻醉医师学会的指南提出，N_2O 的镇痛效果不佳且存在空气污染，不再用于产科分娩镇痛。

七氟烷是吸入性全身麻醉的药物之一，具有起效快、代谢快的特点。但吸入七氟烷进行分娩镇痛的研究较少，主要因为其需要特殊的挥发装置。一项小样本的研究发现吸入 0.8% 七氟烷和吸入 50% 的 N_2O 比较，七氟烷的镇痛效果优于 N_2O，但吸入七氟烷的孕妇镇静评分会明显升高。临床上存在一些疑点，吸入七氟烷是否延长产程、增加产后出血（抑制子宫收缩）、增加反流误吸（气道保护反射减弱），有待大规模的研究进行验证。

2. 静脉及肌内注射镇痛　主要是以阿片类镇痛药物为主，非阿片类药物为辅。全身性应用阿片类药物始于 19 世纪 40 年代，是目前分娩镇痛应用最为广泛的药物之一。这些药物都存在剂量相关的副作用，副作用包括恶心、呕吐、烦躁、胃排空延迟及呼吸抑制等。

哌替啶是阿片类药物使用最普遍的药物之一，但其对产程的影响仍存在争议。Sosa 等研究发现难产的孕妇使用哌替啶不但没有益处，还会增加新生儿围生期不良结局的发生率。

芬太尼是一种合成的高脂溶性阿片类药物，其镇痛效力分别是吗啡的 100 倍和哌替啶的 800 倍。静脉使用起效时间快，作用时间相对较短，没有代谢产物，因此适用于分娩镇痛。芬太尼可以单次推注或持续泵注，因其药代动力学和药效动力学的特点，可采用患者自控的静脉镇痛（PCIA）。

瑞芬太尼是合成的超短效的阿片类药物，快速起效（静脉注射 60 ～ 90 s 可达作用高峰），可被血浆和组织的酯酶迅速代谢，消除半衰期为 6 min，可被胎儿代谢，对新生儿可能更为安全，因此优于其他阿片类药物。国内外瑞芬太尼用于分娩镇痛的研究较多，可以单次推注、持续输注或者 PCIA，单次推注剂量 0.2 ～ 1 μg/kg，持续输注剂量 0.025 μg/kg/min ～ 0.1 μg（kg · min）。大多数研究认为使用瑞芬太尼 PCIA 时应严密监测孕妇的生命体征，因为孕妇可能会出现镇静及呼吸抑制。Meta 分析认为瑞芬太尼 PCIA 分娩镇痛效果并不优于硬膜外镇痛，但对于存在椎管内阻滞禁忌的孕妇是一种替代选择。

非阿片类镇痛药物中，个别研究观察了曲马多在分娩镇痛中的作用，结果发现曲马多容易透过胎盘屏障，但是胎儿肝有能力代谢曲马多。曲马多的镇痛效果远低于阿片类镇痛药物。

布托啡诺是一种阿片受体激动-拮抗剂，镇痛效力高于吗啡与哌替啶，但是具有明显的镇静作用。一般采用肌内注射 2 ～ 4 mg，2 mg 的呼吸抑制作用等同于吗啡 10 mg。布托啡诺大剂量使用时对呼吸的抑制存在封顶效应，因此临床上并不常规使用布托啡诺进行分娩镇痛。

（二）椎管内阻滞镇痛

1. 椎管内镇痛技术 椎管内阻滞是目前产科分娩镇痛应用最广泛而且最安全有效的镇痛方法，与其他镇痛方式相比，镇痛效果确切，副作用少，且对孕妇无明显镇静作用。椎管内阻滞（尤其是硬膜外镇痛）被公认为分娩镇痛方法的金标准。椎管内镇痛技术在过去的 20 多年里有了长足的进步。1938 年美国率先使用硬膜外进行分娩镇痛，2001 年其镇痛率已经超过 60%，个别医院更是超过 90%。

椎管内镇痛常用技术包括硬膜外镇痛、腰麻-硬膜外镇痛及蛛网膜下隙镇痛三种。阻滞 T_{10} 和 L_1 节段的神经可以减轻子宫收缩和子宫进口扩张引起的疼痛，而阻滞 S_2 和 S_4 节段的神经可以缓解阴道和会阴扩张引起的疼痛。一般初产妇产程时间长，单次硬膜外或者腰麻用药并不能满足全程镇痛的需要，因此连续硬膜外镇痛（CEA）、连续腰麻-硬膜外镇痛（CSEA）、患者自控硬膜外镇痛（PCEA）技术以及硬膜外间歇脉冲式给药（IEB）相继出现，并成功应用临床实践。

（1）CEA 技术：通过在硬膜外隙（通常是 $L_{2\sim5}$ 节段）

放置硬膜外导管，确认导管位置正确后向硬膜外隙注射局部麻醉药，使镇痛效果持续到分娩结束。在紧急情况下可由硬膜外镇痛变为硬膜外麻醉，实施急诊剖宫产手术。研究表明在急诊剖宫产手术中椎管内麻醉与全身麻醉相比，可以降低孕妇的不良事件发生率和死亡率。随机研究发现与其他非椎管内镇痛方法相比，接受硬膜外镇痛的孕妇疼痛评分更低，而满意度更高。

（2）CSEA 技术：随着“针过针”技术的问世，腰麻-硬膜外镇痛技术逐渐用于分娩镇痛领域。此技术即结合了腰麻快速起效、效果确切的优势又结合了硬膜外能持续给药的优点。由于腰麻针的改进，由传统的斜面式改进为笔尖式，大大降低了腰麻后头疼的发生率（＜ 1%），CSEA 技术可降低硬膜外穿刺的失败率。

研究认为，与传统的 EA 相比，CSEA 可安全用于分娩镇痛，而且孕妇的满意度、最终的分娩方式和对运动的阻滞等方面均无明显差异。副作用和并发症主要包括瘙痒、恶心、呕吐、子宫过度刺激、胎儿心动过缓和孕妇呼吸抑制等。2005 年，英国产科麻醉医师协会指南提出：CSEA 不作为分娩镇痛的常规方法，只有在特定的情况下可以采用，例如产程最早阶段（不适用局部麻醉药）和产程晚期阶段（需要快速镇痛）。

（3）PCEA 技术：PCEA 是一种常规的给药技术，孕妇可根据自身的疼痛情况选择自控给药，这种给药方式更灵活，真正实现个体化用药，提高了分娩镇痛的效果和满意度。但是理想的 PCEA 研究模式还存在争议。Lim 等报道 PCEA 无背景剂量和有背景剂量比较，结果发现前者局部麻醉药的用药总量减少，但突破性疼痛的发生率增加，疼痛评分增高而产妇的满意度降低。

（4）硬膜外间歇脉冲式给药（intermittent epidural bolus,

IEB）技术：在2015年6月的欧洲麻醉学年会上，是3位顶级麻醉学者介绍了一种分娩镇痛的新兴技术——硬膜外间歇脉冲注入技术（简称“脉冲泵”）。这项技术于2016年开始用于国内分娩镇痛。脉冲泵的作用原理：硬膜外导管远端有多个出药孔，当药液以脉冲的形式通过硬膜外导管时，由于速度和压力的影响，所有的出药孔都有药液流出。相比之下，CEI流速缓慢，药液更多的是从最近端的出药孔流出，因此，IEB使药液扩散范围更为广泛。硬膜外隙是潜在腔隙，需要压力将药物“喷射”出一定的距离；手推药物产生的瞬间压力大，药物传递远，散布也就比连续泵入均匀，效果更好。脉冲式给药模拟了手推药物的程序和压力，特别适用于分娩过程中的“爆发痛”。从我们的研究结果表明，与CEI组相比，IEB组患者满意度更高，有效镇痛时间延长，且镇痛药物用量减少。

（5）CSA技术：美国食品药品监督管理局（FDA）严格限制连续腰麻用于分娩镇痛，主要是其与马尾综合征的发生密切相关。美国的一项大规模随机对照多中心研究，比较了28 G导管连续腰麻镇痛和连续硬膜外隙镇痛，结果发现前者神经并发症的发生率＜1%，镇痛效果和产妇满意率更高，但是穿刺困难率和置管失败率远高于硬膜外镇痛。

（6）超声引导下硬膜外镇痛：超声下的脊柱成像有助于医师判断硬膜外隙和脊髓，尤其是腰骶部脊柱解剖异常（侧弯）和肥胖的患者。Carvalho等研究指出超声引导下可以准确判断硬膜外隙穿刺部位及穿刺深度，利用平面内技术可以增加硬膜外穿刺成功的概率。因此，超声引导将使硬膜外困难穿刺的概率降到最低。当然，超声引导硬膜外穿刺技术需要经过严格的培训并由具有一定资质的麻醉医师实施。

分娩镇痛方法及镇痛有效率见表4-6。

表 4-6　分娩镇痛方法及镇痛有效率（Methods of labor analgesia and rates of analgesia satisfaction）

	分娩镇痛方法	镇痛有效率
非药物性镇痛	精神安慰法	10%
	TENS	25%
	催眠术	不详
	水下分娩	不确切
	针灸	不确切
药物性镇痛	吸入性镇痛	50%
	阿片类镇痛（哌替啶）	50% ～ 60%
	瑞芬太尼	70% ～ 90%
	会阴神经阻滞	局限
椎管内阻滞	CEA、CSEA	＞ 95%

2. 椎管内阻滞用药　椎管内阻滞用药主要包括局麻药与脂溶性阿片类药物，最终采用低浓度的混合药液进行镇痛。现将国外推荐的椎管内阻滞用药概括至表 4-7。

表 4-7　椎管内阻滞的药物（Drugs for initiation of neuraxialanalgesia）

镇痛方法	硬膜外镇痛	腰麻镇痛
局麻药		
布比卡因	0.0625% ～ 0.125%	1.25 ～ 2.5 mg
罗哌卡因	0.08% ～ 0.2%	2.5 ～ 4.5 mg
左布比卡因	0.0625% ～ 0.125%	2.5 ～ 4.5 mg
阿片类药物		
芬太尼	50 ～ 100 μg	15 ～ 25 μg
舒芬太尼	5 ～ 10 μg	1.5 ～ 2.5 μg

临床研究发现罗哌卡因的效能比布比卡因低约 40%，但在分娩镇痛的观察中却发现两者的感觉阻滞效果无显著性差异。在感觉阻滞平面相同的情况下，罗哌卡因的运动阻滞更轻。因为存在协同镇痛的作用，通常局部麻醉药与阿片类药物联合使用时，两种药物的剂量都会相应减少。研究发现小剂量应用阿片类药物不会对母婴产生影响。

其他药物：有报道 α_2 受体激动剂可乐定和胆碱酯酶抑制剂新斯的明辅助用于分娩镇痛。可乐定与局麻药、阿片类药物联合应用，延长了后两种药物的镇痛时间，但是产妇低血压和镇静的发生率明显增加，麻黄碱的使用量和胎心异常的发生率也明显增加，因此不推荐可乐定常规用于分娩镇痛。

3. 镇痛时机选择

（1）早期镇痛：早期实施镇痛是否合理，这一问题备受关注。大多数观察性研究发现早期实施硬膜外镇痛会显著增加剖宫产率。2000 年美国妇产科学会声明实施硬膜外分娩镇痛应推迟到子宫颈口扩张 4 ～ 5 cm。而 Wong 等大样本随机对照研究发现产程早期（子宫颈口扩张 2 cm）实施硬膜外镇痛与晚期（4 ～ 5 cm）实施全身性镇痛相比，两组孕妇的剖宫产率无显著差异。这一研究结果与 Ohel 等的随机对照试验研究结果相似。

基于以上研究和荟萃分析的结果，美国妇产科学会和美国麻醉医师协会联合发布声明，强调实施硬膜外镇痛不需要等待子宫颈口扩张至 4 ～ 5 cm，同时指出“产妇要求镇痛即是分娩镇痛的有效指征”。

此后，一项包括 12 000 多例初产妇的 RCT 研究证实潜伏期镇痛和活跃期镇痛相比，剖宫产率并未增加。同期另外一项研究纳入了引产的初产妇，结果发现早期（子宫颈口扩张＜ 4 cm）接受椎管内镇痛的初产妇剖宫产率并没有增加，反而缩短了产程。

国内部分研究也发现潜伏期应用低浓度的罗哌卡因液进行硬膜外镇痛时，与未接受镇痛者相比，产程时间、分娩方式及新生儿 Apgar 评分相似。张涉和耿志宇等的研究比较潜伏期和活跃期进行硬膜外镇痛，结果发现两组产程、分娩方式、脐动脉血 pH 异常及 Apgar 评分异常的比例无差异。最新中国分娩镇痛专家共识（2016 版）已确定不再以宫口大小作为分娩镇痛开始时机，硬膜外分娩镇痛可从规律宫缩开始。

（2）第二产程镇痛：目前绝大多数研究中心在产妇进入第二产程之后即停止硬膜外镇痛。而近期 RCT 研究表明第二产程持续镇痛与停止镇痛的产妇比较，持续镇痛并不增加器械助产率。而停止镇痛的产妇在第二产程疼痛评分会显著升高。

产程和分娩结局：早期观察性研究认为接受椎管内镇痛会延长产程，增加器械助产率及剖宫产率。随着分娩镇痛的广泛开展，发达国家已经对产程进行了更新，接受分娩镇痛的孕妇第二产程可延长 1 h，而初产妇第二产程可以延长至 4 h。RCT 研究比较了椎管内镇痛和全身性镇痛，结果发现两组的剖宫产率并无明显差异。与此同时大规模的系统分析认为硬膜外镇痛与全身镇痛相比，剖宫产率并没有显著差异。经历严重分娩疼痛的产妇（更倾向于接受镇痛）剖宫产率增加。巨大儿、胎位不正及难产与严重的疼痛和高剖宫产率密切相关。

（三）胎心监护

近年来，胎心宫缩监护（cardiotocography，CTG）和胎儿电子监护（electronic fetal monitoring，EFM）在产前和产时的应用越来越广泛，已经成为产科医师不可缺少的辅助检查手段。当前几乎所有产科保健机构均能进行 EFM。

然而研究表明，与间断胎心听诊相比，产时胎心持续监护提高了总剖宫产率和因 EFM 异常或酸中毒导致的剖宫产率，也增加了阴道助产率，包括胎吸和产钳，降低了新生儿抽搐的风险，但没有降低围产儿的死亡率，也没有降低发生脑瘫的风险。

研究还发现不同的镇痛方式对胎心变化的影响也不相同，静脉使用哌替啶与硬膜外使用布比卡因相比，胎心变异更小，胎心加速减少。另外有关腰麻硬膜外联合镇痛与单纯硬膜外镇痛的研究则发现前者更容易出现胎心异常，从而使得急诊剖宫产率增加。

近期大样本的系统综述证明常规的 CTG 在低危产妇的分娩过程中不能改善围生期新生儿的结局，相反会使产科较轻的干预措施增加 20%，而在一定程度上增加了剖宫产率。因此不推荐 CTG 作为低危产妇分娩过程的常规监护。

（四）分娩镇痛不良反应

虽然目前分娩镇痛技术比较成熟，使很多产妇免除了分娩疼痛的困扰，享受自然分娩过程。但椎管内分娩镇痛毕竟是有创操作，其带来的不良反应及并发症不可忽视。分娩镇痛主要不良反应及并发症如下：

1. 神经并发症　主要包括脊髓损伤、马尾综合征、蛛网膜炎、硬膜外脓肿、脑膜炎、血肿及颅内并发症。通常接受分娩镇痛的孕妇出现神经并发症，医务人员会考虑与椎管内操作相关，除非证实其他确切的影响因素。一项研究发现产后骶部脊柱和下肢神经损伤发生率为 0.92%，而临床研究证实椎管内镇痛导致的神经并发症发生率在 0 ～ 0.35%。严重的神经损伤例如截瘫等发生率约为 1/250 000，临床上较为罕见。

2. 低血压　给予镇痛药物后，产妇收缩压低于 90 mmHg

或者收缩压较给药前降低超过 20% 定义为低血压，是分娩镇痛比较常见的不良反应。血压降低可能减少子宫及胎盘的灌注，造成胎儿供血不足，因此镇痛后短期内应监测血流动力学变化及早采取措施治疗。

3. 瘙痒 瘙痒通常在鞘内使用阿片类药物时出现，其他途径使用时很少发生。报道指出鞘内使用舒芬太尼瘙痒的发生率在 33% ～ 95% 之间，而鞘内使用吗啡几乎 100% 会发生瘙痒。一种理论指出瘙痒是阿片类药物在脊髓背侧角作用，也可能与 5- 羟色胺系统的激活有关。瘙痒症状通常在给药后 30 min 内最严重，但绝大多数症状很轻微，病程短暂，属于自限性症状，极少需要处理。有报道指出，鞘内加用局麻药可以减少瘙痒的发生，或者减轻瘙痒的症状。

4. 恶心、呕吐 跟瘙痒一样，恶心、呕吐也是分娩镇痛比较常见的不良反应。报道指出腰麻硬膜外联合镇痛比单纯硬膜外镇痛恶心、呕吐的发生率更高，恶心、呕吐的发生率在 2.4% ～ 3.2% 左右。而恶心、呕吐的发生率并没有随低血压发生降低的情况而降低。

5. 寒战 产妇在分娩过程中经常会出现寒战的情况，尤其在硬膜外分娩镇痛后。但是观察性研究表明寒战发生率在硬膜外分娩镇痛与静脉应用哌替啶镇痛的产妇之间并无差异。

6. 呼吸抑制 虽然椎管内应用阿片类药物很少会影响到产妇，但也有关于产妇明显呼吸抑制甚至影响到胎儿的报道。呼吸抑制发生率在 0.01% ～ 7% 左右。芬太尼、舒芬太尼等脂溶性阿片类药物，经常被应用于腰麻硬膜外联合镇痛，在给药后最初 30 min 内很少发生呼吸抑制，可能是因为药物经脑脊液周围血管丛或吻合支而慢慢吸收。因存在呼吸抑制的风险，美国麻醉医师协会建议给予负荷剂量的阿片类药物后要至少监测 2 h。

7. 穿破硬脊膜及硬膜穿刺后头痛（PDPH） 可能很多人认为，腰麻硬膜外联合镇痛会比单纯硬膜外镇痛 PDPH 的发生率要高。然而，随着腰麻硬膜外联合镇痛针的改进，大大降低了 PDPH 的发生率。Norris 等认为单纯硬膜外镇痛的患者更容易出现穿破硬脊膜的情况。

8. 胎儿心动过缓 分娩镇痛后胎儿心动过缓机制不是很清楚，推测可能与镇痛后母亲体内儿茶酚胺水平迅速降低有关。因为胎儿心动过缓使得很多产妇需要急诊剖宫产。一项回顾性研究比较了椎管内镇痛与静脉镇痛或者无镇痛的剖宫产率，证明两组剖宫产率无差异。报道同时指出鞘内注射舒芬太尼 90 min 内没有因为胎儿窘迫而施行紧急剖宫产的产妇。

9. 感染 感染可能因为不严格的无菌操作引起，或者穿刺损伤出血，通过血源性感染。也有关于穿刺针或者穿刺技术相关的无菌性脑膜炎的报道。

10. 尿潴留 研究表明与非硬膜外镇痛或者无分娩镇痛的产妇相比，接受硬膜外镇痛的产妇在产程中和产后尿潴留的发生率更高。如果采取一般措施 30 min 后仍无效，可在严格无菌操作下进行导尿，必要时留置导尿管 1 ～ 2 天。

第七节　分娩镇痛对母婴的影响

一、近期影响

1. 母婴生理的影响 分娩镇痛直接减少了母亲分娩的疼痛，增加了分娩的配合度和舒适感，从而更好地参与到分娩过程。疼痛减轻，伤害性因子的分泌减少，儿茶酚胺类升高的幅度降低，从而改善了母亲的心肺循环功能，另一方面改善了新生儿的酸碱平衡状态。早在 1976 年研究表明硬膜外分娩镇痛并不增加新生儿围生期死亡率。

2. 母乳喂养 分娩镇痛与母乳喂养之间的关系尚未明确，部分研究和试验没能证实硬膜外分娩镇痛与母乳喂养失败之间的关系。Wilson等大样本随机对照研究发现接受硬膜外镇痛与接受其他镇痛方式或者不接受镇痛的产妇相比，母乳喂养的时间不受影响，研究还发现静脉使用哌替啶会影响母乳喂养的时间，但是具体原因还需要进一步的研究证实。

3. 母亲发热 在非产科患者中硬膜外麻醉可以使体温降低。然而大量的观察研究和随机试验则发现产科患者却出现体温升高的现象，并且新生儿感染的发生率升高。硬膜外镇痛后母体发热的原因仍不明确，通常体温升高不超过1℃。如果不考虑镇痛的影响，出现发热后应采取多喝水、应用解热药及使用抗生素等适当的措施进行处理。硬膜外镇痛引起的分娩期发热不是新生儿感染的直接证据。

二、远期影响

研究认为分娩方式与儿童感觉统合失调相关，剖宫产的儿童发生感觉统合失调的概率高于经阴道分娩的儿童。硬膜外分娩镇痛可以降低儿童感觉统合失调的发生率。而近期一项前瞻性队列研究则发现硬膜外分娩镇痛可以降低产妇产后抑郁的发生，这为今后的研究铺垫了基础。

总之，虽然椎管内镇痛存在一定的不良反应和并发症，但是其发生率极低，不存在致命性危险，母婴安全性能得到有效保障。目前硬膜外镇痛仍然是分娩镇痛的金标准。产程早期进行硬膜外镇痛和第二产程持续镇痛并不增加剖宫产率及器械助产率，反而增加了产妇分娩的满意度。同时分娩镇痛可以降低产妇产后抑郁及儿童感觉统合失调的发生率。分娩镇痛可能会影响电子胎心监护的结果，需要结合实际情况进行相应的临床干预，降低不必要的剖宫产率。

病例讨论

28岁，170 cm，92 kg，主因“停经32^{+1}周，发现高血压16天”入院。血压最高145/95 mmHg，蛋白+++，孕期发现空腹血糖升高，既往体健。入院诊断：重度先兆子痫，妊娠期糖尿病。入院后予以降压、解痉、促肺成熟处理，同时因Alb降低予以输注血浆1 U。24 h蛋白定量12 g。入院后第二天突发憋气，伴双侧肩胛部疼痛，同时血压升高170/110 mmHg，胎心监护考虑胎儿窘迫，拟行急诊剖宫产。入室患者神志清楚，下肢及后背略水肿。脊柱及四肢活动无异常。血压（BP）180/120 mg，选择腰麻硬膜外联合镇痛，蛛网膜下隙予以轻比重的罗哌卡因15 mg，术中BP维持在120～160/80～120 mmHg，心率（HR）60～80次/分，手术及麻醉过程顺利。

术后情况：血压仍高，160～170/100～110 mmHg，予以硝苯地平控制不良，后予以硝普钠持续泵入控制血压于120～130 mmHg/70～80 mmHg，血小板（PLT）持续降低，60×10^9/L—34×10^9/L－21×10^9/L，无尿，肌酐（Crea）持续升高，78 μmol/L—134 μmol/L—190 μmol/L—285 μmol/L，贫血：血红蛋白（Hb）60 g/L，考虑产后溶血尿毒综合征（PHUS），转入监护室，全院会诊。行血浆置换，血液透析（CRRT），利尿，解痉，降压，对症支持，血小板恢复正常后拔除硬膜外导管。

病例分析

产后溶血尿毒综合征（postpartum hemolytic uremic syndrome，PHUS）也称为产后自发性肾衰竭，系产后当天至10周发生不可逆急性肾衰竭伴血小板减少及微血管病性贫血，是一种比较少见、原因不明、预后不良、死亡率甚高的疾病。此病有特定的临床表现和病理改变。本病的病因未明，可能与病毒感染、口服避孕药（炔雌醇）、产程中应用缩宫素（催产素）、麦角制剂以及胎盘碎片的滞留等因素有关，还有人认为系机械因素。

临床表现为妊娠过程平稳，产后 10 周内发病，以经产妇多见，少数患者在起病前有一系列前驱症状包括呕吐、腹泻等，病情急剧，先出现高血压和水肿，迅速发展至急性肾衰竭。典型者表现为发热、少尿或无尿、血尿和血红蛋白尿、管型尿，急剧进展的氮质血症，伴微血管溶血性贫血或消耗性凝血病，血小板减少。肾外表现包括中枢神经系统症状如抽搐、癫痫发作和昏迷，常伴有心肌病和心力衰竭。

此产妇术前是以重度先兆子痫、胎儿窘迫急诊行的剖宫产术，麻醉前评估除了较难控制的高血压外，血小板及凝血功能未出现明显异常，所以麻醉选择的是腰麻硬膜外联合镇痛下行的剖宫产术，整个麻醉过程中血流动力学稳定。而术后出现的进行性肾衰竭与麻醉无关，保留的硬膜外导管一定要待血小板恢复正常后再拔除。

（林增茂提供）

参考文献

[1] Simkin PP，O'hara M. Nonpharmacologic relief of pain during labor：Systemic reviews of five methods. Am J Obstet Gynecol，2002，186（5）：S131-S159.

[2] Tournaire M，Theau-Yonneau A. Complementary and alternative approaches to pain relief during labor. Evid Based Complement Alternat Med，2007，4（4）：409-417.

[3] Hodnett ED，Gates S，Hofmeyr GJ，et al. Continuous support for women during childbirth. Cochrane Database Syst Rev，2003，10（3）：CD003766.

[4] Dowswell T，Bedwell C，Lavender T，et al. Transcutaneous electrical nerve stimulation（TENS）for pain relief in labour. Cochrane Database Syst，Rev，2009，2（2）：CD007214.

[5] Borup L，Wurlitzer W，Hedegaard M，et al. Acupuncture as pain relief during delivery：a randomized controlled trial. Birth，2009，36（1）：5-12.

[6] Rosen MA. Nitrous oxide for relief of labor pain：A systematic review. Am J Obstet Gynecol，2002，186（5）：S110-S126.

[7] Hantoushzadeh S，Alhusseini N，Lebaschi AH. The effects of acupuncture during labour on nulliparous women：a randomised controlled trial. Aust N Z J Obstet Gynaecol，2007；47（1）：26-30.

[8] Deckardt R，Fembacher PM，Schneider KT，et al. Maternal arterial oxygen saturation during labor and delivery：pain-dependent alterations and effects on the newborn. Obstet Gynecol，1987，70（1）：21-25.

[9] Yeo ST，Holdcroft A，Yentis SM，et al. Analgesia with sevoflurane during labour：ii. Sevoflurane compared with Entonox for labour analgesia. Br J Anaesth，2007，98（1）：110-115.

[10] Sosa CG，Balaguer E，Alonso JG，et al. Meperidine for dystocia during the first of labor：A randomized controlled trial. Am J Obstet Gynaecol，2004，191：1212-1218.

[11] Rayburn W，Rathke A，Leuschen MP，et al. Fentanyl

citrate analgesia during labor. Am J Obstet Gynecol, 1989, 161（1）: 202-206.

[12] Scott LJ, Perry CM. Remifentanil: a review of its use during the induction and maintenance of general anaesthesia. Drugs, 2005, 65（13）: 1793-1823.

[13] Balki M, Kasodekar S, Dhumne S, et al. Remifentanil patient-controlled analgesia for labour: optimizing drug delivery regimens.Can J Anaesth, 2007, 54（8）: 626-633.

[14] Olufolabi AJ, Booth JV, Wakeling HG, et al. A preliminary investigation of remifentanil as a labor analgesic. Anesth Analg, 2000, 91（3）: 606-608.

[15] D'Onofrio P, Novelli AM, Mecacci F, et al.The Efficacy and Safety of Continuous Intravenous Administration of Remifentanil for Birth Pain Relief: An Open Study of 205 Parturients. Anesth Analog, 2009, 109（6）: 1922-1924.

[16] Bonner JC, Mc Clymont W. Respiratory arrest in an obstetric patient using remifentanil patient-controlled analgesia. Anaesthesia, 2012, 67（5）: 538-540

[17] Liu ZQ, Chen XB, Li HB, et al. A comparison of remifentanil parturient-controlled intravenous analgesia with epidural analgesia: a meta-analysis of randomized controlled trials.Anesth Analg, 2014, 118（3）: 598-603.

[18] Claahsen-van der Grinten HL, Verbruggen I, van den Berg PP, et al. Different pharmacokinetics of tramadol in mothers treated for labour pain and in their neonates. Eur J Clin Pharmacol, 2005, 61（7）: 523-529.

[19] Maduska AL，Haghassemali M. A double-blind comparison of butorphanol and meperidine in labor：Maternal pain relief and effect on the newborn. Can Anaesth Soc J，1978，25：398-404.

[20] Hawkins JL. Epidural analgesia for Labour and delivery. N Engl J Med 2010；362：1503-1510.

[21] Bucklin BA，Hawkins JL，Anderson JR，et al. Obstetric anesthesia workforce survey：twenty-year update. Anesthesiology，2005，103（3）：645-653.

[22] Wong CA. Advances in labor analgesia. Int J Womens Health，2010，9（1）139-154.

[23] Hawkins JL，Koonin LM，Palmer SK，et al. Anesthesia-related deaths during obstetric delivery in the United States，1979-1990. Anesthesiology，1997，86（2）：277-284.

[24] Wong CA，Scavone BM，Peaceman AM，et al. The risk of cesarean delivery with neuraxial analgesia given early versus late in labor. N Engl J Med，2005，352（7）：655-665.

[25] Macarthur AJ. Gerard W. Ostheimer "What's New in Obstetric Anesthesia" Lecture：Anesthesiology，2008，104（4）：777-785.

[26] Pan PH，Bogard TD，Owen MD. Incidence and characteristics of failures in obstetric neuraxial analgesia and anesthesia：a retrospective analysis of 19，259 deliveries. Int J Obstet Anesth，2004，13（4）：227-233.

[27] Norris MC，Fogel ST，Conway-Long C. Combined spinal-epidural versus epidural labor analgesia. Anesthesiology，2001，95（4）：913-920.

[28] Hughes D，Simmons SW，Brovon J，et al. Combined spinal-epidural versus epidural analgesia in labour. Cochrane Database Syst Rev，2003，10（3）：CD003401.

[29] Clarke VT，Smiley RM，Finster M. Uterine hyperactivity after intrathecal injection of fentanyl for analgesia during labor：a cause of fetal bradycardia？ Anesthesiology，1994，81（4）：1083.

[30] Nielsen PE，Erickson JR，Abouleish EI，et al. Fetal heart rate changes after intrathecal sufentanil or epidural bupivacaine for labor analgesia：incidence and clinical significance. Anesth Analg，1996，83（4）：742-746.

[31] Van MDV，Halpern S，Joseph G. Patient-controlled epidural analgesia versus continuous infusion for labour analgesia：a meta-analysis. Br J Anaesth，2002，89（3）：459-465.

[32] Vallejo MC，Ramesh V，Phelps AL，et al. Epidural labor analgesia：continuous infusion versus patient-controlled epidural analgesia with background infusion versus without a background infusion. J Pain，2007，8（12）：970-975.

[33] Lim Y，Ocampo CE，Supandji M，et al. Randomized Controlled Trial of Three Patient-Controlled Epidural Analgesia Regimens for Labor. Anesth Analg，2008，107（6）：1968-1972.

[34] 苏仙，曲元. 硬膜外间歇脉冲注入技术用于产妇自控硬膜外分娩镇痛的效果. 中华麻醉学杂志，2016，36（11）：1306-1308.

[35] Arkoosh VA，Palmer CM，Yun EM，et al. A randomized，double-masked，multicenter comparison of the safety of continuous intrathecal labor analgesia using a 28-

gauge catheter versus continuous epidural labor analgesia. Anesthesiology，2008，108（2）：286-298.

[36] Arzola C，Davies S，Rofaeel A，et al. Ultrasound using the transverse approach to the lumbar spine provides reliable landmarks for labour epidurals. Anesth Analg，2007，104（5）：1188-1192.

[37] Polley LS，Columb MO，Naughton NN，et al. Relative analgesic potencies of ropivacaine and bupivacaine for epidural analgesia in labor：implications for therapeutic indexes. Anesthesiology，1999，90（4）：944-950.

[38] Bader AM，Fragneto R，Terui K，et al. Maternal and neonatal fentanyl and bupivacaine concentrations after epidural infusion during labor. Anesth Analg，1995，81（4）：829-832.

[39] Porter JS，Bonello E，Reynolds F. The effect of epidural opioids on maternal oxygenation during labour and delivery.Anaesthesia，1996，51（10）：899-903.

[40] Van de Velde M，Berends N，Kumar A，et al. Effects of epidural clonidine and neostigmine following intrathecal labour analgesia：a randomised，double-blind，placebo-controlled trial. Int J Obstet Anaesth，2009，18（3）：207-214.

[41] Wallet F，Clement HJ，Bouret C，et al. Effects of a continuous low-dose clonidine epidural regimen on pain，satisfaction and adverse events during labour：a randomized，double-blind，placebo-controlled trial. Eur J Anaesthesiol，2010，27（5）：441-447.

[42] Wong CA，Scavone BM，Peaceman AM，et al. The risk of caesarean delivery in neuraxial analgesia given early vs

late in labour. N Engl J Med，2005（7），352：655-665.

[43] Ohel G，Gonen R，Vaida S，et al. Early versus late initiation of epidural analgesia in labor：does it increase the risk of cesarean section？ A randomized trial.Am J Obstet Gynecol，2006，194（3）：600-605.

[44] American College of Obstetricians and Gynecologists Committee on Obstetric Practice. ACOG committee opinion. No. 339：analgesia and caesarean delivery rates. Obstet Gynecol，2006，107（6）：1487-1488.

[45] Wang F，Shen X，Guo X，et al. Epidural analgesia in the latent phase of labor and the risk of cesarean delivery：a five-year randomized controlled trial. Anesthesiology，2009，111（4）：871-880.

[46] Wong CA，McCarthy RJ，Sullivan JT，et al. Early compared with late neuraxial analgesiain nulliparous labor induction：A randomized controlled trial. Obstet Gynecol，2009，113（5）：1066-1074.

[47] 徐世琴 沈晓凤 袁红梅 . 分娩潜伏期应用罗哌卡因进行硬膜外镇痛的研究 . 中国妇幼保健，2006，21（21）：3035-3036.

[48] 张渺，孙小梅，陈磊，等 . 潜伏期硬膜外产时镇痛对母儿结局的影响 . 中华围产医学杂志，2007，10（1）：6-9.

[49] 耿志宇，吴新民，李萍，等 . 潜伏期硬膜外分娩镇痛对产程和分娩方式的影响 . 中华医学杂志，2009，89（1）：33-36.

[50] 中华医学会麻醉学分会产科学组 . 分娩镇痛专家共识（2016 版）. 临床麻醉学杂志，2016，32（8）：816-817.

[51] Torvaldsen S，Roberts CL，Bell JC，et al. Discontinuation of epidural analgesia late in labour for reducing

the adverse delivery outcomes associated with epidural analgesia. Cochrane Database Syst Rev，2004，4（4）：CD004457.

[52] Cahill AG，Tuuli MG. Labor in 2013：the new frontier. Am J Obstet Gynecol，2013，209（6）：531-534.

[53] Leighton BL，Halpern SH. The effect of epidural analgesia on labor，maternal and neonatal outcomes：A systematic review. Am J Obstec Gynecol，2002，186（5）：S69-77.

[54] Anim-Somuah M，Smyth R，Howell C. Epidural versus non-epidural or no analgesia in labour.Cochrane Database Syst Rev，2010，33（1）：79.

[55] Halpern SH，Leighton BL. Epidural analgesia and the progress of labour. In：Halpern SH，Douglas MJ，eds. Evidence-based Obstetric Anesthesia. Oxford，UK：Blackwell，2005：10-22.

[56] Alexander JM，Sharma SK，McIntire DD，et al. Intensity of labor pain and cesarean delivery. Anesth Analg，2001，92（6）：1524-1528.

[57] Panni M.K，Segal S. Local anesthetic requirements are greater in dystocia than in normal labor. Anesthesiology，2003，98（4）：957-963.

[58] Alfirevic Z，Devane D，Gyte GML. Continuous cardiotocography（CTG）asa form of electronic fetal monitoring（EFM）for fetal assessment during labour. Cochrane Database Syst Rev，2006，5（3）：CD006066.

[59] Kasai T，Yaegashi K，Hirose M，et al. Aseptic meningitis during combined continuous spinal and epidural analgesia. Acta Anaesthesiol Scand，2010，47（6）：775-776.

[60] Landau R，Carvalho B，Wong C，et a1. Elevation of uterine basal tone and fetal heart rate abnormalities after labor analgesia：a randomized eontrolled trial. Obstet Gynecol，2009，113（1）：41-47.

[61] Blix E，Reinar LM，Klovning A，et al. Prognostic value of the labour admission test and its effectiveness compared with auscultation only：a systematic review. BJOG，2005，112（12）：1595-1604.

[62] Gourounti K，Sandall J. Admission cardiotocography versus intermittent auscultation of fetal heart rate：effects on neonatal Apgar score，on the rate of caesarean sections and on the rate of instrumental delivery-a systematic review. Int J Nurs Stud，2007，44（6）：1029-1035.

[63] Devane D，Lalor JG，Daly S，et al. Cardiotocography versus intermittent auscultation of fetal heart on admission to labour ward for assessment of fetal wellbeing. Joural of Evidence-Based Medicine，2012，5（2）：100.

[64] Wong CA，Scavone BM，Dugan S. Incidence of Postpartum Lumbosacral Spine and Lower Extremity Nerve Injuries. Obstet Gynecol，2003，101（2）：279-288.

[65] Loo CC，Dahlgren G，Irestedt L. Neurological complications in，obstetric regional anaesthesia. Int J Obstet Anesth，2000，9（2）：99-124.

[66] Ranasinghe，JS，D.J. Birnbach. Progress in analgesia for labor：focus on neuraxial blocks.Int J Womens Health，2010，1：31-43.

[67] Thomas DA，Williams GM，Iwata K，et al. The medullary dorsal horn. A site of action of morphine in producing facial scratching in monkeys. Anesthesiology，

1993，79（3）：548-554.

[68] Sheen MJ，Ho ST，Lee CH，et al. Prophylactic mirtazapine reduces intrathecal morphine-induced pruritus. Br J Anaesth，2008，101（5）：711-715.

[69] Asokumar B，Newman LM，McCarthy RJ，et al. Intrathecal bupivacaine reduces pruritus and prolongs duration of fentanyl analgesia during labor：a prospective，randomized controlled trial. Anesth Analg，1998，87（6）：1309-1315.

[70] Anderka M，DeClercq ER，Smith W. A time to be born. Am J Public Health，2000，90（1）：124-126.

[71] Panzer O，Ghazanfari N，Sessler DI，et al. Shivering and shivering-like tremor during labor with and without epidural analgesia. Anesthesiology，1999，90（6）：1609-1616.

[72] Shapiro A，Zohar E，Zaslansky R，et al. The frequency and timing of respiratory depression in 1524 postoperative patients treated with systemic or neuraxial morphine. J Clin Anesth，2005，17（7）：537-542.

[73] Carvalho，B. Respiratory depression after neuraxial opioids in the obstetric setting. Anesth Analg，2008，107（3）：956-961.

[74] Rawal N，Holmström B，Crowhurst JA，et al.The combined spinal-epidural technique. Anesthesiol Clin North America，2000，18（2）：267-295.

[75] Norris MC，Grieco WM，Borkowski M，et al. Complications of labor analgesia：epidural versus combined spinal epidural techniques. Anesth Analg，1994，79（3）：529-537.

[76] Albright GA，Forster RM. Does combined spinal-epidural analgesia with subarachnoid sufentanil increase the incidence of emergency cesarean delivery？ Reg Anesth，1997，22（5）：400-405.

[77] Kasai T，Yaegashi K，Hirose M，et al. Aseptic meningitis during combined continuous spinal and epidural analgesia. Acta Anaesthesiol Scand，2003，47（6）：775-776.

[78] Weiniger CF，Wand S，Nadjari M，et al. Post-void residual volume in labor：a prospective study comparing parturients with and without epidural analgesia. Acta Anaesthesiol Scand，2006，50（10）：1297-1303.

[79] Jouppila R，Hollmen A. The effect of segmental epidural analgesia on maternal and foetal acid-base balance，lactate，serum potassium and creatine phosphokinase during labour. Acta Anaesth Scand，1976，20：259-286.

[80] Lederman RP，Lederman E，Work B，McCann DS. Anxiety and epinephrine in multiparous labor：relationship to duration of labor and fetal heart rate pattern.Am J Obstet Gynecol，1985，153：870-877.

[81] Levinson G，Shnider SM，deLorimier AA，Steffenson JL. Effects of maternal hyperventilation on uterine blood flow and fetal oxygenation and acid-base status. Anesthesiology，1974，40：340-347.

[82] Shnider SM，Abboud T，Artal R，et al. Maternal catecholamines decrease during labor after lumbar epidural analgesia. Am J Obstet Gynecol，1983，147（1）：13-15.

[83] David H，Rosen M. Perinatal mortality after epidural analgesia. Anaesthesia，1976，31（8）：1054-1059.

[84] Wilson MJ，MacArthur C，Cooper GM，et al. Epidural

analgesia and breastfeeding：a randomised controlled trial of epidural techniques with and without fentanyl and a non-epidural comparison group. Anaesthesia，2010，65（2）：145-153.

[85] Ding T，Wang DX，Qu Y，et al. Epidural labor analgesia is associated with a decreased risk of postpartum depression：a prospective cohort study. Anesth Analg，2014，119（2）：382-392.

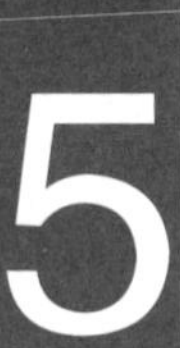

5 剖宫产手术的麻醉

（李 坚）

要点

- 剖宫产手术首选椎管内阻滞，即蛛网膜下隙阻滞、硬膜外阻滞或腰麻硬膜外联合镇痛；
- 实施全麻剖宫产的产妇均应按困难气道对待；
- 无论是否禁食，所有产妇均应视为饱胃患者；
- 几乎所有阿片类药物和镇静药均易通过胎盘，对新生儿产生影响；
- 所有实施全麻的剖宫产，都必须有经验丰富的儿科医师在场；
- 剖宫产术后镇痛主要采用椎管内局麻药和阿片类药物，提倡合并非甾体消炎药（NSAIDs）等多模式镇痛。

产科麻醉关系到母体和胎儿的安全，风险相对较大。麻醉医师除了要掌握麻醉方面的专业知识和技能外，还应该掌握孕妇妊娠的生理改变、病理产科以及麻醉方法和麻醉药物对母体和胎儿的影响等方面的知识，尽最大可能保障母婴安全。随着国家二孩政策的全面开放，各种复杂产科手术的比例也会攀升，麻醉医师将面临新的挑战。

第一节　麻醉选择及术前准备

一、麻醉前评估

（一）病史及体格检查

除了一般的病史采集外，还应关注孕妇保健以及相关的产科病史、麻醉史、气道情况、妊娠后心、肺功能、基础血压等，椎管内麻醉前还应检查背部情况。在解释操作步骤和可能发生的并发症后，获得患者的知情同意。

（二）化验检查

血、尿常规，肝、肾功能，出凝血时间。对患有妊娠相关高血压、HELLP 综合征和其他凝血障碍相关疾病、行椎管内麻醉或镇痛的患者，尤其要关注血小板计数和凝血功能检查。

（三）胎儿的评估

麻醉医师应与产科医师就胎儿的健康进行沟通。

（四）注意事项

胃动力和胃食管括约肌功能的减退以及胃酸分泌过多使产妇具有较高的反流误吸的风险，所以无论是否禁食，所有产妇均应视为饱胃患者。

二、术前准备

（1）充分认识产科麻醉具有相对较高的风险，妊娠期间呼吸、循环都发生了一系列的改变，特别是心血管系统改变较大。

（2）准备好麻醉机和相应的麻醉器械和药品，以应对潜在的并发症，如插管失败、呼吸抑制、低血压、镇痛效果不佳、呕吐等。

（3）不论选择哪种麻醉方法，都应尽量保持子宫左侧倾斜位。

三、麻醉选择

常见的剖宫产指征为滞产、头盆不称、先露异常、胎儿窘迫以及剖宫产史等。麻醉的选择因人而异，取决于手术紧急程度、母体状态以及患者的要求，包括全麻和椎管内麻醉，即蛛网膜下隙阻滞、硬膜外阻滞、腰麻硬膜外联合镇痛。

第二节　椎管内麻醉

椎管内麻醉在剖宫产手术中的应用日益增加，与全麻相比，除了降低气管插管失败率和胃内容物误吸的风险外，胎儿娩出后 1 min 和 5 min Apgar 评分均较高。另外，椎管内阻滞中局麻药作用在孕妇身上是增强的，因此局麻药物剂量可能减少 30%。

一、蛛网膜下隙阻滞（腰麻）

（一）腰麻特点

在剖宫产手术中实施蛛网膜下隙阻滞有许多优点：起效快，阻滞效果良好，并且由于局麻药使用剂量小，发生局麻药中毒的概率小，通过胎盘进入胎儿的剂量也相应减少。另外，蛛网膜下隙阻滞失败率较低，还不会造成局麻药意外血管内注射，或大量注入蛛网膜下隙造成全脊麻。缺点为麻醉时间有限和容易出现低血压。不仅适用于剖宫产手术麻醉，也适用于臀位外倒转的麻醉实施。

（二）腰麻常用剂量

1. 最常使用的药物是重比重布比卡因（布比卡因用 10% 葡萄糖溶液稀释） 常用剂量为 6 ～ 10 mg，有效时间为 1.5 ～ 2 h。超过 15 mg 低血压的发生率明显升高。低血压可通过预先给予一定量的液体、子宫移位（通常是左移）以及准备好麻黄碱或去氧肾上腺素等升压药来预防。阻滞平面的高低与产妇身高、体重等因素有一定关系，与局麻药剂量明显呈正相关。患者体位可采用侧卧位或坐位，对于肥胖的产妇，坐位是蛛网膜下隙穿刺的最佳体位。另外，局麻药中加入少量麻醉性镇痛药如芬太尼（15 ～ 25 μg）、舒芬太尼（5 μg）、吗啡（0.1 ～ 0.25 mg）等能减少术中牵拉不适的发生。用药后要加强监护以防迟发性呼吸抑制的发生。

2. 轻比重布比卡因腰麻（布比卡因用灭菌注射用水稀释） 常用剂量 6 ～ 10 mg，常用浓度为 0.125% ～ 0.25%，与重比重布比卡因腰麻相比，具有同样的麻醉平面及镇痛效果。而麻醉消退更快，具有更少的低血压发生率。适用于时间较短（30 min 之内）的剖宫产手术。

3. 罗哌卡因（只限于进口药物耐乐品）腰麻 常用剂量 10 ～ 15 mg，常用浓度 0.125% ～ 0.5%（用灭菌注射用水稀释）。耐乐品 2008 年 6 月已通过美国食品药品监督管理局（FDA）认证，允许罗哌卡因注入蛛网膜下隙。目前已成为北京大学第一医院剖宫产腰麻的常规用药。

二、连续硬膜外隙阻滞

硬膜外隙阻滞是剖宫产手术常用的麻醉方法，其麻醉效果良好，麻醉平面和血压容易控制，对母婴安全可靠。局麻药常选用 1.5% ～ 2% 利多卡因或 0.5% 布比卡因。因为常用的局麻药为酸性溶液，为离解状态，不容易穿过类脂膜，添加少量碳酸氢盐既增加了溶液的 pH，也增加了非离解状态的局麻药，因此，为了快速起效，每 10 ml 利多卡因中可加入碳酸氢钠 1 ml，但在布比卡因中加入碳酸氢盐的这种作用还有争议，同时，布比卡因在碱化时可能会发生沉淀，因而添加的剂量应该更小。另外，孕妇用药的剂量可比非孕妇减少约 1/3。罗哌卡因和左旋布比卡因也在剖宫产手术中表现出良好的安全性和有效性，且在心脏毒性方面比布比卡因明显减少，但随着更加规范的操作及药物管理，局麻药血管内毒性反应将极少发生。

穿刺点常选择 $L_{1\sim2}$ 或 $L_{2\sim3}$。孕妇硬膜外血管常处于充盈状态，穿刺置管应小心，以免误入血管。硬膜外导管有移动的可能，因此即使采用负压回抽实验也不能完全排除导管进入蛛网膜下隙或血管的可能。注药前应回吸，然后给予实验剂量（如 2% 利多卡因 3 ～ 5 ml）并观察产妇的反应。应选用较为安全的局麻药，如利多卡因、罗哌卡因、左旋布比卡因等。局麻药中添加少量芬太尼（2 μg/ml）或舒芬太尼（0.5 μg/ml）有助于改善麻醉效果。硬膜外已经置管行无痛分娩的患者，拟行急诊剖宫产时，可直接利用原导管有效地实施硬膜外麻醉。

三、腰麻硬膜外联合镇痛

腰麻硬膜外联合镇痛（combined spinal-epidural analgesia，CSEA）综合了蛛网膜下隙麻醉和硬膜外隙麻醉的优点，起效迅速，阻滞完善，可随意延长麻醉时间，近 20 年来已广泛用于剖宫产手术的麻醉中。

穿刺点常选择 $L_{2\sim3}$，使用“针过针”技术，由硬膜外穿刺针进入硬膜外隙后，经该穿刺针置入长而带微侧孔的无创性蛛网膜下隙穿刺针直到针尖刺破蛛网膜，脑脊液自由流出证明置入正确。注入局麻药后，退出穿刺针，置入硬膜外导管，需要时再从硬膜外隙给药，实施连续硬膜外麻醉或

PCEA 术后镇痛。

“针过针”技术的针芯更细，减轻了硬膜的损伤程度，同时避免了和皮肤的直接接触，减少了感染机会；笔尖式针芯、针孔侧置使针芯不像传统的斜面式腰麻针那样切开硬脊膜，而是分开硬脊膜，对硬脊膜的损伤更小，故容易愈合，明显减少脑脊液外漏，从而使头痛等并发症大大降低。

CSEA 缺点：由于首先使用了蛛网膜下隙阻滞，因此无法测试硬膜外导管是否进入蛛网膜下隙，注意回吸硬膜外导管是否有脑脊液，密切观察随后是否有脑脊液经导管流出。另外，经由硬膜外隙给药时局麻药可能通过硬脊膜扩散进入蛛网膜下隙。

四、连续蛛网膜下隙阻滞

方法为使用硬膜外穿刺针穿过硬膜，把导管置入蛛网膜下隙 3 ～ 4 cm，以累加方式给予较小剂量局麻药。这种给药方式尤其适用于高危产妇，如合并有心脏病、呼吸系统疾病、病理性肥胖以及神经肌肉传导疾病。穿刺时转动穿刺针使穿刺针斜面与硬膜纤维平行，可降低头痛的危险。另外，原位留置蛛网膜下隙导管 12 ～ 24 h，并在拔管前注射一次生理盐水，可进一步降低头痛的风险。近年来许多麻醉医师提倡误穿破硬膜后即将硬膜外导管置入蛛网膜下隙实施连续腰麻，这样可明显减少误穿破硬膜导致的头痛。

五、区域麻醉并发症

（一）低血压（仰卧综合征）

当收缩压低于 100 mmHg 或低于基础值的 20% 时为低血压。低血压的发生率和严重程度取决于阻滞平面的高低、产妇的体位以及是否采取了预防性措施。静脉补液、避免子宫压迫下腔静脉（通常保持腹部左移）、注意实施区域麻醉后血压监测的间隔时间，可降低低血压的风险。如果发现和处理及时，产妇一过性低血压与产妇和胎儿的死亡无关。低血压的处理首选麻黄碱，近来的研究发现，对于无禁忌证的患者（如心动过缓），去氧肾上腺素对于改善产妇血流动力学及胎儿酸碱平衡优于麻黄碱。

（二）局麻药毒性反应

常见于通过硬膜外穿刺针或硬膜外导管意外血管内注射。由于增大的子宫压迫下腔静脉使硬膜外静脉丛扩张，硬膜外导管误入血管的风险增加。使用试验剂量可减少局麻药毒性反应的发生。实验剂量的利多卡因血管内注射后表现为耳鸣或口唇麻木，中毒剂量则表现为惊觉、抽搐或心血管虚脱等。小剂量丙泊酚可抑制抽搐。抽搐发作早期很快产生低氧血症、高碳酸血症和酸中毒，必须开放气道保证通气和氧合，琥珀胆碱备用，做好气管插管的准备。静脉注射布比卡因可导致快速的、严重的心血管虚脱拌惊觉、抽搐，心肺复苏将会非常困难，特别是在伴有缺氧酸中毒时。胺碘酮治疗由布比卡因引起的室性心动过速有一定疗效。

（三）硬膜穿破后头痛（post-dural puncture headache，PDPH）

1. 临床症状　PDPH 的典型症状为由平卧位转为坐位或直立位时出现剧烈头痛，尤其在咳嗽或突然活动时疼痛加剧，在平卧位时疼痛缓解。疼痛性质为钝痛，并感觉头部发沉。疼痛部位为枕部向头顶放射甚至达前额部及颈部。四肢伴有轻度无力，并主诉以前从未有过此种头痛症状。PDPH 可穿刺后立即发生，也可发生在数日后，据统计，最常见是在穿刺 48 h 内发生，大多数头痛在 7 日内即可自行缓解。伴随症状有恶心、呕吐、情绪低沉、视觉改变（发生率 0.4%）和听觉失衡（发生率 0.4%）。

2. PDPH 的原因 PDPH 的病因是复杂的，最常见的原因是脑脊液从刺破的硬脊膜不断流出造成脑脊液的压力降低所致。正常人体水平位时脑脊液的压力为 7 ～ 20 cmH_2O，直立位时压力升至 54 cmH_2O 以上，而硬膜外隙又是闭合的，所以在直立位时蛛网膜下隙内的脑脊液压力为 54 ～ 68 cmH_2O，就很容易使脑脊液随着压力梯度漏入到硬膜外隙。一些研究者发现，给硬膜外隙注射生理盐水或血液可补充硬膜外隙的压力以达到缓解头痛的目的。

另一个原因可能为颅内血管扩张。颅内压由颅内三个组成部分所决定：脑组织（85%），脑血容量（5% ～ 8%）和脑脊液（7% ～ 10%）。脑脊液的丢失使脑血管收缩以增加脑血容量，血管收缩刺激了血管周围的张力感受器导致偏头痛的发生。

3. PDPH 的发生率 某些患者为 PDPH 的高发人群，如年轻患者、女性患者、孕产妇和产后妇女。老年人尤其 60 岁以上的患者头痛发生率明显下降，尽管原因尚不清楚，但与老年人的脑脊液压力偏低有关。产妇的 PDPH 的发生率是非产妇的两倍。

4. 预防措施

（1）腰穿针的直径：许多研究表明，腰穿针的直径与术后头痛有密切关联（表 5-1）。腰穿针的直径与 PDPH 发生率成正比关系，腰穿针越粗，PDPH 发生率越高。常用的国产腰穿针为 22 G，头痛发生率为 5.0% ～ 26.0%，而腰麻硬膜外联合镇痛套件中的腰穿针为 25 G 或 27 G，更细化，头痛发生率大大降低。北京大学第一医院做过的近三万余例腰麻硬膜外联合镇痛，除硬膜外针刺破硬脊膜而导致的术后头痛外，使用腰麻硬膜外联合镇痛套件中的 25 G 腰穿针所致的 PDPH 发生率为 0.4%。即使头痛发生，出现症状也较轻，不需要特殊处置，可自行缓解。

表 5-1　腰穿针的号数与头痛的关系

针的号数（G）	头痛发生率（%）
20	14.0
21	9.5
24	6.0
25/26	3.5

（2）针尖斜面的方向：1926 年 Green 就推测，若在做蛛网膜下隙穿刺时，穿刺针尖的斜面平行于硬脊膜的纤维，缺损更小而减少脑脊液的外漏；若穿刺针尖的斜面垂直于硬脊膜时，由于切割了纤维，导致解剖缺损加大而使脑脊液外漏增多。

（3）针尖的设计：腰穿针的针尖形状决定着 PDPH 的发生率。传统的腰穿针为斜面式针尖，穿破硬脊膜时是切割纤维，因此损伤大；而腰麻硬膜外联合镇痛套件中的 Whitacre 腰穿针为笔尖式的，穿破硬脊膜时是挤开纤维，因此脑脊液的渗漏明显减少，从而有效降低 PDPH 的发生率。

（4）腰穿针的穿刺角度：腰穿针的穿刺角度也可能会影响硬脊膜破口的大小。1977 年 Hatfalvi 报道 600 余位用 20 G 腰麻针行腰麻未出现术后头痛，而这些患者全部接受侧入法穿刺。并发现若与硬脊膜呈 30° 角度进针，则脑脊液渗漏比 60° 和 90° 进针明显减少，这是由于侧入时，相邻膜组织使硬脊膜上的破口不能相互重叠，而产生“封口”效应。

（5）患者体位：患者在接受腰麻穿刺操作时，经常处于弯曲的体位，易使腰穿针正中刺入蛛网膜下隙，此体位使硬脊膜伸紧，易使穿刺破口扩大。因此，有学者建议，采取俯卧位或松弛体位进行腰穿，但在实际操作工作中有一定困难。

（6）所用药物：蛛网膜下隙注射药物尤其是局麻药物对术后头痛发生率有影响。PDPH 发生率依次为蛛网膜下隙注射利多卡因＞布比卡因＞丁卡因普鲁卡因复合物，注射药液中加入葡萄糖会增加 PDPH 发生率，而加入肾上腺素或芬太尼可减低 PDPH 发生率。

（四）全脊麻

全脊麻为罕见但非常严重的并发症，多由硬膜外阻滞剂量的局麻药进入蛛网膜下隙所致，如硬膜外导管移位进入蛛网膜下隙。当硬膜外麻醉阻滞不完全而尝试实施腰麻时，也有出现高平面阻滞，甚至全脊麻的风险。

全脊麻表现为注药后迅速出现广泛的感觉和运动神经阻滞，意识不清、双侧瞳孔扩大、呼吸停止、肌无力、低血压、心动过缓、甚至室性心律失常或心搏骤停。

1. 预防

（1）正确操作，确保局麻药注入硬膜外隙：注药前回吸确认无脑脊液回流；

（2）强调给予不超过局麻药腰麻用量的试验剂量（通常为 2% 利多卡因 3 ～ 5 ml），并观察不小于 5 min。

（3）当发生硬膜外麻醉阻滞不完全时，采用除单次腰麻外的其他方法，如重新放置硬膜外导管，并小心给药；或采取 CSEA，给予部分（而非全部）腰麻常规剂量，随后利用硬膜外导管给药获得理想平面。发生硬膜意外穿破而继续使用硬膜外麻醉时，应少量分次给药并严密监测。

2. 治疗

（1）建立人工气道实施人工通气；

（2）静脉输液，使用血管活性药维持循环稳定；

（3）如发生心搏骤停应立即实施心肺复苏；

（4）严密监测直至神经阻滞症状消失。

（五）脊髓或硬膜外血肿

脊髓或硬膜外血肿是一种罕见的后果严重的并发症。临床表现为椎管麻醉后 24 h 内出现严重背痛、肌无力、括约肌功能障碍，最后发展为完全性截瘫。诊断主要依靠临床症状、体征和影像学检查。

1. 预防

（1）穿刺和置管时操作轻柔，尽量避免反复穿刺。

（2）对有凝血功能障碍及接受抗凝治疗的患者尽量避免使用椎管内阻滞。

1）一般认为血小板计数低于 80×10^9/L 椎管内血肿风险明显增加。

2）静脉普通肝素治疗，至少停药 4 h、凝血指标恢复正常后，方可进行椎管内穿、置管或拔管，椎管内穿刺、置管或拔管 1 h 后方可静脉应用肝素。

3）术前低分子量肝素治疗的患者实施单次腰麻最为安全。至少在血栓预防剂量给药后 12 h 或治疗剂量给药后 24 h，方可实施椎管内穿刺、置管或拔管；术后应予椎管内穿刺 24 h 后，且拔出导管 2 h 以上，方可开始使用低分子量肝素预防血栓形成。

4）单独使用阿司匹林或非甾体消炎药（NSAIDs）不增加椎管内阻滞血肿发生的风险。

2. 诊断和治疗

（1）新发生的或持续进展的背痛、感觉和运动缺失、大小便失禁；

（2）尽可能快速影像学检查［磁共振成像（MRI）］，尽快相关科室会诊决定是否需要紧急椎板减压；

（3）治疗的关键在于及时发现和迅速果断处理，避免发生脊髓不可逆性损伤。

（六）短暂神经征（TNS）

临床表现为腰麻作用消失后 24 h 内的单侧或双侧臀部疼痛，50% ～ 100% 的患者并存背痛，少数患者表现为放射至大腿前部或后部的感觉迟钝。疼痛的性质为锐痛、刺痛或钝痛痉挛性疼痛、烧灼痛。通常活动能改善，夜间疼痛加剧，使用 NSAIDs 有效。至少 70% 的患者疼痛程度为中度至重度，约 90% 患者可以在 1 周内自行缓解。体格检查和影像学检查无神经学阳性改变。

1. 病因　可能的病因为局麻药的神经毒性；穿刺针损伤，小口径笔尖式腰麻针造成局麻药的浓聚等。

2. 预防　采用最低有效浓度和最低有效剂量的局麻药。

3. 治疗　首先排除椎管内血肿或脓肿。最有效的药物为 NSAIDs，无效者可加用阿片类药物。另外还可给予热敷等对症治疗，伴有肌肉痉挛可使用环苯扎林。

第三节　全身麻醉

尽管全身麻醉（全麻）在剖宫产中的使用已明显减少，但在一些情况下仍需实施全麻，如产妇大出血、凝血功能障碍、腰部皮肤感染、精神障碍、胎儿窘迫等。全麻的优点包括诱导迅速、血流动力学稳定、易于控制气道等。最严重的问题是气管插管失败（在产科患者的发生率为 1∶300，在所有患者发生率为 1∶2000）和反流误吸［在产科患者的发生率为 1∶（400 ～ 500），在所有患者发生率为 1∶2000］，无论是否禁食，所有产妇均应视为饱胃患者。剖宫产全麻插管失败处理措施见下列流程图。由于孕妇在足月时功能残气量下降约 20%，在全麻诱导、呼吸暂停时很快会出现低氧血症，应予注意。其他问题还包括新生儿窘迫、子宫收缩抑制、产妇术中知晓等，可通过良好的麻醉管理来有效地预防。近来有麻醉医师认为，由于剂量相关的新生儿抑制都是可以预料的，不必过分限制静脉麻醉药的使用，前提是所有实施全麻的剖宫产，都必须有经验丰富的儿科医师在场。

一、全麻的实施步骤

（1）如时间允许，诱导前 1 h 口服非颗粒性抗酸药（如枸橼酸钠 30 ml），静脉给予 H_2 受体阻滞剂（西咪替丁、雷尼替丁、法莫替丁）和（或）甲氧氯普胺（甲氧氯普胺）。

（2）采用左侧倾斜 30° 头高体位。用较大型号套管针（G16 或 G18）建立静脉通路。常规监测包括血压、ECG、SPO_2、$ETCO_2$，确保吸引器和预防气管插管失败的器械设备准备就绪。

（3）高流量（6 L/min）给氧去氮 3 ～ 5 min。

（4）强调预充氧，呼出气氧浓度（$F_{ET}O_2$）≥ 0.9 为预充氧良好的指标。

（5）手术各项准备（消毒、铺巾）完成后开始麻醉诱导，以尽量减少胎儿暴露于全麻药下的时间。静脉给予丙泊酚 2 ～ 2.5 mg/kg（血压较低时可联合使用氯胺酮），琥珀胆碱 1 ～ 1.5 mg/kg，快速诱导插管。按压环状软骨，人工通气直到确定气管内导管在正确位置以及气囊充气为止。

（6）若备有舒更葡糖钠（sugammadex，Bridion，布瑞婷），建议使用大剂量肌肉松弛药罗库溴铵（1 ～ 1.2 mg/kg）。琥珀胆碱通过去极化作用增加氧耗，罗库溴铵则不会；环糊精（16 mg/kg）在 3 min 内可完全逆转罗库溴铵的肌松作用。

（7）麻醉维持使用 50% 氧气和 50% 氧化亚氮以及 0.75 MAC 挥发性麻醉气体。

（8）避免过度通气，以免减少子宫血流，造成胎儿酸中毒。

（9）胎儿取出后，立即加深麻醉，将氧化亚氮浓度上升至 70%，不连续给予或减少挥发性麻醉气体，以免影响宫缩。给予阿片类镇痛药，必要时追加肌肉松弛药。静脉给予缩宫素。

（10）手术结束后常规拮抗肌肉松弛药，患者清醒后，拔出气管导管。

二、剖宫产全麻插管失败处理措施

剖宫产全麻插管失败处理措施见流程图 5-1：

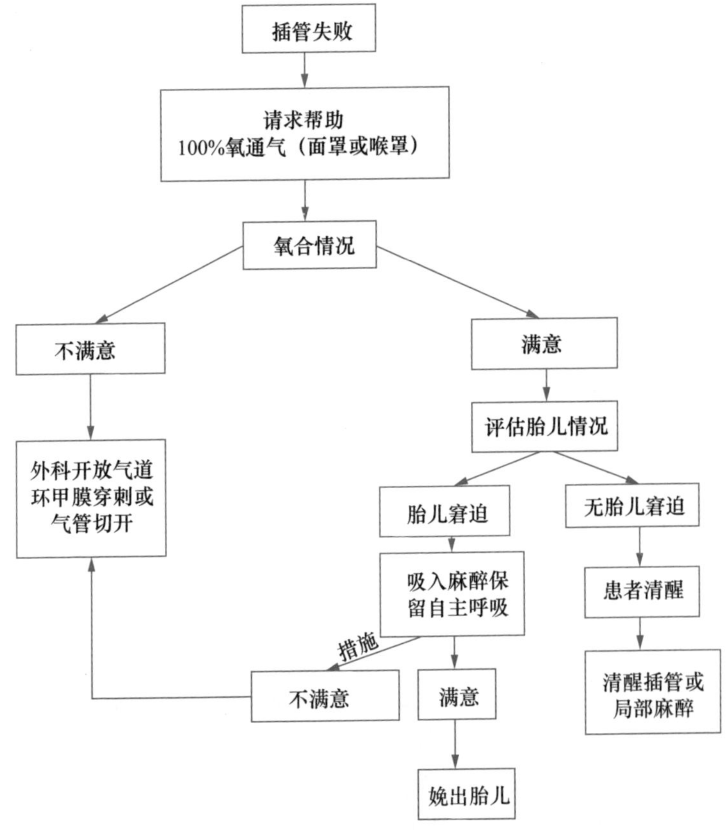

图 5-1　插管失败处理措施流程图

第四节　急诊剖宫产的麻醉

急诊剖宫产的指征包括大出血（前置胎盘、侵入性胎盘、胎盘早剥和子宫破裂）、脐带脱垂和严重的胎儿窘迫。麻醉的选择取决于手术的紧迫程度及孕妇胎儿情况。与产科医师讨论后，若时间和情况允许，首选椎管内阻滞。对于真正需要即可分娩的急诊剖宫产，即使孕妇已经置入硬膜外导管，恐怕没有足够的时间取得完善的麻醉平面，况且，严重的低血容量和低血压也是硬膜外阻滞的禁忌证。此时必须选择全身麻醉。实施步骤如下：

（1）静脉给予 H_2 受体阻断剂或甲氧氯普胺 10 mg。

（2）采用左侧倾斜 30°、头高体位。用较大型号套管针（G16 或 G18）建立静脉通路。常规监测血压、ECG、SPO_2、$ETCO_2$，确保吸引器和预防气管插管失败的器械准备就绪。

（3）高流量（6 L/min）给氧去氮（深吸气 5 ～ 6 次）。

（4）在准备手术（消毒、铺巾）同时给予丙泊酚 2 ～ 2.5 mg/kg（血压较低时单独给予氯胺酮 1 mg/kg 或联合使用氯胺酮），琥珀胆碱 1 ～ 1.5 mg/kg，快速诱导插管。按压环状软骨直到确定气管内导管在正确位置以及气囊充气为止。

（5）麻醉维持使用 50% 氧气和 50% 氧化亚氮以及 0.75 MAC 挥发性麻醉气体。

（6）避免过度通气，以免减少子宫血流。

（7）胎儿取出后，立即加深麻醉，将氧化亚氮浓度上升至 70%，不连续给予或减少挥发性麻醉气体，以免影响宫缩。给予阿片类镇痛药，追加肌松药。静脉给予缩宫素。

（8）饱胃患者手术结束前可置入胃管排空胃腔。

（9）手术结束后常规拮抗肌肉松弛药，患者清醒后，拔出气管导管。

第五节　剖宫产术后镇痛

剖宫产术后疼痛是产妇最担心的问题之一。剖宫产术后的疼痛程度可达到中到重度与开腹子宫切除术的疼痛程度相当。镇痛不全不但影响产后恢复，干扰母乳喂养，还与产后抑郁及发展成慢性疼痛密切相关。所以剖宫产术后的疼痛治疗涉及母婴双方的安全，要求我们合理使用镇痛药减轻疼痛，同时减少镇痛药进入乳汁，最大限度地降低对新生儿的影响。

（一）镇痛方法

目前大多数产妇会在椎管内阻滞下行剖宫产手术。与静脉相比，椎管内给予阿片类药物更有利于缓解术后疼痛。吗啡是单次经椎管给予阿片类药物剖宫产术后镇痛的金标准，可提供长效的镇痛作用。椎管给药途径不会影响剖宫产术后的镇痛效果，鞘内和硬膜外的作用效果及持续时间相似，但鞘内镇痛起效更快、剂量更低对新生儿的潜在不良作用更小。最佳椎管内吗啡的给药剂量鞘内 50 ～ 200 μg，硬膜外 2 ～ 4 mg，45 ～ 60 min 达到镇痛峰值。椎管内给予吗啡镇痛具有封顶效应，剂量增大可能会增加其副作用，而不会增强其镇痛效果。

亲脂性阿片类药物（芬太尼、舒芬太尼）起效快，鞘内使用可改善术中的镇痛效果，同时降低术中恶心、呕吐的发生，降低局麻药的用量（同时减少低血压的发生），还有利于术后从椎管内麻醉转为其他药物镇痛治疗。例如鞘内给予 10 ～ 50 μg 芬太尼，作用时间较短，平均 2 ～ 4 h。如果鞘内联合使用起效迅速的亲脂性阿片类药物（如芬太尼 10 ～ 20 μg）和作用时间长的亲水性阿片类药物（如吗啡 100 ～ 200 μg），便可同时优化术中和术后的镇痛效果。

阿片类药物（芬太尼、舒芬太尼、哌替啶、氢吗啡酮、吗啡）± 局麻药持续性或者患者自控硬膜外镇痛（PCEA）是比较成功的剖宫产术后镇痛方法。持续给药与单次椎管内吗啡相比，前者减少了孕妇的活动，增加了护士的工作量，产生额外的费用，同时也可增加置管相关并发症的风险（血肿、感染等）。

（二）对母亲和新生儿的副作用

所有阿片类药物都可能经过胎盘而作用于新生儿。最好在夹闭脐带之后再经鞘内或硬膜外给小剂量，同时预防应用胃复安和 5-HT_3 受体拮抗剂降低术后恶心呕吐的发生。止吐药联合应用效果好于单一药物。治疗瘙痒，首选阿片受体拮抗剂（例如纳布啡 2.5 ～ 5 mg，纳洛酮 0.1 ～ 0.2 mg）。另外，剖宫产后应用 5-HT_3 受体拮抗剂可能对预防椎管内阿片类药物引起的瘙痒有效。

（三）多模式镇痛

多模式镇痛增强椎管内阿片类药物的镇痛作用，其中非甾体消炎药（NSAIDs）可减少阿片类药物 30% ～ 50% 的用量，同时降低阿片相关的副作用（恶心、瘙痒、镇静）。单独使用对于剖宫产术后疼痛也有效，尤其对于内脏绞痛效果更佳。另外，对乙酰氨基酚是一类有效的镇痛药，也可减少阿片类药物 10% ～ 20% 的用量。建议在剖宫产术后 2 ～ 3 天（阿片类镇痛作用消失）常规应用对乙酰氨基酚联合 NSAIDs。局麻药或其他药物（双氯芬酸、酮咯酸等）伤口浸润，与静脉给药相比阿片类药物使用更少，镇痛效果更好。腹横肌平面（TAP）阻滞常用于剖宫产术后椎管内麻醉失效后的补救镇痛，控制爆发性疼痛。

（四）术后镇痛与母乳喂养

母乳喂养被认为是新生儿营养供给的最理想方式。大部分产妇在产后早期就会尝试母乳喂养。新生儿由于血浆蛋白结合率低，肝氧化结合功能差，肾功能及药物清除能力差，故对药物非常敏感。另外，新生儿药物清除能力的个体差异性也很大，早产儿更是显著降低。

通过使用最低有效剂量；经最有效的途径给药（椎管内 vs. 静脉 / 口服）；掌握母乳喂养的生理和药物转运规律（在药物浓度峰值期间避免喂奶，在给药之前进行哺乳或者短期内不哺乳）；选择乳汁转运比较低的药物；使用该条件下有长期安全记录的药物等措施，降低母乳喂养新生儿药物暴露。

新生儿的药物暴露可以用新生儿绝对剂量（AID）或者新生儿相对剂量（RID）表示：AID＝乳汁中药物浓度（为母亲血浆药物浓度 × 乳汁与血浆比值）× 每天摄入的乳汁体积［约 150 mg/（kg · d）］。RID = AID/ 母亲药物剂量［mg/（kg · d）］，是计算新生儿和母体药物剂量关系的标准方法。RID ＞ 10% 是临界剂量水平，大多数术后镇痛药的新生儿暴露浓度都在这水平之下。

所有的阿片类药物都可进入乳汁，转移进入新生儿体内，可能会导致新生儿被镇静或者出现阿片类药物相关的副作用。吗啡乳汁 / 血浆比值高（1% ～ 4%），但生物利用度低（约为 25%），故新生儿暴露风险较低。哌替啶活性代谢物去甲哌替啶，半衰期很长（$t_{1/2}$±70 h），且与新生儿神经效应有关，建议低剂量使用，例如，为防止寒战使用（12.5 ～ 25 mg）或者尽量避免使用。芬太尼进入乳汁的比例低（RID 为 0.9% ～ 1.7%）、半衰期短、再分布快，是哺乳期首选的静脉用阿片类药物。

与阿片类药物相比，NSAIDs 分子量大、蛋白结合率高，因而进入母乳的量更少，因此大多数 NSAIDs 类药物可用于哺乳期妇女。酮咯酸 RID 0.2 ～ 0.4，最适合用于哺乳期妇女镇痛；布洛芬 RID 0.6，半衰期短，亦可安全使用；对乙酰氨基酚副作用少，但早产儿或者有肝功能不全的新生儿慎用。

局麻药物的乳汁透过很少。罗哌卡因蛋白结合率高，乳汁透过率低，可能是最适合哺乳期使用的长效局麻药。

总之，剖宫产术后镇痛应采取多模式镇痛方法即椎管内使用局麻药及阿片类药物（吗啡、芬太尼），随后给予 NSAIDs（布洛芬 600 mg/6 h）和对乙酰氨基酚（650 mg/6 h）。对于持续或者严重术后疼痛可加用静脉阿片类药物或采取其他方式。

病例讨论

30 岁病态肥胖孕妇（106 kg，BMI 为 39），G_1P_0，妊娠 32 周因伴随子痫和 HELLP 综合征（血小板 74 000）收入院。入院时患者意识不清，时而躁动，血压高达 248/118 mmHg。体检：面部水肿，气道评估Ⅳ级。在桡动脉和右颈内静脉测压，全麻下行急诊剖宫产。采用咪达唑仑 1 mg ＋ 1 mg iv，口咽部和经环甲膜表面麻醉基础上，保留患者自主呼吸，清醒纤维气管镜引导下气管插管，确保了患者气道的控制；同时应用佩尔地平和艾司洛尔控制患者的血压。

麻醉分析

病态肥胖妊娠 32 周，伴有子痫和 HELLP 综合征高危产妇，需急诊剖宫产手术。子痫患者意识不清和躁动（不合作）以及血小板减少，是椎管内麻醉的禁忌，况且肥胖患者往往造成椎管内麻醉操作困难。面部水肿、Mallampati

张口度和喉镜直视分级Ⅳ级，使全麻气道的控制面临挑战；此时，全麻快速诱导完全可能招致困难插管，甚至通气困难的险境，这对子痫患者和胎儿可能是致命的危险。

有条件时，清醒纤维气管镜引导气管插管不失为明智选择；适当镇静、充分表面麻醉，对预防插管不适和刺激的血流动力学非常重要。在肥胖女性患者中行环甲膜穿刺的难度明显增加，操作者平常应熟知此技巧；穿刺时应要求患者屏气，回吸有空气后快速注入1%丁卡因或4%利多卡因4～5 ml，低于此浓度局麻药的效果将受影响，注入局麻药后应鼓励患者咳嗽，以使局麻药更好的分布于声门周围。在保留自主呼吸时，经鼻纤维镜引导气管插管应不难；在围插管期应注意面罩吸氧，对预防心肺并发症极其重要。

插管过程中，亦应密切监测胎心情况，插管成功手术即可开始。对困难插管患者，拔管过程要格外慎重，肌松剂和呼吸功能的恢复是首要的（包括血气分析），保护性反射恢复，患者清醒是必需的。在围麻醉期，始终不能忽视胃反流和肺误吸的风险。

（白勇提供）

参考文献

[1] Ronald D Miller. 米勒麻醉学（第6版）. 曾因明，邓小明，译 . 北京：北京大学医学出版社 2006，2315-2345.

[2] G Edward Morgan，Maged S Mikhail，Michael J Murray，et al. 摩根临床麻醉学（第4版）. 岳云，吴新民，罗爱伦，译 . 北京：人民卫生出版社，2007，744-757.

[3] 姚尚龙 . 产科麻醉快速指南 . 中国继续医学教育，2011，3

（10）：131-138.

［4］Levy DM. Emergency Caesarean section：best practice. Anaesthesia，2006，61（8）：768-791.

［5］包睿，邓小明 . 硬膜穿破后头痛的研究进展 . 国际麻醉学与复苏杂志，2009，30（1）：51-55.

［6］Cobb B，Liu R，Valentine E，et al. Breastfeeding after Anesthesia：A Review for Anesthesia Providers Regarding the Transfer of Medications into Breast Milk. Transl Perioper Pain Med，2015，1（2）：1-7.

［7］Practice Guidelines for Obstetric Anesthesia：An Updated Report by the American Society of Anesthesiologists Task Force on Obstetric Anesthesia and the Society for Obstetric Anesthesia and Perinatology. Anesthesiology. 2007，106（4）：843-863.

［8］Sutton CD，Carvalho B. Optimal Pain Management After Cesarean Delivery. Anesthesiol Clin，2017，35（1）：107-124.

6 产科合并症与麻醉

（时 昕　刘秀芬）

要点

- 人工流产手术时间较短，尽量选择短效药物，常用丙泊酚与阿片类镇痛药复合静脉麻醉的方法，注意阿片类药物的呼吸抑制作用。
- 孕期行非产科手术，麻醉药物和技术不会对胎儿或妊娠有危险。
- 胎儿手术有开放性和微创手术，麻醉方法要保证母体无痛，胎儿的应激反应减少。
- 多胎孕妇的分娩多采用剖宫产，注意适度扩容以避免仰卧综合征，注意母亲产后易出血的可能，做好新生儿复苏的准备。
- 重度先兆子痫的液体管理十分关键。
- 血小板计数 $< 100\times10^9$/L 为硬膜外麻醉相对禁忌证；血小板 $< 50\times10^9$/L 禁忌行腰麻。
- 羊水栓塞的治疗以支持性、对症性治疗为主。本章强调早期发现、早期诊断、早期治疗和多学科合作，包括积极的心肺复苏、稳定循环和支持监护。

第一节　人工流产

人工流产时疼痛主要表现在两个阶段：①扩张宫颈时疼痛主要表现为下腹部、腰背部及骶部的胀痛及相应脊神经支配皮区的牵涉痛；②吸宫时主要是子宫内脏疼痛，呈痉挛性痛或锐痛。在理想的静脉麻醉药物丙泊酚出现以前，肌肉或静脉注射哌替啶或吗啡止痛是常用的方法，且往往由妇产科医师来下医嘱，由于缺乏有效的监护，不敢大剂量用药，导致药物用量不足，常达不到满意的止痛效果。患者在接受人工流产手术时需忍受很大的痛苦。

由于现代对药代动力学和药效学原理重要性的重新认识，20 世纪 80 年代后静脉麻醉迅速兴起；越来越多的新型静脉麻醉药产生，如速效和超短效的静脉麻醉药（丙泊酚）、麻醉性镇痛药（瑞芬太尼）等；新的静脉麻醉给药方法和技术的诞生，如靶浓度控制输注麻醉给药系统（target controlled infusion，TCI），使静脉全麻发生了划时代的变化。目前人工流产手术的麻醉以静脉麻醉为主。主要应用静脉麻醉药丙泊酚与不同的麻醉性镇痛药组合，例如：

一、丙泊酚–芬太尼复合静脉麻醉

1. 单次给药法　一般丙泊酚单次用量为 1.5 ～ 2 mg/kg，不宜超过 2 mg/kg，以免抑制呼吸和麻醉过深不易苏醒；芬太尼剂量为 1 μg/kg。实施镇痛时先缓推芬太尼，然后缓推丙泊酚。根据患者反应和手术时间长短可追加丙泊酚 30 ～ 50 mg，直到手术结束。

2. TCI 法　需要用靶控输注泵，常选择丙泊酚“效应室靶控输注”，也可选择“血浆靶控输注”。靶浓度设定：＜ 35

岁，3 μg/ml；35 ～ 50 岁，2.5 μg/ml；＞ 50 岁，2 μg/ml。在开始消毒前即开始输注丙泊酚。芬太尼用量同样为 1 μg/kg。手术结束前 5 min 即应停止输注丙泊酚。

二、丙泊酚–瑞芬太尼复合静脉麻醉

此方法中因瑞芬太尼的药代动力学特点，常采用连续给药的方法，可以配成 20 μg/ml 或 50 μg/ml，用恒速注射泵或靶控输注泵给药。而此时丙泊酚仍可以采用单次给药法或 TCI 法给药。

1. 恒速输注法　建议输注速度为 0.1 ～ 0.3 μg/(kg · min);

2. 靶控输注法　选择血浆靶浓度为 3 ～ 4 ng/ml。

瑞芬太尼迅速消除而无再分布和无蓄积的特点，其镇痛作用也迅速消失。因此，有必要在手术结束前采取预防性的镇痛措施，如静脉注射非甾体消炎药（NSAIDs）氯诺昔康（可塞风）8 mg 以缓解术后宫缩痛。术中持续吸氧保持呼吸、循环稳定，尤应注意瑞芬太尼的呼吸抑制作用。

术毕待患者完全清醒返回病房。门诊手术患者要术后留院观察 2 h 以上。

第二节　孕期非产科手术

2% 的孕产妇在怀孕期间需要做外科手术，据统计美国每年需要在怀孕期间做外科手术的孕产妇可达 8 万例。12 ～ 50 岁的女性患者在麻醉记录单上要记录末次月经的日期，月经超过 3 周要做尿妊娠试验。若手术能推迟到怀孕的第二个或三个月进行，则能够减少畸形和自发流产的危险。

一、术前准备

应该用术前药以减轻焦虑或疼痛。因为母体儿茶酚胺

水平的升高能降低子宫血流。为减少误吸可以联合应用抗酸药、甲氧氯普胺和（或）H_2受体拮抗剂。与产科医师探讨围术期保胎的问题。吲哚美辛（口服或栓剂）和硫酸镁（输注）是围术期常用的保胎药。吲哚美辛对麻醉的影响不大，但硫酸镁能加强非去极化肌松药的作用，降低血管反应性，在急性失血时导致低血压难以被纠正。

二、术中处理

没有证据表明哪一种麻醉方式更好，只要母体能维持氧合和灌注即可。也没有研究表明手术种类、手术长度、手术失血量、手术时的孕周、麻醉种类或麻醉时间能影响怀孕的结果。监护应包括血压、脉搏氧饱和度、呼气末 CO_2 分压（$P_{ET}CO_2$）和体温。时间较长的手术要监测血糖以免出现低血糖。由于孕期每分通气量增加，PCO_2 可降低 10 mmHg。母体的功能残气量（FRC）降低，但代谢需求增加，故很快就能出现缺氧。

在不干扰术野的情况下，间断或持续监测胎儿以保证最好的子宫内环境。简单做法是可以在术前和术后检查胎心音；复杂做法是可以在术中持续监测胎儿。术前要进行产科咨询，记录胎儿的术前情况。如术中需要产科干预则请产科医师帮助。

如果进行了持续的监测，应用全麻药物或镇静剂后出现“跳–到–跳”（beat-to-beat）变异（也称为短变异）的消失是正常现象，但若出现胎儿心动过缓则是不正常现象。胎心减速表明需要为母体增加氧供、提高血压、调整子宫位置，并改变外科的牵拉部位或开始保胎。然而，术中胎儿监测在急诊或腹部手术时是不实用的。胎儿监护的必要性需要个体化。

麻醉方法的选择：

1. 全麻　应充分地去氮给氧，快速诱导（压迫环状软骨），避免缺氧。缓慢拮抗肌松，以避免乙酰胆碱急剧升高（可诱发子宫收缩）。应了解孕妇的生理特点，如孕妇的气道水肿、血管充盈，故用喉镜插管时难以直视。动物实验的证据表明，丙泊酚能降低缩宫素引起的子宫平滑肌收缩。在第一个 3 个月，大剂量氯胺酮（＞2 mg/kg）能够引起子宫张力增高。为防止母体心排血量下降，吸入麻醉药＜2.0 MAC。氧化亚氮应慎用。

2. 区域阻滞 优点是在早孕期间可减少孕妇用药种类和胎心变异的变化。在椎管内麻醉后用扩充容量和调整子宫位置的方法，可有效预防低血压。积极用升压药（去氧肾上腺素或麻黄碱）治疗低血压。与非怀孕的患者相比，局麻药用量应减少 1/3。区域阻滞能够提供良好的术后镇痛，减少母亲的疼痛，优点还表现为：患者可报告早产的症状；维持胎心变异；可尽早活动及降低了出现血栓的危险。

三、术后处理

继续监测胎心及子宫活动。要尽早地、积极地治疗早产。医师要注意到应用静脉镇痛药物将降低胎心率变异，所以应尽量选择椎管内镇痛。要保证术后镇痛效果良好，鼓励孕妇尽早活动，因为孕妇是血栓栓塞的高危人群。如孕妇不能活动，则要考虑预防性抗凝。

四、几种孕期较常见的手术

1. 宫颈环扎 这是孕期最常见的外科手术。但是近期的研究表明它可能没有特别的好处，并不能降低早产的危险。麻醉可选择椎管内麻醉，注意减少药物用量。

2. 创伤后剖宫产 创伤是母体死亡的主要原因。在这种情况下胎儿死亡是由于母体死亡或胎盘剥脱。在急诊室要尽早做超声检查，以确定胎儿是否存活和有无胎盘剥脱。为母体做检查时应尽量遮盖胎儿部位，暴露于 < 5 rad（头颅 CT < 1 rad）时不增加胎儿的危险。

发生创伤后剖宫产的指征如下：①母体稳定但胎儿情况差；②创伤性子宫破裂；③增大的子宫妨碍母体腹内的修补；④胎儿能存活，但母体无法被成功抢救。如果胎儿死亡，先把母体情况调整好，此后能经阴道分娩而不需要剖宫产。

3. 神经外科手术 此年龄段可能需要做动脉瘤夹闭或动静脉畸形切除术。很多麻醉药物都成功应用于孕期神经外科手术。当控制性降压或大量失血时需要做胎儿监护。如果母体心排血量下降，大量利尿会降低子宫的灌注。在动物研究中，大剂量甘露醇可引起胎儿脱水，但可能与临床无关。过度通气通过使母体氧合血红蛋白解离曲线左移，降低母体心排血量，也降低对胎儿的氧释放。已成功应用介入血管内方法治疗孕期颅内动脉瘤破裂，避免了开颅。介入性放射治疗时需要遮盖胎儿部位。

4. 需体外循环的心脏手术 在妊娠 28 ～ 30 周时血容量和心排血量的生理性增加达到最大，此时是狭窄性瓣膜病或肺动脉高压孕妇的心脏失代偿期。另一个危险期是产后即刻。分娩后，主动脉-腔静脉压迫解除和子宫胎盘血液自体回输使得心排血量增加到顶点。在孕期心脏症状严重，药物反应不良的孕妇，适合做外科手术。将手术尽量拖到怀孕的第二个 3 个月，这时过了胎儿致畸的危险期，也不容易早产。曾有过接近预产期时，成功地行剖宫产和瓣膜置换联合手术的报道。

妊娠 > 24 周时，监护胎儿，使子宫左旋以维持灌注。体外循环的压力和流量的影响尚不清楚，意见也相反，但动物研究表明高流量和压力有益于维持子宫血流和胎儿氧合。胎儿监护是灌注的敏感指标，可用来调整压力和流量。在体外循环（CPB）开始时常发生胎儿心动过缓，缓慢回到正常低限，基本上无“跳–到–跳”的变异。

5. 分娩期子宫外治疗（ex-utero intrapartum treatment，EXIT） 当新生儿咽部或颈部肿块或其他问题，可能阻塞气道时做 EXIT 操作。在全麻下行剖宫产，胎儿头部娩出但胎盘循环完整，直到通过插管或外科方法保证胎儿气道安全。随着超声和磁共振成像（MRI）在产前诊断的应用，EXIT 越来越普及。

相反，胎儿手术只在少数医学中心及有限的适应证下来做，如脊膜膨出。需要克服的问题是术后早产和母体因肺水肿而死亡。围术期用吲哚美辛或硫酸镁保胎。用高浓度的吸入药物为母体和胎儿麻醉，保证子宫松弛。

6. 腹腔镜手术 可避免孕期不必要的开腹手术，如胆囊切除术。与药物治疗比较，外科手术治疗胆石症很安全，减少住院日，降低早产率。无论开腹手术还是腹腔镜手术胎儿结局是相似的。用接近分娩的山羊做动物实验，二氧化碳气腹不引起低氧或明显的胎儿血流动力学改变，但可以引起胎儿的呼吸性酸中毒。调整母体 $P_{ET}CO_2$ 到正常，可缓慢部分纠正胎儿的呼吸性酸中毒。此方法对发育中大脑的影响还不清楚。最近在早产动物的研究表明充气导致的高碳酸血症和酸中毒，将伴随长时间的胎儿缺氧和心血管抑制，即使在充气结束后，要尽量维持较低的腹内压。手术时间（即充气时间）要尽可能短。

在孕期需要做外科手术时，麻醉医师应告诉母亲，麻醉药物和技术不会令胎儿或妊娠有危险。预防早产非常重要，可能需要围术期监测和保胎。有效的术后镇痛（非镇静）将有助于尽早诊断和治疗早产，并保证孕妇尽早运动，防止血栓形成。

第三节　胎儿手术

在过去的 20 年里，随着胎儿影像和诊断技术的巨大进步，对于产前诊断为畸形的胎儿，有了更完善的处理方法。虽然大部分胎儿畸形适合产后进行治疗，但对于一些特殊的疾病，采取产后治疗却有很高的死亡率，且预后极差。这些畸形通过宫内手术治疗可以取得很好的效果。经过多年的研究，现已确定了适合于胎儿手术的选择标准，同时，麻醉、保胎及外科手术技术的不断进步，使得胎儿手术已变得可行。

一、母婴的风险

胎儿手术意味着有 2 名或 3 名患者接受治疗，即孕妇和胎儿（胎儿们：双胎或多胎）。对于有严重畸形的胎儿而言，获益大于风险，因为若不做治疗则死亡率为 100%，而治疗后有可能存活。对孕妇而言也比较安全。经验证明，胎儿手术后孕妇很少出现并发症，今后的生育能力也不受影响。可以通过保胎控制早产的可能性，用利尿剂控制因保胎可能出现的肺水肿。

二、胎儿的应激反应

胎儿的疼痛是有争议的问题，一定要在每例胎儿手术时考虑到。由于“疼痛”的概念本身是一种主观现象，胎儿疼痛被精确定义为“胎儿对伤害性刺激出现应激反应的能力”。

胎儿的下丘脑−垂体−肾上腺轴在怀孕早期即发育。到妊娠 16 周时，胎儿就能达到“不涉及中枢反应”（central sparing response），到妊娠 18 周就能达到很快的去甲肾上腺素反应。到妊娠 20 周时即出现慢的皮质醇和 β-内啡肽反应。在妊娠早期还会出现神经解剖的发育。触觉和痛觉是最先发育的功能之一。到妊娠 7 周时在口唇周围出现伤害感受器，到妊娠 20 周时伤害感受器的分布遍及全身。外周传入神经于妊娠 10 周时发育，但脊髓的疼痛下传调节通路却在孕晚期成熟。这些资料表明，在胎儿手术时可能会出现胎儿对非特异性刺激的夸大的内分泌反应。

Fisk 等研究表明，在妊娠 23 周的胎儿，肝静脉针刺时皮质醇、β - 内啡肽和“不涉及中枢反应”均增强。这组研究人员还证明 10 μg/ml 的芬太尼抑制对伤害性刺激的 β - 内啡肽和皮质醇反应，但不抑制“不涉及中枢反应”。他们的实验首次证明镇痛药能够减轻人类胎儿的应激反应。

三、胎儿手术的麻醉

（一）开放性胎儿手术

需要将子宫剖开，部分移出胎儿，以便暴露手术部位。胎儿矫正术完成后，将胎儿归位，并缝合子宫。在一些情况下，有意将胎儿手术安排在分娩时进行。于剖开子宫后、剪断脐带前行胎儿手术，以母体的胎盘来支持胎儿，胎儿不必自己呼吸。这种方法也叫做 EXIT，通常在胎儿患先天畸形堵塞气道时进行，如颈部畸胎瘤。EXIT 术使外科医师有机会进行各种保护胎儿气道的操作，保证了脐带被剪断后，婴儿必须自己呼吸时气道的通畅性。

开放性胎儿手术的麻醉要维持子宫–胎盘灌注，以最大的可能保证胎儿成活。要用 2 MAC 的吸入麻醉药使子宫极度放松，对母体行有创监护，对胎儿肌内注射药物等。

（二）微创胎儿手术

由于这种外科手术采取最小的有创方法，比开放手术更为常用。外科医师可以用光学纤维镜和特殊设计的仪器，通过很小的外科切口进入胎儿，不必把胎儿移出子宫即可矫正先天畸形。这种选择创伤更小，降低了早产的风险。麻醉的选择可采用不同的方法，最终的决定因素取决于外科手术方法、母体的病史和体检。

四、术后处理

早产和胎膜早破是胎儿手术最常见的并发症。保胎治疗应从麻醉诱导前开始，一直到胎儿出生。手术后应用胎儿超声、心电监测、MRI 和超声心动图来代替对胎儿的物理检查。为孕妇提供静脉或硬膜外的自控镇痛泵，以减轻紧张情绪、提供镇痛并有利于保胎。出院后继续口服钙通道阻断剂或用特布他林泵进行保胎。每周行胎儿检查，当胎儿足月或胎膜已破必须分娩时，可选择剖宫产术。

第四节　早产、胎位异常、多胎

一、早产

早产是指妊娠 20 ～ 37 周之间的分娩，通常为妊娠晚期最常见的合并症。在美国大约有 8% 的活产婴儿为早产。早产的主要原因为孕妇年龄过小或过大、产前保健不规范、体质异常、活动剧烈、感染、早产史、多胎和其他疾病和孕期合并症。

由于体格小而且发育不完全，早产儿——特别是孕周低于 30 周或体重小于 1500 g 的早产儿，与足月儿相比会出现更多的合并症。有 1/3 的早产儿由于胎膜早破引起，胎膜早破和早产增加了脐带受压的可能性，从而导致胎儿低氧血症和窒息。臀位早产在生产时特别容易发生脐带脱垂。肺表面活性物质生成不足容易使早产儿出现特发性呼吸窘迫综合征（肺透明膜病），表面活性物质的水平一般在妊娠 35 周后就很高。最后，经阴道分娩的早产儿由于颅骨未充分钙化而出现颅内出血。

在妊娠 35 周前出现早产征象应卧床休息，并给予必要的产科治疗。75% 的患者可以治疗成功。在胎肺成熟并通过羊水穿刺检查证实已产生足够的表面活性物质之前应尽量避免分娩。当羊水的卵磷脂 / 鞘磷脂＞ 2 时，呼吸窘迫的发生率明显降低。应用糖皮质激素（倍他米松）可以增加肺表面活性物质的产生，但这需要 24 ～ 48 h。如果分泌物培养 B 族溶血性链球菌为阴性，可以预防性应用抗生素（青霉素）。最常用的保胎药物为 β_2- 肾上腺素能受体激动剂（利托君或特普他林）和镁制剂，前者也有 β_1- 肾上腺素能受体激动作用，会导致一些副反应的发生。母体副反应包括心动过速、心律不齐、心肌缺血、轻度低血压、高血糖和低血钾，及少见的肺水肿。其他产科用药包括钙通道阻滞剂（尼非地平）、前列腺素生成抑制剂、缩宫素抑制剂（阿托西班）和一氧化氮。妊娠 32 周后应用非甾体消炎药如吲哚美辛可以使动脉导管闭合，但常为暂时性的，停止用药后可恢复。胎儿肾功能不全也可导致羊水过少。

如果保胎治疗不能控制住早产，则有必要在麻醉下分娩。早产儿阴道分娩的目的在于减少母体的推动力，使分娩减慢。经常需要应用会阴切开术和低位产钳帮助分娩。腰麻或硬膜外麻醉可以保证整个盆腔得到充分的放松。剖宫产应用于胎儿宫内窘迫、臀位、宫内生长受限或产程进展失败。这时区域阻滞麻醉或全身麻醉都可以应用，但由于早产儿对中枢神经抑制剂很敏感，区域阻滞麻醉更安全些。β - 肾上腺素能受体激动剂的残留作用会对全身麻醉造成影响。利托君的半衰期为 3 h。氟烷、氯胺酮和麻黄碱应慎用（或不用）。低钾血症是由于细胞内摄取钾过多引起的，一般不需特殊治疗，然而却可增加对肌松药的敏感性。镁制剂的治疗加强了肌肉松弛，会导致低血压的发生（继发于血管扩张）。保胎药物的应用可以干扰产后子宫收缩。此外，早产新生儿常在分娩中发生呼吸抑制，需要进行复苏，应在产前对复苏进行充分的准备。

二、胎位异常

（一）臀先露

臀先露的发生率为分娩数的 3% ～ 4%，但明显增加了母婴的发病率和死亡率。其常见原因为早产，臀先露使新生儿死亡率增加了 5 倍以上。臀先露时脐带脱垂的发生率增加到 10%。臀位外倒转术可以在分娩前 36 ～ 38 周实施，其目的是倒转胎位使胎头入盆，一些产科医师可能也会同时注射保胎药。在一些医院应用硬膜外阻滞，随后硬膜外导管会在分娩过程中用于镇痛。尽管臀位外倒转术的成功率为 75%，但仍有可能导致胎盘早剥和脐带受压，从而需要行紧急剖宫产术。

由于臀位阴道分娩可能导致头和肩娩出困难，一些产科医师对所有病例都施行剖宫产术。臀位的剖宫产率高达 80% ～ 100%。臀位阴道分娩经常需要人工或产钳助产。如果分娩过程很顺利，应用硬膜外镇痛并不会增加臀牵引的机会。然而应用硬膜外阻滞由于周围组织松弛，可以降低胎头娩出困难的可能性。但是，在腰麻或硬膜外麻醉下施行剖宫产时也可能发生胎头娩出困难，在这种情况下必须快速诱导施行气管插管全身麻醉和吸入挥发性药物以使子宫松弛。也可选择试用硝酸甘油 50 ～ 100 μg 静脉注射。

（二）头先露异常

如果胎头没能自发转成枕前位，产程中会出现持续性枕后位，从而导致产程延长及疼痛加剧。经常需要应用人工助产、胎头吸引或产钳来转位，但这就增加了母子损伤的机会，可以应用区域阻滞麻醉提供会阴部镇痛和骨盆周围组织松弛。

当胎头极度仰伸时会发生面先露，通常需要剖宫产结束分娩。如果颏的位置在前方（颏先露）尚有可能经阴道分娩，持续性颏后位则需要剖宫产。额先露经常伴随有延长的异常分娩，只有胎头转为面先露或正常头位时才有可能阴道分娩。肩先露不可能经阴道分娩，需剖宫产。复合先露是胎儿肢体与胎头或臀同时进入骨盆，因为胎儿肢体会在产程中退缩回去，所以阴道分娩还是很有可能。

胎肩紧压在耻骨联合处或肩难产在分娩中的发生率为0.2% ～ 2%，常常成为出生损伤的主要原因之一。最主要的高危因素是巨大儿，肩难产时常很难预测。有些医学手法可以用来解除肩难产，但肩娩出时间过长会造成胎儿窒息。此时如果没有留置硬膜外导管，则可采用全身麻醉。

三、多胎

多胎妊娠是人类妊娠的一种特殊现象，双胎多见，三胎以上少见，三胎、四胎的发生率各为 1/（1×10^4 ～ 8×10^4）及 1/（5×10^4 ～ 7×10^4）。多胎的危险为：胎儿早产风险大，易生出低体重婴儿，母亲产后易出血等。由于多胎妊娠的并发症明显高于单胎，故麻醉管理方面难度增加。主要问题是腹围增大，腹内压增高，腹主动脉和下腔静脉受压，膈肌抬高，导致限制性通气困难。此外，胎儿肺的成熟度也应高度重视。目前双胎的剖宫产率有上升趋势，由原 35% 上升为 50%；三胎妊娠择期剖宫产率为 63.4%；四胎以上达 74.1%。

（一）麻醉选择

该类剖宫产术多选用下腹横切口，故连续硬膜外阻滞仍为首选。麻醉对母婴生理功能影响小，止痛完善，麻醉和术中充分供氧，右髋部抬高 20°，预防和处理好仰卧位低血压综合征。腰麻硬膜外联合镇痛也可选择，其中腰麻药物选择轻比重（如 0.125% 的布比卡因）为宜，以减轻对循环的影响。

（二）麻醉管理

（1）麻醉前首先开放静脉，用胶体液适度扩容。监测血压、心率、心电图、脉率、血氧饱和度。

（2）面罩吸纯氧，维护循环功能稳定，麻醉穿刺成功后右髋部垫高 20°，再给硬膜外用药，麻醉平面控制在 T_8 ～ S_5，即可满足手术要求。

（3）做好新生儿复苏准备。观察术中出失血、尿量、子宫肌肉收缩力，警惕产后出血并做好有关准备。

（4）随妊娠胎数增加，新生儿死亡率相应增加。据文献报道，新生儿呼吸窘迫综合征的发生率，双胎为 11.9%，三胎为 31.4%，四胎以上约占 47.8%，故对围生儿的监护、治疗、喂养均是重要的防治措施。

第五节　先兆子痫 / 子痫

一、定义

（一）先兆子痫

在妊娠期，第一次生产或产褥期发生肾性蛋白尿（＞ 300 mg/24 h）及高血压（收缩压＞ 140 mmHg 或舒张压＞ 90 mmHg），称为先兆子痫，发生率为 10%，最常见于妊娠 33 ～ 37 周，妊娠期间总的发病率为 6% ～ 8%。

（二）子痫

妊娠期或产褥期出现排除其他原因的惊厥。一般都在先兆子痫的病例中发生，但是部分患者在惊厥发作前先兆子痫的表现并不明显。

与子痫相关的问题有：①未控制的高血压；②体液不平衡；③对中枢神经刺激，最后导致发生惊厥；④凝血障碍和可能发生弥散性血管内凝血（DIC）；⑤宫内胎儿发育迟缓。

二、诱发因素

（一）母亲

（1）第一次怀孕；

（2）前次妊娠有严重先兆子痫；

（3）年龄小于 20 岁或大于 35 岁；

（4）家族史阳性；

（5）微血管病如偏头痛、慢性高血压、糖尿病或胶原性血管病等。

（二）胎儿

（1）多胎怀孕；

（2）葡萄胎；

（3）胎盘积水等。

三、病理生理

病因不明确，但患者发生不正常的滋养层植入。正常怀孕时螺旋动脉有滋养细胞植入，使容量增加 4 ～ 6 倍，在先兆子痫患者，螺旋动脉的直径只有期望的 40%，有些发生粥样硬化。正常种植改变在怀孕第 22 周完成。因此，先兆子痫有缺陷的种植过程必须在这时候完成，患者并无症状。胎盘血流减少的原因可能是由全身疾病引起，经血流因素传播而来。

血管内膜是这些产物的目标，肾小球内膜增生（非炎症水肿）提供了内膜细胞损坏的证据。凝血过程被激活及对血管收缩药物的敏感性增加，与不正常的血管内皮细胞功能相吻合，由于灌流受破坏，导致器官功能紊乱，出现以下临床表现：

（一）心肺功能

（1）出现高血压以及对儿茶酚胺和外源性血管收缩药的敏感性增加。

（2）有效循环血容量减少，但机体总的液体量增多。

（3）重度先兆子痫的患者其体循环血管阻力升高，而心排血量下降。但部分患者可能体循环血管阻力正常或位于高限，而心排血量升高。在这部分患者，胎儿的预后有所改善。

（4）中心静脉压和肺毛细血管楔压间的相关性较差。

（5）毛细血管通透性增加，可能会导致：

1）肺水肿：在先兆子痫的病例中，肺水肿和急性呼吸窘迫综合征（ARDS）是孕妇最常见的死亡原因。对于此类患者的液体治疗应格外小心。

2）喉部和咽部水肿，可能会诱发喘鸣。

（二）血液病学

（1）表现为血小板计数减少伴消耗增加，高凝状态伴纤维蛋白原过度激活和凝血功能衰竭。最终可发生 DIC。

（2）有效循环血容量减少，血细胞比容增高。

（三）肾功能

（1）肾小球滤过率下降。

（2）血管内皮对大分子的通透性增加导致蛋白尿。

（3）尿酸清除率下降，血清尿酸水平升高。

（4）严重病例可出现少尿。

（四）脑功能

（1）头痛，视力障碍和周身反射亢进。

（2）脑血管出血。由于对血压控制的改善，颅内出血引起的死亡在逐渐减少。

（3）惊厥（由脑水肿或脑血管收缩诱发）。

（五）胎儿胎盘因素

（1）羊水过少引起胎儿发育迟缓。

（2）胎盘灌注不良及对孕妇血压变化的敏感性升高。

（3）如果不给予早期干预，脐动脉舒张期血流下降，尤其是舒张期血流逆向是胎儿预后不良的征兆。

四、分类

1. 轻度

（1）高血压：收缩压＞140 mmHg，舒张压＞90 mmHg，或比基础血压升高 20 mmHg。

（2）水肿：在正常妊娠时常见。

2. 重度

（1）高血压：160/100 mmHg 或更高。

（2）对大脑的干扰包括：头痛、颅内出血、视网膜病变、癫痫。

（3）蛋白尿＞0.3 mg/L，至少间隔 6 h 进行 2 次随机尿样检测。

（4）上腹部疼痛。

（5）凝血障碍（血小板减少）。

（6）肝功能不全。

（7）肾功能不全，少尿。

五、并发症

1. 胎儿　缺氧、宫内发育迟缓、胎盘灌注差。

2. 母亲　颅内出血、肺水肿（最常见的死亡原因）、慢性肾功能不全、胎盘早剥、心脏骤停、HELLP 征（溶血、肝功能检测指标升高、低血小板）；麻醉风险显著增加。

六、处理

（1）目前尚没有有效的治疗方法来预防先兆子痫。一些产科医师可能在部分经过选择的高危妊娠中使用小剂量的阿司匹林，但其有效性尚未明确。

（2）对于已确诊的先兆子痫，唯一的确定性治疗是将胎盘娩出。通常在 24 ～ 48 h 内症状即开始缓解。

（3）当发生先兆子痫时已到预产期，延迟分娩没有任何好处。对于在预产期前发生的先兆子痫，必须兼顾到孕妇和胎儿双方的健康。应尽可能长时间地控制孕妇的血压以利于胎儿的进一步发育成熟。一旦孕妇或胎儿的状况恶化，必须及时终止妊娠。

（4）如果子痫发生在胎儿娩出之前，则惊厥发作被控制后就必须决定何时终止妊娠。子痫并不是行急诊剖宫产的指征，一般先输镁剂将病情稳定下来再考虑分娩方式选择。

七、管理

（一）卧床休息

应提供安静，无刺激的环境。

（二）指标监测

1. 轻度　血压、尿量、蛋白尿。

2. 重度　母亲：监测凝血［凝血酶原时间（PT）、活化部分促凝血酶原激酶时间（APTT）、血小板、出血时间］、生化全项、尿量、动脉直接测压、中心静脉压（CVP）/PA 导管。胎儿：胎心率、胎儿 pH 等。

（三）管理

血压控制的原则是防止脑出血和心力衰竭。控制血压的目标是使平均动脉压降低 33%，或将血压控制在 160/110 mmHg 以下以预防孕妇并发症的发生。

1. 已确定有效的口服抗高血压药物 包括甲基多巴 / 硝苯地平口服制剂和 β 受体阻断剂（尤其是可同时阻断 α 受体和 β 受体的阻断剂拉贝洛尔）。长期使用 β 受体阻断剂可能会延缓胎儿发育；血管紧张素转化酶抑制剂与羊水过少、死产、新生儿肾衰有关，应避免使用。

快速控制恶性高血压可使用：

（1）肼屈嗪（5 mg 静脉注射，最大剂量可至 20 mg）

（2）拉贝洛尔（5 ～ 10 mg 静脉注射，每 10 min 一次）

（3）服硝苯地平（舌下含服硝苯地平会导致胎盘循环发生快速改变从而危及到胎儿状况，故应小心谨慎使用）

（4）顽固性病例可能需要静脉输注硝普钠或硝酸甘油。输注时应监测动脉血压。

2. 在先兆子痫病例中是否预防性使用镁剂存在争议 这是因为尽管预防性使用镁剂可以有效地降低惊厥的发病率，但是其对胎儿的影响的利弊，各家报道不一。

3. 液体管理 重度先兆子痫的液体管理十分关键。血管内容量锐减而全身的液体量增加。过度的液体负荷可能会导致肺水肿，而血容量不足又可能会损害胎儿循环及肾脏功能。液体管理总的原则是：

（1）对于不同个体应制订和遵循相应的液体治疗方案；

（2）指定专门人员全面负责重度先兆子痫患者的液体治疗；

（3）记录每小时尿量；

（4）当心药物治疗（如缩宫素或镁剂）时输入过多液体，必要时提高药物浓度；

（5）行剖宫产前应注意前负荷，行椎管内麻醉前应避免前负荷不足；

（6）一种常用的方法是以少量晶体液做背景输注，在此基础上用 250 ～ 500 ml 的胶体液来治疗持续性少尿。如少尿不见好转，应依据中心静脉压来进一步补液。

4. 子痫的即刻处理

（1）保持气道通畅，维持通气，循环支持；

（2）静脉输注镁剂 4 g 以控制惊厥发作，输注时间在 10 ～ 20 min 以上。

5. 预防惊厥的后续发作 持续输注镁剂 1 g/h，维持 24 h；注意监测镁的血药浓度；使用钙通道拮抗剂的患者有发生镁中毒的危险，可静脉注射钙剂来处理镁中毒。

八、麻醉选择

（一）经阴道无痛分娩

由于硬膜外镇痛可以控制分娩过程中血压的过度波动，推荐选用。实施硬膜外前应核查血小板计数。如果血小板计数 $< 100\times10^9$/L，必须做凝血筛查试验；如果血小板 $> 80\times10^9$/L 且凝血筛查试验结果正常，则可以选用硬膜外镇痛。

（二）剖宫产的麻醉

全身麻醉和椎管内麻醉均可选用。如果出现明显的血小板数量减少或凝血功能障碍，则应选用全身麻醉。如果事先已经应用过镁剂，非去极化肌松药的作用时间可能会延长。

（三）术后镇痛

有必要给予有效的术后镇痛，但应避免使用非甾体消炎药，因为此类患者易于发生肾功能损害，且可能已经存在血小板数量或功能的异常。

（四）术后到ICU继续观察和治疗

第六节 产前和产后出血

一、产前出血

产前出血的主要原因包括前置胎盘、胎盘植入、胎盘早剥和子宫破裂。

（一）前置胎盘

妊娠过程中前置胎盘的发生率为0.5%。前置胎盘常发生于以往接受过剖宫产或子宫肌瘤切除术的患者，以及多产、高龄和巨大胎盘患者。胎盘可以覆盖整个宫颈内口（中央性或完全性前置胎盘），或可以接近宫颈内口而没有超越其边界（低置或边缘性前置胎盘）。前置胎盘增加了剖宫产时大出血的危险性。

前置胎盘通常表现为无痛性阴道流血。如孕周小于37周时，出血常为少量至中等量，常要求患者卧床休息并观察出血情况；孕37周后则选择剖宫产结束分娩。低置性前置胎盘的患者若出血不多，可考虑选择阴道分娩。

出血量不多或非活动性出血的产妇，可选择腰麻或硬膜外麻醉。为前置胎盘的孕妇行盆腔检查时，可能引起出血，故检查要在手术室内进行，并做好紧急剖宫产的准备，包括如下措施：

（1）应用抑酸药；

（2）建立粗的静脉通路（14号或16号套管针）；

（3）备2～4单位血液；

（4）腹部消毒准备；

（5）做好全麻准备；

（6）随时有助手。

（二）胎盘植入

胎盘植入是指胎盘的绒毛侵入部分子宫肌层，胎盘像大树长了根一样，错综分散并深深地扎根于子宫肌壁内，胎盘的植入部分不能自行剥离，人工剥离时会损伤子宫肌层。

胎盘植入为产科少见而危重的一种并发症，绝大多数患者既往有剖宫产史或者清宫术史，随着二孩政策的放开，近年来发病率呈上升趋势。可导致患者严重大出血、休克、子宫穿孔、继发感染、甚至死亡。

（三）胎盘早剥

正常位置的胎盘在胎儿娩出前从子宫剥离称为胎盘早剥，其发生率为 1% ～ 2%，是胎死宫内的最常见原因。大多数病例中剥离是轻微的（Ⅰ度），但达到 25% 就很严重（Ⅲ度）。其发生的高危因素有高血压、休克、脐带过短、多胎、胎膜破裂时羊水流出过快、酗酒、可卡因滥用及异常的子宫。患者常表现为腹痛及阴道流血，伴有子宫收缩和触痛，诊断需要做腹部 B 超检查除外前置胎盘，羊水可以呈现啤酒样颜色。如果孕周超过 37 周，胎盘早剥为轻到中度，可以考虑阴道分娩，一旦出现胎儿窘迫的征象需立即剖宫产结束分娩。需要全麻还是区域阻滞麻醉取决于分娩的紧急程度、母体血流动力学稳定性及凝血功能。出血可能会隐藏于子宫内从而难以估计失血量。严重的胎盘早剥常导致凝血功能异常，尤其发生在胎儿死亡时。在中度胎盘早剥时纤维蛋白原轻微下降至 150 ～ 250 mg/dl，但胎儿死亡后可以降低至 150 mg/dl 以下。凝血功能异常的机制是循环内纤维蛋白酶原的激活（纤维蛋白溶解作用），释放大量组织凝血活酶，从而造成弥散性血管内凝血（DIC）。血小板计数和凝血因子Ⅴ、Ⅷ降低，而纤维蛋白降解产物升高。严重的胎盘早剥可以对生命造成严重威胁，需要立即在全麻下行剖宫产术。同时需要立即大量输血，包括凝血因子和血小板的补充。

（四）子宫破裂

子宫破裂发生率相对较高，为 1 :（1000 ～ 3000）次分娩。发生的主要原因如下：

（1）由于前次剖宫产、广泛子宫肌瘤剔除术或子宫重建术造成的瘢痕破裂；

（2）子宫内操作或应用产钳（医源性）；

（3）自发性子宫破裂，常伴随于高张性子宫收缩（特别是应用缩宫素后）、头盆不称或大而薄软的子宫。子宫破裂常表现为明显的出血、胎儿窘迫、子宫收缩消失和（或）低血压，伴有看不见的腹腔内出血。尽管在分娩时已经施用了硬膜外阻滞镇痛，突然发作的持续不断的腹痛和低血压也常预示着子宫破裂，产时硬膜外阻滞镇痛应用低浓度的局麻药可能有利于早期确认。子宫破裂需要大容量液体扩容及立即在全身麻醉下开腹手术。无论是否切除子宫，行髂内动脉结扎术可以控制手术中的出血。

二、产后出血

产后出血（post-partum haemorrhage，PPH）是产科出血（obstetric haemorrhage，OH）最重要的类型。世界卫生组织的定义：顺产后 24 h 出血≥ 500 ml 或剖宫产出血≥ 1000 ml 即为产后出血。从时间上划分：原发性产后出血（产后 24 h）；继发性产后出血（产后 24 h 至 12 周）；根据出血量划分：较大出血（出血量＞ 1000 ml，或 Hb 下降≥ 4 g/dl 或需输血 4 U）；严重大出血（出血量＞ 1500 ml，或出血速度＞ 150 ml/min，3 h 内出血量≥ 50% 血容量，24 h 内失血量超过人体总血容量）。

产后出血是最常见的孕产妇死亡原因，占全球孕产妇死亡的四分之一，每年总计约 140 000 人死亡。产后出血在分娩人群中发生率为 5% ～ 15%。危及生命的出血（美国妇产科医师学会定义：产后估计失血 > 2.5 L 或需输血 > 5 单位的血液制品或对凝血障碍需要治疗者），其发生率为 3.7 人 /1000 人。

（一）产后出血的原因

1. 子宫弛缓无力 可能与绒膜羊膜炎、产程延长和子宫异常扩张（羊水过多、巨大胎儿、多胎妊娠）有关。

2. 胎盘滞留 可能发生大出血，但通常出血量低于 1000 ml，有时出血很少。

3. 妊娠产物留滞 这是后期出血的首要原因，但极少导致大出血。

4. 产道损伤 阴道和外阴血肿通常都是自限性的，但腹膜后血肿可能会蔓延甚至危及生命。

5. 子宫内翻 是罕见的并发症，发生原因与子宫弛缓无力有关，可能需要子宫的进一步松弛以利于子宫的复位。一旦子宫恢复原位，应给予子宫收缩药。

（二）产后出血的麻醉

1. 全麻诱导注意事项 产妇气管插管困难或失败的原因多为对气管插管困难程度的估计不足，对产妇气道解剖改变如短颈、下颌短等缺乏处理经验，以及产妇体位不当等。临床上应采取必要的措施，如有效的器械准备，包括口咽通气道，不同型的喉镜片，纤维支气管镜，以及用枕垫高产妇头和肩部，使不易插管的气道变为易插管气道，避免头部过度后仰位，保持气道通畅。调整好压迫环状软骨的力度、使导管易于通过。盲探插管可做一次尝试，但不可多次试用，避免插管误入食管。预防反流误吸，胃液反流误吸引起的化学性肺炎后果很严重。

2. 做好凝血异常和大出血的准备 应开放两条静脉或行深静脉穿刺置入单腔或双腔导管，监测中心静脉压。

3. 预防急性肾衰竭 记录尿量，如每小时少于 30 ml，应补充血容量；如尿量少于 17 ml/h 应考虑有肾衰竭的可能。除给予呋塞米外，应即时检查尿素氮和肌酐，以便于相应处理。

4. 防治 DIC 胎盘滞留时胎盘绒毛和蜕膜组织可大量释放组织凝血活酶进入母体循环，激活凝血系统导致 DIC。麻醉前、中、后应严密监测，积极预防处理。

三、急性大出血的处理原则

急性大量失血应迅速建立抢救队伍，包括产科医师、妇科医师、麻醉科医师、介入治疗医师、新生儿科医师、血液科医师、检验科医师、血库、护理团队及重症监护病房，以减少术中失血、术后出血，改善患者预后。

术中血液管理措施应当包括：

（1）开通静脉通路，维持有效灌注；

（2）体温保持＞36℃；

（3）如果预期出血量＞20% 自身血容量，可考虑进行血液回吸收（回输时须加用白细胞滤器）；

（4）如果预期出血量＞500 ml，考虑给予氨甲环酸 1 g；

（5）输注红细胞的阈值为 Hb 70 ～ 80 g/L（根据患者特点和血流动力学情况）；

（6）成分输血；

（7）使用止血药物；

（8）进行凝血功能监测。

复苏治疗主要包括容量替代治疗和成分输血治疗两个方面。

失血初期，积极止血的同时应进行容量替代治疗。容量替代治疗是指用晶体液和胶体液代替血浆进行扩容，有助于保持有效的组织灌注压，改善氧合，维持内环境稳定。当机体能耐受一定程度的失血时，容量替代治疗可以作为输血前扩充血容量、维持器官组织灌注压的有效方法。当术中失血量占全身血容量 30% 以内时，可输入晶体液和（或）胶体液来维持血容量，失血量与晶体容积比例为 1∶3，即丢失 100 ml 血液时须以 300 ml 平衡液来替代；失血量与胶体液比例约为 1∶1。

（一）血制品的应用

1. 何时开始输注红细胞？ 当失血量达到血容量的 30% 时，或血红蛋白＜ 70 g/L 时，或血红蛋白为 70 ～ 100 g/L 仍有活动性出血时，开始进行成分输血。首先输注红细胞悬液。

2. 什么情况开始应用新鲜冰冻血浆（FFP）？ 输入 4 U 红细胞悬液后可考虑输注 FFP，且 FFP 与红细胞悬液比例为 1∶1，或每输注 6 U 红细胞悬液给予 12 ～ 15 ml/kg 的 FFP，之后的 FFP 输注应由凝血结果进行指导，目的是保持 PT、APTT 在正常值 1.5 倍以内。

3. 什么时候应该输注血小板？ 当血小板计数＜ 75×10^9/L 时，如需继续输注红细胞和血浆，应早期输注血小板，血小板计数＜ 50×10^9/L 时，必须输注血小板，推荐使用红细胞悬液、FFP、血小板的比例为 1∶1∶1。

4. 什么情况应用冷沉淀？ 产科大出血时推荐早期给予冷沉淀，常规给予 2 组 5 U，之后是否继续给予应由纤维蛋白原结果进行指导，至少维持纤维蛋白原水平＞ 1.5 g/L，最好＞ 2 g/L。

5. 如何应用重组活化因子Ⅶa（rFⅦa）？ 当失血量＞ 300 ml/h，无肝素和华法林作用，已输注足量 FFP、血小板、冷沉淀，且止血困难，应考虑输注重组活化因子Ⅶa（rFⅦa），30～90 mcg/kg不等。

（二）实验室检测频率

手术过程中，当补液输血量达到患者1倍血容量时，应检测1次患者的血常规、凝血功能，特别注意血小板计数及血浆纤维蛋白原水平的变化。

当输血量1～1.5倍于患者血容量时，应每隔1～2 h检测1次患者的血常规、凝血功能及血气相关项目，以准确反映患者体内凝血及内环境状态。

连续输注红细胞悬液15～18 U，或输注红细胞悬液0.3 U/kg时，应立即检测血小板计数。

在有条件的医疗机构，应进行血栓弹力图检测，指导血液制品输注。

第七节　血液学和凝血障碍

一、贫血

妊娠期间，血容量增加，而其中血浆的增加比红细胞增加相对要多，因此血液被稀释，产生生理性贫血。只有当红细胞计数低于$350 \times 10^4/mm^3$，或血红蛋白在100 g/L以下时，才诊断为贫血。引起贫血的原因可因脾胃虚弱，消化不良以致摄入的铁、叶酸、维生素B_{12}等造血物质缺乏，或因平素月经过多或寄生虫病、或消化道的慢性失血所致。轻度贫血对胎儿影响不大，但重度贫血会使胎儿发育迟缓，甚至引起早产或死胎。孕妇因重度贫血会引起贫血性心脏病。贫血也使孕妇抵抗力降低，故在妊娠期、产时或产后易发生其他炎症。故应积极预防和治疗贫血。

（一）症状

（1）轻度贫血可无明显症状，重度贫血可面色苍白，头晕，心悸，疲乏无力，常有口腔炎、皮肤毛发干燥、食欲减退，甚至恶心、呕吐等。

（2）红细胞计数低于 $350\times10^4/mm^3$，血红蛋白在 100 g/L 以下，或红细胞比容低于 30%。

（3）血象为小红细胞、低血色素者，为缺铁性贫血。

（二）病因

缺铁性贫血较多见发生的原因为：对铁的需要量增加但早孕常因胃肠功能失调致恶心、呕吐、食欲缺乏或腹泻而影响铁的摄入。孕妇胃酸常过低，有碍铁的吸收。

巨幼红细胞性贫血较少见，与孕期缺乏营养尤其是缺乏叶酸和维生素 B_{12} 有关。

（三）临床表现

（1）疲劳、呼吸困难、心悸、头痛和心绞痛。严重程度通常更准确地反映贫血的发生速度而非贫血的程度，因为机体代偿时间短，所以症状严重。

（2）患者原有的呼吸和心血管疾病可因贫血而恶化。

（四）术前准备

择期手术患者术前 1 周内行全血细胞计数较为理想，这样可以及时发现和纠正异常状况。用简单有效的方法（如口服铁剂、注射维生素 B_{12}）缓慢提高血红蛋白更为恰当安全。

（五）围术期输血

1. 异体输血　由于异体输血有很多潜在危险，使得临床上输血指征更为保守。

（1）Hb ＜ 7 g/dl 需输注红细胞；

（2）每个患者都应评估是否有并存疾病、预计术中失血量、急性失血还是慢性失血。

2. 术中自体血回输（intraoperative cell salvage，IOCS） 产科回收式自体输血是指术中使用血液回收装置将产妇的剖宫产术中失血进行回收，经过抗凝、洗涤、过滤等处理后再回输给产妇。2007 年美国麻醉医师协会产科麻醉专家组认为在发生大出血时，如果不能及时得到异体血或者患者拒绝使用异体血，就应当及时应用回收式自体输血。国内产科术中自体血回输一直属于禁忌证，到了 2013 年由于血液回收机的改进及白细胞滤器的使用，使这项技术在产科应用中有望解除禁忌。由于术前很难预测术中出血量，突然出现的子宫出血可非常凶险。回输式自体输血的优点在于能够即刻提供与产妇血液完全相容的常温同型血液，为大出血赢得治疗时间，提高抢救成功率。

（六）输血并发症

1. 血型不匹配 常见于将错误的血输给了错误的患者。应立即停止输血，将未输完的血制品、全血、血凝块和血清样本送检。寻找输血反应的症状和体征，与血液科医师联系。

2. 输血反应 常见急性输血反应如发热、出汗、心动过速和荨麻疹（2%）。如果没有溶血反应征象，可给予退热药和抗组胺药，继续输血。溶血反应表现为低血压、背痛、胸痛、少尿和血红蛋白尿，治疗同输血不匹配。可能发展为过敏性休克，伴有低血压、支气管痉挛和荨麻疹，应立即静脉给予肾上腺素，根据效应调整剂量。

3. 代谢性疾病 酸中毒、高钾血症、低钙血症（由枸橼酸抗凝剂引起）。

4. 低体温 尤其大量输血时容易发生，除非血液经过充分加温。低体温可能导致血小板功能低下，加重出血。

5. 循环过负荷 尤其心力衰竭患者易发生。

6. 稀释性凝血病 库存血中凝血因子和血小板仅能存活几天。

7. 交叉感染 包括血液传播的病毒，如人类免疫缺陷病毒（HIV）、乙肝病毒、丙肝病毒。

8. 大量输血可加重以上问题，几天后还能导致急性肺损伤。

二、凝血障碍

接受麻醉的产科患者中可见凝血异常。

（一）常见原因

（1）先天性异常可能直到成年期创伤或手术时才得以表现。

（2）获得性异常的原因包括：凝血因子合成减少，由于消耗（如 DIC）或大量失血导致丢失增多，或产生干扰凝血因子功能的物质。

（3）可能存在家族史（血友病 A 和 B，性连锁隐性遗传等），但并不完全可靠（30% 的血友病患者无家族史）

（4）既往对失血的反应可提示凝血障碍的严重程度，如重度血友病 A（Ⅷ因子＜ 2%）可自发出血，而轻度血友病（Ⅷ因子 5% ～ 30%）仅在创伤后出血。

（5）现病史和既往史如肝病、吸收不良（维生素 K 缺乏）、感染、恶性肿瘤、自身免疫性疾病（系统性红斑狼疮、类风湿关节炎）及用药（抗凝药、阿司匹林和 NSAIDs）可能与凝血异常有关。

（二）实验室检查

出血的常用筛查实验包括：血小板计数、凝血酶原时间 / 国际标准化比值（PT/INR）、APTT、凝血酶时间（TT）和纤维蛋白原。

（三）术前准备

（1）出现非预期的凝血筛查异常时，术前应征求血液科医师的建议，进一步检查。

（2）抗凝与麻醉指导

1）口服华法林或普通肝素抗凝是椎管内阻滞的绝对禁忌证，是外周神经阻滞的相对禁忌证。

2）使用低分子肝素或小剂量华法林抗凝治疗是椎管内麻醉的相对禁忌证，应根据患者的个体情况，对风险与收益进行评估。

3）每日两次皮下注射小剂量普通肝素（5000 U）并不增加脊髓或硬膜外血肿的危险。注射肝素 4 h 后才可以行硬膜外或腰麻，而硬膜外或腰麻后至少 1 h 才可以给肝素，此时间也适用于硬膜外导管的拔除。

4）低分子肝素给药与行椎管内麻醉之间应间隔 12 h，麻醉后至少 4 h 不要给药，此时间同样适用于硬膜外导管的拔除。

5）非甾体消炎药（包括阿司匹林）不增加硬膜外 / 脊髓血肿的危险性。

6）应用溶栓药物（链激酶、组织凝血酶原激活物）至少 24 h 后才可以行神经阻滞。如果在 24 h 内，应检测 PT、APTT 及纤维蛋白原水平。

7）血小板减少：血小板计数＜ 10×10^{10}/L 为硬膜外麻醉相对禁忌证。血小板＜ 5×10^{10}/L 为腰麻的相对禁忌证。

8）在行椎管内阻滞数小时或数天后，若患者出现严重的背痛或神经功能恢复延迟或异常，应怀疑硬膜外血肿的可能。应该立即行 MRI 检查，请神经外科或骨科会诊。

（3）对既往未行治疗的轻度血友病应避免使用血制品，必须使用因子浓缩物时，请专家进行指导。

（4）由肝病或维生素 K 缺乏引起的凝血异常，每天缓慢静脉注射维生素 K 10 mg。此外，如已有出血症状，可能需要新鲜冰冻血浆（FFP）15 ml/kg。

（四）凝血功能障碍的围术期处理

急性 DIC 是外科术中或术后凝血异常最常见的原因。与感染、胎盘早剥、羊水栓塞、低血容量和严重肝病有关。可导致出血、血栓或二者兼之。慢性 DIC 与动脉瘤、血管瘤和肿瘤扩散有关。实验室检查异常呈多样性，有赖于 DIC 的严重程度，反映血小板和凝血因子消耗以及高纤溶酶血症和纤溶。

（1）治疗主要在于消除或控制病因，同时行支持疗法以维持组织灌注和氧合。

（2）输血小板和 FFP 有助于恢复血小板、凝血因子、自然抗凝物质、抗凝血酶Ⅲ及蛋白 C。如果仅用 FFP 不能使纤维蛋白原提高到 1 g/L 以上，必须输注冷沉淀物。

（3）肝素及抗凝血酶和蛋白 C 浓缩物使用的适应证尚不明确。抗纤维蛋白溶解物质（如氨甲环酸）在 DIC 时禁用。

（4）围术期大量输注库存血可导致Ⅴ、Ⅶ、Ⅺ因子缺乏和血小板减少，引起显著的凝血障碍。休克能导致 DIC。治疗上应以凝血实验结果为指导补充 FFP 和血小板。

第八节　羊水栓塞

羊水栓塞是指在分娩和剖宫产过程中，羊水从开放的血窦（多在胎盘附着处）进入母体的血液循环，从而引起肺栓塞、休克、DIC、肾衰竭或呼吸循环骤停等一系列严重临床表现的综合征。

从 1926 年被 Meyer 首次报道并命名至今已近 100 年，羊水栓塞仍然是产科最困惑、最致命的并发症之一。即使在发达国家，羊水栓塞仍然是孕产妇死亡的首要原因。高危妊娠产妇尤易发生，病死率可高达 70% ～ 80%。

一、发病率和病死率

虽然羊水栓塞病例的绝对数量不多，但在孕产妇死亡病例中的比例很高，特别是分娩过程中因为意外性心血管功能衰竭致死的病例中，羊水栓塞往往是最常见的诊断。由于羊水栓塞的临床表现多样，其诊断缺乏统一的标准，确切的羊水栓塞发病率的统计具有一定的困难。最新文献报道的羊水栓塞发病率为 1.9/100 000 ～ 6.1/100 000，其中英国为 1/52 600，澳大利亚为 1/161 934，美国为 1/129 535，中国 1/14 000。有研究表明，年龄 30 ～ 39 岁行剖宫产的产妇，羊水栓塞的发病率呈上升趋势。

早期的研究显示，羊水栓塞的死亡率高达 61% ～ 86%。许多幸存者因缺氧可导致永久性神经损害。羊水栓塞产妇娩出的新生儿的结局取决于多个因素，主要与母体状态有关。有报道羊水栓塞新生儿的死亡率高达 40%，遗留神经并发症的比例接近 50%。

二、病因

羊水中的内容物有胎儿角化上皮细胞、毳毛、胎脂、胎粪、黏液等颗粒物，进入母体循环后，引起肺动脉栓塞。羊水中富有促凝物质（有凝血活酶作用），进入母体后可引起 DIC。上述有些物质对母体是一种致敏原，可导致母体过敏性休克。

羊水进入母体血循环的机制尚不十分清楚，临床观察与以下因素相关：

（1）胎膜破裂或人工破膜后；

（2）宫缩过强或强直性收缩：包括缩宫素使用不当，羊膜腔内压力过高。羊水进入母体血循环量与子宫收缩强度呈正相关；

（3）子宫体与子宫颈部有异常开放的血窦：胎盘早剥、胎盘边缘血窦破裂、前置胎盘，均有利于羊水通过损伤血管和胎盘后血窦进入母体血循环，增加羊水栓塞的机会；

（4）过期妊娠；

（5）死胎可使胎膜强度减弱，渗透性增加与羊水栓塞亦有一定关系。

上述五种情况是发生羊水栓塞的高危因素，临床应提高警惕。

三、危险因素

羊水栓塞的危险因素包括母体因素、胎儿因素、妊娠并发症以及医学操作等，如：年龄超过 35 岁的高龄产妇，多胎妊娠，剖宫产，产钳助产，前置胎盘，胎盘早剥，子痫，胎儿宫内窘迫，羊水过多，子宫破裂，某些特定种族等。手术引产和药物引产术也被认为是一项潜在的危险因素。

需注意的是，羊水栓塞的危险因素研究结果存在不同结论，而且很多危险因素是无法避免的，所以识别危险因素并不能有效地降低羊水栓塞的发生率，但可以加强监护和护理，以便及早发现，及时采取有效措施。

四、病理生理

羊水进入母体血循环后，其有形物质在肺小动脉和毛细血管内形成栓塞，并兴奋迷走神经，引起反射性肺血管收缩，造成肺动脉高压，致使肺组织灌注量减少，通气和血流比例失调，肺组织缺氧，肺泡毛细血管通透性增加，液体渗出，发生肺水肿及肺出血，导致呼吸功能衰竭，使左心排血量减少而导致循环衰竭（图 6-1）。

羊水中的胎粪、胎脂等有形物质均为致敏原，当其进入

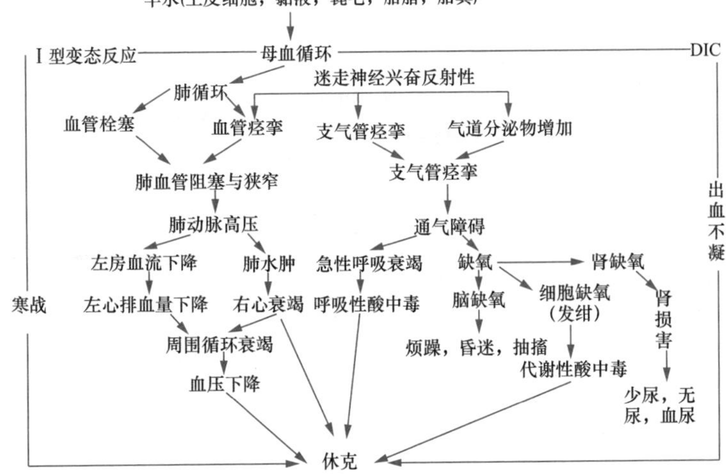

图 6-1 羊水栓塞病理生理改变示意图

母体血循环后，立即引起过敏性休克以及肺动脉高压、急性呼吸和循环衰竭等所致的休克，造成严重缺氧引起脑、心、肝、肾等重要器官功能障碍，往往迅速死亡。偶有少数病例，在宫缩时进入子宫静脉的羊水，至子宫张力减低后缓缓进入母血，造成迟发性羊水栓塞，多发生于产后 1 h 内。

羊水中所含促凝物质类似组织凝血活酶，进入母血后可激活外源性凝血系统，发生 DIC。呈现暂时性高凝状态，消耗大量凝血因子，使血管内纤维蛋白沉着，从而纤维蛋白原减少。由于羊水中还含有纤溶激活酶，激活纤维蛋白溶解系统及纤维蛋白降解产物的蓄积，使血液由高凝状态迅速转入纤溶状态，从而出现严重的出血倾向，发生严重的产后出血，血液不凝。

DIC 使很多重要脏器发生微血栓，血液灌注量减少，造成损害，肾脏是最常见的受损脏器，发生急性肾衰竭（图 6-2）。

五、临床表现

羊水栓塞的特征性临床表现为“三低”，即低氧血症、

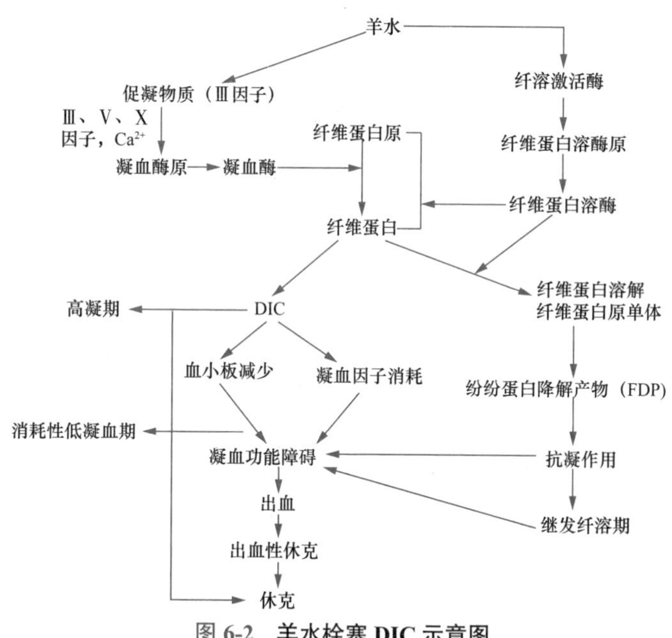

图 6-2　羊水栓塞 DIC 示意图

低血压和低凝血功能（此为诊断的金标准）。但是，具体病例的临床表现取决于被累及的脏器和系统，因此羊水栓塞的临床表现具有多样性。

羊水栓塞 70% 发生在分娩过程中，尤其是胎儿娩出前，19% 发生在剖宫产手术中，11% 发生在自然分娩胎儿刚娩出之后。

典型症状为发病急剧而凶险，多为突发心、肺功能衰竭或骤停，脑缺氧症状及凝血障碍。症状轻重与羊水进入母体血循环的速度和量的多少以及羊水有形成分有关。

病程可分为三个阶段：

第一阶段：产程中尤其在破膜后，胎儿娩出前后短时间内，产妇突发寒战、咳嗽、气急、烦躁不安、呕吐等前驱症状，继之发生呼吸困难、发绀、抽搐、昏迷、心动过速、血压下降乃至迅速休克。有的突发肺水肿，粉红色泡沫样痰。1/3 发病严重者可惊呼一声即心搏骤停死亡；另 1/3 可于数小时内死于心肺功能衰竭；其他 1/3 经抢救幸存者出现 DIC。

第二阶段：主要为凝血障碍。临床表现为产后出血，血液不凝，全身出血，休克与出血量不符。

第三阶段：主要为肾衰竭。多发生于急性心肺功能衰竭、DIC、休克、肾微血管栓塞、肾缺血，而出现少尿、无尿、尿毒症。

以上三阶段基本可按顺序出现，但并非每例都全部出现。胎儿娩出前发生的羊水栓塞，以肺栓塞、肺动脉高压、心肺衰竭、中枢神经缺氧为主；胎儿娩出后发生的，以出血、凝血障碍为主，极少有心肺衰竭为主要表现。

值得注意的是，在肺血管中检测到羊水的任何成分，都不再作为羊水栓塞的诊断标准。

六、鉴别诊断

1. 产科疾病　如子痫、子宫破裂、胎盘早剥、急性大出血、围生期心肌病等；

2. 非产科疾病　如栓塞、心脏病（心肌梗死、心肌病）、过敏反应、脓毒症、局麻药中毒、椎管内麻醉平面过高、输血反应、误吸等。

七、抢救与治疗

（一）多学科团队化抢救

快速诊断基础上的多学科团队化的及时救治是改善母婴预后的关键。

1. 多学科团队流程化抢救　包括：生命支持、心肺复苏、液体管理、抗过敏、胎儿的快速娩出和复苏抢救、针对凝血功能障碍的处理。循证医学证据表明，孕妇发生心搏、呼吸骤停者在 5 min 内娩出胎儿，有利于孕妇复苏成功和新生儿预后。

2. 团队构成和合作

（1）团队构成：产科各级医师、产科护士、助产士、麻醉科医师、血库、手术室、药房、配送人员、心内科、血液内科、神经内科、ICU 等。

（2）总指挥：产科最高级别的医师，是决策者和执行的检查者。

（3）执行者

1）麻醉科医师：生命支持、维持血压、气道、氧合等。

2）产科医师（2 ～ 3 名）：开医嘱、记录、实施操作手术、与家属沟通等。

3）护士、助产士。

（二）羊水栓塞

羊水栓塞主要死于急性肺动脉高压所致的呼吸和循环功能衰竭，其次死于难治性凝血功能障碍（表 6-1）。

1. 纠正呼吸、循环衰竭 心搏骤停者立即行心肺脑复苏。

（1）纠正缺氧：遇有呼吸困难与发绀者，立即加压给氧。昏迷者立即气管插管行人工呼吸治疗。

（2）纠正肺动脉高压：

1）盐酸罂粟碱：直接作用于平滑肌，解除肺血管痉挛，与阿托品同时应用可阻断迷走神经反射，扩张肺小动脉。首次用 30 ～ 90 mg，加入 5% 葡萄糖液 250 ml 内，静点。

2）654-2 或阿托品：解除肺血管痉挛，松弛支气管平滑肌，也可给予氨茶碱 100 ～ 200 mg。

3）α - 肾上腺素能受体阻断剂：酚妥拉明一次 5 ～ 10 mg。

4）严重肺动脉高压患者，可静脉泵入硝酸甘油和前列腺素 E_1 或吸入氧化亚氮。

（3）防治心力衰竭：使用强心利尿剂。低血压时可给予多巴酚丁胺或多巴胺 2 ～ 5 μg/（kg · min）及毛花苷 C（0.2 ～ 0.4 mg）。

2. 抗过敏治疗 地塞米松、氢化可的松、钙剂。必要时应用肾上腺素 0.1 ～ 0.5 mg，以有效解除支气管痉挛和过敏反应。

3. 综合治疗休克 补足有效血容量；使用血管活性药；维持酸碱和电解质平衡，可静脉给予 5% 碳酸氢钠 3 ～ 5 mg/kg，纠正酸中毒及缓解肺动脉痉挛。

生命支持–维持生命体征（呼吸、血压、心率）：维持收缩压＞ 90 mmHg；尿量＞ 25 mL/h；动脉氧分压＞ 60 mmHg。

4. DIC 与继发纤溶的治疗

（1）DIC 高凝期尽早使用肝素，症状发生后 10 min 内使用效果最好。用量为 0.5 ～ 1 mg/kg（1 mg ＝ 125 U），每 4 h 1 次，静脉注射。凝血时间在 15 ～ 30 min 之内，一旦出血停止，病情好转可逐步停药。仅用于继发纤溶期。

（2）输新鲜血、新鲜冰冻血浆：适用于消耗性低凝期。输纤维蛋白原，一般输用 6 g。如输注凝血酶原复合物以不少于 400 U 为宜。

（3）输血小板：当血小板降至 5×10^{10}/L，应输血小板。

（4）冷沉淀物：含 Ⅰ、Ⅴ、Ⅷ、ⅩⅢ 因子，每单位可增加纤维蛋白原 100 mg/L，可提高第Ⅷ因子水平。目前不推荐凝血因子Ⅶa 用于纠正羊水栓塞的凝血功能障碍。

（5）抗纤溶期治疗：可用抑肽酶；氨甲环酸，6- 氨基已酸等。

5. 肾衰竭的防治 少尿期未发生尿毒症前应使用利尿剂如呋塞米、甘露醇，补充有效循环血量。肾衰竭时如病情允许可采用透析治疗。

6. 其他方法

（1）雾化吸入选择性肺血管扩张剂氧化亚氮，对于在产程中表现为急性右心衰竭和肺动脉高压的治疗取得成功。

（2）英国产科监控系统（UKOSS）报道血浆置换应用于羊水栓塞病例取得成功，这种疗法可以去除细胞碎片，改善体液免疫反应及纠正酸中毒。但是不能再羊水栓塞的急性期进行，而死亡率最高的往往在急性期。

其他治疗方法还包括主动脉内球囊反博、右心室辅助装置、血液透析、子宫动脉或髂内动脉栓塞，但这些方法高度依赖当地的医疗资源和医务人员的操作水平，难以广泛开展。且以上治疗的可行性尚需进一步研究。

表 6-1　羊水栓塞的流程化抢救

紧急处理：	1. 呼救抢救团队（包括产科医师、麻醉科医师、心内科、新生儿科、护理团队、手术室），通知血库 2. 准备复苏设备
应急措施：	1. 面罩或气管插管，提供充足氧气 2. 开放静脉通路，必要时给予升压药物，如去甲肾上腺素、盐酸多巴酚丁胺 3. 急诊化验：血气分析、凝血功能、血型和交叉配血 4. 快速娩出胎儿（急诊剖宫产或助产） 5. 心肺复苏的准备或实施
监测：	监护室监测（心电监测、血压、血氧饱和度、心电图）、尿量
进一步的措施：	1. 重症监护、动脉插管、中心静脉置管、诊断关注点 2. 等渗晶体溶液输注基础上补充血容量 3. 根据病情输注纤维蛋白原或红细胞悬液或新鲜冰冻血浆或血小板，注意避免容量超负荷及输血相关的急性心脏负荷过重 4. 慎用宫缩剂，必要时行子宫切除术 5. 必要时氧化亚氮（N_2O）/ 前列腺素吸入
监测：	循环监测、实验室测试、经食管超声心动图（TEE）、肺动脉导管监测

八、总结

羊水栓塞的发病机制主要为高敏感母体对进入母体循环的羊水成分发生炎症介质释放、免疫补体系统激活等类过敏样反应综合征。临床主要表现为低氧、低血压、低凝血功能等，即所谓的“三低”表现，诊断采用排他性诊断方法。以支持性、对症性治疗为主，强调早期发现、早期诊断，早期治疗及多学科合作。

病例讨论

女性，32 岁，主因“停经 43 周”入院。入院诊断：宫内孕 41 周（经核实），G_1P_0，羊水过多。既往体检。孕期规律产检，结果均正常。入院后化验结果：HGB 140 g/L，WBC 7.32×10^9/L，PLT 135×10^9/L。PT 9.3 s，APTT 27.3 s，FIB 4.14 g/L。

入院后给予欣普贝生促进宫颈成熟。14:00，出现规律宫缩。15:45，行硬膜外分娩镇痛，效果好。19:00，宫口开全。20:08，顺产一女婴，体重 3250 g。

产时出血 600 ml，给予卡贝缩宫素促进子宫收缩后阴道出血略好转。产后半小时出血 200 ml，子宫收缩欠佳，给予欣母沛、卡孕栓促进子宫收缩后好转。产后半小时至 1 h 出血 100 ml，舌下含服米索。产后曾呕吐咖啡色物体，量多，具体不详。产后一小时查体：神志清楚稍淡漠，BP 110/70 mmHg，HR 128 次 / 分。化验：HGB 127 g/L，WBC 19.31×10^9/L，PLT 101×10^9/L。产后 2 h 又出血 200 ml，BP 110/80 mmHg，HR 150 ～ 160 bpm。诊断：产后出血，羊水栓塞？开始抢救：开放外周静脉 18 G 1 个，22 G 2 个，加快输液。下尿管，管中无尿液流出。给予地米 10 mg。产后 3 h：阴道持续流出不凝血，估计已出血 1500 ml。抽血针眼处渗血，外周静脉无法建立。查体：神志淡漠，面色苍白。BP 100/60 mmHg，HR 160 bpm，R 34 bpm，SpO_2 98%。化验：HGB 66 g/L，PLT 72×10^9/L，PT 28.9 s，APTT 43.4 s，FIB 0.14 g/L。此时诊断：产后出血，DIC？羊水栓塞？治疗：再给地米 20 mg，氢考酮 300 mg，快速输入红细胞、血浆和纤维蛋白原。产后 4 h：出血不能控制，决定行子宫切除术。此时出血量估计大于 3000 ml，输血量：红细胞 1600 ml，血浆 400 ml，纤维蛋白原 6 g。输液量：晶体 2000 ml，羟乙基淀粉 130/0.4 氯化钠注射液（万汶）1000 ml。入手术室麻醉前患者情况：神志淡漠，脸色苍白。BP 80 ～ 100 mmHg，HR 140 ～ 160 bpm，SPO_2 98%。全麻诱导：给予去氧肾上腺素 50 μg + 50 μg 后，BP 升至 130/78 mmHg。给丙泊酚 20 mg，罗库溴铵注射液（爱可松）30 mg 后气管插管。插管成功后给予咪达唑仑 5 mg。置入颈内静脉和桡动脉测压，脑电监测，热风机保温。麻醉维持：少量瑞芬太尼、丙泊酚、氧化亚氮，间断给予舒芬太尼。多巴胺 2 ～ 4 μg/（kg · min）维持血压，分次给予葡萄糖酸钙 50 ml，碳酸氢钠 200 ml，手术快结束时给予呋塞米（速尿）20 mg。术中血压逐渐升高，心率逐渐减慢。术毕时 BP100/70 mmHg，HR 100 bpm，HGB 7.8 g/L，K^+ 4.3 mmol/L。入量 7500 ml：包括红细胞 4000 ml，血浆 2200 ml，血小板 600 ml，纤维蛋白原 5 g，凝血酶原复合物 900 U，乳林 500 ml，碳酸氢钠 200 ml。出血 5600 ml，尿量 500 ml。术后带气管导管送入 CCU。术后患者病情逐渐好转，康复出院。

1. 羊水栓塞的定义是什么?

羊水栓塞（amniotic fluid embolism，AFE）是指分娩过程中羊水进入母血循环引起肺栓塞、休克、DIC 等一系列严重症状的综合征。Clark 等认为与栓塞相比，AFE 更可能是母体对胎儿成分的过敏反应，并且建议称为“妊娠过敏性综合征”（anaphylactoid syndrome of pregnancy）。为极其严重的分娩并发症，亦为造成孕产妇死亡的重要原因之一。发生率为 1：80 000 ～ 1：5000，但病死率高达 50% ～ 86%。据全国孕产妇死亡调研协作组报道，1984—1988 年间，全国 21 个省、市、自治区孕产妇死亡共 7485 例，羊水栓塞占孕产妇死亡总数的 5.4%，居死因顺位的第 4 位。北京大学第一医院（1960—1996 年）报道发生率 1：4829，病死率 28.57%。

2. 本例羊水栓塞抢救的成功经验

（1）稳、准、快！对羊水栓塞这突发并发症要做出迅速的反应，早诊断、早抢救非常重要！

（2）迅速组成抢救团队，要有专人指挥抢救，在手术室内应由高年资的麻醉医师担任。团队中要有院领导或医务科的领导在场，主要负责协调科室间的合作，保证充足的血源。产科、麻醉科、手术室、血库、药房等相关科室要积极配合。同时做好抗过敏、抗休克、抗炎、正压通气等抢救措施。在场所有参与抢救的医师要分工明确，止血、监测、给药、记录、输血、电话联系、与家属沟通、化验回报，随时听从负责人的统一调配。

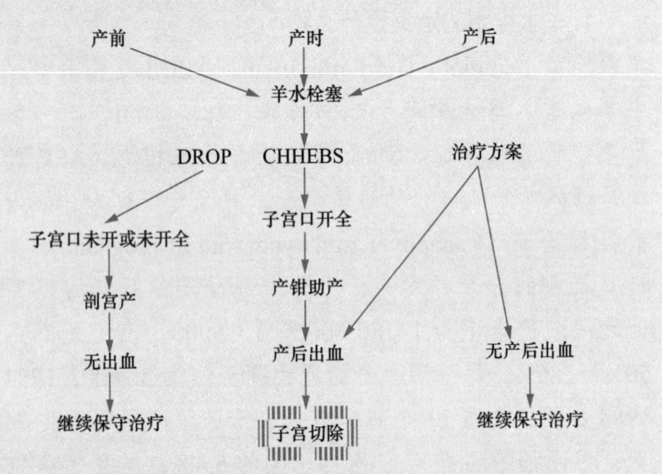

3. 羊水栓塞必须切除子宫吗?

是否切除子宫视产后出血量而定，一般按 DROP CHHEBS 治疗方案执行。

DROP CHHEBS 救治方案

D　Dopamine 多巴胺

R　Regitine 酚妥拉明

O　Oxygen 给氧

P　Papaverine 罂粟碱

C　Cedilanid 毛花苷 C（西地兰）

H　Hydrocortisone 氢化可的松

HE　Heparin sodium 肝素钠

B　Blood 输血及血浆

S　Sodium bicarbonate 碳酸氢钠

本病例因出血持续不止，在保守治疗无效的情况下，不得已才做出子宫切除术的决定。因持续出血可能是所有专业人员面临的最严峻的考验之一，虽然不应轻易做出子宫切除术的决定，但也不容拖延到产妇濒死时才手术。此病例最终抢救成功，子宫切除术功不可没。

（郑义林提供）

参考文献

[1] Chestnut DH. Obstetric Anesthesia：principles and practice. 3rd ed. Philadelphia：Elsevier Mosby，2004.

[2] G. Edward Mogan，Maged S. Mikhail，Michael J. Murray，et al. 摩根临床麻醉学（第4版）. 岳云，吴新民，罗爱伦，译 . 北京：人民卫生出版社，2007.

[3] Practice Guidelines for Obstetric Anesthesia. An Updated report by the American Society of Anesthesiologists Task Force on Obstetric Anesthesia. Anesthesiology 2007：106：843-63.

[4] 丁秀萍，时春艳，冯兆亿，等 . 五例羊水栓塞病例报告及文献复习 . 中国妇产科临床杂志，2015，16（1）：1-4.

[5] Agustin Conde-Agulo，Roberto Remero. Amniotic fluid embolism：an evidence-based review. Am J Obstet Gynecol，2009，201（5）：445：e1-e7.

[6] Clank SL.Aminiotic fluid embolism.Obstet Gynecol，2014，123（2）：337-348.

[7] 严敏 . 围手术期合理输血 . 北京：人民卫生出版社，2014.

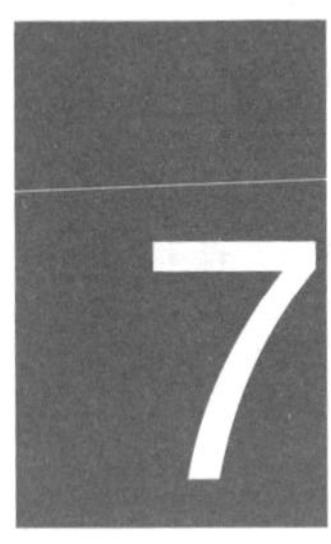

产科麻醉并发症

（关婷婷）

要点

- 本章着重从生理学及病生理学角度分析了产科患者发生低血压、胃反流和误吸及出现神经系统并发症的原因，阐述了临床实践中如何处理的原则与方法。
- 目前医师主要还是会建议分娩期间不要自由摄食。但研究人员也倡导对低风险孕妇自由饮食造成的误吸风险进行再评估，以期能让孕妇在安全的基础上更舒适地进行分娩。
- 产科患者椎管内阻滞后神经损伤的病因比较复杂，并不是所有发生于椎管内阻滞后的神经并发症都与椎管内阻滞有关，还可能由妊娠和分娩所引起，应加以鉴别诊断。

第一节　低血压

一、生理学基础

（一）生理变化

低血压一般定义为收缩压低于 90 mmHg，或收缩压（或平均动脉压）的下降幅度超过基础值的 30%。妊娠可导致几乎所有器官系统均发生生理学改变，这些变化改变了患者对于麻醉的反应。妊娠期间心血管系统的改变尤为明显，子宫扩大导致心脏向左前方移位并且形成生理性肥大，心排血量增加。妊娠早期的容量负荷的加大与妊娠后期的后负荷的增加是造成左心室增生的主要原因。

血流动力学变化包括：心排血量增加、心率增快、外周血管阻力降低、每搏输出量增加、血容量增多。妊娠早期由于外周血管阻力降低使得血压有所下降，舒张压及平均压的降低比收缩压更加明显。孕激素相关的血管平滑肌松弛使得血管扩张，是外周血管阻力降低的重要原因。妊娠后期血压的变化不定，研究发现血压在妊娠 16 ～ 24 周时到达最低点，然后逐渐缓慢升高，足月时接近孕前水平。但是，袖带血压尤其足月时受母体体位影响很大。侧卧位血压低于仰卧位。通常的观点认为血压在妊娠前 6 个月期间降低，然后在妊娠后期开始上升，但是上升程度不确定。

妊娠期间心排血量增加由几方面因素造成。心率增加是早期心排血量增加的主要原因，外周血管阻力降低及可能的主动脉瓣口面积增加是早期每搏输出量增加的重要因素。妊娠中期血容量的扩张增加了左心室舒张末期容量，也增加了每搏输出量。

（二）仰卧综合征

足月产妇处于仰卧位时会出现血压下降、心动过速及股静脉压升高，这是由于妊娠子宫压迫下腔静脉导致静脉回流降低及心排血量降低所致，也被称作“仰卧综合征”。发生仰卧综合征时每搏输出量及心排血量降低，右心房压下降，子宫血流下降。尽管足月孕妇仰卧时下腔静脉几乎完全阻塞，但是并不发生低血压，原因未知，可能存在内内源性因素代偿下腔静脉压迫导致的静脉回流降低。主动脉受压通过增加血管阻力可助于维持上肢血压。推测椎旁侧静脉循环可使得尽管下腔静脉阻塞仍可有足够的静脉回流。妊娠子宫作用于腹主动脉的压力可促进肱动脉血压升高，而下半身血压是降低的。

二、处置建议

产科麻醉多采用区域麻醉（硬膜外麻醉及腰麻），必要时也采用全身麻醉，例如在紧急情况（出血，脐带脱垂）、区域麻醉失败或禁忌或者产妇拒绝时可用全身麻醉。许多麻醉药及椎管内麻醉产生的交感神经抑制作用可引起体循环血管阻力降低从而导致血管扩张，进一步降低静脉回流，使得回心血量减少，加重低血压。

应该避免不必要的阻滞平面过广，发生低血压时应积极补充液体，必要时给予升压药物对症处理。对剖宫产产妇在区域麻醉前必须建立通畅的静脉通路，可输入达 10 ml/kg 的晶体液，以增加血管内容量。含糖液不应用于扩容，可能导致产妇和胎儿高血糖症，随之产后发生新生儿低血糖。在新生儿酸碱状态方面使用乳酸林格液和 0.9% 的氯化钠液似乎并无差别。然而一些人更喜欢用胶体液预扩容，因为其血管内半衰期更长。使用胶体也存在风险，少数患者可能出现过敏反应，瘙痒发生率升高。是否预扩容可以预防神经轴阻滞后低血压仍有争论。研究表明仅预扩容单一手段不足以预防腰麻引起的低血压，常规需要血管加压药。无论选择何种液体，必须充分扩容以增加心排血量，预防交感神经阻断相关的低血压。一般治疗措施包括吸氧、抬高双下肢、加快输液等。严重低血压患者需静注麻黄碱，如无反应立即静注小剂量肾上腺素（5 ～ 10 μg）。

腰麻下行剖宫产的产妇可能由于交感神经阻断和静脉回

流下降而经历低血压，尤其同时存在下腔静脉压迫时。预防主动脉腔静脉压迫很重要，向左侧倾斜手术台 15% ～ 30%，或者右臀下放置楔形物会缓解大多数孕妇的主动脉腔静脉压迫。但是这些做法不一定绝对有效，麻醉医师必须高度关注孕妇及胎儿的体征。低血压不仅引起产妇不适如恶心呕吐，也能导致子宫胎盘低灌注。轻度预扩容、预防性血管加压药和子宫左倾三种手段结合提高了避免腰麻后低血压的成功率。如上所述，只要在阻滞前 15 min 内充分扩容，晶体和胶体均可使用。仅凭静脉输液不足以预防腰麻后低血压，子宫左倾进一步降低了腰麻后低血压的发生率，在此基础上辅用预防性血管加压药取得了最好的效果。同时具有 α 和 β 作用的激动剂（如麻黄碱）使子宫胎盘血流得到更好的恢复。因此当腰麻后低血压用预扩容和子宫左倾不能解决时，麻黄碱成为血管加压药的选择。近期研究也显示去氧肾上腺素可以降低腰麻后低血压和恶心呕吐的发生率而没有任何胎儿不良反应。

硬膜外麻醉需要认真关注的问题是可能由于大剂量局麻药意外鞘内注射导致全脊麻。全脊麻是由于硬膜外隙阻滞剂量的局麻药误入蛛网膜下隙引起的，局麻药向头侧广泛扩散导致颈部脊髓及脑干受抑制这可能由于将硬膜外针或导管意外放置到鞘内，但也可能由于一段时间后硬膜外导管移位所致。这一点至关重要，因为硬膜外麻醉需要的局麻药剂量比腰麻大得多。硬膜外隙的局麻药作用于神经根，通过蛛网膜绒毛吸收，而不是像腰麻药物直接停留在脑脊液中。虽然对产妇而言腰麻的剂量需求下降，实现同等节段硬膜外麻醉时产妇的局麻药剂量需求是否低于非妊娠患者仍有争论。大剂量局麻药意外鞘内注射可能导致全脊麻，表现为注药后迅速出现（通常 5 min 之内）意识不清、双瞳孔扩大固定、肌无力、严重低血压、呼吸停止、心动过缓、室性心律失常，如果不立即治疗，可能导致心脏停搏。因此在给予大剂量局麻药前检查硬膜外导管或针放置是否正确极为重要。正确操作，确保局麻药注入硬膜外隙；每次注药前回吸确认无脑脊液回流，缓慢注射及反复回吸；强调采用试验剂量，并且有足够观察时间（不短于 5 min）；如发生硬膜穿破建议改用其他麻醉方法，如继续使用硬膜外隙阻滞，应严密监测并少量分次给药；建立人工气道和人工通气；静脉输液，使用血管活性药维持循环稳定；如发生心搏骤停应立即施行心肺复苏；对患者进行严密监测直至神经阻滞症状消失。早期诊断及迅速反应给予支持性治疗以预防发生不良结局。发生全脊麻的另一个常见原因是硬膜外麻醉失败后尝试给予腰麻。大多数病例报告全脊麻多发生在距最后一次硬膜外给药 1 h 内又给予了腰麻。可能的机制是硬膜外隙给予的局麻药经腰麻针刺穿的硬脊膜上的孔漏入蛛网膜下隙。同时，硬脊膜囊又被邻近的硬膜外隙内的液体压迫，导致腰麻药扩散的范围比通常情况下更高。处理全脊麻的关键在于早期识别。全脊麻导致的低血压是由于静脉及动脉扩张，静脉回流及心排血量减少。应当给予补液及血管升压药（麻黄碱及去氧肾上腺素）。

采用硬膜外麻醉后有可能会出现异常广泛脊神经阻滞，指的是硬膜外隙注入常用剂量的局麻药后，出现异常广泛的脊神经阻滞现象。其临床表现为延迟出现（通常注药后 10 ～ 15 min）的广泛神经阻滞，阻滞范围呈节段性，不伴有意识消失和瞳孔变化。这是因为妊娠使得潜在的硬膜外间隙容积减小，局麻药误入硬膜下间隙。预防措施为采用试验剂量，产妇的局麻药用量应酌情减少。处理原则为严密监测、注意维持呼吸和循环功能稳定，直至阻滞作用完全消退。

第二节　胃反流和误吸

一、生理学基础

（一）误吸原因

妊娠期间胃功能受到机械性与激素的双重影响，导致胃排空延长、酸性产物增加、胃-食管反流发生率高。妊娠时肠动力减退且胃-肠运输减缓。研究表明妊娠期间血清胃泌素水平升高，该激素可增加胃酸分泌。妊娠大约 13 周时扩大的子宫变成腹腔内器官，在其后的时间里进行性压迫胃。非妊娠妇女腹内压增加时通常伴随食管下括约肌压力的增加以防止反流。然而，妊娠妇女的下食管括约肌压力没有代偿性增加导致胃内容物反流。腹内压增加时下食管括约肌压力没有增加可能由于黄体激素的松弛效应，黄体激素在妊娠 36 周时达到顶峰而产后恢复至基线。这样，胃-食管屏障压（括约肌张力与胃内压之差）可能降低，促进反流。足月孕妇约有 80% 存在胃-食管反流的症状。这些孕妇表现出下食管括约肌屏障压降低及酸性物质反流至食管的客观证据。胃灼热的频率与产次的增加、高龄妊娠及妊娠前胃灼热症状有关。然而，胃灼热与母体年龄或体重增长之间无相关性。麻醉药物可能造成食管上括约肌进一步松弛，相应的可允许胃内容物反流进入咽喉部且可能发生误吸。

（二）误吸的危险因素

胃内容物排空时间受到胃与十二指肠之间压力梯度的影响，但也可受到胃容量、胃内容物酸度、热量密度及渗透压的影响。水可迅速从胃排空，平均驻留时间大约 10 min。另一方面，胃排空固体固体更慢，大约进食 1 h 后才开始排空，其依赖于热量密度而并不依赖于摄入食物的数量。妇女与老年人的排空时间也可能延长。虽然关于妊娠对胃排空时间的影响仍存在争论，但是大多数研究证明非分娩妇女不存在延长。对于低风险产妇，分娩过程不同类型的饮食并不会造成分娩方式和新生儿结局的不同。还有研究显示对健康产妇分娩时限制饮食不仅能造成产妇的不舒适，还会影响产妇耐受分娩的能力以及降低自发经阴分娩的概率。然而，众所周知，分娩过程和硬膜外麻醉或者鞘内注射麻醉药物时，胃排空会延迟，这会增加产妇反流误吸的风险。尽管发生的概率很低，但是一旦误吸发生，将会导致非常严重的后果甚至产妇死亡。由于目前并没有证据表明，在分娩期间限制饮食会对分娩结局产生不利影响，并且限制饮食还能减少潜在灾难事件发生的风险，因此目前医师主要还是会建议分娩期间不要自由摄食。但研究人员也倡导对低风险孕妇自由饮食造成的误吸风险进行在评估，以期能让孕妇在安全的基础上更舒适的进行分娩。

分娩活跃期胃排空显示延迟可持续至产后 2 h 并在分娩后 48 h 内恢复正常。尽管非分娩妇女的胃排空时间可能未延长，在妊娠的第二个及第三个 3 个月期间全胃肠道输送时间增加，最可能的相关原因是黄体激素导致小肠活力降低。黄体激素也与抑制胃动素有关，胃动素是一种刺激胃肠道平滑肌收缩的肽。此外，全身性应用例如度冷丁的阿片类药物也表现出延迟胃排空并且此效应可被应用纳洛酮所逆转。然而，只要剂量没有过量，在硬膜外应用阿片类药物并不延长胃排空。

妊娠妇女误吸的另外一个危险因素是肥胖，通常因为困难面罩通气与插管。肥胖妇女行区域麻醉的失败率较高，需采用全麻下进行急诊剖宫产的风险增加。肥胖已经成为产妇死亡的一个独立危险因素。英国2006—2008年期间死亡的产妇中，有一半是和肥胖相关。中国产妇的肥胖比例逐年升高，肥胖所带来的问题主要是：产妇体型大常合并高血压、糖尿病，区域麻醉穿刺和全麻气管插管困难以及易发生分娩期胎儿呼吸窘迫。近年来，辅助生育手段的开展使得试管婴儿不断增加，双胞胎甚至多胞胎的产妇也越来越多。病态肥胖患者伴发共存疾病的发病率也更高，例如与糖尿病及裂孔疝相关的胃轻瘫，两者可增加误吸的风险。

（三）禁食要求

1. 争议焦点 争论的论点之一是分娩期间是否应当限制进食。许多现在的争论，尤其是助产士提出产妇分娩期间应当可以进食。此观点的支持者认为分娩期间限制进食尤其是碳水化合物可增加进行医学干预的机会及延长产程。然而，分娩期间摄入碳水化合物并未表现出器械辅助分娩发生率的降低或难产发生率的降低。在某些国家，例如荷兰采用比美国更大量进食的方法，而误吸发病率并未增加。然而，因为误吸发病率如此低，很难确定是否该方法的确在今后是有害的。分娩期间进食的支持者也相信妊娠后期进行禁食“快速饥饿”导致酮症。酮症发生于当没有碳水化合物资源可供给时，机体动用脂肪进行代谢。β-羟丁酸是分娩禁食期间产生的酮体成分。尽管分娩期间禁食可能出现母体酮症，尚无对母体或胎儿酸碱状态产生有害影响的报道。然而母亲分娩期间清淡饮食其酮症发病率降低，胃容量增加的同时呕吐固体残留物的量也增加。相反的，分娩期间摄入等张运动性饮料将降低母体酮症且不导致胃容量增加。此外，饮用水与饮用等张运动性饮料的妇女无论在分娩期间还是产后一小时之内其呕吐量或呕吐次数相比较无差异。

2. 指南规定 美国麻醉医师学会产科麻醉分会最近更新

了关于分娩期间进食的指南。指南推荐分娩期间口服清亮液体可改善母体舒适度与满意度，且不增加发生母体合并症的风险。然而该指南并不推荐分娩期间摄入固体因其的确增加发生母体合并症的可能性。妇女可在分娩期间直至麻醉诱导前 2 h 饮用适量的清亮液体。清亮液体包括水、不含气的果汁、含二氧化碳的饮料、清茶、黑咖啡及运动性饮料。行择期剖宫产的妇女在进行操作之前 6 ～ 8 h 不应摄入固体。中华医学会麻醉学分会产科麻醉组也推出了中国的产科临床麻醉指南。现在的专家共识是，生产期间应禁忌固体食物。择期剖宫产的患者应与其他择期手术的患者一样禁食 8 h 或 8 h 以上。手术的时机应依据进食的种类和量而定。在待产期间，可以适当地饮用液体饮料可使患者减少口渴、提神、补充能量以及增加舒适感。但不是所有的饮料都可以饮用。这里指的是无渣的液体饮料，也就是流食，譬如：清水、无渣的水果汁、汽水、清茶和不加牛奶的咖啡等。产妇饮用的液体种类比饮用的液体容量更有临床意义。饮用液体应因人而异，如产妇有下列情况应适当限制液体的饮用：①胃肠动力失调（譬如肥胖症、糖尿病、胃-食管反流等情况）。②困难气道。③有需手术分娩的可能性（譬如胎儿健康情况不明、产程进展缓慢等情况）。

二、病理生理学

（一）误吸的病生理改变

肺误吸是一种复杂的疾病，可导致化学性肺炎、细菌性肺炎或气道阻塞性肺不张。然而，在人体导致致命性肺炎的临界性容量及 pH 仍未知。导致致命性肺误吸的胃液容量视其酸度而定。例如，小量但极其酸性的胃液比大量而更碱性的胃液更易于导致严重的肺炎。与误吸固体内容物之后观察到的窒息与大面积肺不张不同，误吸液体内容物导致一种“哮喘样综合征”。误吸入液体的患者发生青紫、心动过速及呼吸困难。检查肺部时可闻及支气管痉挛、啰音及鼾音。胃内容物中的盐酸成分导致对于支气管组织的最严重的损伤。

当确定误吸时，无论吸入物的容量与 pH 如何，该综合征表现为两个阶段。第一阶段发生于气道化学性烧伤即刻，表现为 6 h 以内表皮细胞层发生完全性脱落,3 天内开始再生，轻度病例可在 7 天内完全恢复。严重病例发生致命性急性呼吸窘迫综合征及支气管高反应性可能表现为肺顺应性降低、通气灌注不匹配增加及肺泡–动脉氧张力梯度增加。该第二阶段源于蛋白质炎性细胞因子的释放，例如中性粒细胞炎性反应释放的肿瘤坏死因子 α 及白介素 -8，而与误吸相关的症状没有特异性。

（二）误吸的诊断

诊断肺误吸时常比较困难，尤其当未注意到时。对那些有误吸风险的患者应当保持高度警惕。最明显的体征应当是口咽部存在胃内容物，尤其是应用喉镜检查时。可能发生心动过速、青紫、哮鸣、呼吸急促、低血压及呼吸困难。胸部 X 线典型表现为弥漫性片状浸润，患者表现肺泡–动脉氧梯度增加及吸氧后亦无改善的低 PaO_2。

（三）误吸的诱发因素

90% 发生肺误吸的母体病例与采用全麻有关。这些病例的四分之一发生于经面罩给氧时而超过 30% 的病例与气管内困难插管有关，通常没有进行压迫环状软骨。

区域麻醉时也有误吸报道，代表性病例见于那些不慎发生高位腰麻后需行复苏的妇女或分娩后深度镇静及呕吐的妇女。

三、处置方法

（一）麻醉的选择

更多采用区域麻醉及全麻时采用环状软骨压迫，快速顺序诱导及插管可降低发生致命性误吸的风险。限制产妇经口摄入固体食物、加强麻醉医师的意识与训练及应用预防误吸的药物也有益。

（二）实施全麻的技巧

如果采用全麻，应当执行环状软骨压迫下快速顺序诱导直至确认插管。预吸氧的理想方法是使患者呼吸 100% 氧气或者按潮气量通气 3 min，或者让易合作的患者在新鲜气体流量为 5 L/min 时进行 8 次深呼吸，最好让肥胖患者处于头高位。诱导时使用丙泊酚可为使用喉镜提供最佳条件。除非存在禁忌，琥珀胆碱因其快速起效及可创造良好的插管条件成为首选的肌松剂。至少需要 0.6 mg/kg 的剂量以提供可接受的插管条件。禁忌使用琥珀胆碱时，可应用罗库溴铵 ＞ 0.6 mg/kg 作为替代品。在某些情况下应用辅助药物（如芬太尼及艾司洛尔）可能有益，但是快速顺序诱导时应用利多卡因未被证实有益。虽然存在争议，采用环状软骨压迫将降低全麻诱导期间误吸的频率，但即使采用环状软骨压迫时仍可发生误吸。一项研究表明，超过 50% 的患者食管通常位于环状软骨的侧方，采用环状软骨压迫可进一步使之移位。这可解释尽管恰当采用快速顺序诱导及环状软骨压迫仍有误吸病例发生。也有研究显示采用环状软骨压迫可能发生气道梗阻，尤其在女性患者中。但是由接受培训的人员实施时不增加插管失败的发生率。如果气管内插管困难，可考虑到是否发生气道梗阻。可采用减轻压力或完全解除环状软骨压迫。同样的，经面罩通气期间采用环状软骨压迫减少胃胀气（其可导致误吸）的可能性，但是可使气道管理的其他方面复杂化。

（三）预防药物的使用

没有一种药物或食物被认为在预防误吸时效果更出众。预防误吸的理想药物应当是快速起效、增加胃排空速度、增加胃 pH，而同时减少胃容量。推荐应用非特异性抗酸剂、H_2 拮抗剂和（或）多巴胺拮抗剂。口服抗酸剂最先用于预防误吸，因其可迅速增加胃 pH。然而，颗粒性抗酸剂例如三硅酸镁被动物吸入时表现出造成肺损伤，而非颗粒性抗酸剂例如枸橼酸钠则不会。实际上，枸橼酸钠 30 ml 是目前产科麻醉最常应用的抗酸剂量。其确实增加胃 pH 约 15 ～ 20 min 且不增加胃容量。应用枸橼酸钠的一个缺点是其味道及服用后可能发生恶心。冷却或稀释抗酸剂可能使其更可口。另一种常用于临床的抗酸剂是枸橼酸钠。

应用组胺 H_2 拮抗剂可降低胃酸度。母亲妊娠期间应用 H_2 拮抗剂的婴儿发生先天性畸形的风险未增加。H_2 拮抗剂抑制胃酸分泌，然而，不能中和已经存在于胃内的胃酸。临床上最初应用的一种 H_2 拮抗剂是西咪替丁。发现长期应用西咪替丁可干扰细胞色素 P450 及药物代谢。然而，产科麻醉实践中急性、短期应用很少需要担忧重要的药物代谢。雷尼替丁是另一种 H_2 拮抗剂，其比西咪替丁更强效且作用更久，而对同时应用的药物代谢影响更弱。一项研究发现，口服雷尼替丁合并枸橼酸钠被发现在增加胃 pH 最有效的同时保持胃容量少于 25 ml，也更经济。实际上在英国，雷尼替丁已经成为预防误吸的选择用药。静脉内给予雷尼替丁（25 ～ 50 mg，在麻醉 30 ～ 45 min 之前）合并应用枸橼酸钠也是预防误吸的一个有效用药方法。法莫替丁是研究的另一个 H_2 阻断剂。静脉内给予法莫替丁 20 mg 起效迅速且持续 4 h。口服法莫替丁有效降低胃容量及酸度。在最近的一项研究中，给予枸橼酸钠的女性比那些给予法莫替丁的女性更易发生恶心，尤其当其接受腰麻 5 min 后。应用质子泵抑制剂奥美拉唑可抑

制胃壁细胞内的 $H^+/K^+/ATP$ 酶系统。一项研究显示静脉内给予 40 mg 奥美拉唑不会导致比静脉内给予 50 mg 雷尼替丁更长久的胃酸抑制。另一项研究发现口服组胺拮抗剂比奥美拉唑更有效地中和胃酸。组胺拮抗剂合并应用枸橼酸钠显得比单用奥美拉唑或奥美拉唑合并应用枸橼酸钠更有效。

静脉内给予甲氧氯普胺可明显加快择期行剖宫产孕妇的胃排空。其在分娩孕妇及分娩期间接受阿片类药物的孕妇身上具有类似效应。它也减少围生期恶心与呕吐，也是推荐的一种预防误吸的辅助药物。昂丹司琼是另一种常用作辅助预防误吸的极好的止吐药。与甲氧氯普胺相比，给予 4 mg 昂丹司琼的孕妇发生恶心、呕吐更少且满意度更高。

（四）误吸的治疗

尽管采取这些预防措施，误吸仍然会发生。如果患者误吸，迅速识别、治疗及监护可改善预后。如果 PaO_2 在患者吸室内空气时低于 50 mmHg 或在吸 100% 氧气时低于 200 mmHg 应当怀疑发生了误吸。如果患者发生了中度至重度误吸，或误吸了固体，应当立即应用带套囊的气管内导管进行插管。插管后，建议重复进行吸引以移除颗粒性物质。在某些病例中，可能需要行硬支气管镜检查以去除食物颗粒。不再推荐进行支气管肺泡灌洗，因其可加压使颗粒物质深入肺内且可进一步损伤肺组织。患者应当在足够的吸入氧浓度下进行至少 8 h 的机械通气。如果病情需要，可采用持续气道正压。不再推荐常规给予抗生素及类固醇治疗。持续监护期间监护动脉血气、胸部 X 线及患者临床状态很重要。

四、总结

综上所述，误吸是一种罕见但又可能致命的事件。产科患者中误吸发生率的降低与最近几十年内临床实践中发生的多种变化有关。剖宫产更多采用区域麻醉而不是全麻，当实施全麻时医师采用环状软骨压迫下快速顺序诱导及气管内插管，分娩期间限制产妇进食，给予产妇预防性药物，增加麻醉医师的教育与培训均可在降低产科患者误吸死亡率方面发挥主要作用。然而，肥胖将成为产科未来面对的主要挑战。肥胖带来额外的风险还包括增加困难插管与误吸的风险。肥胖患者、缺乏经验的麻醉医师以及气管内困难插管均可造成母体死亡率增加。

第三节　神经并发症

一、生理基础

妊娠子宫不断增长，对下腔静脉产生进行性压迫。趋向于阻断侧循环的血流，包括骨内椎静脉、椎旁静脉及硬膜外静脉丛的血流。硬膜外静脉丛的充血导致硬膜外及鞘内容积减少。另外，无意中刺破硬膜外静脉在妊娠人群更常见，发生率可达 15.7%。女性在妊娠期间对局麻药的敏感性增强，与黄体激素的作用有关。对妊娠女性进行腰麻时，给予更少剂量的局麻药即可达到同样的麻醉平面。所涉及的机制包括妊娠女性脑脊液容量减少，因此局麻药易感性增强，扩散更广泛。

另外，怀孕使孕妇内分泌系统发生很大变化，为了分娩时能使胎儿顺利娩出，连接骨盆的韧带也变得松弛。增大的子宫使孕妇的腰部支撑力逐渐增加，导致骶棘韧带松弛，进而引起腰痛。分娩后内分泌系统发生变化不会很快恢复到孕前状态，骨盆韧带在一段时间内尚处于松弛状态，腹部肌肉也变得较软弱无力，子宫未能很快完全复位，也会引起腰痛。

二、病理学因素

（一）危险因素

围术期神经损伤是区域麻醉的并发症，极少发生严重的或致残性的并发症。区域麻醉后导致神经受损的危险因素包括神经缺血（推测与应用血管收缩药或长时间低血压有关），放置穿刺针或导管时损伤神经、感染、局麻药的选择。另外，患者术中体位摆放不当、手术敷料包扎过紧及手术创伤造成的神经损伤也常常被归咎于区域麻醉。

（二）局麻药的神经毒性

局麻药对神经的麻醉作用在一定时间内可以消除的前提是接触脊髓和神经的药物浓度以及药物的分布是在安全范围内，如果某个区域内的药物浓度高于神经所能耐受的浓度，或者因个体差异表现出对药物特别敏感，就可能出现毒性反应。临床上施行区域麻醉时，应用相同浓度和剂量的药物，其作用时间和麻醉深度可能具有很大差异，可以推测出局麻药的神经毒性反应肯定也存在个体差异性，但目前这种差异无法在麻醉前检查出来。局麻药除了阻断电压门控性钠通道之外，其对于神经还有其他作用，包括按剂量相关性对神经轴突产生直接的毒性作用，纤细的无髓鞘纤维比粗大的有髓鞘神经轴突更易受到局麻药的损伤。该毒性作用的确切机制尚未知。生理学机制可能为抑制快速轴突运输、破坏轴突微骨骼、轴突降解及缺血的共同作用。另外，局麻药可通过减少神经内毛细血管血流的方式造成神经缺血，可能是通过减少氧化亚氮或前列腺素等内源性血管舒张物质的产生。

（三）后果

局麻药的毒性可直接导致区域麻醉后的神经并发症，

表现为从单纯的会阴部感觉迟钝到合并有排便异常的马尾综合征，直至横断性脊髓损害导致截瘫等不同程度的神经功能障碍。

（四）影响因素

1. 局麻药　虽然大多数临床浓度与剂量的局麻药不损伤神经，但是长期、大量和（或）高浓度的局麻药可造成永久性神经缺陷。局麻药神经毒性的差异取决于 pKa、脂溶性、蛋白结合率。临床应用浓度的利多卡因比布比卡因神经毒性强。加入肾上腺素及碳酸氢钠也可影响局麻药的毒性。加入 5 μg/ml 的肾上腺素可增加利多卡因及布比卡因的毒性。局麻药浓度越高、脊神经接触药物时间越长则局麻药的毒性反应越强。导致神经周围局麻药浓度异常增高的原因包括所应用的局麻药浓度过高，药物在脑脊液中分布不均以及脑脊液因蛛网膜下隙内粘连而被分隔呈小室状，药物进入到小室内难以被分散稀释。注射速度对于局麻药浓度也有很大影响，推注速度越快则药物在脑脊液中形成涡流而易被更快地稀释。先前已存在的神经状况可使患者更易受到局麻药的毒性作用影响。直接造成神经损伤的神经内注射将会增强较高浓度局麻药及加用血管收缩药产生的神经毒性。

2. 连续硬膜外术后镇痛　术后常使用硬膜外隙内持续输注药物进行术后镇痛，可能使用的药物包括局麻药（如罗哌卡因或布比卡因），所用的镇痛药有芬太尼、舒芬太尼等，也可加入氟哌利多或曲马多等药物。这些药物的理化性质不一定适宜椎管内使用，其中含有的防腐剂也可能导致或加剧局麻药的神经损害。另外这种持续长时间（一般 2 天左右）的输注给药，使神经纤维长期接触药物，其损害可能大于单次用药。目前认为神经损害很可能有相同的机制，但由于个体敏感性差异造成临床表现差别很大。

3. 神经缺血 外周神经具有双重血供，即内部的神经内血管及外在的神经外血管。减少或阻断神经血供可造成神经缺血。脊髓的动脉供应主要有脊髓前动脉、脊髓后动脉和节段性动脉，脊髓前动脉起源于两侧椎动脉的颅内段，在延髓腹侧颈 5 以上汇合而成，在脊髓前正中裂下降称为沟动脉，供应脊髓的全长。脊髓前动脉约分出 3 ～ 4 支小血管伸入脊髓前联合转向左右两侧，供应脊髓灰质前半部的 2/3，因其终末分支细小而易发生缺血病变。节段性动脉分为前后两支，后支分出脊支进入椎管穿过硬膜后分成后根动脉与脊髓前动脉吻合后供应脊髓。由于这一血液供应的补充，使脊髓血供四通八达，一般不会发生血供障碍，当发生栓塞及血液供应减少时常在两动脉交界（胸 4 及腰 1）处发生缺血性病变。如果合并血管解剖变异，硬膜外血管破裂出血、注药压力增高等，可能造成麻醉后下胸和腰段脊髓缺血坏死。硬膜外血流可受肾上腺素的影响，应用含有肾上腺素的局麻药理论上可导致外周血管缺血，因其造成脊髓前动脉及节段性动脉持续收缩，而出现相应节段的脊髓血流中断或血栓形成，脊髓缺血缺氧，尤其在患有微血管疾病的患者。另外，神经元长时间接触高浓度的局麻药可以引起神经元血流减少，如果加入肾上腺素可进一步延长脊神经与局麻药的接触时间而加剧血流障碍。神经缺血也可由扩大的血肿造成，神经受压的严重性取悦于血肿的体积。围术期患者如发生凝血功能改变或需术后接受抗凝治疗，应密切监测患者有无出现神经受压的早期症状，例如疼痛、麻木或无力。贻误诊断及干预可导致不可逆性的神经缺血。

4. 麻醉操作 麻醉操作可导致对脊髓或脊神经的机械性损伤。硬膜外穿刺操作不当时穿刺针可损伤脊髓或脊神经，并可形成脊髓内或椎管内血肿。穿刺针如刺穿硬膜外血管则可导致硬膜外隙血肿，注射气体过多导致气肿，均可对神经造成压迫。压迫导致神经外膜及其营养血管拉长变细进而血流中断，造成神经营养不良。轻度受压可引起神经干内微血管闭合，造成局部缺氧而导致代谢引流受阻。较强的挤压将造成长时间局部血液运输受阻，因而不能很快逆转，但在数周或数月内仍可逆转。严重挤压可引起损伤段轴突连续性中断，仍保留完整的神经内膜管，使再生轴突在神经内膜管内规则地生长，因此仍有可能恢复神经功能。腰穿针可能触及马尾神经，出现一过性麻木或放电样感觉，对神经的损伤较轻微，临床较多见而极少出现后遗症。机械性损伤也可能成为局麻药毒性作用的基础，给予高浓度的局麻药或长时间用药，局麻药即可从机械损伤处开始损害作用，继而发生弥漫性神经炎和变态反应。

5. 感染　感染可并发于任意方式的区域麻醉，但是产生神经症状的罕见。感染源可外源性来自污染的器械或药物，也可内源性继发于患者自身远离穿刺针或导管部位的其他感染灶。留置于体内的导管理论上可增加发生感染并发症的风险。另外，进行区域麻醉操作时，穿刺针可能会将消毒液带入硬膜外隙或蛛网膜下隙，导致神经损伤。如误将酒精、氯化钾等错误药物注入，会出现长时间甚至永久性神经损害。

6. 既往病史　术前已有潜在神经疾患的孕妇更易在穿刺或放置导管时受到损伤，可能在麻醉后表现出神经功能障碍。妊娠前已患有糖尿病的孕妇可能已合并有外周神经损害，进行区域麻醉可能加剧已有的神经损害。患有腰椎椎管狭窄、腰椎椎间盘突出和黄韧带肥厚的孕妇，如长时间处于截石位可造成对脊神经的压迫或牵拉，使神经外膜及其营养血管血流中断造成神经营养性退变，重者可导致神经纤维肿胀。而在产科手术时孕妇处于仰卧位，黄韧带突入腰椎管，马尾被挤压向前方的椎体后缘和后纵韧带，长时间挤压与药物的协同作用可导致患者术后出现不同程度的暂时性或持续性双下肢感觉、运动和括约肌功能障碍，甚至是永久性麻痹。

此类孕妇对局麻药的毒性作用及血管收缩药产生的神经缺血更加敏感。应用浓度更低或更少量的局麻药可减小局麻药毒性反应的风险。此类患者是否应用含有肾上腺素的局麻药存在争议。妊娠晚期巨大而坚硬的胎头持续压迫腰骶神经干，脊柱的过度前屈可导致过度牵拉或压迫脊神经根，耻骨联合分离，坐骨神经受压等，可能发生在一侧，也可能两侧均存在。在产前产妇可能仅表现为下肢轻微麻木或无症状，但是此时已经存在神经损伤的潜在基础，进行区域麻醉可能加剧神经损伤，表现为闭孔神经综合征、股神经痛、阴部神经和生殖股神经剧痛。孕妇身材矮小、胎儿巨大及胎位不正，均可能是导致孕妇神经损伤的危险因素。接受分娩镇痛自行经阴道分娩的孕妇，分娩时如长时间处于截石位可致单侧或双侧股神经损害，主要见于初产妇伴有头盆不称难产时，产后可出现伸膝无力、足下垂和异常股痛。分娩期孕妇耻骨联合与骶骨关节断裂，损伤开始均有会阴区域剧痛和下肢运动障碍，病程常在数周至数月内恢复。

在术后 24 h 内出现神经功能障碍最可能是由于神经外或神经内血肿、神经内水肿或涉及数条神经纤维的病变。然而，许多出现异感的患者在接受区域麻醉后，神经损伤并不在损伤后立即出现，可能在数天甚至数周后才出现。

三、临床表现

药物毒性包括局麻药、辅助用药和药物添加剂引起的毒性反应，其中局麻药的毒性分为两种形式：局麻药通过血管到达中枢神经系统和心血管系统，引起各种生理功能紊乱的全身毒性；局麻药与神经组织直接接触引起的毒性反应。

（一）全身毒性反应

主要表现为中枢神经系统和心血管系统毒性。中枢神经系统毒性表现为初期的兴奋相和终末的抑制相，最初表现为患者不安、焦虑、感觉异常、耳鸣和口周麻木，进而出现面肌痉挛和全身抽搐，最终发展为严重的中枢神经系统抑制、昏迷和呼吸心跳停止。心血管系统初期表现为心动过速和高血压，晚期则由局麻药的直接作用而引起心律失常、低血压和心肌收缩功能抑制[35]。

依据局麻药全身毒性反应的严重程度进行治疗：

（1）轻微的反应可自行缓解或消除；

（2）如出现惊厥，则重点是采用呼吸和循环支持手段保证患者的安全，保持气道通畅和吸氧；

（3）如果惊厥持续存在可静脉给予控制惊厥药：硫喷妥钠 1 ～ 2 mg/kg，或咪达唑仑 0.05 ～ 0.1 mg/kg，或丙泊酚 0.5 ～ 1.5 mg/kg，必要时给予琥珀胆碱后进行气管内插管；

（4）低血压可采用静脉输液和血管收缩药：去氧肾上腺素 0.5～5 μg/（kg · min），或去甲肾上腺素 0.02～0.2 μg/（kg · min）静脉输注；

（5）如果出现心力衰竭，需静脉单次注射肾上腺素 1 ～ 15 μg/kg；

（6）如果发生心搏骤停，则立即进行心肺复苏；

（7）脂肪乳剂（英脱利匹特）1 ml/kg 单次静脉注射，继之以 0.25 ml/（kg · min）连续输注，总量不超过 8 ml/kg，对布比卡因心血管毒性治疗有效。

（二）神经根或神经干损伤

除了局麻药的直接毒性作用之外，神经也可受到穿刺针损伤、压迫、牵拉、缺血及完全横断的伤害。穿刺针的直接创伤可导致严重的神经损伤，尤其是当穿刺针刺穿神经束膜进入神经束。神经束膜非常坚固，有报道当压力高达 100 mmHg 时仍未使其破裂。局麻药注入神经束，不仅使得轴突直接受到穿刺针损伤，局麻药的毒性作用也使神经束所受压力升高，当压力达到一定时神经内血流可能被阻滞。穿刺针针尖或硬膜外导管刺激神经患者多描述为一过性麻木感，而如果刺入脊髓、神经根或神经干内则患者表现为神经的剧烈疼痛。麻醉后可出现脊神经功能异常，严重者可出现脊髓横断性损害。血肿或气肿可对脊髓造成机械压迫，而且血液或空气也可刺激局部发生炎症反应，出现组织水肿，进一步加重对脊髓的压迫。腰椎管狭窄或胎头压迫所导致的神经根或神经干损伤，多表现为一支或多支脊神经，或某神经干的功能障碍，表现为一侧下肢麻木、感觉迟钝或无力、股神经痛、耻骨联合痛、会阴部痛等。机械性损伤的表现可为一支或数支脊神经支配区域感觉缺失，单侧或双侧下肢肌肉运动异常，严重时可表现为双侧横断性截瘫等。

（三）短暂神经综合征

局麻药及其他化学性毒性损害的表现主要有短暂的神经综合征，应用各种局麻药时均可见。骶尾部可能是对局麻药比较敏感的部位，脊髓背根神经元兴奋引起肌肉痉挛，在接受脊麻后 4 ～ 5 h 腰背部可出现中度或剧烈的疼痛，放射向臀部和小腿，也可伴随有感觉异常，常于脊麻作用消失后 24 h 内出现症状；多数患者表现为单侧或双侧臀部疼痛，并存背痛，少部分患者表现为放射至大腿前部或后部的感觉迟钝。疼痛的性质为锐痛或刺痛、钝痛、痉挛性痛或烧灼痛。通常活动能改善，而夜间疼痛加重，症状在 6 h 到 4 天消除，但无明显运动和反射异常，一般 7 天内均可恢复，不遗留感觉运动障碍。约 90% 可以在 1 周内自行缓解，疼痛超过二周者少见。体格检查和影像学检查无神经学阳性改变。可能的病因如下：局麻药的特殊神经毒性，应用利多卡因进行脊麻时发生率高；穿刺针损伤、坐骨神经牵拉引起的神经缺血、小口径笔尖式脊麻针造成局麻药的浓聚等。为了预防发生短暂神经综合征，应尽可能采用最低有效浓度和最低有效剂量的局麻药液。行椎管内阻滞后出现背痛和腰腿痛时，应首先排除椎管内血肿或脓肿、马尾综合征后再开始短暂神经症的治疗；最有效的治疗药物为非甾体消炎药；若对非甾体消炎药治疗无效，可加用阿片类药物；对症治疗包括热敷、下肢抬高等。

（四）马尾综合征

另一种局麻药的毒性作用表现为马尾综合征，即低位脊神经根损伤的症状，可出现直肠、膀胱功能障碍，会阴部感觉异常及下肢运动麻痹等。马尾综合征是以脊髓圆锥水平以下神经根受损为特征的临床综合征，其表现为：不同程度的大便失禁及尿道括约肌麻痹、会阴部感觉缺失和下肢运动功能减弱。

还有一种表现为患者接受麻醉后出现会阴部感觉异常的延迟性骶神经功能障碍，不伴随明显的运动和排便障碍，但症状存在很长时间。

由于局麻药的神经毒性目前尚无有效的治疗方法，预防尤为重要，不建议实行蛛网膜下隙置管连续麻醉；采用最低有效浓度和剂量，严格执行脊麻局麻药最高限量的规定；注入蛛网膜下隙局麻药液葡萄糖的终浓度（1.25% ～ 8%）不得超过 8%。可用以下措施辅助治疗：早期可采用大剂量激素、脱水、利尿、营养神经等药物；后期可采用高压氧治疗、理疗、针灸、功能锻炼等；马尾综合征的患者，肠道尤其是膀胱功能障碍较为明显，需要支持疗法以避免继发感染等其他并发症。

（五）神经机械性损伤

神经机械性损伤可能由穿刺针或导管直接损伤导致，穿刺时感觉异常或注射局麻药时出现疼痛提示有可能造成了神经损伤；如果出现神经阻滞超出预期时间和范围，或重新出现运动或感觉阻滞，应立即怀疑神经损伤的发生。值得注意的是产科患者椎管内阻滞后神经损伤的病因比较复杂，并不是所有发生于椎管内阻滞后的神经并发症都与椎管内阻滞有关，还可能由妊娠和分娩所引起，应加以鉴别诊断。影像学检查有利于判定神经损伤发生的位置，肌电图检查有利于神经损伤的定位。由于去神经电位出现于神经损伤后两周，如果在麻醉后不久便检出该电位则说明麻醉前就并存有神经损伤。为了避免发生神经损伤，凝血异常的患者避免应用椎管内阻滞；严格进行无菌操作、仔细确定椎间隙；操作时保持患者清醒或轻度镇静；已知合并有硬膜外肿瘤、椎管狭窄或下肢神经病变的患者尽可能避免应用椎管内阻滞；穿刺或置管时如伴有明显疼痛，应立即撤回穿刺针或拔出导管，建议放弃椎管内阻滞，改行其他麻醉方法。如果出现神经机械性损伤应立即静脉给予大剂量的类固醇激素（氢化可的松 300 mg/d，连续 3 天），严重损伤者可立即静脉给予甲拨尼龙 30 mg/kg，45 min 后静脉输注 5.4 mg/（kg · h）至 24 h，同时给予神经营养药物。有神经占位性损伤应立即请神经外科会诊。

产科相关的常见产后神经损伤并发症如下：

1. 腰骶干损伤 腰骶干损伤是在骶翼处胎儿头部压迫腰骶干所引起，临床表现为踝部背屈和外翻无力（垂足），小腿外侧和足背感觉减弱。其危险因素包括：产程过长、巨大胎儿、骶髂关节突出的后部宽的扁平骨盆、中位产钳胎头旋转后。

2. 腓总神经麻痹 截石位时，脚蹬双腿位置摆放不佳，腓总神经受腓骨头压迫所引起。临床表现类似于腰骶干损伤，但感觉减弱的区域仅限于足背。

3. 感觉异常性股痛 这是最常见的产科相关神经损伤，是位于腹股沟韧带下方的侧方股皮神经受压所致。表现为大腿前侧方的上部感觉减弱。其危险因素为截石位或 McRobert

手法时髋关节屈曲时间过长。

4. 股神经麻痹 股神经麻痹是由股神经在骨盆内受胎头压迫或手术牵拉所引起，也可在腹股沟韧带下方由于髋关节过分弯曲而受压。临床表现为股四头肌无力，在上楼梯时症状为明显，常常伴有延伸到踝部的细长型感觉丧失区。

5. 闭孔神经麻痹 闭孔神经麻痹是最少见的产科相关神经损伤，由于在闭孔内神经受压引起。临床表现为大腿内上部感觉减弱和髋关节内收及旋转无力。

以上产科相关的神经麻痹，数周到数月后神经功能均可恢复。但是，如果为控制严重的子宫出血而进行的血管结扎可能阻断脊髓圆锥和马尾神经的血供，从而导致永久性的神经损伤。

四、处置方法

（一）分析及定位

如果患者接受区域麻醉后出现神经系统症状时，需要对相关部位进行解剖学定位并分析可能涉及的神经范围。仔细询问病史、进行物理诊断及电生理学检查可有助于病变定位。一旦病变定位确定，可更好地查明损伤的病因及开始治疗。

（二）询问病史

确定神经功能受损是否在接受麻醉或手术之前已经存在，有助于防止将损伤的潜在病因归咎于麻醉。先前所患疾病，例如糖尿病造成的外周神经病变，可能使得患者更易于发生术后神经损伤。应当要求患者详细描述神经学问题。神经病变导致的症状最初损伤后的 2 ～ 3 周内可能不会变得很明显，因为存在其他例如伤口包扎及可预见到的术后疼痛等干扰因素。询问患者病史应当包括准确确定无力部位、感觉丧失范围及疼痛来源。另外，确定是否症状存在于双侧症状，对做出正确诊断非常重要。

（三）诊断

1. 物理诊断 仔细的物理诊断包括评估力量、针刺感、精细触觉、位置感及反射。如果怀疑损伤到脊髓，应当对腹部感觉平面加以评估。如果术后第一天发生肌肉萎缩，最可能的原因是先前就存在病变。椎间盘突出也可在麻醉后发生，可通过影像学检查加以评估。

2. 肌电图和神经传导检查 肌电图及神经传导检查可助于定位物理诊断中发现的病变。通过某一部位的神经传导丧失提示神经损伤定位于该部位。所引起反应幅度的减小可见于神经轴突损失及脱髓鞘。神经轴突损伤时，冲动的潜伏期有微小的改变。压迫性损伤通常导致神经传导脱髓鞘性改变。感觉检查对于诊断根性神经损伤还是椎间盘突出尤为有效。

3. 神经影像学检查 常用的神经影像学检查包括磁共振显像、CT 扫描、骨扫描以及极少应用的血管造影术，可有助于定位外周神经病变。

4. 治疗 治疗手段分为保守性或手术治疗。如果进行区域麻醉后发生了严重的神经功能障碍，通过物理诊断、神经影像学及电生理检查对病变进行了定位，应当考虑对病变进行手术纠正。物理治疗计划包括力量训练、运动范围锻炼以减少肌肉挛缩与萎缩。应当在事件发生后的 6 周、3 个月及 6 个月重复进行电反应诊断。

第四节　产科麻醉与法律

一、签署麻醉知情同意书

通过术前签署麻醉知情同意书使患者充分了解自己所接

受的医学操作及可能会发生的相关并发症，是减少医疗纠纷的重要步骤之一。在起草知情同意书的过程中，医院首先要充分地承担起自己的责任，内容与麻醉实践紧密相关，允许麻醉医师提醒患者对具体的麻醉技术加以关注，避免患者由于没有足够的时间回顾整个文件而引起争论。采用标准化的具体麻醉的知情同意书，使每个麻醉医师在进行有关操作之前向患者提供必要的知情同意，告知患者一旦进行了具体的麻醉，就有可能存在具体的风险，签字人原则上必须是患者本人。1972 年美国医院协会规定患者有不受任何人干扰考虑有关自己的治疗计划权。完全行为能力人应以本人意愿为准，当父母、配偶同患者意见不一致时，应尊重患者本人意愿。患者的自主权不得干预医师的独立处置权。

二、法律意识

法律上的误区在于将患者在知识上的弱势混同于法律上的弱者。由于社会上人们往往错误地认为患者是弱势群体而医师是强势群体，所以医师的权利往往被人们所忽视，而使医师成为真正的孤立无援的弱势群体。医务人员的义务包括遵守法律、法规，遵守技术操作规范；树立敬业精神，遵守职业道德，履行医师职责，尽职尽责为患者服务；关心、爱护、尊重患者，保护患者隐私；努力钻研业务，更新知识，提高专业技术水平。

近年来，广东省药学会在规范超说明书用药方面印发了《药品未注册用法专家共识》，提出了超说明书用药的五大原则：在影响患者生活质量或危及生命的情况下，无合理的可替代药品；用药目的不是试验研究；有合理的医学实践证据；经医院药事管理与药物治疗学委员会及伦理委员会批准；保护患者的知情权。广东省药学会提出在超说明书用药中，应急预案及详细的病程记录是必需的。目前超说明书用药的规范管理已成为我国临床药学中的热点。

病例讨论

患者，29 岁，因“妊娠 40^{+2} 周，B 超发现羊水偏少”入院。既往史：枕部外伤致局部血肿，自行缓解。辅助检查，血常规：WBC 17.62×10^9/L，RBC 4.37×10^{12}/L，Hb 142 g/L，血小板（Plt）159×10^9/L，中性粒细胞 89.7%；凝血功能：PT 9.2 s，APTT 26.6 s，INR 0.91；肝肾功能、电解质、ECG 等均无异常。体格检查：体温 36.5℃，脉搏 92 次 / 分，呼吸 18 次 / 分，血压 120/80 mmHg。呼吸音清，未闻及干、湿啰音。心律齐，未闻及杂音。产科检查：腹围 112 cm，宫高 38 cm，胎儿头位，浅定，胎心率 152 次 / 分。消毒外阴查：宫颈管 1.5 cm，质中，膜存，先露头，S-2。子宫颈口开大 1 cm 患者要求分娩镇痛。入分娩室后，开放外周静脉，输注乳酸钠林格液，连续监测 ECG、HR、SpO_2，间断测量 NBP。取左侧卧位在 $L_{3\sim4}$ 椎间隙进行硬膜外穿刺，意外穿破硬脊膜，更改 $L_{2\sim3}$ 椎间隙进行硬膜外穿刺，头向置入硬膜外导管 3 cm。仔细回抽确认无血液和脑脊液后，硬膜外隙注入 0.1% 盐酸罗哌卡因和 0.5 μg/ml 舒芬太尼混合液 10 ml。30 min 后将镇痛泵连接至硬膜外导管行自控镇痛，药物配方为 0.08% 罗哌卡因和 0.4 μg/ml 舒芬太尼混合液 100 ml，设置为自控量每次 6 ml、锁定时间 15 min、无背景输注量。后因“宫内感染、胎儿窘迫”行剖宫产术，患者诉分娩镇痛效果不佳，$L_{2\sim3}$ 椎间隙再次穿刺行腰麻硬膜外联合镇痛，给予腰麻药 0.5% 罗哌卡因 3 ml，硬膜外追加 2% 利多卡因 4 ml。术后采用一次性硬膜外镇痛泵，药物配方 0.1% 盐酸罗哌卡因 150 ml，背景输注量 5 ml/h。

术后第 2 天患者出现左侧肢体麻木伴头痛，头痛以枕、顶及颈部为著，平卧时减轻，麻醉医师会诊后考虑硬膜穿刺后头痛（PDPH），建议患者平卧并补液，头痛逐渐减轻。术后第 4 天出院。术后第 6 天无明显诱因出现阵发性左上肢抖动，无抽搐及意识丧失，共 2 次，每次约 1 ～ 2 min，自行缓解。术后第 7 天凌晨出现左下肢抽搐，约 20 s，无意识障碍；当天 19:20 出现左侧上下肢抽搐，伴双眼上翻，口角歪斜，流涎，呼之不应。患者自诉当时无意识障碍，可听到周围声音，无牙关紧闭、口吐白沫及大小便失禁，约 2 ～ 3 min 后缓解，感全身乏力，头痛、头晕。遂入我院神经内科急诊就诊。急查血常规：WBC 12.02×10^9/L。头颅 CT 未见明显异常。给予左乙拉西坦片（开浦兰）0.5 g 口服（1 天 2 次），苯巴比妥（鲁米那）0.2 ml 肌注后未再出现抽搐。术后第 8 天头颅头静脉成像（HMRV）提示右侧横窦及乙状窦血栓形成。给予甘露醇 25 g 静滴连续 9 天（1 天 3 次）降低颅内压，左乙拉西坦 0.5 g 口服（1 天 2 次）控制癫痫；同时低分子肝素 0.4 ml 皮下注射 10 天抗凝治疗，第 11 天开始华法林 3 mg ～ 6 mg 口服（1 天 1 次）。口服溴隐亭 2.5 mg（1 天 2 次），回奶。

病例分析

颅内静脉窦血栓（cerebral venous sinus thrombosis，CVST）可发生在妊娠期的任何阶段，主要发生在产褥期，尤其是产后 2 ～ 3 周，是孕产妇较少见的危重并发症。CVST 妊娠期的发生率在发达国家为（1 ～ 2.5）/1 万，发展中国家为 4.5/1 万。

CVST 的危险因素主要包括感染性因素和非感染因素，感染因素包括口腔颌面部感染、产褥期感染等；非感染因素包括妊娠期高血压综合征（子痫前期、子痫）、心力衰竭及应用避孕药等。部分文献报道硬膜外麻醉过程中意外穿破硬脊膜也可能是其诱因。

CVST 患者多数会出现头痛、恶心和呕吐等颅内高压的症状，这些极易与硬膜穿刺后头疼（post dural puncture headache，PDPH）的表现混淆，易被误诊。PDPH 是低颅压的症状，治疗方案截然相反。部分 CVST 患者会伴随一些神经系统的障碍，例如癫痫发作、肢体运动障碍、感觉运动障碍等。影像学检查［CT、磁共振静脉造影术（MRV）、HMRV、TCD］结合临床表现可以明确诊断。

患者确诊 CVST 后应立即治疗，降低患者致残致死率，改善远期预后。治疗方案主要包括对症治疗、抗凝治疗及溶栓治疗等。对症治疗：甘露醇脱水降低颅内压，口服左乙拉西坦控制癫痫，抗生素控制感染等；抗凝治疗：皮下注射低分子肝素和口服华法林两种，华法林对胎儿影响较大，可致胎儿畸形，但是对新生儿影响较小，可以口服；溶栓治疗：溶栓越早预后越好，但要考虑产科特殊情况及产褥期出血等。抗癫痫药物可能对新生儿不利，应当告知患者及家属征得同意后，给予回奶治疗。本例患者确诊后采用以上综合疗法，未再出现头痛及癫痫发作。该患者出院遵医嘱按时服药，定期复查，随访已痊愈。

（包菊提供）

参考文献

［1］Cunningham FC，Leveno KJ，Bloom SL，et al. Maternal

Physiology. In: Williams Obstetrics, 22nd ed. New York: McGraw-Hill, 2005: 121-150.

[2] Spätling L, Fallenstein F, Huch A, et al. The variability of cardiopulmonary adaptation to pregnancy at rest and during exercise. Br J Obstet Gynaecol, 1992, 99 Suppl 8: 1-40.

[3] Robson SC, Hunter S, Boys RJ, et al. Serial study of factors influencing changes in cardiac output during human pregnancy. Am J Physiol, 1989, 256 (2): H1060-1065.

[4] Kametas NA, McAuliffe F, Hancock J, et al. Maternal left ventricular mass and diastolic function during pregnancy. Ultrasound Obstet Gynecol, 2001, 18 (5): 460-466.

[5] Veille JC, Kitzman DW, Millsaps PD, et al. Left ventricular diastolic filling response to stationary bicycle exercise during pregnancy and the postpartum period. Am J Obstet Gynecol, 2001, 185 (4): 822-827.

[6] Clapp JF, Capeless E. Cardiovascular function before, during, and after the first and subsequent pregnancies. Am J Cardiol, 1997, 80 (11): 1469-1473.

[7] Milsom I, Forssman L. Factors influencing aortocaval compression in late pregnancy. Am J Obstet Gynecol, 1984, 148 (6): 764-771.

[8] Everson GT. Gastrointestinal motility in pregnancy. Gastroenterol Clin North Am, 1992, 21 (4): 751-776.

[9] Carp H, Jayaram A, Stoll M. Ultrasound examination of the stomach contents of parturients. Anesth Analg, 1992, 74 (5): 683-687.

[10] Whitehead EM, Smith M, Dean Y, et al. An evaluation of gastric emptying times in pregnancy and the puerperium.

Anaesthesia，1993，48（1）：53-57.

［11］Gibbs CP，Spohr L，Schmidt D. The effectiveness of sodium citrate as an antacid. Anesthesiology，1982，57（1）：44-46.

［12］Bainbridge ET，Temple JG，Nicholas SP，et al. Symptomatic gastro-oesophageal reflux in pregnancy. A comparative study of white Europeans and Asians in Birmingham. Br J Clin Pract，1983，37（2）：53-57.

［13］Furneaux EC，Langley-Evans AJ，Langley-Evans SC. Nausea and vomiting of pregnancy：endocrine basis and contribution to pregnancy outcome. Obstet Gynecol Surv，2001，56（12）：775-782.

［14］Magee LA，Mazzotta P，Koren G. Evidence-based view of safety and effectiveness of pharmacologic therapy for nausea and vomiting of pregnancy（NVP）. Am J Obstet Gynecol，2002，186（5）：S256-S261.

［15］American Society of Anesthesiologists Task Force on Obstetic Anesthesia，Practice guidelines for obstetric anesthesia：an updated report by the American Society of Anesthesiologists Task Force on Obstetric Anesthesia. Anesthesiology，2007，106（4）：843-863.

［16］Butterworth JFt，Walker FO，Lysak SZ. Pregnancy increases median nerve susceptibility to lidocaine. Anesthesiology，1990，72（6）：962-965.

［17］Panni MK，Segal S. Local anesthetic requirements are greater in dystocia than in normal labor. Anesthesiology，2003，98（4）：957-963.

［18］Palkar NV，Boudreaux RC，Mankad AV. Accidental total spinal block：a complication of an epidural test dose. Can

J Anaesth，1992，39（10）：1058-1060.

[19] Richardson MG，Lee AC，Wissler RN. High spinal anesthesia after epidural test dose administration in five obstetric patients. Reg Anesth，1996，21（2）：119-123.

[20] Breen TW，Ransil BJ，Groves PA，et al. Factors associated with back pain after childbirth. Anesthesiology，1994，81（1）：29-34.

[21] Macarthur AJ，Macarthur C，Weeks SK. Is epidural anesthesia in labor associated with chronic low back pain？ A prospective cohort study. Anesth Analg，1997，85（5）：1066-1070.

[22] Davies P，French GW. A randomized trial comparing 5 ml/kg and 10 ml/kg of pentastarch as a volume preload before spinal anaesthesia for elective cesarean section. Int J Obstet Anesth，2006，15（4）：279-283.

[23] Rout CC，Rocke DA，Levin J，et al. A re-evaluation of the role of crystalloid preload in the prevention of hypotension associated with spinal anesthesia for elective cesarean section. Anesthesiology，1993，79（2）：262-269.

[24] Ueyama H，He Y，Tanigami H，et al.Effects of crystalloid and colloid preload on blood volume in the parturient undergoing spinal anesthesia for elective cesarean section. Anesthesiology，1999，91（6）：1571-1576.

[25] Clark RB，Thompson CH. Prevention of spinal hypotension associated with cesarean section. Anesthesiology，1976，45（6）：670-674.

[26] Apfel CC，Roewer N. Ways to prevent and treat pulmonary

aspiration of gastric contents. Curr Opin Anaesthesiol, 2005, 18（2）: 157-162.

[27] Bandi VD, Munnur U, Matthay MA. Acute lung injury and acute respiratory distress syndrome in pregnancy. Crit Care Clin, 2004, 20（4）: 577-607.

[28] Wong CA, Loffredi M, Ganchiff JN, et al. Gastric emptying of water in term pregnancy. Anesthesiology, 2002, 96（6）: 1395-1400.

[29] Hong JY, Park JW, Oh JI. Comparison of preoperative gastric contents and serum gastrin concentrations in pregnant and nonpregnant women. J Clin Anesth, 2005, 17（6）: 451-455.

[30] Scheepers HCJ, de Jong PA, Essed GGM, et al. Carbohydrate solution intake during labour just before the start of the second stage: a double-blind study on metabolic effects and clinical outcome. Br J Obstet Gynecol, 2004, 111（12）: 1382-1387.

[31] Dixon BJ, Dixon JB, Carden JR, et al. Preoxygenation is more effective in the 25 degrees head-up position than in the supine position in severely obese patients: a randomized controlled study. Anesthesiology, 2005, 102（6）: 1110-1115.

[32] Altermatt FR, Munoz HR, Delfino AE, et al. Pre-oxygenation in the obese patient: effects of posture on tolerance to apnoea. Br J Anaesth, 2005, 95（5）: 706-709.

[33] Wee MYK, Brown H, Reynolds F. The national institute of clinical excellence（NICE）guidelines for cesarean sections: implications for anaesthetist. Int J Obstet

Anesth，2005，14（21）：147-158.

［34］Rowe TF. Acute gastric aspiration：prevention and treatment. Seminars in Perinatology，1997，21（4）：313-319.

［35］吴新民，王俊科，庄心良等。椎管内阻滞并发症防治专家共识。《中国继续医学教育》，2011，03（10）：141-148.

8 妊娠期合并非产科疾病

（白 勇）

要点

- 先天性心血管疾病已逐渐取代心脏瓣膜病，成为妊娠期心脏病的主要原因。
- 如果硬膜外麻醉诱导时，能避免和及时纠正血流动力学波动，将适用于几乎所有心脏疾病的分娩镇痛和剖宫产手术，单次腰麻在有潜在的右向左分流先心病是相对禁忌。
- 妊娠期间心律失常的治疗与非妊娠患者无明显差异。
- 主动脉夹层易发患者的妊娠和应急处理是对产科、麻醉以及医院的综合能力是极大挑战，应给予特别重视。
- 椎管内麻醉一般无需气管插管，应是哮喘产妇分娩时首选的麻醉技术。
- 在病态肥胖产妇，剖宫产有增加产妇和胎儿致病和致命的风险，对麻醉的挑战在于椎管内麻醉穿刺的困难和气道控制的难度，以及胃内容物反流和肺误吸的风险。

第一节　心血管疾病

妊娠期合并心血管疾病的患者占所有孕妇的比例为0.4%～4.1%。随着社会和科技的进步，先天性心血管疾病已逐渐取代心脏瓣膜病，成为妊娠期心脏病的主要原因。

患有心血管疾病产妇的预后一般都与其心功能状态有关（表8-1）。在重症肺动脉高压和明显左心室功能不全的病例中，妊娠具有非常高的风险。心功能Ⅰ或Ⅱ级产妇的分娩死亡率低于1%，而心功能Ⅲ或Ⅳ级产妇可高达5%～15%。围生期胎儿死亡率也与产妇心功能有关，心功能Ⅲ或Ⅳ级产妇围生期胎儿死亡率高达20%～30%。

表8-1　纽约心脏病学会的心功能分级

分级	活动能力	症状和体征
Ⅰ级	可从事一般体力活动	无症状（疲劳、心悸、呼吸困难和心绞痛）
Ⅱ级	体力活动轻度受限	静息时无症状，一般体力活动可诱发症状
Ⅲ级	体力活动明显受限	静息时无症状，轻度体力活动即可诱发症状
Ⅳ级	不能从事任何体力活动	静息时即出现症状，并且任何活动可能导致不适或症状加重

心功能Ⅰ～Ⅱ级孕妇须限制体力活动，充分休息，补充铁剂和维生素，尽量减轻妊娠贫血；低盐饮食，以免心室功能紊乱；依病情定期进行心脏和产科评估。心功能3～4级孕妇需住院卧床休息并密切监测，如果出现血流动力学异常风险，应考虑提前终止妊娠。妊娠期间应尽可能避免心脏外科手术

介入，因为妊娠早期行体外循环下心脏手术，可增加胎儿致畸和流产风险；如果在妊娠后期进行手术，更容易诱发早产。如果手术有必要，其“最佳时机”是妊娠 20 ～ 28 周，建议采用常温、高流量、高平均动脉压（> 60 mmHg）的体外循环，并尽可能缩短转机时间，可能有益于胎儿预后。即使采取了这些措施，胎儿死亡的风险仍> 10%；如果急诊行心脏手术，胎儿的死亡率会更高。心功能分级是预测孕妇患者生命安危的重要因素。采取多学科合作方式可使母婴的预后达最佳。

存在高危妊娠危险因素（表 8-2）时，应建议患者避免受孕，甚至不宜继续妊娠。肺动脉收缩压高于体循环压的 60% ～ 70% 时，妊娠将致患者于险境。任何原因的心脏射血分数（ejection fraction，EF）值< 40% 时，患者将难以承受妊娠的容量负荷增加。有症状的心脏梗阻性病变的患者，因不能耐受妊娠后外周血管阻力降低而使病情加重。主动脉根部扩张> 40 mm 患者（特别是马方综合征）妊娠期主动脉可能进一步扩张、夹层形成和破裂。所有这些高危妊娠危险因素与妊娠后心排血量增加以及妊娠期女性激素变化使主动脉中层组织异变有关。

表 8-2　高危妊娠

高危妊娠
肺动脉高压
扩张型心肌病，EF 值< 40%
有症状的梗阻性心血管疾患
主动脉瓣狭窄
二尖瓣狭窄
肺动脉瓣狭窄
主动脉缩窄
马方综合征，主动脉根部> 40 mm
发绀型心脏疾病
机械人工心脏瓣膜

一、先天性心血管病

先天性心血管病（congenital cardiovascular diseases，先心病）是孕龄妇女合并的主要心血管疾病，约占合并心血管疾病的孕龄妇女的 60% ～ 80%；随着近年复杂先心病早期诊断和治疗的进步，使重症先心病患者存活到孕龄的人数成倍增加；儿童时期成功的手术，可使先心病患者恢复正常的心血管功能。能通过手术修复的心脏畸形有：房间隔缺损、室间隔缺损、动脉导管未闭、法洛四联症、大血管转位和三尖瓣闭锁。

但是，经常遇到一些孕妇就诊或临产时，其先心病畸形并未纠正或仅部分纠正，甚至在妊娠前从未发现有先心病，妊娠后才出现先心病的症状和体征，这些患者的产科和麻醉处理可能更具挑战性和复杂性。

（一）左向右分流（非发绀）型

1. 房间隔缺损（atrial septal defect，ASD）、室间隔缺损（ventricular septal defect，VSD）、动脉导管未闭（patent ductus arteriosus，PDA）

（1）轻度 ASD、VSD 或 PDA 等心血管畸形仅在房间隔、室间隔或动脉导管水平产生少量、轻度的心内左向右分流，一般完全能耐受妊娠期心血管系统的变化，但是，妊娠接近足月时母体心血管系统的负荷达最大；如果此时临产，疼痛、焦虑以及应激导致的产妇体内儿茶酚胺水平上升，外周血管阻力增加，可加重心内左向右分流，有导致肺动脉高压和右心室衰竭的风险。因此，这些患者的产科和麻醉处理亦应予以高度重视。

（2）处理原则：①应尽早由内科医师提供心血管系统诊断和治疗建议；②应于临产前收住院，密切监护，以免自然临产的应激导致心血管功能恶化；③自然分娩时，应尽早启动硬膜外或其他镇痛方法，以免疼痛应激导致儿茶酚胺水平升高和外周血管阻力增加，左向右分流加重，肺动脉高压和右心室衰竭的危险；④在无痛分娩或剖宫产时，硬膜外麻醉优于腰麻，应逐渐追加用药，以延缓硬膜外麻醉的起效过程，因为交感神经阻滞，外周血管阻力骤然降低的体循环低血压，可能使无症状的左向右分流逆转为低氧血症的右向左分流，从而危及母胎安全；⑤围生期密切监测产妇心血管功能，必要时采取有创动脉压和中心静脉压监测；胎儿娩出即刻是对产妇心血管功能的最大考验，之前慎用胶体扩容，有心功能不全迹象时可采取限液、强心和利尿处理；⑥产妇应接受持续吸氧治疗，密切监测血氧饱和度，因为轻度低氧血症即可使肺血管阻力增加，导致分流方向逆转的可能；同时，也要避免高碳酸血症和酸中毒等导致肺血管阻力增加的因素；⑦静脉输液或用药时，应避免将空气注入静脉，因为，即使少量空气经畸形缺损进入体循环，也可能导致栓塞发生；⑧亦应重视胎儿的监测。

2. 先天性二叶主动脉瓣（congenital bicuspid aortic valve）

（1）病理解剖及生理：本病在成人先天性心脏病中较常见，因为二叶主动脉瓣功能在出生时与正常三叶瓣无异，可健康存活至成年。随年龄增长，二叶瓣渐进性钙化增厚导致主动脉瓣狭窄及关闭不全。二叶主动脉瓣畸形与主动脉根部中层囊性坏死有内在联系，可表现为主动脉根部动脉瘤或突发主动脉夹层。二叶主动脉瓣一旦出现狭窄或关闭不全则出现与风湿性主动脉瓣病变相似的血流动力学改变。

（2）临床表现及诊断：①临床表现：瓣膜功能障碍后出现狭窄或关闭不全时相应的症状体征。②诊断：对临床上表现为孤立的主动脉狭窄或关闭不全的成年患者应考虑本病，依据超声心动图诊断应不难。对于确诊为二叶主动脉瓣的患者突发剧烈胸痛症状时，应高度怀疑主动脉夹层形成可能。

（3）处理原则：①怀孕前应详尽检查超声心动图评估瓣

膜功能，另外，需仔细检查整个胸主动脉以除外主动脉扩张或升主动脉瘤。如果主动脉直径大于 45 mm 不宜妊娠。②轻度瓣膜狭窄患者只要能正常活动而无症状一般可承受妊娠。中度狭窄患者妊娠前需认真评估，无症状患者运动试验后若没有 ST-T 改变，应在密切观察和处理基础上妊娠。严重瓣膜狭窄（面积小于 1 cm^2）或平均跨瓣压差＞ 50 mmHg 患者不适宜妊娠。③妊娠后患者随孕期增加外周血管阻力降低、跨瓣压差增大，原有症状可能加重；如果妊娠超过 26 周需斟酌是否应提前剖宫产。④分娩过程的风险很难确定，稳定的血流动力学及其重要，尤其在胎儿娩出和手术失血过程中的挑战。剖宫产可采用硬膜外阻滞，在密切监测血流动力学基础上缓慢分次给药；由于低血压风险谨慎选择腰麻。⑤分娩后应在外科重症监护病房（surgical intensive care unit，SICU）持续加强监护至少 24 h。⑥围生期应密切关注孕产妇有无突发剧烈胸痛、高血压、休克等主动脉夹层临床表现并有相应预案。因此，患者分娩应在有心脏外科的大型综合医院进行。

3. 先天性主动脉缩窄（congenital coarctation of the aorta）[4] 主动脉缩窄是局限性主动脉管腔狭窄，多数狭窄部位在左锁骨下动脉开口远端，有半数以上患者合并无明显血流动力学影响的二叶主动脉瓣畸形。病生理为体循环近端缩窄以上供血区域高血压，包括上肢血压高而缩窄以下的下肢血压低，致腹腔脏器及下肢血供减少。缩窄上下血管分支之间有大量侧支循环形成可部分缓解缩窄以下血供。

（1）临床表现和诊断：主动脉缩窄可能在患者妊娠后因血压高才首次发现。最明显体征为上肢血压升高，下肢血压下降，肱动脉血压高于腘动脉血压 20 mmHg。明显主动脉缩窄患者可因子宫胎盘血流减少，导致胎儿过小与胎龄不符，甚至胎儿停育。由于是累及主动脉的病变，整个主动脉可能出现扩张、动脉瘤或夹层。

（2）处理原则：①抗高血压。②妊娠前咨询并通过主动脉成像技术对整个主动脉评估，必要时可考虑经皮主动脉缩窄球囊扩张或支架植入术，甚至心脏外科手术。③主动脉缩窄治疗后患者的评价可通过影像学分析，除外残留、复发的主动脉缩窄、升主动脉扩张或动脉瘤形成；同时，通过超声心动图检查评估主动脉瓣状态和左心室射血功能。④轻度主动脉扩张产妇，如果产程顺利可在密切监测下尝试辅助自然分娩，如果有证据说明主动脉不稳定最好进行剖宫产。⑤麻醉以维持血流动力学稳定为前提。

（二）右向左分流（发绀）型

1. 艾森门格综合征 严格意义上并不能称为先心病，原发先心病可以是ASD、VSD或PDA，如果该病变持续存在，经过持续肺动脉高压发展至器质性肺动脉阻塞性病变，可由左向右分流，转化为右向左分流，从无青紫发展至有青紫时，称为艾森门格综合征（Eisenmenger syndrome）。

（1）病理生理学：艾森门格综合征的左向右分流量一般均较大，导致肺动脉压升高，最初表现为代偿性功能性肺血管收缩，随着进行性血流动力学变化，使右室和右房压力增加，肺动脉逐渐出现器质性狭窄或闭塞性病变，使原有左向右分流逆转为右向左分流并出现青紫，同时，患者可伴发相对肺动脉瓣和三尖瓣关闭不全；肺血管阻塞性病变最终都会导致不可逆的肺动脉高压，因此，原发心内畸形在此时手术纠正，也不会有助于改善病情。

（2）临床表现：主要是动脉低氧血症和右心衰竭的结果。轻至中度青紫，劳累后加重，杵状指，常伴有气急、乏力、头晕等症状，进一步发展为右心衰竭的症状和体征（颈静脉怒张、外周水肿、肝肿大和腹水等）。诊断主要依据超声心动图，包括：除原有心血管畸形外，应有肺动脉扩张，以及相对肺动脉瓣和三尖瓣关闭不全。

（3） 妊娠的影响：一般都很难满足妊娠期氧耗增加的需求，维持较好氧合的前提是充足的肺血流；由于肺血管阻力相对固定，而不会出现正常妊娠后的肺血管阻力降低，反而出现妊娠相关的外周血管阻力降低，导致右向左分流的趋势加重；妊娠后功能残气量降低也会导致母体低氧血症，使胎儿的氧供减少，由此导致胎儿宫内生长延缓和死亡的高发生率。本综合征产妇死亡率高达30% ～ 50%，血栓栓塞现象在所有产妇死亡原因中高达43%，而且，死亡多发生在产后，可延迟至产后4 ～ 6周。

（4） 麻醉处理原则：①维持足够的外周血管阻力，慎用椎管内麻醉，尤其腰麻；②维持相对稳定的血容量和回心血量，避免主动脉-腔静脉受压（仰卧低血压综合征）；③预防疼痛、低氧血症、高碳酸血症和酸中毒，以免引发肺血管阻力的进一步增加；④避免全麻期间心肌的抑制。

1）肺动脉高压的治疗：吸入一氧化氮可选择性扩张肺血管床，使肺动脉压降低，改善右心功能，并通过改善氧合纠正患者的低氧血症，进一步加强左心室功能。

2）麻醉监测：脉搏氧饱和度有助于尽早发现急性分流的改变，围生期自始至终都应采取吸氧治疗。有创动脉压可及时了解血压的瞬时变化，并能及时了解血气氧合、酸碱和电解质变化；中心静脉压有助于判断血容量、回心血量和心脏充盈压的改变，对右心功能的评估有一定意义。肺动脉压监测应慎重，为相对禁忌，理由是：①导管球囊顶端飘到肺动脉合适位置很难；②即使导管被飘入肺动脉，由于持续的肺动脉病变，导致其破裂、出血的风险极大；③置管时诱发的心律失常可能是致命的；④分流存在时，温度稀释法测定的心排血量很难做出合理判断；⑤在严重、相对固定肺动脉高压的患者，其临床意义有限；⑥肺动脉导管有导致肺血管栓塞发生的趋势。

3）分娩镇痛：分娩镇痛很重要，既可避免产痛应激导致的血儿茶酚胺水平升高，又能避免肺血管阻力的进一步增加。如无禁忌，硬膜外镇痛最好；可于临产前放置硬膜外导管，在第一产程硬膜外单纯应用小剂量阿片类药物较好，既起到较好镇痛作用，又避免了交感神经阻滞低血压风险；在第 2 产程，局麻药复合阿片类药物的硬膜外注射可提供满意的镇痛。

4）剖宫产：慎用椎管内麻醉（尤其腰麻），因为交感神经阻断的血管扩张作用会加重右向左分流。分次小剂量、逐渐起效的硬膜外麻醉，可作为艾森门格综合征产妇剖宫产的麻醉方法，麻醉平面的控制极其重要；持续吸氧，预防和积极纠正体循环低血压，预防“仰卧低血压综合征”，维持充足的静脉回流是硬膜外麻醉的基本原则；必要时可通过静脉输入晶体液和小剂量去氧肾上腺素（慎用胶体，避免心动过速），以维持产妇心脏前负荷、外周血管阻力和氧饱和度。

全麻的原则：①保证充分氧供；②气道控制和预防肺误吸；③监测：脉搏氧饱和度、有创动脉压、中心静脉压、血气分析；④维持稳定的体循环血压，避免使用抑制心肌和降低外周血管阻力的药物（如：硫喷妥钠、丙泊酚），可采用依托咪酯、氯胺酮或咪达唑仑，尽可能避免对胎儿的影响；⑤正压通气期间避免气道压过高，可影响静脉回流，使心排血量难以维持正常；⑥注意吸入麻醉剂的心肌抑制和降压影响，胎儿娩出后可辅以阿片类药物；⑦术后重症监护：无论采用哪种麻醉方法，分娩后艾森门格综合征产妇的血流动力学危害仍处于高危状态，切忌大意。

2. 法洛四联症　法洛四联症（tetralogy of Fallot）在孕妇伴有的先心病中占 5%，心血管畸形包括：室间隔缺损、右室肥厚、肺动脉狭窄（右室流出道阻塞）和主动脉骑跨（主动脉流出道既接受来自左心室的血，也接受右心室的血）。法洛四联症是最常见右向左分流的先天性心血管畸形，其基本临床表现为发绀。

（1）妊娠的影响：如果法洛四联症患者的心血管畸形不经手术纠正，能存活到孕龄并妊娠的患者数量极为有限，因此，多数患有法洛四联症的孕妇都已被做过纠正手术；手术多在儿童时期即完成，包括修补室缺和增宽肺动脉流出道，手术成功后，患者右向左分流的主要临床表现（发绀）会消失。妊娠后血容量和心排血量的增加，外周血管阻力的降低，可能导致手术纠正的法洛四联症孕妇再度出现纠正术前类似的临床表现，症状的严重程度取决于原有室缺的大小、肺动脉狭窄程度和右心室的收缩能力。

（2）麻醉处理：成功手术后的法洛四联症产妇在麻醉处理上无特殊要求，需要注意的是：手术后可能存在不同程度的房性和室性心律失常，因为，心脏手术中可能会损伤心脏的部分传导通路；因此，分娩期间常规监测心电图非常重要。

麻醉原则：①避免任何可能导致外周血管阻力降低的因素，否则将加重右向左分流；②维持足够的血容量和静脉回流，在右心功能欠佳的情况下，需要高充盈压增强右心室射血，以确保充足的肺动脉血流；③自然分娩早期应用硬膜外镇痛，有助于预防肺血管阻力增加，避免右向左分流的不良后果；④需剖宫产时，硬膜外麻醉应逐渐起效，预防“仰卧综合征”，避免血流动力学的剧烈波动；⑤慎用单次腰麻，因其外周血管阻力的骤然降低可导致分流逆转和低氧血症；⑥全麻原则基本同艾森门格综合征。

二、心脏瓣膜病

心脏瓣膜病（valvular heart disease）是以瓣膜增厚、粘连、纤维化、缩短为主要病理改变，以单一或多个瓣膜狭窄和（或）关闭不全为主要临床表现的一组心脏病。最常累及二尖瓣，约占心脏瓣膜病的 70%，二尖瓣合并主动脉瓣病变占 20% ～ 30%，单纯主动脉瓣病变为 2% ～ 5%，而三尖瓣和肺动脉瓣病变极为少见。

（一）二尖瓣狭窄

二尖瓣狭窄（mitral stenosis）主要由风湿热引起，多见于青壮年，男女之比为 1∶（1.5 ～ 2）；风心病二尖瓣狭窄约占 25%，二尖瓣狭窄并关闭不全约占 40%。

1. 病理生理学 二尖瓣狭窄的血流动力学异常是由于舒张期左心房流入左心室的血流受阻。正常成人二尖瓣口面积在 4 ～ 6 cm^2，当减少至 2 cm^2 时，为轻度二尖瓣狭窄；随左心室流入道阻力增加，左心房出现代偿性扩张及肥厚以加强收缩，并延缓左房平均压升高；此时患者多无症状，为临床代偿期。当瓣口减少到 1.5 cm^2 时为中度狭窄，减少到 1.0 cm^2 时为重度二尖瓣狭窄，此时左心房失代偿，其压力明显升高，进一步使肺静脉和肺毛细血管压相继升高，肺顺应性降低，临床上持续劳力性呼吸困难，为左心房失代偿期。若肺毛细血管楔嵌压升高过快过高（过劳，分娩的应激、疼痛，容量过负荷等），则血浆和红细胞可进入肺泡，发生急性肺水肿，出现急性左心房衰竭。严重肺动脉高压，使右室肥厚扩张，最终右心室衰竭。慢性二尖瓣狭窄导致左房扩大引起心房颤动，快速心室率使舒张期心室充盈时间缩短而加重血流动力学异常，导致肺循环压力进一步增加。单纯二尖瓣狭窄不影响左心室。

2. 临床表现

（1）症状：①呼吸困难：早期表现为劳力性呼吸困难，晚期为夜间阵发性呼吸困难和端坐呼吸；若有阵发性快速心房颤动、感染、发热、妊娠或分娩、输液过负荷，均可诱发急性肺水肿。②咯血：突发、量大，多由左房压突然升高，引起薄而扩张的支气管静脉破裂所致；痰中带血多伴有夜间阵发性呼吸困难；粉红色泡沫痰是急性肺水肿。③咳嗽：多为干咳，是支气管黏膜水肿伴有炎症所致。

（2）体征：①二尖瓣面容；②心脏听诊：心尖部舒张期雷鸣样杂音，肺动脉瓣区第二心音（P_2）亢进或分裂。

（3）实验室检查：①心电图：左心房扩大，出现二尖瓣 P 波和右室肥厚；房性期间收缩以及心房颤动。② X 线检查：心影呈梨形，二尖瓣型心。③为确定和定量诊断二尖瓣狭窄的可靠方法。

3. 诊断 急性风湿热后，二尖瓣狭窄可缓慢进展 20 ～ 30 年，其女性患者的 25%，可能因怀孕才首次出现症状。心尖部舒张期杂音伴左心房扩大，结合心电图、X 线检查和超声心动图多能明确诊断。同时，需注意并发症：心房颤动、急性肺水肿、充血性心力衰竭、栓塞（80% 伴有心房颤动）、感染性心内膜炎和肺部感染。

4. 妊娠的影响 孕前无症状的二尖瓣狭窄患者可耐受妊娠；孕前有症状并存在肺淤血的产妇，胎儿娩出即刻心脏前负荷的骤然增加，极易导致急性左心房衰竭以及严重肺水肿发生，使围生期死亡的风险明显增加。

5. 产科处理 轻度二尖瓣狭窄患者一般能很好地耐受妊娠，然而，中、重度患者（瓣膜面积＜ 1.5 cm^2），妊娠可使心功能明显降低，有症状的二尖瓣狭窄患者在临产前应提前入院，依据患者心功能评估和胎儿状况，决定采取何种分娩方式；密切监测患者心功能状况，必要时进行有创血流动力学监测，如：动脉压、中心静脉压，肺毛细血管楔嵌压（PCWP）；如果属轻度二尖瓣狭窄而且心功能Ⅰ～Ⅱ级、无其他妊娠并发症且胎儿正常，可采取自然分娩，但此时分娩镇痛极其重要，第一产程需要完善的镇痛，第二产程产妇分娩宫缩时的屏气用力可导致突然、有害的静脉回流增加，有诱发急性左心衰肺水肿的危险。

分娩期间产科处理的推荐意见：①持续吸氧，维持左侧倾斜位；②分娩早期开始有创监测，甚至 PCWP 监测；③限制液体入量，维持 PCWP 在 14 mmHg 左右；④预防心动过速；⑤在产程活跃期施行硬膜外麻醉，并维持到产后，以降低心脏前负荷和预防产后肺水肿；⑥针对产科适应证，随时做好剖宫产准备。

6. 麻醉处理 原则：①维持较慢心率；②维持窦性节律，有效地治疗急性心房颤动；③避免主动脉－腔静脉受压，维持静脉回流和 PCWP 监测，在预防肺水肿基础上最大限度地提高左心室舒张末期容积（LVEDV）；④维持一定的外周血管阻力；⑤避免肺血管阻力增加的诱因，如：疼痛、低氧血症、高碳酸血症和酸中毒。

慢心率使左心室舒张期充盈时间延长，左心房血更易流过狭窄、受阻的二尖瓣，给予患者有限的能力以增加心排血量，维持组织灌注压。

（1）分娩镇痛：在宫缩导致的产痛发生时，良好的镇痛非常重要，可采用静脉芬太尼来控制心率；硬膜外隙注射小剂量阿片类药物可为第一产程提供良好镇痛，而不引起交感神经阻滞；硬膜外低浓度局麻药复合阿片类药物可为第二产程提供满意的麻醉。

对二尖瓣狭窄患者而言，去氧肾上腺素是优于麻黄碱的升压药，小剂量、分次去氧肾上腺素有助于维持外周血管阻力，又不致引起母体心动过速。

（2）剖宫产的麻醉：硬膜外麻醉是二尖瓣狭窄产妇剖宫产手术的最佳选择。有创血流动力学监测，认真调节晶体液用量，缓慢的麻醉诱导和必要时小剂量、分次应用去氧肾上腺素，均有助于保证母体血流动力学稳定。

需要全麻时，避免应用导致心动过速和抑制心肌的药物，如：阿托品、氯胺酮、泮库溴铵、哌替啶、硫喷妥钠、丙泊酚等；在全麻诱导期间，可使用 β 受体阻滞剂和适量的阿片类药物，以控制心率；艾司洛尔起效快、作用短暂，可作为首选，但需注意对胎儿的不利影响。

胎儿娩出后，回心血量的骤然增加以及产科应用的缩宫素（催产素或麦角碱），均可导致肺血管阻力增加，有诱发心力衰竭的危险。

总之，无论采用何种分娩方法或麻醉技术，二尖瓣狭窄患者在产后皆处于血流动力学失代偿和肺水肿的危险状态，因此，这些患者需要产后重症监护。

（二）二尖瓣关闭不全

二尖瓣关闭不全的常见原因是风湿热，导致左心室收缩时血液返回左心房。

1. 病理生理 左心房和左心室扩大为特征，急性二尖瓣关闭不全时，导致左心房容量过负荷，即：左心室收缩时将血液泵回顺应性不佳的左心房，前向心排血量降低，代偿性外周血管收缩；随后肺淤血、肺水肿，肺动脉压持续升高，进一步发生右心衰竭。慢性二尖瓣关闭不全时，导致左心房逐渐扩大和顺应性增加，以“缓解”反流的血液；左心房扩大后，导致心房颤动机会增加，心房颤动的发作可引起心悸症状；长期、严重的二尖瓣关闭不全可导致左心房压升高和肺淤血。

2. 诊断 急性二尖瓣关闭不全的症状有呼吸困难，体检有收缩期杂音，肺动脉区第二心音增强，在重症患者可听到第三心音；心电图可见左心室肥厚和房性心律失常。慢性二尖瓣关闭不全时，有心排血量不足的慢性虚弱和疲劳的症状；心电图可为心房颤动和左心室肥厚；胸片呈心脏中度扩大和左心房明显扩大。

3. 对妊娠的影响 ①如果能维持窦性心律，一般能承受妊娠的血容量和心率增加。②二尖瓣关闭不全患者妊娠时，如果出现心房颤动将使其危险性明显增加，应预防性应用地高辛治疗，以控制心房颤动、心室率过快的风险。③妊娠导致的高凝将增加孕妇体循环栓塞的风险，发生率高达 20%；有栓塞史和近期心房颤动发作的患者需要进行抗凝治疗。④临产时，疼痛、产妇用力和子宫对主动脉压迫均可增加外周血管阻力，这对二尖瓣关闭不全的产妇是极其不利的。⑤产妇处于感染性心内膜炎的易感危险状态，应采用抗生素预防性治疗。

4. 麻醉处理 原则：①避免外周血管阻力增加。②维持心率正常或稍微增加。③尽量维持窦性节律，有效治疗急性心房颤动。④避免主动脉–腔静脉受压，维持回心血量，预防中心血容量增加。⑤避免全麻期间的心肌抑制。⑥避免疼痛、低氧血症、高碳酸血症和酸中毒等增加肺血管阻力的因素。

（1）麻醉监测：监测脉搏氧饱和度、心电图、有创动脉压和中心静脉压（CVP），如果发生肺水肿或难治性低血压，肺动脉压监测就更值得采用了。

（2）麻醉方法：对二尖瓣关闭不全产妇的分娩镇痛、阴道或剖宫产分娩，连续硬膜外麻醉是首选，因其可预防疼痛相关的外周血管阻力增加，并通过某种程度的外周血管扩张作用，加速心脏前向血流，有助于预防肺淤血。然而，硬膜外麻醉也可导致回心血量减少，谨慎地静脉输入晶体液和维持子宫左侧倾斜位，对维持回心血量和左心室充盈是必需的；与二尖瓣狭窄产妇不同的是，二尖瓣关闭不全产妇需要用升压药时，麻黄碱的增加心率的作用就更有益。

如果需要全麻下剖宫产，麻醉医师应维持患者足够的心率和降低心脏后负荷；与氯胺酮和泮库溴铵有关的心率增快在这些患者不是坏事；应避免心肌抑制，低氧血症、高碳酸血症、酸中毒和低体温等导致不利的肺血管阻力增加的因素。

必须尽快、有效地治疗急性心房颤动，血流动力学不稳定提示需要进行心脏电转复。

（三）主动脉瓣狭窄

1. 病理生理学 主动脉瓣狭窄（aortic stenosis，AS）可多年无症状，直到瓣口直径缩小到正常的 1/3 时（正常主动脉瓣口面积是 2.6 ～ 3.5 cm^2），才出现明显的血流动力学变化。主动脉瓣压力差达到 50 mmHg，说明存在严重狭窄；瓣膜压力差＞ 100 mmHg，通常已处于心肌缺血的极危险状态。中到重度 AS 患者的每搏输出量相对固定，体力活动时心排血量不会相应增加，因此很难维持足够的冠状血管或脑血管灌注压。如果患者出现心绞痛、呼吸困难或晕厥，说明病情恶化，极其危险。

2. 诊断 体征：收缩期杂音并向颈部传导。心电图：左心室肥厚、传导阻滞或心肌缺血。胸片：左心室增大、主动脉瓣钙化和狭窄后升主动脉扩张。超声心动图是心脏状况最准确、无创的诊断方法。

3. 妊娠的影响 轻度 AS 患者能较好地耐受妊娠期心血管系统变化和血容量的增加。在严重病例，对妊娠期间心血管系统需求增加的补偿能力有限，可能发展为呼吸困难、心绞痛甚至晕厥。重症 AS 产妇的产后死亡率高达 17%，而围生期胎儿死亡率接近 20%。

4. 麻醉处理 原则是：①维持正常心率和窦性节律；②维持足够的外周血管阻力；③维持血管内容量和静脉回流量；④避免主动脉–腔静脉受压；⑤避免全麻期间心肌抑制。

AS 产妇心排血量固定，心率减慢将导致心排血量减少，需依赖心率增加来进行代偿；心动过速会增加心肌氧耗，使肥厚心肌的左心室舒张期的血灌流时间缩短，影响心肌氧供。AS 患者不能耐受心律失常，规律的心房收缩对维持心室充盈和心排血量极其重要；也不能耐受外周血管阻力降低，因低血压会导致肥厚的左心室血灌流减少；亦不能耐受静脉回流减少和左心室充盈压降低，因为左心室舒张末期容积对有效的左心室搏出量维持很重要。

麻醉监测：监测有创动脉压、脉搏氧饱和度、CVP 或 PCWP。分娩期间，低血容量比肺水肿威胁更大，CVP 或 PCWP 应该被维持在正常偏高水平（PCWP ≈ 18 mmHg），以防围生期意外出血时心排血量不足。

麻醉方法：①中到重度 AS 是单次腰麻的相对禁忌；②连续硬膜外麻醉可采用缓慢诱导方式，适当晶体液扩容，使患者有充足的代偿或适应时间；③腰麻硬膜外联合镇痛（CSEA）可采用小剂量腰麻、硬膜外补充的方法，使麻醉效果更完善，也保证了血流动力学的稳定；④全麻时，可选用依托咪酯和阿片类药物进行诱导；而硫喷妥钠可抑制心肌，氯胺酮可致心动过速，不宜作为诱导用药。全麻维持用药应避免心肌抑制和降低外周血管阻力。

（四）主动脉瓣关闭不全

主动脉瓣关闭不全（aortic insufficiency，AI）在孕龄妇女比主动脉瓣狭窄更常见，75% 患者由风湿引起，风湿性 AI 常伴有二尖瓣病变。

1. 病理生理学 左心室舒张期主动脉瓣不能关闭，将导致主动脉血向左心室反流，左心室容量过负荷，久之导致左心室扩张和肥厚。初期扩张的左心室尚可耐受心肌作功的增加，最后左心室收缩性降低，射血分数和心排血量逐渐减少，导致左心室舒张末期容积（LVEDV）持续增加；如果二尖瓣功能正常，尚能保护肺循环避免早期的 LVEDV 和左心室舒张末期压力（LVEDP）增加；如果出现左心室功能不全，LVEDV 和 LVEDP 就会进一步增加，导致肺水肿发生；左心室扩张和收缩压升高可导致心肌氧耗增加，舒张期冠状动脉血流减低可导致心肌血灌流和氧供减少。

2. 诊断 ①脉压差加大，但 AI 的严重性并不与脉压差直接相关；②在胸骨左缘第三肋间可听到高调、冲击性减弱的舒张期杂音；③心电图：在重症患者可表现为左心室肥厚和心肌缺血，出现心房颤动提示合并有二尖瓣病变可能；④超声心电图可确诊。

3. 产科处理 AI 患者通常完全能耐受妊娠，因为：①妊娠会适当增加孕妇心率，可缩短舒张期血液反流的时间；②妊娠的外周血管阻力降低，有利于前向血流，由此减少血液返流量；③妊娠的血容量增加有助于维持足够的心脏充盈压。

4. 麻醉处理 原则是：①维持心率正常或稍微增加；②避免外周血管阻力增加；③避免主动脉-腔静脉受压；④避免全麻期间的心肌抑制。

麻醉方法：①硬膜外麻醉可用于阴道或剖宫产分娩。临产早期采用硬膜外麻醉，可避免疼痛应激导致的外周血管阻力增加，从而避免出现急性左心室容量超负荷；AI 患者不能耐受心动过缓，应注意预防并及时治疗。②在上述原则基础上进行全麻，可选用短效瑞芬太尼用于剖宫产的全麻维持。

（五）人工瓣膜置换术后的产妇

人工瓣膜置换术后的产妇处于并发症的危险期。产妇并发症有：血栓栓塞、瓣膜故障和细菌性心内膜炎。心内膜炎对人工瓣膜产妇是严重威胁，应采取预防性抗生素应用。

1. 妊娠和抗凝 孕妇处于高凝状态，会增加血栓栓塞的风险；停用抗凝治疗对机械瓣术置换后的孕妇，可导致血栓栓塞并发症的更高危风险，因此，妊娠期间必须维持抗凝治疗。如果孕妇瓣膜血栓形成的机会非常大，可静脉或皮下应用肝素，使APTT达到对照值的2.5～3倍；妊娠13～35周服用华法林，以免自己应用肝素的不便；华法林可进入胎盘循环，是致畸性药物，但其致畸作用仅限于妊娠前12周，此后使用是安全的；在预产期前数周应用肝素替代华法林，以免华法林治疗期间临产；肝素不会进入胎盘循环，对胎儿也基本没有不利影响；肝素的应用使分娩前抗凝作用的逆转更容易。

2. 产科处理 剖宫产取决于产科适应证。有些产科医师可能选择产钳或吸引助产，以缩短第二产程。有心脏科医师建议分娩期间维持抗凝，但这造成产妇围生期出血风险。

3. 麻醉处理 抗凝治疗对椎管内麻醉是禁忌，在选择硬膜外或腰麻前，应对凝血功能做详细检查。注意长期应用肝素可能导致血小板减少症。阿片类药物是抗凝产妇分娩镇痛的可选方法，然而，其镇痛的效果远不及椎管内麻醉。

抗凝治疗产妇的剖宫产只有选择全麻，心脏人工瓣膜和心脏功能状况，将决定麻醉医师对有创血流动力学监测的应用和麻醉药物的选择。

三、其他心血管疾病

（一）围生期心肌病

围生期心肌病（peripartum cardiomyopathy）很罕见，在妊娠最后4周或产后5个月内发病；发生率为1∶（3000～4000）。临床表现通常是隐匿的，初期可能仅限于轻微的上呼吸道感染、胸闷和疲劳等症状，随即发展为明显的心力衰竭，双心室心肌收缩力均降低和低心排血量，心室充盈压增加。

1. 发病机制 围生期心肌病的病因不清，可能由病毒、自身免疫和毒性因素引起；营养不足、冠状动脉小血管疾病、心肌炎、过量盐摄取和围生期体液转移都可能是发病原因；围生期心肌病似乎在多胎妊娠、先兆子痫、肥胖或高龄产妇以及产后哺乳母亲中更常见。

2. 诊断 采用排除法，心脏内科医师应负责除外心肌病的更常见原因。

3. 内科处理 主要是支持疗法，有症状的围生期产妇患者应采用抗心力衰竭治疗，应由多学科综合处理。如果发生在产前，应尽快终止妊娠。早期研究显示围生期心肌病产妇患者的死亡率高达 30% ～ 60%，50% 产妇患者的心室功能可接近完全恢复，其他产妇患者将面临心功能进一步衰退，等待心脏移植或早期死亡。有围生期心肌病史的患者，虽然心室功能正常，但仍有 20% 的复发率，再次妊娠的死亡率在 0% ～ 2%；如果孕前心室功能不全，复发率可高达 50%，死亡率在 8% ～ 17%。

4. 产科处理 可采取剖宫产或器械阴道助产等对胎儿有利的分娩方式。由于围生期心肌病可增加血栓栓塞的风险，可采用抗凝治疗。

5. 麻醉处理 参照严重心肌病患者同样的处理原则，采取有创监测。硬膜外麻醉需注意凝血状况和血流动力学影响。全麻应注意心肌收缩力和氧供需平衡的维持，以及血容量的调节，可选择瑞芬太尼和丙泊酚的复合应用，作为围生期心肌病剖宫产麻醉的维持。

（二）主动脉夹层

主动脉夹层（aortic dissection）是指主动脉腔内血液从其内膜撕裂口进入中膜，沿主动脉长轴扩展形成真假两腔分离，如继发瘤样改变故称其为主动脉夹层动脉瘤（aortic dissection aneurysm）。临床特点为急性发病，突发剧烈胸痛、休克和血肿压迫相应主动脉分支血管时出现的脏器缺血症状。主动脉夹层是严重灾难性急症，48 h 内死亡率高达 50%。致命原因是主动脉夹层动脉瘤破裂至胸腹腔或心包腔，进行性纵隔腹膜后出血，以及急性心、肾衰竭等。

1. 病理生理和分型 本病是遗传或代谢异常诱发主动脉中层囊性退行性变，伴有结缔组织异常的遗传先天性大血管疾病。主动脉夹层动脉瘤多由内膜撕裂后血流进入中层，也可能是由于这层滋养动脉破裂产生血肿后压力过高撕裂内膜所致。易发因素为高血压（＞ 70% 患者患有高血压）、动脉粥样硬化、妊娠、年龄增加，以及先天性因素（如马方综合征、埃-当综合征、家族性胸主动脉瘤、先天性二叶主动脉瓣等）。分型：① Stanford A 型：发生于升主动脉的急性夹层多累及整个主动脉弓，冠状动脉所在的瓣叶常会因夹层逆行撕裂而失效，脱垂的瓣膜进入左心室导致急性主动脉衰竭，累及冠状动脉所致的猝死表现需与急性心梗鉴别。本型主动脉夹层患者多数在急性期死于夹层破裂或心包填塞、心律失常、主动脉衰竭以及冠状动脉闭塞等并发症。② Stanford B 型：夹层起源于胸降主动脉且未累及升主动脉，急性期主要并发症是夹层破裂和脏器缺血，死亡率在 30% 以上。主动脉夹层发病率（2.9 ～ 3.5）/10 万，以 Stanford A 型主动脉夹层为主（＞ 60%）。

2. 临床表现 取决于主动脉夹层的部位、范围、程度，主动脉分支受累情况，有无主动脉瓣关闭不全以及向外破裂等并发症。①疼痛：多数患者以突发前胸或胸背部持续撕裂（刀割）样剧痛发作，可放射至肩背部、沿肩胛间区向胸腹部及下肢等处放射，并依此初步判断病变位置。②高血压：起病时 2/3 以上 Stanford B 型病例有高血压，而 Stanford A 型病例仅占1/3左右，部分病例因为主动脉瓣关闭不全或心包填塞等严重并发症可出现低血压。③休克：近50%患者有颜面苍白、大汗淋漓、皮肤湿冷、脉搏快而弱及呼吸急促等休克表现，血压与休克程度可能不呈平行关系。④其他：a. 神经系统：主动脉夹层影响脑或脊髓的血流时可出现意识模糊、定向力丧失、嗜睡甚至昏迷。b. 心血管系统：Stanford A型易导致主动脉瓣功能异常、充血性心力衰竭、心肌梗死以及心包填塞；主动脉分支（颈总动脉、左锁骨下动脉、髂股动脉）受累，突发疼痛数小时后出现周围动脉闭塞症状，导致外周动脉搏动消失（两侧上肢血压不等或上下肢血压差值异常）。c. 呼吸系统：夹层破裂可引起胸腔积血，并出现呼吸困难和咳嗽，以及出血性休克症状。d. 消化系统：病变累及腹主动脉及分支，出现急腹症样表现。e. 泌尿系统：累及肾动脉时，可出现肾区疼痛，肉眼血尿，急性肾缺血可引起急性肾衰竭及肾性高血压等临床症状。

3. 诊断和鉴别诊断　①诊断要点：发作初始的撕裂样剧痛；与血压不平行下降的休克表现；患侧外周动脉搏动消失或两侧强弱不等，两臂血压明显有别；突发主动脉瓣关闭不全体征、急腹症或神经系统障碍血管栓塞表现。心电图、超声心动图、MRI、CT等辅助确诊。②鉴别诊断：急性心肌梗死、肺栓塞、脑血管意外、急腹症及急性主动脉瓣关闭不全。

4. 处理原则　本病是一种需心脏内外科、产科、儿科、麻醉科及重症监护科共同参与处理的危重心血管系疾病。一旦怀疑或诊断为主动脉夹层，即应调动所有医疗资源加强监护治疗。原则是在积极治疗孕妇基础上确保胎儿安全。

（1）内科治疗：目的是在有效镇痛、镇静基础上控制血压，预防主动脉夹层扩张和破裂。①有效监测，如：有创动脉压、ECG、SpO_2、CVP、胎心监测等。②急性期治疗目标是将收缩压（SBP）控制在 100 ～ 120 mmHg（MAP 60 ～ 70 mmHg），心率在 60 ～ 70 bpm，以有效地稳定或终止主动脉夹层的继续分离，使症状缓解，疼痛消失。常用降压药物有血管扩张剂（硝普钠），β 受体阻滞剂（Esmolol）和钙通道阻滞剂。

（2）产科和外科处理：①如病情稳定且胎龄足以存活，应尽早行剖宫产终止妊娠。麻醉原则（无论椎管内麻醉还是全身麻醉）应以稳定血流动力学和良好镇痛为前提。②主动脉夹层 Stanford A 型急性期破裂率高，还可能因心包填塞、主动脉瓣反流等严重并发症而致命，多数应急性期行升主动脉置换术。手术可以和剖宫产同时进行。麻醉原则与一般心血管手术麻醉类同。③主动脉夹层 Stanford B 型患者经积极有效的内科治疗后多数可安全渡过急性期，病情稳定后可考虑是否需要急诊剖宫产终止妊娠或微创手术介入治疗。

（3）预后：主动脉夹层是一种严重疾病，多数患者在发病后数小时到数日内死亡。发病后 2 天内死亡者占 37% ～ 50%，1 周内死亡达 60% ～ 70%；多达 29% 的术后晚期死亡病例死于夹层动脉瘤或远端出现的动脉瘤。[3]

第二节　支气管哮喘

哮喘（asthma）有 3 个特征：①可逆性气道阻塞，②气道炎症，③气道高反应性。气道阻塞可导致喘鸣、咳嗽和呼吸困难等的临床表现。气道炎症通过诱发气道阻塞和增加气道反应性，影响哮喘病程。气道高反应性意味着对支气管收缩性刺激物（包括：组织胺、醋甲胆碱、前列腺素 $F_{2\alpha}$、低渗性溶液和冷空气）的反应增大。

一、流行病学

本病在年轻人中发病有上升趋势，约 6% 孕妇伴发哮喘。由于至少 10% 人口患有哮喘特征的非特异性气道高反应性，因此，哮喘实际流行的比例可能更高，如：澳大利亚孕妇中，哮喘的发病率高达 12%。

二、病理生理学

本病可能机制：①气道平滑肌的收缩性增加或松弛作用受损，②神经功能失调，③气道炎症，④气道上皮功能改变。

（一）气道平滑肌

对收缩性物质反应增加，对松弛性刺激反应降低，可能是哮喘的主要发病机制，例如：对 β 肾上腺受体激动剂敏感性降低，可导致气道高反应性而诱发哮喘。

（二）神经因素

自主神经系统对气道收缩性和松弛性之间的平衡起重要调节作用；此平衡偏移，收缩性影响增加也可能是哮喘的发病机制。副交感（迷走）神经对气道产生收缩性影响，而交感神经对气道起到松弛性影响。全麻诱导、气管插管时，反射性气道平滑肌的刺激作用是支气管痉挛主要原因之一。

（三）气道炎症

主要起到调节性影响，炎症进程：气道壁水肿和各种炎性细胞黏膜浸润，炎性细胞产生、释放炎性介质（组织胺、白细胞三烯、血小板活性因子、前列腺素类、血栓素、细胞因子、5- 羟色胺和一氧化氮），通过刺激气道平滑肌收缩、炎性细胞直接迁移、改善气道神经调节或增加黏膜渗透性，调节气道反应性。另外，气道炎症使气道直径缩小，导致阻塞，以及气道反应性增加。

（四）气道上皮

气道的上皮细胞作为屏障，保护上皮下层，抵御诱发支气管痉挛的刺激，避免气道反应性增加。同时，气道上皮细胞可产生收缩和松弛性因子，因子之间平衡的改变可能导致气道反应性变化。

三、诊断

（一）症状

表现为不同程度的发作性喘鸣、咳嗽、呼吸困难和胸闷。

（二）体检

胸部听诊有哮鸣音和呼气时间延长。

（三）实验室检查

在哮喘病史和体检基础上，肺功能实验有助于证明哮喘的严重程度。

用力肺活量（FVC）和第一秒用力呼气量（FEV_1）降低，$FEV_1/FVC < 0.75$。

四、妊娠的影响

（一）妊娠对哮喘的影响

哮喘很少在临产和分娩期间加重，发生率仅为 10%，剖宫产后哮喘的急性发作远高于自然分娩（41% vs. 4%）。

（二）哮喘对产妇和胎儿的影响

哮喘使先兆子痫、剖宫产、低体重新生儿、早产、产前和产后出血、围生期胎儿死亡率增加；这些风险在重症、控制欠佳以及对激素依赖的哮喘患者中发生率会更高，因此，妊娠期间哮喘的有效控制和哮喘状态的再预防是极其重要的。在未控制的哮喘患者中，母体低碳酸血症（导致子宫血管收缩）和低氧血症可减少胎儿氧供，哮喘相关炎性介质可伤害胎盘功能，从而危及胎儿的生存。

五、内科处理

妊娠期哮喘的治疗原则：预防急性发作和哮喘持续状态，治疗药物有两类：

（一）支气管扩张剂

1. β 肾上腺素受体激动剂 通过激活 β_2 肾上腺素受体产生支气管扩张作用，妊娠期最好采用气雾给药，以最大限度地减轻母体全身影响和潜在的胎儿风险。

2. 甲基黄嘌呤类药物（茶碱、氨茶碱） 该类药物对气道平滑肌产生松弛作用，并对胎儿的无不良影响，一般作为二线用药。

3. 抗胆碱能药物 通过阻断气道平滑肌的毒蕈碱受体来达到支气管扩张作用，单纯抗胆碱能药物疗效不如 β 肾上腺素受体激动剂，与 β 肾上腺素受体激动剂复合应用时，其支气管扩张作用加强。异丙托溴铵也可采用气雾给药。

（二）抗炎性药物

（1）氢化可的松：减轻细胞浸润和炎性介质释放，降低气道渗透性和增强 β 肾上腺素系统的作用，不仅能降低气道对收缩性刺激的敏感性，而且能最大限度地缓解气道狭窄，减轻哮喘急性发作的严重性，也可采用气雾给药。

（2）色甘酸钠（Cromolyn）和奈多罗米（nedocromil）：非糖皮质激素抗炎性药物，也可采用气雾给药。

六、麻醉处理

（一）术前评估

应重点评估产妇的哮喘严重程度和是否有急性发作。

1. 病史 了解有关喘鸣发作、呼吸困难和咳嗽以及上呼吸道感染的病史，发作的频繁程度和严重性，妊娠的影响以及近期发作情况。因频繁、严重发作的患者将使围生期的风险增加。

2. 体检 胸部听诊时注意是否存在喘鸣、呼气相是否延长。急性发作的体征包括呼吸急促和辅助呼吸肌利用增加。

3. 辅助检查 ①胸部 X 线片有助于了解产妇是否存在并发症，如：肺炎、气胸和心力衰竭；②急性发作时，通过动脉血气分析可了解是否存在低氧血症和呼吸性碱中毒，因为持续、严重的哮喘可导致 $PaCO_2$ 升高；③肺功能实验有助于具体评估产妇的通气功能。

（二）自然分娩的处理

自然分娩的处理原则是：①减轻疼痛，②避免哮喘的诱因，③减轻应激反应。以最浅的镇静、最小的对呼吸功能的影响和最小的胎儿抑制以达到分娩镇痛的目的。

1. 阿片类药物 缓解产痛，降低对喘息的刺激，减少支气管痉挛的风险。注意：由于组织胺释放会增加支气管痉挛的风险，可导致产妇和新生儿呼吸抑制的风险增加，发作性喘鸣患者禁用。

2. 硬膜外镇痛 优点：①镇痛的持续性和过度通气的可能减少，避免了产妇镇静或新生儿抑制的副作用；②可延续至为剖宫产的硬膜外麻醉，因此避免了全麻气管插管的风险。麻醉方法：①感觉神经阻滞平面应控制在 T_{10} 以下，避免高位运动神经阻滞，呼吸抑制和通气不足的风险；②应用低浓度布比卡因或罗哌卡因（0.1% ～ 0.2%）复合少量阿片类药物，能达到满意的镇痛并减轻运动神经阻滞的目的。另外，对胎儿也更安全。

（三）剖宫产的处理

气管插管是支气管痉挛的主要因素，避免浅麻醉时气管插管，可最大限度地降低支气管痉挛的风险。

1. 椎管内麻醉 无需气管插管，因此，哮喘产妇的支气管痉挛发生率明显低于全身麻醉；稳定未发作的哮喘患者可采用腰麻或硬膜外麻醉；在不稳定哮喘并呼吸功能受累的产妇，不宜采用椎管内麻醉，因为高位运动神经阻滞将进一步影响通气量。

2. 全麻 需注意胃反流、误吸以及诱发支气管痉挛的风险。气管插管可在快速诱导或"清醒"下进行，诱导前预防性应用 β 受体激动剂喷雾，可降低插管前支气管痉挛的风险；清醒插管主要用于困难气道患者，并有诱发支气管痉挛的风险，必须先行充分的表面麻醉；快速诱导可采用丙泊酚、硫喷妥钠或氯胺酮，在气道高反应性患者，氯胺酮的拟交感性质对反射性支气管收缩能提供有效的保护作用，丙泊酚对哮喘患者气管插管相关支气管痉挛的保护作用优于硫喷妥钠；利多卡因静脉应用也能降低气道反射，预防支气管痉挛；应避免使用有组织胺释放作用的肌松剂，如：箭毒、阿曲库铵；挥发性麻醉剂是哮喘产妇全麻维持的较理想用药，它通过对气道平滑肌、气道反射以及气道上皮的作用，产生剂量相关的气道反应性降低，但需注意其子宫平滑肌松弛作用导致的出血风险；全麻苏醒与诱导一样，需注意误吸和支气管痉挛的风险；清醒后拔管可降低误吸风险，但是，麻醉过浅的气管导管刺激可反射性诱发支气管痉挛；如果支气管痉挛发生在苏醒期，应给予支气管扩张剂；对难治性支气管痉挛，可能需要进入 ICU 采取机械通气治疗。

第三节　内分泌系统疾病

一、糖尿病

（一）定义和流行病学

糖尿病的成人发病率为 2.6% ～ 4.5%，由胰岛素分泌减少（1 型）和胰岛素耐受（2 型）引起，遗传和环境是糖尿病的主要诱因；1 型糖尿病是自身免疫性疾病；2 型糖尿病主要与肥胖有关，并占糖尿病总数的 90% 以上。妊娠期糖尿病是妊娠前糖代谢正常或有潜在糖耐量降低，妊娠期才出现或发现糖尿病 。妊娠期糖尿病在美国孕妇中的发生率约为 4%。

（二）病理生理学

胰岛素的代谢紊乱主要由胰岛素生物活性或效应绝对或相对不足引起。糖尿病时，葡萄糖在肝、肌肉和脂肪组织的利用减少以及肝糖输出增加是发生高血糖的主要原因。由于胰岛素不足，脂肪组织摄取葡萄糖及从血浆移除三酰甘油减少，脂肪合成减少；脂蛋白酯酶活性低下，血游离脂肪酸和三酰甘油浓度升高。在胰岛素极度缺乏时，脂肪组织大量动员分解，产生大量酮体，若超过机体对酮体的利用能力时，大量酮体蓄积导致酮症或发展为酮症酸中毒。另外，蛋白质合成减少，分解代谢加速，发生负氮平衡。在胰岛素和反馈调节性激素（胰高血糖素、皮质醇、肾上腺素、生长激素）作用之间存在平衡，构成葡萄糖稳态控制系统，使正常进食和禁食时葡萄糖代谢的快速调节成为可能。因此，糖尿病时胰岛素的绝对或相对缺乏，可导致葡萄糖、脂类和氨基酸代谢异常。

1. 急性并发症　主要有酮症酸中毒、高渗性高血糖非酮症昏迷和低血糖。

（1）酮症酸中毒（DKA）：主要发生在1型糖尿病。在感染、外伤或应激时，可导致胰岛素耐药，胰岛素剂量相对不足，发生代谢性酸中毒、高糖血症和渗透性利尿。临床表现有：恶心、呕吐、无力、呼吸急促、低血压、心动过速、表情淡漠和呼吸的丙酮味。化验可见血糖升高、酮症和酸中毒。

（2）高渗性高血糖非酮症昏迷（HHNC）：主要发生在2型糖尿病患者，临床表现比DKA更严重；实验室检查存在高糖血症（＞33 mmol/L）、高渗性（＞310 mOsm）和中度氮质血症（血尿素25～32 mmol/L）；应不伴有酮症或明显的酸中毒。

（3）低血糖：对糖尿病患者是致命的威胁，主要危险涉及肾功能不全和能量供应不足；术前禁食时间过长、误用胰岛素或降糖药均可导致人为的低血糖。

2. 慢性并发症　发病率与糖尿病治疗效果密切相关，无论1型还是2型糖尿病患者，血糖严格控制后，微血管（视网膜、肾）和神经病变发生率均明显降低；但是，大血管（冠状动脉、脑动脉和外周血管）并发症发生率或死亡率并未明显降低，反而抗高血压治疗可降低2型糖尿病和慢性高血压患者大血管并发症的发生率和死亡率；糖尿病导致的冠状动脉硬化和自主神经病变，可累及心血管功能，亦可通过直接影响心肌细胞葡萄糖和脂类的代谢而诱发心肌病。

（三）临床表现

1. 代谢紊乱症候群　血糖升高后，渗透性利尿导致多尿，继而口渴而多饮；外周组织利用葡萄糖障碍，脂肪分解增加，蛋白质代谢负平衡，肌肉萎缩，疲乏无力，体重减轻；

为维持体力，患者易饥饿而多食。主要临床表现为“三多一少”，即多尿、多饮、多食和体重减少。

2. 并发症和伴发病　相当部分患者并无明显“三多一少”症状，仅因并发症或伴发病而就诊，化验后发现高血糖。

3. 反应性低血糖　部分2型糖尿病患者进食后胰岛素分泌高峰延迟，饭后3～5 h血浆胰岛素水平不适宜地升高，导致反应性低血糖。

4. 术前常规检查发现血糖升高　并无明显症状。

（四）诊断

标准是：①“三多一少”症状＋任意时间血糖水平≥11.1 mmol/L（200 mg/dl），或②空腹血糖水平≥7.0 mmol/L（126 mg/dl），或③口服葡萄糖耐量试验中，2 h血浆葡萄糖水平≥11.1 mmol/L（200 mg/dl）。

妊娠糖尿病的相关因素有：高龄孕妇、肥胖、家族糖尿病史，以及孕妇有死胎、新生儿死亡、胎儿畸形或巨大胎儿病史。

（五）妊娠与糖尿病

1. 妊娠对糖尿病的影响　妊娠后参与胰岛素反馈调节的激素（胎盘促黄体激素、胎盘生长激素、皮质醇、黄体酮）水平增加，外周靶组织对胰岛素逐渐产生耐受，以利于孕妇向胎儿提供葡萄糖、氨基酸等营养物质。如果孕妇不能自身代偿胰岛素的缺失量，就可能导致妊娠糖尿病，分娩后多数患者葡萄糖耐量可恢复正常，但是，由此可能成为2型糖尿病的高发人群。自然或剖宫产分娩后，胎盘的反馈调节性激素作用消失，胰岛素需求会逐渐恢复到孕前水平。

（1）酮症酸中毒（DKA）：DKA在糖尿病孕妇的发生率为8%～9%，妊娠期DKA在1型糖尿病患者中几乎都会发生，围生期胎儿死亡率高达30%～70%。

（2）低血糖：33% ～ 71% 的 1 型糖尿病孕妇在孕期会发生严重低血糖，比 1 型糖尿病非妊娠患者的发生率高 3 ～ 15 倍。2 型糖尿病患者或妊娠期间需要胰岛素治疗的妊娠糖尿病患者很少发生严重低血糖。

（3）妊娠和糖尿病大血管并发症的关系：1 型糖尿病患者在妊娠期间收缩压和舒张压均会升高，同时，比非糖尿病患者患妊娠高血压的机会增加 3 倍以上；先兆子痫的风险随糖尿病加重而增加。心肌梗死在糖尿病患者妊娠期间极少发生。

（4）妊娠可以加重糖尿病性微血管并发症增殖性视网膜病变；妊娠不会加重糖尿病性神经病变。

2. 糖尿病对孕妇和胎儿的影响 糖尿病合并妊娠或妊娠糖尿病都会导致妊娠高血压、羊水过多和剖宫产率增加；在糖尿病合并妊娠产妇剖宫产率可增加 3 ～ 10 倍，而妊娠糖尿病产妇可增加 1.5 倍；糖尿病合并妊娠孕妇早产的发生率增加 2 ～ 3 倍。

（1）胎儿巨大是糖尿病孕妇最常见并发症，9% ～ 25% 的糖尿病合并妊娠孕妇发生胎儿巨大，较非糖尿病孕妇高 4 ～ 6 倍，胎儿巨大可导致阴道分娩时肩难产和产伤的风险增加。

（2）糖尿病合并妊娠孕妇易发胎儿畸形，发生率是 6% ～ 18%，较非糖尿病孕妇高 7 ～ 10 倍；心血管畸形最常见，其次是中枢神经系统畸形。

（3）糖尿病产妇围生期胎儿死亡率高达 8%，较非糖尿病产妇高 3 倍，其中胎死宫内约占 40%；死产的 68% 发生在妊娠 36 ～ 40 周，胎儿巨大是胎死宫内的危险因素，子宫血流减少和胎儿碳水化合物代谢的改变，是引起反复宫内缺氧的原因，最终导致死产。

（4）糖尿病产妇的新生儿呼吸窘迫综合征（RDS）发生

率是非糖尿病产妇的 6 ～ 23 倍。

（5）新生儿低血糖在糖尿病产妇的发生率为 5% ～ 12%，与非糖尿病产妇相比，新生儿低血糖的风险增加 6 ～ 16 倍；另外，糖尿病产妇的新生儿高胆红素血症的发生率可增加 2 ～ 5 倍；糖尿病母亲的后代更易患糖尿病。

（六）产科处理

1. 糖尿病合并妊娠患者 在妊娠早期，糖尿病合并妊娠孕妇的处理方法是严格控制血糖，以防发生胎儿解剖畸形，但需注意母体低血糖的风险。

糖尿病酮症酸中毒的处理包括：①静脉输液，②静脉胰岛素，③相关原因的治疗，④监测血糖和电解质，⑤对严重酸中毒孕妇应用碳酸氢盐治疗时需谨慎，⑥应维持产妇子宫左侧倾斜位，并吸氧，重症产妇的处理应注重有效性。

2. 妊娠糖尿病患者 首要目标是明确诊断。应对妊娠 24 ～ 28 周所有孕妇进行糖尿病筛查。饮食和锻炼是妊娠糖尿病孕妇血糖控制的早期治疗方法。如果空腹血糖超过 4.4 ～ 5.8 mmol/L 的阈值，可开始胰岛素治疗。注意：妊娠期间不应用口服降糖药，因为这些药物可进入胎盘循环，有可能导致胎儿高胰岛素血症和畸形。

3. 分娩时机 在妊娠糖尿病患者的处理上分娩时机很重要。首先应预防早产，其次在胎儿成熟和宫内意外发生前应终止妊娠；有关分娩方式的决定需要参考胎儿体重、胎儿条件、宫颈状况以及生育史；在胎儿巨大的产妇，最好择期剖宫产。

（七）麻醉处理

麻醉前基本评估包括：产妇的血糖控制是否有效、稳定，重点是有无急、慢性并发症，严重程度，治疗效果。术前患有心血管功能不全的糖尿病产妇，其全麻期间可能需要使用升压药，椎管内麻醉有导致低血压的可能；自主神经功能不全的患者在围麻醉期，通过密切监测血压和有效扩容，使患者的血流动力学维持稳定；胃轻瘫是糖尿病患者自主神经病变的临床表现，麻醉前应用甲氧氯普胺，以尽可能降低胃轻瘫的误吸风险。

糖尿病产妇剖宫产腰麻或硬膜外麻醉期间，在确保母体血糖控制满意，应用平衡液预扩容和及时纠正低血压的前提下，通常不会发生新生儿酸中毒。由于部分糖尿病产妇存在慢性子宫胎盘功能不全，此时采用硬膜外麻醉优于腰麻，因为前者交感神经阻滞起效缓和，血流动力学更趋稳定。

儿茶酚胺是胰岛素分泌的反馈调节激素，在分娩阵痛时，血浆儿茶酚胺（肾上腺素、去甲肾上腺素）浓度会增加，间接影响血糖水平，硬膜外麻醉或腰麻均能减轻此生理反应。

由于糖尿病患者存在潜在的外周神经病变，导致麻醉后神经损害的可能增加；因此，糖尿病产妇术前神经病学史和体检应是麻醉前评估的重要内容。

糖尿病导致的“关节强直综合征”可能是糖尿病孕妇气管插管困难的原因之一；此综合征发生在长期患 1 型糖尿病孕妇，与孕妇身材、关节挛缩和皮肤张力有关，寰枕关节活动受限造成置喉镜和气管插管困难。麻醉前评估时，麻醉医师可利用继发于“关节强直综合征”的“祈祷征（经最大努力，双手指骨关节的掌面仍不能合并）”作为筛查关节强直综合征患者的方法。麻醉处理：麻醉前对颈椎的屈伸状况进行评估，受累患者应进行清醒插管。剖宫产硬膜外麻醉后，有出现脊髓前动脉综合征的可能，可能原因为：①以前存在微血管病变，②由于结缔组织病变导致硬膜外隙硬化，③大容积局麻药的应用。因此，对在关节强直综合征的糖尿病产妇，麻醉医师应考虑可能有气管插管困难和硬膜外顺应性欠佳的风险。

糖尿病合并妊娠产妇通常易发感染，由于糖尿病是非妊娠患者发生硬膜外脓肿的高危因素，因此在所有产妇（特别在糖尿病产妇）椎管内麻醉期间都应严格采用无菌操作技术。

二、甲状腺功能亢进

（一）定义和流行病学

甲状腺功能亢进（简称：“甲亢”）表现为血清中游离甲状腺激素浓度异常升高，甲亢的发病率是 0.2% ～ 1.9%，女性和男性比例为 10∶1，甲亢最常见病因是 Graves 病（毒性弥漫性甲状腺肿），占甲亢患者的 70% ～ 90%，甲状腺和女性生殖内分泌之间存在相互影响。

（二）病理生理学

Graves 病是一种自身免疫性甲状腺疾病，发病因素包括周围环境（应激、激素）和遗传学影响。目前，已经在患者身上发现数种甲状腺自身抗体，甲状腺直接抑制垂体促甲状腺激素刺激素（TSH），可增加或抑制 TSH 作用；另外，还发现了抑制甲状腺过氧化物酶、碘化钠协同转运蛋白和甲状腺球蛋白的自身抗体。

（三）临床表现和诊断

临床表现主要为代谢率增加，症状有：易激动、出汗、怕热、烦躁、震颤、疲惫、消瘦、腹泻、饥饿和自制力降低。体征包括：眼球突出、胫前黏液水肿或皮肤病和甲床改变或杵状指。代谢率增加可刺激心血管系统，导致“高动力性循环状态”，心肌收缩力、心率、每搏输出量和心室大小均增加，外周血管阻力降低，严重并控制欠佳的甲亢患者容易发生心房颤动。

诊断主要取决于血清中游离甲状腺素（T4）浓度的检查结果，另外，也可通过放射碘摄取试验和TSH受体抗体测定来鉴别甲亢的原因（Graves病、毒性腺瘤或毒性甲状腺肿）。

（四）与妊娠的相互影响

1. 妊娠对甲亢的影响 受胎盘激素的影响，妊娠期甲状腺处于相对活跃状态，甲状腺体积增大，给甲亢的诊断带来一定困难。妊娠期免疫抑制加强，病情可能有所缓解，但产后免疫抑制解除，甲亢可能会加重。甲亢控制不当的孕妇，分娩或手术时的应激、疼痛刺激、精神心理压力、劳累、饥饿、感染以及不适当的停药，均可能诱发甲亢危象的发生。

2. 甲亢对妊娠的影响 重症或经治疗不能控制的甲亢，由于甲状腺素分泌过多，抑制腺垂体分泌促性腺激素的作用，容易引起流产、早产；甲亢患者代谢亢进，不能为胎儿提供足够的营养，胎儿生长受限，低体重儿出生率高；妊娠期停药或服药不足，甲亢症状会加重；甲亢治疗药物可通过胎盘进入胎儿，可能导致胎儿甲状腺功能减退，新生儿甲状腺功能异常；另外，有些药物对胎儿可能有致畸作用。

（五）内科和外科处理

在非妊娠甲亢患者，目前的治疗手段主要是放射性^{131}碘、抗甲状腺用药（丙硫氧嘧啶和甲巯咪唑）和手术。妊娠是放射性碘治疗的禁忌证，因其很容易经胎盘进入胎儿；手术治疗一般用于不能采用放射性碘或抗甲状腺治疗的患者。其他辅助治疗包括碘剂、糖皮质激素，β肾上腺素受体拮抗剂。

甲状腺危象：是甲亢病情出现危及生命的加重或失代偿。①临床表现：发热、精神症状、心动过速、呼吸急促、大汗淋漓和（或）腹泻，不经治疗可发展为昏迷、多器官衰竭和死亡。②主要诱因：外科手术、分娩、外伤、应激、感染、酮症酸中毒和低血糖等。③机制不清，可能由甲状腺激素和儿茶酚胺的分泌过度引起。④治疗见表 8-3。

甲状腺危象是急性高代谢状态，在临床上可能很难与恶性高热区别，横纹肌溶解是恶性高热的极少特征之一，而甲状腺危象时不会发生。

表 8-3　甲状腺危象的治疗

支持治疗	物理降温 氯丙嗪或哌替啶减轻寒战 输液，补充葡萄糖和电解质 吸氧 糖皮质激素 抗甲状腺药丙硫氧嘧啶或甲巯咪唑 碘剂
减少 T4 向 T3 的转化	丙硫氧嘧啶 糖皮质激素 普萘洛尔
降低甲状腺激素的代谢性影响	β 受体阻滞剂（普萘洛尔，艾司洛尔） 利血平 胍乙啶
其他治疗	血浆置换
	丹曲林
甲状腺危象诱因的诊断和治疗	

（六）产科处理

妊娠期甲亢与自主流产（8% ～ 14%）、早产（9% ～ 22%）和先天性甲状腺肿（3% ～ 7%）有关；甲亢控制欠佳可增加先兆子痫的发生率；甲亢的早期诊断和治疗有利于改善孕妇和胎儿的预后。

非选择性 β 受体阻滞剂的应用可能会诱发早产；在 Graves 患者，抗甲状腺药物或甲状腺刺激抗体经胎盘转运，可导致胎儿甲状腺肿，由此可能导致新生儿经阴道分娩时气道受压，应在产前通过超声诊断除外胎儿甲状腺肿的存在。

（七）麻醉处理

甲亢产妇影响麻醉处理的要点：①高动力性心血管活动和心肌病的可能，②甲状腺增大使气道受阻，③呼吸肌无力，④电解质异常。

1. 分娩镇痛 甲亢产妇临产时，精神通常处于紧张状态，对产痛可能更敏感，因此分娩镇痛十分重要。硬膜外麻醉应是首选镇痛方法，在镇痛同时对交感神经系统和甲状腺功能亦能起到控制作用。

2. 剖宫产麻醉 对控制欠佳的甲亢产妇行剖宫产时，椎管内麻醉应作为首选，如有禁忌时可采用全身麻醉。理论上，甲亢患者术前用药慎用阿托品。硬膜外麻醉时，局麻药液中不要加用肾上腺素，低血压时避免应用 à 肾上腺素受体激动剂（去氧肾上腺素）纠正。甲亢患者糖皮质激素储备相对不足，应采取补充治疗。应避免应用导致心动过速的药物（氯胺酮、阿托品、泮库溴铵）；硫喷妥钠可能有抗甲状腺作用，可作为全麻诱导药的首选；Graves 患者多患有突眼征，全麻时应对角膜重点保护；对甲亢产妇术前深度镇静是常用的方法，但是，此方法有母体误吸和新生儿抑制的风险。

3. 甲状腺危象的预防和治疗 术前充分准备可最大限度地降低围术期甲状腺危象的风险，术前准备的目的是使患者甲状腺功能维持正常，紧急手术时，在控制甲状腺功能的基础上，应该做好处理围术期甲状腺危象的准备（见

表 8-3）。

三、嗜铬细胞瘤

（一）定义和流行病学

嗜铬细胞瘤起源于肾上腺髓质、交感神经节或其他部位的嗜铬组织，90% 发生在肾上腺髓质，很少生长在腹部以外，约有 10% 是恶性的。高血压患者有 0.04% ～ 1% 由嗜铬细胞瘤引起。

（二）病理生理学

与其内分泌物质的全身影响有关，分泌物质包括：去甲肾上腺素、肾上腺素和其他儿茶酚胺（多巴胺、左旋多巴）或肽类激素（血管活性肠肽、内啡肽、降钙素、促肾上腺皮质激素），依分泌物质的不同，表现为相应的不同临床表现。

（三）临床表现和诊断

1. 临床表现　主要为发作性高血压。由于其激素分泌作用的偶发性，会有阵发性症状。诱发因素多与体位或活动有关，体位或活动会增加肿瘤周围压力，导致分泌物释放。症状和体征有：头痛、出汗、高血压和心动过速。随肿瘤生长，发作会更频繁，持续时间更长。

2. 诊断　表现为儿茶酚胺分泌增加。通过测定血浆或尿液中去甲肾上腺素和肾上腺素或其代谢产物（间甲肾上腺素、去间甲肾上腺素或香草基扁桃酸）确诊；利用 CT 和 MRI 进行肿瘤定位。

（四）与妊娠的相互影响

嗜铬细胞瘤在妊娠中发病率＜ 0.2/10 000，由于妊娠期嗜铬细胞瘤与先兆子痫的临床表现很相似，临床鉴别有一定困难；产前明确嗜铬细胞瘤诊断，可使产妇死亡率从 35% 下降到 0%；如果在“先兆子痫”患者应用 β 受体阻滞剂治疗期间，血压和心率呈反比或红细胞比容增加，提示可能患有嗜铬细胞瘤。

（五）内科和外科处理

妊娠期发现嗜铬细胞瘤时，手术切除是最佳治疗手段；妊娠 24 周前，只要患者应用肾上腺素能阻断剂完成术前准备即应进行手术；妊娠 24 周后，增大的妊娠子宫对嗜铬细胞瘤手术可能造成困难，可先采用肾上腺素能阻断剂治疗，一旦胎儿成熟，剖宫产术同时就能切除嗜铬细胞瘤。围术期处理的最大挑战是预防和有效治疗血流动力学的剧烈波动，通常麻醉诱导和肿瘤手术的操作都会导致严重高血压，肿瘤切除后由于儿茶酚胺血浓度骤减而又发生低血压。

早期诊断和适宜的肾上腺素能阻断剂，对优化母体和胎儿安全性是必需的。酚苄明可用于妊娠患者的术前准备，如果必须应用 β 受体阻滞剂，除非有特别禁忌，建议应用普萘洛尔。

监测和治疗：应满足儿茶酚胺循环浓度的快速变化，优化心脏前、后负荷和心肌收缩力。监测应包括有创动脉压和尿量，肺动脉导管或经食管超声对心脏充盈压和心脏收缩力评估，有利于指导儿茶酚胺性心肌病或嗜铬细胞瘤切除后低血压的成功治疗。嗜铬细胞瘤切除后，低血糖也可能是严重问题，因此，嗜铬细胞瘤切除后应经常测血糖，以防低血糖发生。

（六）产科处理

妊娠期嗜铬细胞瘤可增加胎儿死亡率和胎儿宫内生长迟缓发生率，因为嗜铬细胞瘤释放的儿茶酚胺可导致子宫血流减少。分娩前明确诊断嗜铬细胞瘤并采取有效的 α 受体阻滞剂治疗，胎儿的死亡率可从 50% 降低到接近 0%。分娩最好采用剖宫产，尽可能避免活跃期临产，因为临产的宫缩可压迫嗜铬细胞瘤，释放更多的儿茶酚胺，导致高血压和心动过速。

（七）麻醉处理

在嗜铬细胞瘤的妊娠患者，临产期间的镇痛不是争论的焦点，因为多选择剖宫产为分娩方式，可同时进行或不进行嗜铬细胞瘤切除术。

麻醉方法：硬膜外麻醉、全麻或硬膜外复合全麻均可采用，选择椎管内麻醉或全身麻醉取决于相应因素（急诊或择期剖宫产），而不取决于是否存在嗜铬细胞瘤。重要的是，避免腰麻期间可能发生的血流动力学剧烈波动和避免使用表 8-4 中列出的药物。麻醉监护（有创动脉压、中心静脉压或肺动脉压）比所选的麻醉技术更重要。麻醉前，应稀释好针对嗜铬细胞瘤的治疗药物（酚妥拉明、艾司洛尔）备用；如果同时切除嗜铬细胞瘤，更应备好去甲肾上腺素和肾上腺素。密切注意剖宫产手术操作可能对嗜铬细胞瘤儿茶酚胺分泌的影响，尤其在胎儿和胎盘娩出阶段，胎儿娩出后慎用缩宫素，注意血容量控制，及时处理血流动力学波动。术后应进入 SICU 加强监护，良好的术后镇痛在单纯剖宫产的嗜铬细胞瘤患者更加重要。

表 8-4　嗜铬细胞瘤患者围术期禁用药物

阿曲库铵	甲筒箭毒	琥珀胆碱
氟哌利多	吗啡	筒箭毒碱
氟烷	泮库溴铵	万古霉素
甲氧氯普胺	喷他佐辛	

这些药物均可直接或间接促进嗜铬细胞瘤释放儿茶酚胺；氟烷在血浆儿茶酚胺浓度增加情况下，易诱发心律失常。

第四节　病态肥胖产妇的麻醉

肥胖定义是体重指数（body mass index，BMI）≥ 30。在美国医院的统计中，临产时体重超过 300 磅（136 kg）的产妇比例已由 1978 年的 0.18% 增加到 2002 年的 1.9%。在肥胖非妊娠患者，高血压、冠心病、脑血管病、糖尿病、胆道疾病和肝疾病的发生率明显增加。

一、肥胖患者的生理改变

（一）肺功能改变

体重超标时能量消耗、氧耗、二氧化碳产生均增加，通气量增加以满足生理需要，肥胖可危害肺动力学，改变肺容量，并危及氧摄取。

1. 肺动力学　胸壁增厚使通气时需要消耗更大的能量来产生吸气动作，氧耗成本随体重而增加；妊娠的体重增加可进一步使肥胖患者呼吸做功增加，常见的浅快呼吸通过降低潮气量尽可能减少能量消耗，多数病态肥胖孕妇妊娠期 $PaCO_2$ 可正常，但肺功能储备功能降低。

2. 肺容量　肥胖可改变肺容量，腹部脂肪增加可限制膈式呼吸，特别在平卧或头低位时潮气量更小。胸壁脂肪增加使胸壁扩张的趋势降低，功能残气量减少；同样，呼气储备量、肺活量、吸气储备量、肺总量和最大每分通气量在病态肥胖患者中都减少。妊娠也改变肺容量。在非肥胖孕妇，足月时呼气储备量和功能残气量减少 20% ～ 25%。

3. 氧合作用　极度肥胖患者肺弥散能力可降低，胸壁顺应性降低和腹部肥胖可促使肺下部的气道闭合，通气主要在顺应性好的肺上部进行，肺血流状况正好相反，从而导致通气–血流比例失调和低氧血症。

（二）心血管系统改变

肥胖患者的血容量和心排血量增加，心脏指数可正常，心排血量增加主要是每搏输出量增加的结果；肺血容量随心排血量和总血容量的增加而成比例增加，可出现与体位有关的肺动脉高压。病态肥胖患者平卧时氧耗增加 11%，肺毛血管楔压（PCWP）增加 30%，如果低氧血症存在，可导致肺血管阻力进一步增加；气道梗阻也可使 PCWP 增加，气管插管缓解气道梗阻后，PCWP 从 38 mmHg 下降到 5 mmHg。

肥胖患者多伴有高血压，BMI ＞ 30 时高血压发生率增加 3 倍；肥胖、左心室肥厚的高血压产妇，其左心室收缩功能虽正常，但舒张功能多异常，说明存在左心室舒张功能不全的容量过负荷，并需要通过有效的利尿治疗，减少过多的血容量。

在肥胖和心血管疾病死因之间有明确关系，25 ～ 34 岁肥胖患者的死亡率增加 12 倍，心血管疾病是最常见死因。

左心室肥厚的肥胖患者发生室性期前收缩的机会增加 3 倍。

（三）胃肠道改变

病态肥胖患者加上妊娠因素，发生胃内容物误吸的风险进一步增加。

（四）内分泌改变

肥胖是糖尿病的易发人群，肥胖患者妊娠期间通常存在胰岛素相对不足。

（五）凝血功能改变

肥胖患者深静脉血栓形成和肺栓塞的风险增加，但并不一定与妊娠有关。

二、肥胖对妊娠的影响

美国妇女妊娠后体重平均增加约 30 磅（13.6 kg），肥胖会对妊娠预后产生不利影响。体重＞250 磅（113.4 kg）的孕妇伴有内科疾病、产科并发症的可能性明显增加，剖宫产率也会明显增加；妊娠期肥胖的定义有多种：①妊娠前体重-身高比例（BMI）大于 29，②妊娠期体重≥200 磅（91 kg），③妊娠后体重增加＞20%。

肥胖患者妊娠后导致慢性高血压、妊娠高血压和糖尿病的风险增加，体重＞300 磅（136 kg）孕妇在分娩后慢性高血压发生率增加 14 倍；肥胖不会明显改变妊娠高血压的发生率；体重＞300 磅（136 kg）产妇先兆子痫发生率为 16%，而非肥胖产妇发生率为 10%；病态肥胖孕妇发生胰岛素依赖性糖尿病的危险增加，妊娠期糖尿病发生率增加 2 ～ 8 倍。

肥胖可增加妊娠期死亡的风险。高龄和高血压、糖尿病、血栓性疾病以及感染发生率的增加均构成肥胖产妇围生期死亡的高危因素。

（一）产程和分娩方式

肥胖患者妊娠后体重过度增加导致剖宫产率增加，其他相关因素有：先露异常、胎儿巨大、多胎妊娠和产程延长。

单纯肥胖就是剖宫产的危险因素，BMI ＝ 40 的产妇，剖宫产率将增加 2 倍。

产科医师选择剖宫产的原因，是避免自然分娩期间难产的风险；肥胖产妇乙状结肠周围和盆腔侧壁脂肪的沉积，可改变产道形态并构成狭窄，由此造成难产。

肥胖患者可增加剖宫产手术的难度，使手术时间延长和过度失血的可能性增加。

（二）围生期预后

胎儿巨大使肥胖产妇在分娩时易受产伤，并增加阴道分娩时难产的风险。

三、麻醉处理

（一）麻醉前评估

肥胖产妇多伴有内科疾病，需要尽早进行麻醉前评估：①脉搏氧饱和度可用来评估产妇氧合状态；②血气分析对肥胖产妇通气状态的评估很重要；③对先兆子痫产妇须检查血小板计数；④除非血压袖带的长度＞上臂周长的 20%，否则产妇血压的测量会高于其实际血压。在慢性高血压或先兆子痫以及围剖宫产期需频繁监测血气的产妇，可放置动脉导管直接测压并方便取血。

（二）自然分娩

肥胖产妇临产时，需先建立静脉输液通路；困难者放置中心静脉，再选择分娩镇痛方法。

1. 分娩镇痛方法的问题 阿片类药物可增加新生儿抑制的风险；阴部神经阻滞在肥胖产妇中难以满意；氧化亚氮吸入镇痛对一些产妇有效，但有意识消失的风险，对困难气道可能更是灾难性的。

2. 硬膜外镇痛是分娩镇痛的优先选择 可降低分娩过程中的氧耗和缓解心排血量的增加。对病态肥胖产妇并不影响阴道分娩的可能性，为阴道助产提供良好的麻醉。必要时，亦能延伸硬膜外麻醉于剖宫产手术。肥胖产妇硬膜外穿刺的难度明显增加，难以判定硬膜外隙，导致硬膜外阻滞不全或失败机会增加；坐位下硬膜外穿刺，皮肤到硬膜外隙的距离缩小，更容易判定脊柱中线，有助于硬膜外隙或蛛网膜下隙的判断。可采用低浓度布比卡因加少量阿片类药物硬膜外注射，尽可能在保留运动神经活动基础上达到满意的分娩镇痛。

3. 腰麻联合硬膜外镇痛 也可用于病态肥胖产妇的分娩镇痛，但需注意蛛网膜下隙注入阿片类药物有导致产妇呼吸抑制的风险，单纯应用低浓度局麻药即可达到满意的分娩镇痛。

（三）剖宫产

在病态肥胖产妇，剖宫产有增加产妇和胎儿致病和致命的风险，对麻醉的挑战在于椎管内麻醉穿刺的困难和气道控制的难度，以及胃内容物反流和肺误吸的风险。

肥胖产妇麻醉前的气道评估很重要，乳房过大、胸廓前后径增加、气道水肿以及颏–胸距离缩小，都可能导致喉镜置入困难和插管失败；肥胖产妇颈肩部脂肪过多，难以适应气管插管的体位；同时，肩背部的脂肪垫会限制产妇颈部活动的范围，进一步增加面罩通气、置喉镜和气管插管困难的可能。

面罩通气困难可以导致胃胀气，从而增加胃内容物反流和肺误吸的危险。肥胖时环状软骨识别困难，助手很难在全麻快速诱导期间进行有效的环状软骨加压，气管插管失败时，很难经环甲膜进行成功的喷射通气，在肥胖产妇进行气管切开就更困难了。

肥胖产妇误吸的预防，可口服抗酸药枸橼酸钠 30 ml，5 min 内就能有效增加胃酸的 pH；H_2 受体拮抗剂和甲氧氯普胺的复合应用可增强保护作用。

1. 腰麻 肥胖可能导致腰麻后难以预测的、过广的局麻药扩散，故肥胖产妇对局麻药的需求量降低。因肥胖可引起腔静脉受压，进一步增加硬膜外静脉丛血流，并降低蛛网膜下隙的脑脊液容积；由于腰麻阻滞平面的高度和腰部脑脊液容量呈负相关，因此，肥胖患者脑脊液容量的降低可增加高平面腰麻的危险。在困难气道的肥胖患者选择单次腰麻时，要注意过高平面阻滞后，呼吸抑制对肥胖产妇的氧合和通气产生不利影响时，需面罩通气和紧急气管插管的可能。

2. 硬膜外麻醉 与腰麻相比，硬膜外麻醉的优点包括：①能适时调节局麻药的剂量，②降低低血压的发生率，③减轻运动神经阻滞的呼吸影响，④麻醉时间不受限制。肥胖可影响硬膜外局麻药的扩散，阻滞平面与 BMI 和体重呈正比，而与身高无关。病态肥胖产妇完全能耐受高平面感觉神经阻滞，在感觉阻滞平面过高产妇，并不一定出现明显的呼吸窘迫感，但应予以关注。硬膜外麻醉更便于术后镇痛，有研究证实，硬膜外麻醉降低全髋关节置换后深静脉血栓形成的可能，因此，硬膜外麻醉也能降低产妇栓塞性并发症的危险。

3. 全身麻醉 对病态肥胖产妇进行剖宫产全麻时，困难插管的发生率高达 33%。而且，曾经成功气管插管的患者，并不能保证此次插管就顺利。面罩通气困难和气管插管失败与麻醉医师的技能和经验有很大关系。为肥胖患者面罩通气时，很快就会疲劳，托下颌可能需要使用双手，另需助手帮助正压通气和环状软骨加压。麻醉医师应事先准备好喉镜、不同型号喉镜片和气管导管、经环甲膜穿刺和切开器械以及经气管通气的器械。另外，也可利用可视或纤维喉镜在患者清醒状态下进行气管插管。清醒状态下置喉镜和插管刺激时，儿茶酚胺释放和血压升高，可导致原有高血压恶化，并对子宫血流产生不利影响，因此，插管前有效的表面麻醉极其重要。急诊时，有些产妇由于出血或胎儿窘迫需要全麻，此时，很难有充足时间完成表面麻醉和气管插管准备。

麻醉前气道评估插管不困难的产妇，如果无禁忌证可选择全麻的快速诱导，方法是：全麻前进行有效的预吸氧去氮，因为，肥胖患者在诱导的呼吸暂停期更易形成低氧血症，可在诱导前深呼吸 100% 氧 3 min 或 30 s 内最大吸气 100% 氧

4～5次，即可预防插管期间呼吸暂停的低氧血症。

肥胖可影响麻醉药物的分布和反应，肥胖产妇药物分布容积的增加可延长硫喷妥钠和丙泊酚的消除半衰期，因此，全凭静脉麻醉维持全麻不是明智的选择，可能导致全麻后患者苏醒延迟。可选择硫喷妥钠或丙泊酚和琥珀胆碱作为全麻诱导药。全麻诱导用药原则：①预防麻醉过浅的知晓，②肌松完全插管条件好，③避免血流动力学剧烈波动，④遇到困难插管时，放弃全麻改用其他麻醉方法。

气管插管后，最好能持续监测神经肌肉阻滞的影响，因为病态肥胖患者的剖宫产手术都有一定困难，需要更完善的肌松。病态肥胖产妇对非去极化肌松剂的反应一般正常，然而，肥胖产妇应用维库溴铵后作用时间延长，可能与妊娠后肝消除能力降低有关。肥胖患者应用无需肝代谢的阿曲库铵时，作用时间无明显变化，因此，对病态肥胖患者可选用阿曲库铵作为肌松剂。

肥胖产妇对吸入麻醉剂MAC的影响与一般产妇无明显差别。全麻维持期麻醉药的选择，主要取决于麻醉医师的习惯和所在医院的条件。

高浓度挥发性麻醉剂会增加新生儿抑制、宫缩乏力和产妇出血的可能性；反之，低浓度吸入麻醉剂会增加产妇知晓、儿茶酚胺释放、高血压和子宫血流减少的风险。可复合吸入氧化亚氮以降低挥发性麻醉剂的浓度，然而，病态肥胖患者可能需要更高的吸入氧浓度，因此，不能吸入常用浓度的氧化亚氮，可依据脉搏氧饱和度监测而定。全麻导致的功能残气量降低亦不容忽视，平卧和头低位可使功能残气量进一步降低，并增加术中低氧血症的风险。术中增加潮气量或使用呼气末正压通气（PEEP）均可增加动脉氧分压，但更需注意心排血量降低和氧供减少的风险。

（四）术后并发症

一般仅在剖宫产分娩的产妇发生，超时手术和失血过多与术后并发症增加直接相关，而与麻醉方法的选择并不相关。肥胖产妇术后低氧血症会更严重，因此，术后应常规吸氧和采用半卧位以预防术后低氧血症；肥胖产妇可能有术后肺部并发症（肺不张、肺炎）的风险，术前肺功能检查是预测术后肺部并发症的最好方法。当然，对肥胖患者采用全麻肯定会增加术后肺部并发症的风险。

术后镇痛：剖宫产后良好的镇痛可改善肥胖产妇预后。但是，须知几乎所有镇痛方法都有潜在呼吸抑制的副作用，尤以肥胖产妇更应引起重视。

病例讨论

患者，27 岁，因“停经 17^{+5} 周，阴道少量流血 3 天，胸闷气短 2 天”入院。患者妊娠期间未曾规律产检。3 天前无明显诱因出现阴道少量出血，2 天前突然出现胸闷、憋气，咳粉红色泡沫痰 1 次，当地医院诊断为“心力衰竭”。患者近 2 天不能平卧，爬楼梯 2 层后出现胸闷憋气遂就诊。既往因 PDA 行手术治疗，自然流产 2 次。

入院查体：BP 150/100 mmHg，HR 76 次 / 分，RR 18 次 / 分，SpO_2 90%，神志清楚，颈静脉无怒张，肝颈回流征（－），双上肺呼吸音清，双下肺可闻及少量湿啰音；P2 ＞ A2，双下肢轻度水肿。入院当日辅助检查：ECG 示房性期前收缩；腹部 B 超示肝静脉扩张（右心衰竭表现）；UCG 示肺动脉高压重度，估测 PASP 155 mmHg，平均压 84 mmHg，右心房、右心室扩大，三尖瓣中重度反流，LVEF 73%。入院当日实验室检查：Hb 158 g/L，WBC 5.83×

10^9/L，PLT 76×10^9/L，PT 12.3 s，APTT 31.0 s，Fbg 3.18 g/L，Dimer 2.06 mg/L；生化检查大致正常；尿常规示尿蛋白＋＋＋＋；ABG 示 PO_2 51 mmHg，SpO_2 87%。

术前诊断：①宫内孕 17^{+5} 周，G_3P_0，未产；②先兆流产、胎盘后血肿；③重度子痫前期不除外；④慢性高血压？⑤PDA 修补术后、房性期间收缩、心界扩大、心功能Ⅲ级。

1. 术前准备及麻醉处理

入院后组织全院会诊，患者目前存在肺动脉高压危象，给予心电监护、吸氧、控制入量、间断利尿、西地那非降肺动脉压等治疗。且患者 PLT 降低，凝血功能异常，不除外 DIC。患者于次日凌晨 1:30 诉下腹痛明显，阴道少量流血，产科考虑流产不可避免，但患者心功能差，不能耐受阴道分娩，需急诊手术终止妊娠。3:00 入手术室，予以 ECG、SpO_2 监护并行动脉内穿刺置管测量有创动脉压。3:30 宫口开全，给予舒芬太尼 5 μg、依托咪酯分次 8 mg 静脉麻醉，钳夹取胎并清宫，手术顺利，入量 500 ml，出血 1100 ml，尿量 200 ml。入心内科监护室后多次监测血压偏高 140～160 mmHg/60～85 mmHg，术后给予酚妥拉明泵点降压，西地那非降肺动脉压，福辛普利钠（蒙诺）降尿蛋白，溴隐亭回奶，预防性使用抗生素等治疗。由于患者仍有阴道出血，故未加用抗凝治疗。术后患者恢复顺利，术后第 3 天复查 UCG 示 PDA（窗型），左肺动脉起始段与降主动脉间可见 1.0 cm 的连续中断，PASP 131 mmHg，艾森门格综合征。患者于术后 3 天要求出院并规律口服西地那非治疗。电话随访患者，3 年来未再怀孕，无严重突发事件就诊其他医院。目前心功能Ⅱ级，未复查 UCG。

2. 处理要点

目前公认的诊断肺动脉高压的金标准是：在静息状态下，经肺动脉导管证实的肺动脉平均压 mPAP ≥ 25 mmHg。目前公认的超声心动 UCG 诊断肺动脉高压的标准为肺动脉收缩压 PASP ≥ 40 mmHg，本例患者已达极重度肺动脉高压标准。妊娠合并 ES 者，母婴死亡率均高，除上述肺动脉高压共有的表现外，还会因为外周阻力降低，右向左分流增加，加重低氧血症。而低氧血症可诱发子宫收缩而致流产、早产、胎儿缺氧、胎儿生长受限，甚至胎死宫内。此外，低氧血症可使肺血管阻力进一步升高，使心功能恶化。本例患者属于 ES，难免流产，遂行清宫术。而母体已无心脏手术的机会，只能内科保守治疗。无论选用全身麻醉还是椎管内麻醉，都应采取以下措施尽量避免肺动脉压力进一步升高：避免容量过负荷、低氧血症、酸中毒，有效控制疼痛等，以及积极纠正贫血改善氧输送。此外还应注意，剖宫产取出胎儿后，一定要缓慢滴注缩宫素，因为缩宫素具有负性肌力及血管扩张作用，会导致低血压，加速心功能恶化。

（李雪提供）

参考文献

[1] David H. Chestnut. Obstetric Anesthesia：principles and practice. 3rd ed. Philadelphia：Elsevier Mosby，2004：707-928.

[2] G.Edward Morgan，Maged S.Mikhail，Michael J.Murray，et al. 摩根临床麻醉学（第 4 版）. 岳云，吴新民，罗爱伦，译 . 北京：人民卫生出版社，2007：731-769.

［3］陈灏珠. 实用心脏病学.5 版. 上海：上海科学技术出版社，2016：1143-1151.

［4］Robert O. Bonow，Douglas L. Mann，Douglas P. Zipes，et al. Braunwald's Heart Disease：A Textbook of Cardiovascular Medicine. 9th ed. Philadelphia：Elsevier Mosby，2012：1770-1780.

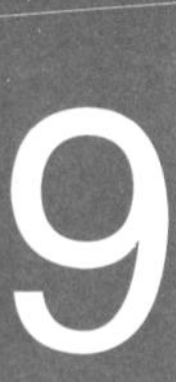

母亲与胎儿结局

（倪东妹）

要点

- 产妇猝死的病因与一般人群有显著不同，依次为羊水栓塞、产科出血、心脏病、妊娠高血压综合征、肺栓塞及异位妊娠等。
- 由麻醉原因导致的母亲死亡率为 2% ～ 3%，全麻的死亡率是区域麻醉的 16.7 倍，尤其是与困难插管和肺误吸有关。
- 母亲心搏骤停不能用基本生命支持（basic life support，BLS）和高级心脏生命支持（advanced cardiac life support，ACLS）立即逆转，应考虑是否需要即刻剖宫产。如在母亲心搏骤停后 5 min 内娩出胎儿，如胎龄 > 24 ～ 25 周，能很好成活。
- 孕产妇心搏骤停时需立即启动高质量胸部按压（C–B–A），将腹部左倾 30° 高质量的 CPR。
- 本章更新了 2016 年新生儿心肺复苏最新指南。

第一节　孕产妇死亡率及麻醉相关死亡率

产妇猝死病因与一般人群有显著不同，一般人群中心室颤动约占所有心搏骤停的40%，而产妇猝死的病因，依次为羊水栓塞、产科出血、心脏病、妊娠高血压综合征、肺栓塞及异位妊娠等。这些病因属非心源性猝死，主要的处理方法是针对病因治疗。妊娠期心搏、呼吸停止非常罕见，约为1/30 000。尽管基础疾病也会增加孕产妇的突然死亡，但孕产期的死亡多发生在健康孕产妇，多与栓塞、麻醉意外、脑血管意外等相关。心搏骤停（cardiac arrest）可分为心脏性骤停与非心脏性骤停，非心脏性骤停的存活率仅为心脏性骤停的1/5。产妇猝死多数是非心脏性病因，如不纠正这些病因，复苏是不可能的。

由于麻醉原因导致的母亲死亡率大约是2%～3%。美国有研究报道，80%的麻醉死亡率发生于产科急症中，52%发生在全麻中而73%与气道有关。1979—1990年美国麻醉相关死亡率的研究发现，全麻的死亡率是区域麻醉的16.7倍。很多产妇死亡都与全麻有关，尤其是与困难插管和肺误吸有关。大多数麻醉相关性死亡是由于困难气道导致的低氧血症，最常见的呼吸不良事件是插管失败，误入食管而通气不能造成的。

妊娠导致的体重增加、胸廓增大以及咽喉水肿等体格因素会增加气管插管的难度。更值得一提的是某些疾病本身也是导致插管失败的重要原因，例如先兆子痫。

产科全麻并发症与气道相关，同非产科相比，产科的插管失败率更常见（分别为1∶2000和1∶250）。所以将产妇气道管理作为降低全麻相关危险的重点，在施行剖宫产全麻之前都必须重新检查气道，只有充分认识并重视产妇气道问题，才能有效防止相关并发症的发生。另外，麻醉医师的经验也是导致产妇死亡的一个关键因素，很多插管失败会发生在缺乏经验的麻醉医师身上。

椎管内阻滞引起的麻醉相关并发症主要是全脊麻和局麻药的毒性反应，虽然发生率极低，但后果严重，严重者常导致死亡，需要引起高度重视。

第二节　孕产妇复苏

一、母亲心搏骤停

母亲心搏骤停不能用 BLS 和 ACLS 立即逆转，应考虑是否需要紧急剖宫产。如在母亲心搏骤停后 5 min 内娩出胎儿，如胎龄＞ 24 ～ 25 周，能很好成活。一般需要在心搏骤停后 4 min，开始剖宫产，紧急剖宫产是一种果断的手术。

拯救一个活胎儿的关键是复苏母亲，这似乎是违反情理的，但只有恢复静脉血流和心排血量后，才能复苏母亲，分娩胎儿才能排空子宫，缓解静脉受阻和主动脉受压。通过剖宫产亦可接近胎儿，从而开始复苏胎儿。

1. 胎龄＜ 20 周　不考虑紧急剖宫产，这样大小的子宫不会明显影响母亲心排血量。

2. 胎龄约 20 ～ 23 周　剖宫产成功能复苏母亲，但不能复苏胎儿。

3. 胎龄约＞ 24 ～ 25 周　剖宫产可使母婴均存活。

注意：如果不能恢复进入母亲心脏的血流，则母婴双亡。理论上 4 ～ 5 min 是最长时间，术者必须决定，心搏骤停能否用 BLS 和 ACLS 成功复苏。而建立静脉通道和高级气道一般需要几分钟，实际剖宫产不能等待这些操作做完后再进行。一旦心搏骤停就应开始准备剖宫产方案，通常需要立即考虑，分娩婴儿、建立静脉通道和保证气道通畅，给药、纠正可逆因素等同时进行，在 5 min 内实施紧急剖宫产娩出胎儿。

二、产妇心肺复苏

产妇大部分为年轻健康患者，成人复苏的基本原则和程序也适用于产妇，但有以下几点重要区别：

1. 如果妊娠期超过 20 周，必须将孕妇身体向一侧倾斜以最大限度地减少主动脉腔静脉受压。

2. 如果妊娠期超过 20 周，应该尽快地将胎儿取出，这样可以提高产妇存活的概率。

3. 孕妇可存在食管括约肌张力下降，因此应尽快在压迫环状软骨下完成气管插管，或按急诊饱胃患者处理。因有黏膜水肿，应选用 0.5 ～ 1.0 mm 的气管内导管。

4. 机械通气时，开始可先用 100% 氧，潮气量 6 ～ 7 ml/kg，通气频率为 8 ～ 10 分 / 次。因产妇横膈抬高，应选用较小潮气量。监测血氧饱和度或做血气检查再调整呼吸参数。

5. 应用常规的复苏药物，尽管肾上腺素对子宫循环有影响，但它仍然是复苏的首选药物。

6. 肾上腺素也是孕妇发生严重的过敏反应和类过敏反应的首选药物。过敏反应引起的严重低血压可导致胎儿的预后很差，早期分娩对胎儿来讲至关重要。

7. 尽早考虑引起产妇发生心搏骤停的产科原因及其处理。常见原因包括：出血，肺栓塞，羊水栓塞，脑出血，颅内出血，心肌梗死，医源性事件如高镁血症（给予 10% 氯化钙 10 ml 处理），高位脊麻或全脊麻（支持性对症治疗），局部麻醉药引起的心律失常等。

三、复苏步骤

（一）心肺复苏步骤

流程图 9-1 可简要说明孕妇初级心肺复苏的抢救流程。

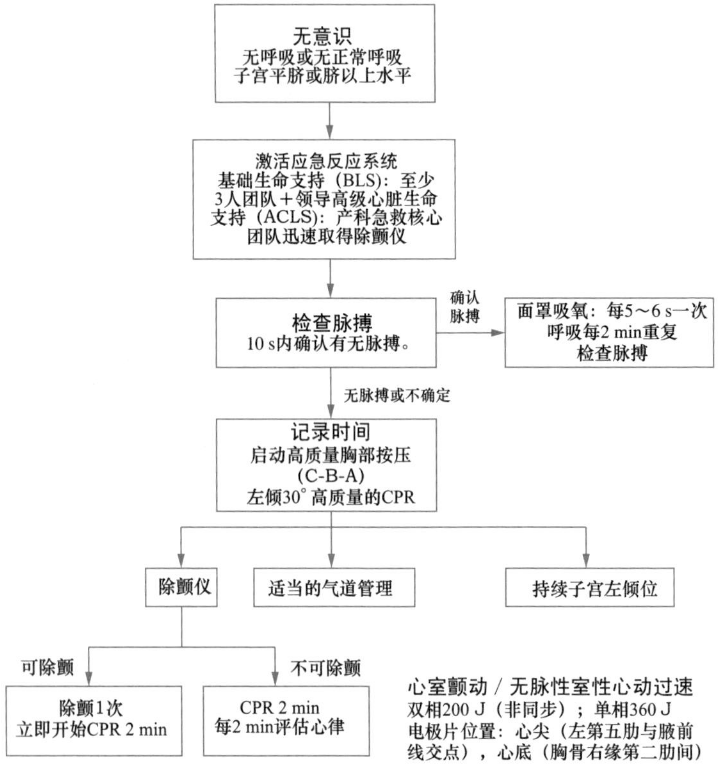

图 9-1　孕妇初级心肺复苏的抢救流程

（二）注意事项

1. 胸外按压

（1）部位：保证子宫左倾 30°，胸骨下半部（胎龄 20 周以上的孕妇，胸骨中点稍高处，孕晚期高于正常 2 ～ 3 cm）；

（2）按压速度：100 ～ 120 次 / 分；

（3）按压深度：5 ～ 6 cm；下压抬举比例＝ 1∶1

应把患者放在坚硬平面上；施救者应双肘伸直，两肩在胸骨正上方，以髋关节为轴心，用上半身重力下压。用掌跟接触胸骨，抬举时不能离开胸骨，以免移动按压部位。2015 年最新指南强调用力快压，减少按压中断，放松时要使胸廓完全反弹，避免过度通气。为确保按压质量，每 2 min 换人，换人间期不应超过 5 s。

妊娠时因激素的变化促使胃食管括约肌松弛，增加反流的危险性。对意识丧失的产妇，在正压通气期间，应持续按压环状软骨，力争尽早气管插管。

2. 检查反应，开放气道 方法：仰头举颏法，如孕妇有颈部外伤，应用推举下颌法，如用此法不能使气道完全开放，可改用仰头举颏法。

3. 判断呼吸 人工通气或开放气道后，立即用眼睛观察胸廓起伏、用颊部感觉呼气，用耳听口鼻呼气。人工通气可用口对口呼吸或用面罩—气囊通气。不管用何种通气方式，均吹气历时 1 s，潮气量以使胸廓刚抬举为度，约 500 ～ 600 ml。不要过度通气。因为过度通气会使胸膜腔内压增高，影响静脉回流，降低心排血量。吹气时按压中断时间＜ 10 s。

4. 按压–通气比例

按压∶通气＝ 30∶2，呼吸频率 8 ～ 10 次 / 分，避免过度通气。对婴儿（不包括新生儿）、儿童及成年，单人或双人心肺复苏均采用 30∶2 的按压–通气比例。插入气管内导管后不再按照此比例进行，按压 100 次 / 分，通气 8 ～ 10 次 / 分，不再为通气而停止按压。

5. 除颤 体外自动除颤器属基础生命支持范畴，用其他除颤器属高级生命支持。除颤应在 15 s 内完成，除颤后不要立即检查心律，应继续 5 轮 CPR，约 2 min，再检查心律，检查心律不应超过 5 s。除颤能量单相 300J，双相 200J。电击前应除去胎儿与产妇的心电监护。

6. 积极纠正病因——“5 个低”，“5 种病”

（1）“5 个低”：低血容量、低氧血症、低 pH（酸中毒）、低（高）钾血症和低体温。

（2）“5 种病”：中毒、张力性气胸、心脏压塞、栓塞（冠状动脉、肺动脉）和创伤。

在产妇的心肺复苏中，仅低血容量（失血）与肺动脉栓塞（羊水栓塞与肺栓塞）可占总数的 64%。说明产妇猝死中可纠正病因占大多数。

7. 复苏药物

（1）肾上腺素：推荐用标准剂量每次 1 mg，将其稀释在 10 ml 生理盐水静脉注射，再继续推注生理盐水 20 ml，然后抬高上肢 10 ～ 20 s。每 3 ～ 5 min 一次。如标准剂量无效，亦可选用递增剂量（1 mg、3 mg、5 mg）、中间剂量（每次 5 mg）、大剂量（0.1 mg/kg）。大剂量对恢复自主循环优于标准量，但两组生存率相当，且复苏后并发症多，故不予推荐。

（2）血管加压素：推荐剂量为 40 U，静脉给药 1 次或 3 ～ 10 min 无效后，再给 1 次。如无效，可使用肾上腺素。2015 美国 ASA 心肺复苏最新指南认为血管加压素没有明显优势。

（3）碳酸氢钠：在呼吸、心搏骤停的瞬间，主要出现的酸碱失衡是呼吸性酸中毒，可采用过度通气加小剂量碳酸氢钠，随时间延长代谢性酸中毒加重。在病前有酸中毒、三环类抗抑郁药过量及高钾血症时，应给大量碳酸氢钠。最好根据血气结果做相应的调整，并不作为首先用药。

（4）抗心律失常药物

- 胺碘酮：首次剂量 300 mg，第二次剂量 150 mg。

- 利多卡因：临床试验结果利多卡因组死亡率增加，因此新的指南不再将利多卡因作为一线用药。
- 腺苷：心动过速（仅适用于规则的单形宽 QRS 波群）。

（5）血管活性药物：在心搏恢复后，一般收缩压在 60 mmHg 左右，应及时给血管活性药物，首选多巴胺、肾上腺素、去甲肾上腺素等。

（三）孕产妇复苏高级生命支持（ACLS）流程（图 9–2）

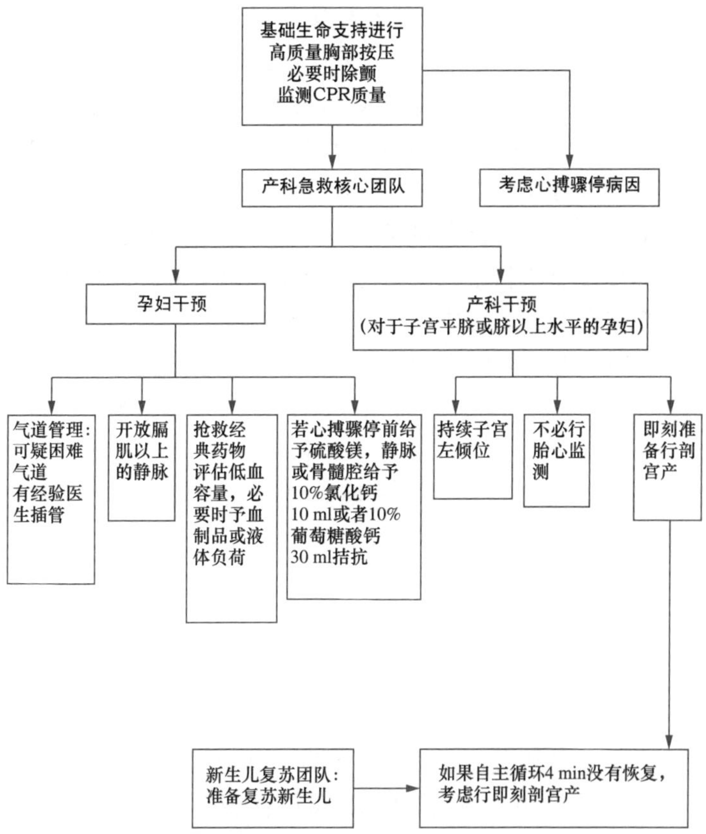

图 9-2　孕产妇复苏高级生命支持（ACLS）简易流程

第三节　新生儿窒息的急救复苏

新生儿正常呼吸应在娩出后 30 s 内建立，持续 90 s。呼吸频率 30 ～ 60 次 / 分，心率在 120 ～ 160 次 / 分。如出现明显的呼吸抑制，应尽早钳夹脐带并立即进行复苏。

产后 1 min 的 Apgar 评分对复苏很有帮助，轻度窒息的新生儿（Apgar 评分 5 ～ 7 分）仅需要用 100% 氧气吹新生儿面部，并给予轻度刺激（轻弹足底，按摩后背和擦干身体）；中度窒息的新生儿（Apgar 评分 3 ～ 4 分）需要用面罩和捏皮球给予短暂的正压通气；重度窒息的新生儿（Apgar 评分 0 ～ 2 分）需要立即气管插管，可能还需要进行胸外按压。需要注意给新生儿保温，把新生儿以头仰卧位放置到温暖的辐射台上，尤其是早产儿。

图 9-3 为最新的中国新生儿心肺复苏的流程图（《2016 版新生儿心肺复苏指南》）。在“ABCD”复苏原则下，新生儿复苏可分为 4 个步骤：①快速评估（或有无活力评估）和初步复苏。②正压通气和脉搏血氧饱和度监测。③气管插管、正压通气和胸外按压。④药物和（或）扩容。

一、复苏步骤

（一）气道控制

1. 清理气道　在胎头从会阴（或剖宫产时从子宫）露出时，除了仔细用负压球吸引外不需要其他的吸引方式，如果羊水中胎粪黏稠（豌豆汤样），可以在新生儿娩出还没有建立呼吸时立即插管，迅速吸出气道内的液体。如果婴儿不够活跃，一旦发现胎粪建议立即插管行气管内吸引，一旦吸出

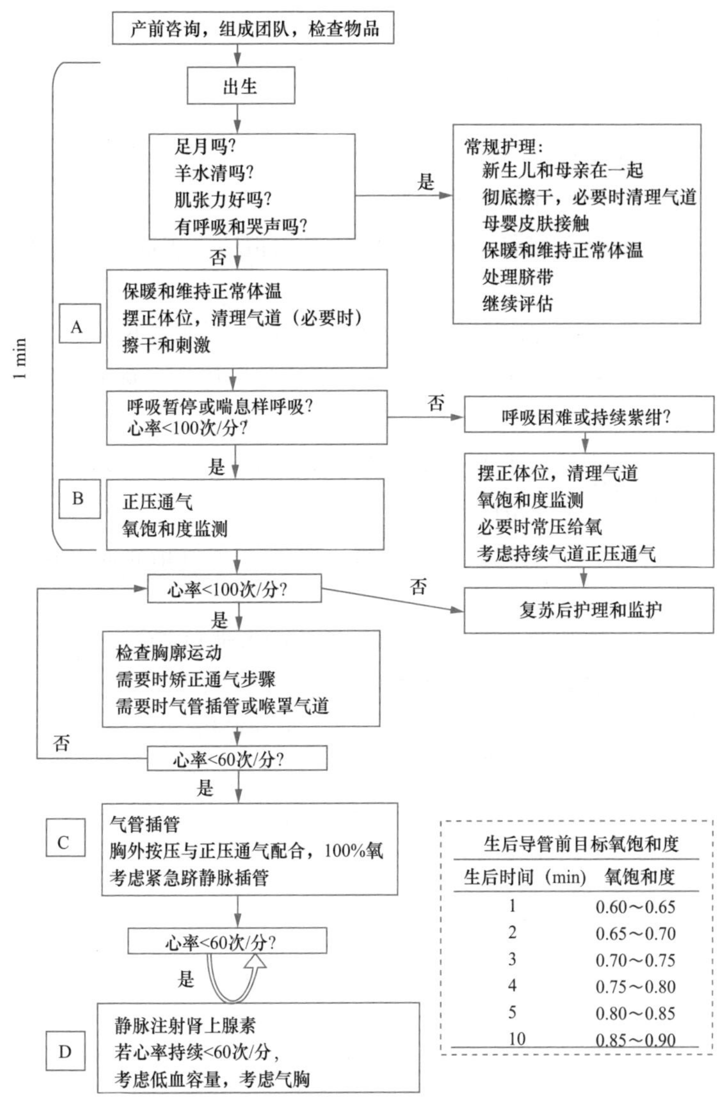

生后导管前目标氧饱和度

生后时间（min）	氧饱和度
1	0.60～0.65
2	0.65～0.70
3	0.70～0.75
4	0.75～0.80
5	0.80～0.85
10	0.85～0.90

图 9-3 新生儿心肺复苏流程图

物中发现胎粪，就需要最好不超过 3 次的重复吸引，直至完全消失（次数过多不会带来额外益处），随后给予面罩吸氧。

2. 气管插管　指征有 5 点：

（1）羊水胎粪污染且婴儿有抑制。

（2）气囊面罩通气效果不佳。

（3）需要胸外按压。

（4）需要注射肾上腺素。

（5）特殊指征：早产儿的气管内拟注入表面活性物质，膈疝等。

3. 方法　气管插管应在 20 s 内完成，步骤如下：

（1）稳住新生儿的头部呈“鼻吸气”体位，整个过程中应常压给氧。

（2）喉镜应沿着舌面右侧滑入，将舌推至口腔左侧，推进镜片直至尖端超过舌根。

（3）轻轻抬起镜片，是将整个镜片平行抬起而非镜片尖端。

（4）寻找解剖标志——倒“V”的声带和声门。

（5）必要时吸出分泌物改善视野。

（6）插入气管导管到口腔右侧，如声门关闭等待其开放。

（7）插入气管导管直到声带线达到声门水平。

（8）退出喉镜时，右手示指将导管固定在患儿上唇，如有金属芯，应从管中退出。

（二）循环支持

指征：30 s 有效人工呼吸后心率持续＜ 60 次 / 分。

1. 胸外按压要点

（1）按压部位：胸骨下段 1/3，避开剑突。

（2）按压深度：胸廓前后径 1/3。

（3）按压频率：每分钟 90 次按压和 30 次人工呼吸。

（4）结果判断：30 s 胸外按压和人工呼吸后测心率，如：①心率＞ 60 次 / 分，则停止按压，以 40 次 / 分呼吸频率继续人工呼吸。

②心率＞ 100 次 / 分，如新生儿开始自主呼吸，则停止按压，慢慢撤除人工呼吸。

③心率＜ 60 次 / 分，考虑使用肾上腺素。

2. 液体复苏　给予生理盐水或者胶体 10 ～ 20 ml/kg，新生儿可能因为产前出血、血管前置或创伤等因素而出现急性血容量不足。

3. 药物治疗

（1）肾上腺素：0.01 ～ 0.03 mg/kg（0.1 ～ 0.3 ml/kg，浓度 1∶10 000）可以每 3 ～ 5 min 重复一次。如果没有静脉通路，可将肾上腺素加入 1 ml 生理盐水中从气管导管给药。

（2）纳洛酮：0.1 mg/kg 静脉给药或 0.2 mg/kg 肌内注射，解救因产前 4 h 母体应用阿片类药物引起的新生儿呼吸抑制。注意应用小剂量纳洛酮一段时间后，患儿有可能重新进入镇静状态。

（3）碳酸氢钠：使用剂量为 1 ～ 2 mmol/kg（8.4% HCO_3^- 1 ～ 2 ml/kg），用于明确存在酸中毒的新生儿，在延迟复苏（＞ 5 min）时也可以常规给药。最好在血气结果的指导下精确给予，如果不能获得血气分析报告，则需缓慢输入避免高渗和颅内出血。

（4）葡萄糖酸钙：可以给予葡萄糖酸钙 100 mg/kg（或氯化钙 30 mg/kg），尤其是实验室检查确定新生儿缺钙或怀疑镁中毒时（特别是母体应用镁治疗的新生儿）。

（5）葡萄糖：约 10% 的新生儿可以出现低血糖（＜ 35 mg/dl），明确低血糖时给予 10% 葡萄糖［8 mg/（kg · min）］，监测血糖，同时注意高血糖可以加剧神经系统的损害。

（6）多巴胺：可以按 5 μg/（kg · min）输入以维持动脉血压。

（7）表面活性剂：早产儿通过气管导管给予表面活性剂来治疗呼吸窘迫综合征。

二、血管通路

1. 主要途径 脐静脉注射，紧急情况下可经气管导管给药，但碳酸氢钠因有很强的腐蚀性故应避免。

2. 经骨通路 骨内输入可作为药物或扩容剂输入的一个替代途径，避免使用硫喷妥钠等刺激性比较大的药品。方法：

（1）消毒胫骨前正中，胫骨结节下方 1 cm 的皮肤。

（2）骨穿针垂直刺入皮肤以旋转动作前进，直到出现落空感。

（3）松手后骨穿针仍垂直于皮肤且可以吸出骨髓，则说明穿刺针位置正确。

（4）输入液体后穿刺局部不会出现皮下水肿。

三、结果

（1）如果新生儿不能很快地对复苏术起反应，应考虑其有无先天性畸形存在，例如：先天性心脏病、气胸（发病率 1%）、先天性气道异常等，如气管食管瘘［1∶（3000 ～ 5000）的活产儿）］和先天性膈疝［1∶（2000 ～ 4000）］。须进一步检查原因对症治疗。

（2）提出停止复苏的时间：在完整和充分的复苏努力下，心搏停止 15 min 后，停止复苏是恰当的。此点仅供参考。

病例讨论

孕妇，31 岁，宫内孕 41^{+1} 周，G_1P_1，既往史：2014 年 9 月宫腔镜检查＋分段诊刮＋子宫内膜息肉摘除术。按正常程序人工引产，给予缩宫素，给予地诺前列酮栓（欣普贝生）改善宫颈条件，产程中实施了硬膜外分娩镇痛，产程进展顺利，产钳助产娩一活婴（胎儿：体重 4.15 kg，Apgar 评分：1 min，5 分；5 min，9 分；10 min，10 分）。产时出血约 800 ml，子宫收缩欠佳，予卡前列素氨丁三醇注射液（欣母沛）宫底注射，产后半小时后患者血压 75/42 mmHg，HR 174 次 / 分，随即请麻醉科值班医师迅速到产房急会诊，当时发现袖带血压测不出（无血管活性药，输液泵等）立即决定紧急入手术室抢救。

抢救及麻醉实施

紧急建立动脉有创血压监测（90/50 mmHg），放置中心静脉，泵入多巴胺，去甲肾上腺素按饱胃患者全麻诱导（司考林，依托咪酯按压环状软骨）快速诱导插管，动脉血气：pH 7.31，PCO_2 23，K^+ 3.7，Glu 17.5，HCO_3^- 11.6，Ca^{2+} 0.91，BE −13.5，Hb 5.1，紧急配血，术中输入 RBC 4000 ml，血浆 1200 ml，血小板 1 U，纤维蛋白原 8 g，凝血酶原复合物 1600 U。术中抢救大出血，纠酸补钙，维持水电解质平衡及保暖措施。

手术所见

产科医师怀疑羊水栓塞或子宫破裂，紧急开腹。手术所见：子宫左侧前后壁各有一纵行裂伤达 6 cm，乙状结肠系膜亦有裂伤出血，行开腹次全子宫切除术＋左附件切除术＋侧盆壁血肿清除术，术中出血 7000 ml。

病例分析

本例产妇孕周＞40 周，是经阴道分娩后发生的产后出血，而末次手术史与本次怀孕间隔未不超过 1 年，开腹探查后发现子宫破裂，临床表现以腹痛及腹腔内大出血为主。子宫破裂是一种产科急症，正常人群发生率约为

0.04%～0.09%，剖宫产后再次妊娠女性，发生率介于0.3%～1% 威胁母儿的生命安全。尤其经历过子宫手术的女性，如剖宫产、子宫肌瘤剔除术等患者，子宫破裂的发生率明显增高。我国剖宫产率高，另外随着腹腔镜下子宫肌瘤剔除术的广泛开展，瘢痕子宫逐年增多，其导致的相关问题（如瘢痕妊娠、胎盘植入以及子宫破裂等）在临床工作中越来越常见，再加上国家二孩政策的全面开放，高龄瘢痕子宫孕妇必然增多，给今后产科和麻醉科工作带来了更大的挑战。

（张小玲提供）

参考文献

[1] Keith G. Allman，Iain H. Wilson. 牛津临床麻醉手册 . 王东信，张利萍，杨拔贤，主译 . 北京：人民卫生出版社，2006：668-697.

[2] G. Edward Mogan，Maged S. Mikhail，Michael J. Murray，et al. 摩根临床麻醉学（第 4 版）. 岳云，吴新民，罗爱伦，译 . 北京：人民卫生出版社，2007：762-769.

[3] Wyckoff MH，Aziz K，Escobedo MB，et al. Part 13：Neonatal Resuscitation：2015 American Heart Association Guidelines Update for Cardiopulmonary Resuscitation and Emergency Cardiovascular Care. Circulation，2015，132（Suppl 2）：S543-560.

[4] 中国新生儿复苏项目专家组 . 中国新生儿复苏指南（2016 年北京修订）. 中华围产医学杂志，2016，19（7）：481-486.

10 妇科患者及手术的特点

（刘 薇）

要点

- 两性之间在解剖和生理上存在巨大差异，这些差异从青春期开始出现，并随年龄增长越来越显著。
- 女性心脏较小、冠状动脉较为细小、心率偏快、自主神经反射和肾素–血管紧张素–醛固酮系统均与男性不同，而肾小球滤过率降低以及药物分布容积减小也使女性患者的用药与男性出现差异。
- 女性较男性的痛敏感性更高、痛阈更低，对伤害性刺激的耐受性更低，常规的社会性别角色同样影响着痛阈的差异性。
- 妇科腹腔镜手术时人工气腹造成腹内压升高，可致膈肌上抬而引起肺顺应性下降，通气量下降，功能残气量降低及二氧化碳吸收增加，从而引起动脉血气 CO_2 分压增高和酸血症。
- 宫腔镜检查和治疗过程中应警惕液体过负荷和水中毒的发生。

■ 妇科恶性肿瘤手术中液体管理比较重要，同时需要注意常用的化疗药物可能对身体各器官和系统的影响。

两性间具有基本生物学的相似性和差异性，可能影响药物选择、剂量、全面的围术期管理和外科处理。两性之间除生殖差异外，还存在其他的生理差异以及社会学的差异，这些差异对医学研究和患者诊治可能都会产生重要影响。在既往的医学领域中，除涉及妇科生殖系统的诊治，两性之间的差异常常被忽略，许多医学研究也是在以男性为主体的群体中进行的，其研究结果也同时应用于女性患者。随着对两性生理差异了解的增多，越来越多的人关注到女性在疾病发展和围术期处理与药物应用中与男性存在的差异。与过去 10 年相比，人们对性别的看法也逐渐发生改变，但是这种差异是否会最终影响到医疗处理，这种差异是否足够大到需要进一步制订针对两性之间不同的诊疗指南，尚需要进一步的研究和临床经验来证实。

第一节　妇科患者的特点

女性患者在解剖结构、生理特点、心理特点等各个方面都与男性患者有所不同，这些不同使妇科手术形成自己的特点，并进一步对麻醉过程和围术期处理产生一定程度的影响，下面分别阐述这些特点。

一、女性解剖特点

女性生殖器官包括内、外生殖器官。内生殖器官位于骨盆内，骨盆的结构和形态与分娩密切相关。骨盆底组织承托内生殖器官，协助保持其正常位置。女性骨盆内包括膀胱、输尿管、尿道、子宫、输卵管、卵巢、阴道和直肠等器官。因此内生殖器官与其他盆腔内器官紧密相邻，相互之间血管、神经和淋巴管也有密切联系，盆腔内某一器官病变可累及临近器官，增加诊断和治疗上的困难。在盆腔内子宫、输卵管和卵巢被腹膜完全包绕，其他器官则被腹膜部分覆盖。女性生殖器官的起源与泌尿系统相同，因此女性生殖器官发育异常时也可能伴有泌尿系统的异常。

女性生殖系统的血管与淋巴管伴行，各器官间静脉及淋巴管以丛或网状相吻合，癌肿和感染容易在器官间扩散。盆腔器官的血供主要来源于髂内动脉及其内脏分支，如子宫动脉，膀胱上、中、下动脉，直肠中下动脉以及阴道动脉。女性内、外生殖器官血供主要来自卵巢动脉、子宫动脉、阴道动脉及阴部内动脉。静脉与同名动脉伴行，在相应器官及周围形成广泛的静脉丛引流进入髂内静脉。女性生殖系统和盆腔组织具有丰富的淋巴系统，淋巴结一般沿相应的血管排列，数目、大小和位置均不恒定，主要回流到骨盆和主动脉旁淋巴结。

盆腔器官是由交感和副交感神经共同支配的。交感神经纤维自腹主动脉前神经丛发出，下行入盆腔分为骶前神经丛和卵巢神经丛。髂内上静脉神经丛包含了交感神经束的绝大部分。他们起始于第一、二、三、四腰神经根，支配子宫基底部、子宫颈和阴道。髂内下动脉神经丛分为三部分，分为支配膀胱和尿道的膀胱支，支配直肠的直肠肛门支和支配子宫、阴道、阴蒂和前庭球的子宫阴道支（Frankenhauser 神经节）。副交感神经以勃起神经的形式起源于第二、三、四骶神经。腰骶神经丛及其分支提供了对下腹壁、泌尿生殖膈、会阴和髋关节以及下肢的运动和感觉的支配。盆腔脏器神经作为内脏的组成部分也包括在内。子宫平滑肌有自主节律运动，完全切除其神经后仍有节律收缩，并能完成分娩，临床上可见低位截瘫产妇仍能顺利自然分娩。

二、女性生理特点

女性各器官系统会在女性激素的影响下发生一系列周期性的变化。性激素为小分子，具有脂溶性，主要通过扩散进入细胞内，与胞浆内受体形成激素受体复合物，并由胞浆转移至细胞核内，启动 DNA 转录过程。

（一）女性生殖系统生理

卵巢分泌的雌激素主要为雌二醇，孕激素主要为孕酮。此外，卵巢还分泌少量的雄激素。体内产生的雌激素包括 17β 雌二醇、麦角骨化醇和雌三醇。他们主要由卵巢滤泡的粒细胞和膜细胞、黄体本身和胎盘分泌，也可以从雄激素通过生物转化而成。在卵泡期，卵泡滤泡细胞在黄体生成素（LH）刺激下，由胆固醇生成雄激素（主要是雄烯二酮），再扩散至颗粒细胞生成雌激素（主要是雌二醇）。在黄体期，黄体细胞可分泌大量孕激素和雌激素。此外，卵巢还可合成少量雄激素。占雌激素绝大部分的 17β 雌二醇活性最强，其中 98% 与蛋白结合，2% 为游离状态。雌二醇和孕酮主要在肝降解，雌三醇是雌二醇主要代谢产物，而孕二醇是孕酮的主要降解产物。这些代谢产物与葡萄糖醛酸或硫酸结合，随尿排出体外。雌、孕激素通过多种机制在不同的组织中发挥作用，调节女性生理过程。

1. 雌激素 雌激素主要的作用是促进女性生殖系统发育和第二性征出现，并使之维持正常状态。此外，雌激素对代谢也有明显的影响。

（1）对生殖系统的作用：雌激素对副中肾管演变而来的组织具有促进发育的作用。它能与卵巢、输卵管、子宫以及阴道黏膜上靶细胞受体结合，引起细胞 DNA、RNA 和蛋白质合成增加，促进细胞分裂与生长，从而使上述这些靶器官生长发育，并维持其正常功能。此外，雌激素还通过对下丘脑垂体的正、负反馈双重调节控制促性腺激素的分泌。

1）卵巢：雌激素可调节卵母细胞的成熟和颗粒细胞的增殖与分化，促进卵泡发育成熟并诱发排卵。

2）输卵管：雌激素促进输卵管肌层发育及上皮细胞的分泌活动，分泌细胞、纤毛细胞与平滑肌细胞活动增强促进输卵管运动，并加强输卵管肌节律性收缩的振幅，有利于精子与卵子的运行。

3）子宫：雌激素促进子宫肌细胞增生、肥大，使肌层增厚；并使子宫内膜发生增生期的变化，促进子宫内膜腺体和间质增殖修复。雌激素还能增加子宫血供，增加子宫平滑肌对缩宫素的敏感性。在雌激素的作用下，子宫颈分泌大量清亮、稀薄的黏液，其中的黏蛋白沿宫颈纵行排列，有利于精子存活和穿行。

4）阴道：雌激素可使阴道黏膜基底细胞分裂周期缩短，上皮细胞增生，糖原含量增加，表浅细胞角化，黏膜增厚并出现皱褶。糖原在阴道乳杆菌作用下分解，使阴道呈酸性（pH 4 ～ 5），有利于排斥其他微生物的繁殖，所以雌激素能增强阴道的抵抗力。随着月经周期的变化，阴道涂片所显示的黏膜脱落上皮细胞类型，也出现周期性变化。在雌激素的作用下，涂片以表浅细胞为主，雌激素水平越高，则表浅细胞的角化程度越明显。

（2）对乳腺和性征的影响：雌激素刺激乳腺导管和结缔组织增生，促进乳腺发育，并使全身脂肪和毛发分布具有女性特征，骨盆宽大，臀部肥厚。

（3）对代谢的作用：雌激素可使体液向组织间隙转移，促进肾小管对水和钠的重吸收，从而导致水、钠潴留。促进肝内多种蛋白质的合成，并通过刺激肝胆固醇代谢酶的合成改善血脂成分。

（4）对骨骼的作用：雌激素具有对抗甲状旁腺素的骨吸收的作用，维持和促进骨基质代谢。并对肠道钙的吸收、肾的钙重吸收及钙盐和磷盐在骨质中的沉积具有促进作用，以维持正常骨质。能刺激成骨细胞活动，抑制破骨细胞的活动，加速骨的生长，并能促进骨骺软骨愈合，因而在青春期早期女孩的生长较男孩为快，而最终身高反而较矮。在青春期雌激素与生长激素协同加速骨骼发育，而绝经后由于雌激素缺乏使骨吸收大于合成而出现骨质疏松。

（5）其他作用：雌激素能改善血脂成分，抑制动脉粥样硬化，扩张血管，改善血供，维持血管张力，保持血流稳定。此外，雌激素还能使表皮增殖，结缔组织内胶原分解减慢，改善皮肤弹性及血供。

2. 孕激素　孕激素主要作用于子宫内膜和子宫平滑肌，促进孕卵着床和维持妊娠。由于孕酮受体含量受雌激素调节，因此孕酮的绝大部分作用都必须在雌激素作用的基础上才能发挥。

（1）对生殖系统的作用：孕酮促使在雌激素作用下增生的子宫内膜进一步增厚，并发生分泌期的变化，有利于孕卵着床。着床后，孕酮促进子宫基质细胞转化为蜕膜细胞。蜕膜细胞体积较大，胞浆富含糖原颗粒，为胚泡提供丰富的营养物质。孕酮使宫颈黏液减少而变稠，黏蛋白分子弯曲，交织成网，使精子难以通过。孕酮还能抑制输卵管节律性收缩的振幅，抑制纤毛上皮生长，调节受精卵运行。孕酮还能加快阴道上皮脱落，并在卵泡内抑制颗粒细胞增殖。另外，孕酮能使一些实验动物的子宫肌细胞膜发生超极化，对刺激的阈值升高，兴奋性降低，并使子宫肌层对催产素的敏感性降低，防止子宫收缩，有利于胚胎在宫内的生长发育。孕激素在月经中期具有增强雌激素对垂体黄体生成素（luteinizing hormone，LH）排卵峰释放的正反馈作用，在黄体期对下丘脑、垂体有负反馈作用，抑制促性腺激素分泌。

（2）对乳腺的作用：在雌激素作用的基础上，孕激素主要促进乳腺腺泡发育，并在妊娠后为泌乳做好准备。

（3）对代谢的作用：可促进水、钠排泄。

（4）对体温的作用：孕酮对体温调节中枢具有兴奋作用。女性基础体温在排卵前先出现短暂降低，而在排卵后升高 0.3 ～ 0.5℃，并在黄体期一直维持在此水平上，临床上常将这一基础体温的双相变化，作为判定排卵的标志之一。

3. 雄激素 女性体内有少量的雄激素，是由卵泡内膜细胞和肾上腺皮质网状带细胞产生。适量的雄激素配合雌激素可刺激阴毛及腋毛的生长，雄激素过多时，可引起男性化与多毛症。雄激素对机体代谢功能也有一定影响。其可促进蛋白合成和肌肉生长，并刺激骨髓中红细胞的增生。在性成熟期前，促进长骨骨基质生长和钙存留；性成熟后可导致骨骺闭合，使生长停止。

（二）女性其他系统的生理特点

以往认为男性和女性患者具有相似的病理生理学特点，然而越来越多的证据显示，两性之间在解剖和生理上存在巨大差异。这些差异从青春期开始出现，并随年龄增长越来越显著。女性心脏较小、冠状动脉较为细小、心率偏快、自主神经反射和肾素血管紧张素醛固酮系统均与男性不同，而肾小球滤过率降低以及药物分布容积减小也使女性患者的用药与男性出现差异。

女性一生中，性激素水平的变化（月经周期—妊娠期—更年期）也带来了心血管生理的变化。雌性激素对心血管系统有重要的保护作用。早在 20 世纪 90 年代已发现雌激素受体参与调节正常内皮细胞的功能，并具有预防动脉粥样硬化的作用。血浆雌激素水平在围绝经期仍保持在绝经期前水平，而绝经后，激素水平显著下降至原水平的 1/1060。老年女性冠心病发病风险的增高与激素水平降低有关。雌激素除了调节月经周期外，还有调节血清胆固醇、抗动脉粥样硬化、减少细胞过度增生以及抗氧化和抗炎的特性。雌激素通过增加一氧化氮（NO）的水平和诱导一氧化氮合酶基因引起血管扩张。因此与同龄的男性相比，绝经期前女性收缩压较低，动脉血压随月经周期也存在周期性改变。而在绝经期，由于缺乏雌激素的周期性血管舒张作用，将导致高血压的发病率进行性增加和脉压增加。

雌激素在调节血管壁弹性、血管扩张，以及冠状动脉粥样硬化斑块稳定性方面的作用，可能是两性之间冠心病病理生理差异的原因之一。越来越多的证据表明，雌激素受体在细胞膜水平参与调节细胞信号传导通路。在心肌，这些信号级联反应可抑制细胞损伤反应、控制心肌梗死后细胞的损伤范围并减轻心肌肥厚。女性激素还可降低交感活性。与男性相比，女性交感神经系统的调节通路对兴奋性刺激不敏感，而对抑制性刺激较敏感。

与男性相比，女性患者的冠状动脉较细，易发生心脏舒张功能障碍，冠状动脉疾病症状不明显，血管成形术后预后差。另外，女性的心动周期较短，较易发生心律失常，对抗心律失常药的反应也不同。研究显示女性患者冠状血管痉挛是引起急性心肌缺血的主要原因，因而常规心肌灌注试验在女性患者的敏感性和特异性均较差。同时女性冠状动脉造影正常而表现为运动试验假阳性的可能性较男性增加 4.5 倍。女性隐性糖尿病发病率也较高。糖尿病本身会使女性冠心病风险增加至 3% ～ 7%。约 43% 的女性患者没有心绞痛发作时的胸痛症状。而一项研究也显示，几乎 60% 有胸痛症状的女性患者，尽管有持续发作的胸痛症状，但却没有冠状动脉缺血性损害。因此患有缺血性心脏病的女性患者常常缺乏典型的临床症状，易于导致漏诊和误诊。

两性之间其他器官系统也存在差异（见表 10-1），但对临床处理会产生何种影响尚未可知。

（三）两性的疼痛感受差异

在传统的生物医学研究中，疼痛的研究是以雄性动物或受试者为对象的。然而越来越多的研究发现两性之间在疼痛感知和对镇痛药物的反应上存在性别差异。

大量的数据均来自啮齿类动物模型，数据多是来自于伤害性刺激的结果。现在广泛认为雌性啮齿类在热、化学、炎性及机械性和伤害性刺激的动物模型中痛阈较雄性低。然而，对人类两性疼痛差异的研究不仅仅建立在两性间生理差异的基础上，而是更多地受到社会心理文化的影响。与动物模型不同，人类可用语言表达疼痛，并有知觉和情感的成分。而两性之间的社会角色和心理影响也不相同，因此会对疼痛感知产生较大影响。据资料显示，除男性泌尿系统和女性妇科疼痛外，在相同疾病的病程中，女性疼痛的严重程度、发作频率、扩散范围和持续时间均高于男性。在一项研究两性间对疼痛刺激反应性差异的 Meta 分析中发现，女性较男性的痛敏感性更高、痛阈更低，对伤害性刺激的耐受性更低。性别差异最显著的是热痛阈，其次是冷痛及钝压痛，而女性的痛阈在月经期更低。在雌激素水平较低时，女性对持续伤害性刺激的疼痛评分更高。这是因为与高雌激素水平比较，此时相应脑区的内源性阿片受体激活降低。

常规的社会性别角色同样影响着痛阈的差异性。受试者的心理应对策略对痛阈的调节同样重要。研究者发现实验人员的性别影响受试者的反应性及痛阈。男性受试者在接受女性检查者的测试时疼痛程度更低、痛阈更高。这一效应在异性检查者更具魅力时表现得更明显。而女性受试者在接受有魅力的男性检查者测试时则表现出更严重的疼痛和痛阈较低。因此，人类两性之间痛觉感受的差异不仅仅是由于生理差异决定的，而是更多受到社会、心理等外在因素的影响。

另外也有研究者认为人类疼痛无性别差异性，或者至少说这种差异性很小而不致影响到临床实践。由于疼痛感受的影响因素众多，很难对两性之间的差异下一定论。这种差异性还需要得到脑功能磁共振成像等客观证据的支持，同时这样的差异是否具有临床指导意义还有待进一步研究商榷。

三、女性药理学特点

女性对许多药物的反应不同。简单地按照女性体表面积来调节给药剂量的方法并不完全正确，因为机体本身的其他生理因素也决定对药物的不同反应。绝经期前不同的激素水平影响蛋白质的结合、体重和脂肪的分布，导致分布容积不同和肾小球滤过率相对降低，这些因素均会影响药物的药动学和药效学。绝经期后的女性，亲脂性药物的分布容积较大，肾功能降低又引起药物排泄减慢。同时，还存在肝酶活性的不同，以及机体脂肪分布、血浆容量、蛋白水平和胃排空时间的不同。上述因素都会导致不同性别和激素水平对药物分布和效应的不同影响。因此男性与女性患者在体重、体积和肝肾代谢能力方面的差异是导致临床常用药物疗效和副作用不同的主要原因。

表 10-1　两性间的生理差异

机体成分
男性
　肌肉多
　骨骼多
　机体脂肪的比例小＿＿＿＿＿＿性激素对骨骼肌影响的结果续表

肺生理
男性
　肺较大
　气道较宽
　较大的肺弥散能力＿＿＿＿＿＿随着衰老，女性的运动能力受到限制

神经认知功能
男性
　较少的糖皮质激素应激反应
　不同的疼痛阈值和认知形式
　自主控制区域的性激素受体水平不同＿＿＿＿＿由于胎儿期甾体激素水平和大脑许多部位甾体激素受体导致的不同

心血管生理
男性
　较大的左室体积和重量
　与女性同样的射血分数——因此女性的每搏量较小
女性

静止期血压较低	青春期后心率和 QT 间期的表现不同
心率较快	绝经前期女性的血压比男性低
对体位性应激的耐受降低	绝经后期女性的血压回升到男性的相同水平
静脉回流受损	
QT 间期延长	脉压增加、左室容积减少、顺应性差

肾生理
男性
　肌酐清除率高出 15%
　肾小球滤过率高出 25%＿＿＿由于缺乏纠正肾小球滤过率和肌酐清除率下降的能力，服用常规剂量的药物可导致药物中毒

摘自：Martyal R.Newly appreciated pathophysiology of ischemic heart disease in women mandates chanfes in perioperative manaftment：a cove review Anesth Analg，2008，107：37-50.

许多对药物的研究主要是在男性中进行的，或者是在研究过程中没有关注到两性之间药物代谢及效应的可能差异。即使是有些已经证实存在性别差异的药物，在临床应用中这种差异也往往被忽略。女性患者使用 β- 肾上腺素能受体阻滞药后心脏阻断效应更为显著；在应用某些延长 QTc 间期的抗心律失常药物时，更易引发尖端扭转型室性心动过速。因此，如要用 β- 肾上腺素能受体阻滞药，应选择短效和小剂量药物。性别不同也会影响血管紧张素转化酶抑制剂的代谢，这些药物治疗老年女性高血压的效果比不上同龄男性。麻醉中常用的药物，如苯二氮䓬类药物和美沙酮，其代谢也与性别有关。由于女性药物清除率降低，可导致镇痛和镇静作用时间延长。麻醉中某些特殊用药也存在着性别差异。同等镇静程度下，女性比男性对丙泊酚的敏感度低 30% ～ 40%，因此要达到同样效果，女性需要较大剂量。与男性相比，要达到同样的镇痛效果，女性需要阿片类镇痛剂和 κ 受体激动剂（包括喷他佐辛、纳布啡、布托啡诺）比男性要少 30% ～ 40%，而且尽管如此，女性仍比男性更易出现呼吸抑制。然而目前关于两性之间药物作用的差异研究结果尚存在不足，不足以指导临床实践。

四、女性心理特点

很多报道认为某些精神性疾病的发病率和病程存在性别差异。如在双向情感性精神病中女性在急性发作期病情更加严重，病程更长。在自杀性精神疾患中，女性的风险更高。在一些女性专有的情感性疾病中，大约 5% 的月经期妇女会患有经前期紧张（premenstrual tension），10% 的产后妇女会面临产后起病的非精神性焦虑症，约 0.2% 会患有精神性疾病。但是，有研究发现在围术期焦虑的人群中，术前焦虑程度较高的人群中并未存在性别差异，而是与患者手术次数、既往手术经历以及对手术医师的信任程度相关。有关女性的心理特质对围术期处理的影响，还需要更多的研究来关注这一问题。

第二节　妇科手术的特点

20 世纪 70 年代开始应用腹腔镜进行妇科诊断性手术以来，因其具有创伤小、恢复快、术后疼痛轻、住院时间短、费用相对较低等优点，不仅在妇产科领域得到了广泛应用，还逐渐扩展到普通外科、肝胆外科、胸外科等领域，成为当前世界医学发展的三大主要标志之一。国际妇产科联盟提出在 21 世纪应有 60% 以上妇科手术在内镜下完成，因此目前腔镜手术是妇科最多见的手术。

一、腹腔镜手术

腹腔镜手术是在密闭的盆腹腔进行检查或治疗的内镜手术，又分为诊断性和手术性腹腔镜手术。它具有损伤轻、痛苦少、手术后恢复快、住院日减少的优点。为术中充分显露术野，手术要求：

1. 气腹　以 CO_2 充气形成气腹，充气流量 1 ～ 2 L/min，腹腔压力可达 20 ～ 25 mmHg。

2. 体位　头低脚高位。由此会带来一系列的生理变化，进而对麻醉产生相应影响。同时由于腹腔镜视野有限且高倍放大，使术中出血量不易估计。

（一）腹腔镜手术中的生理变化

腹腔镜手术中的生理变化主要有以下几个方面：

1. 人工气腹对呼吸功能的影响　目前临床多选用 CO_2 施行人工气腹，腹腔压力可达 2.6 ～ 5.2 kPa（20 ～ 40 mmHg）。

腹内压升高可致膈肌上抬而引起肺顺应性下降，通气量下降，功能残气量降低及 CO_2 吸收增加，从而引起动脉血气 CO_2 分压增高和酸血症。上述变化在头低位时可更显著，可通过调节呼吸机参数达到降低 CO_2 分压的目的。

2. 人工气腹对心血管系统的影响 腹腔压力 20 ～ 25 cmH_2O 时，引起中心静脉压力增加和由于血容量再分布引起心排血量增加；腹腔压力再进一步增加到 30 ～ 40 cmH_2O 时，由于右心充盈减少引起中心静脉压降低和心排血量下降。气腹压和术中头低位所致的血流动力影响，对心功能正常者尚能代偿，但心血管系统已有损害者则较难耐受。另外，手术期间由于呼吸性酸中毒、缺氧、反应性交感神经刺激都可能导致心律失常。

3. 腹腔镜手术中较易出现气胸和皮下气肿（发生率可高达 35%） 气胸多与手术操作损伤膈肌或先天性膈肌缺损有关，皮下气肿的最可能原因是充气针或套管针于经过皮下组织过程中，有大量 CO_2 弥散入皮下组织所致。此外，腹内压过高也是诱因。麻醉中一旦发现皮下气肿，应立即观察呼吸情况，首先应排除气胸。必要时行胸腔穿刺和闭式引流术，并通过腹腔镜查看膈肌是否有缺损。皮下气肿以捻发音为主要表现，一般不用特殊处理。但应注意严重的皮下气肿可致高碳酸血症、纵隔气肿、喉头气肿，严重者可致心功能衰竭。

4. 气体栓塞 是由高压 CO_2 气体经破损静脉血管进入循环系统所致。出现气栓常由于有较大的静脉血管暴露在 CO_2 气体中，同时腹腔内有较高的 CO_2 压力。临床表现为：①早期经食管超声心动图或经胸超声多普勒检查可见气栓，呼气末 CO_2 张力升高；②后期表现包括中心静脉压升高、低氧血症、低血压、室性异位节律、心前区持续性“大水轮”样杂音。如果诊断气体栓塞，应立即停止手术，排尽

腹腔内 CO_2 气体后使患者左侧卧位，若有中心静脉导管可经此将气体抽出。

（二）麻醉选择

通常选择全身麻醉。由于气腹和腹腔压力的增加，呼吸做功增加以及头低脚高体位使清醒患者在椎管内麻醉下较难耐受腹腔镜手术。麻醉过程中要求提供适当的麻醉深度，保障循环平稳，维持有效通气，保证术后尽快苏醒，早期活动和早期出院。肩痛为术后常见的并发症，除外体位因素的影响，手术中 CO_2 气体残余在腹腔中刺激膈下也是原因之一。

二、宫腔镜手术

宫腔镜是一种用于宫腔和宫颈管疾病检查和治疗的内镜，能在直视下检查宫腔的形态及宫内病变，并可取材活检或进行相应的治疗。在手术过程中，需要膨胀宫腔，为手术和镜检提供较好的视野，减少子宫出血并便于直接操作。膨宫介质常选用 5% 葡萄糖液或生理盐水。膨宫介质的选择取决于所选用器械种类及患者情况。5% 葡萄糖液廉价易得，是最常用的膨宫介质。糖尿病患者可采用 5% 甘露醇。当采用双极电器械时，需应用有导电作用的膨宫介质，如生理盐水。膨宫压力一般可根据需要从较低压力和流量开始。

简单的宫腔镜检查可以在局麻下完成，目前越来越多的宫腔镜检查和治疗都选择在静脉麻醉下完成，患者满意度较高，采用短效全麻药物，起效及恢复均较快，既能很快满足手术要求，患者术中也比较舒适，满意度较高。此外，硬膜外麻醉及腰麻也是可以选择的麻醉方式。术中应积极加强监测，及时警惕有相应并发症的发生。

宫腔镜检查和治疗常见的并发症有子宫穿孔、出血以及液体过负荷和水中毒。大量葡萄糖液吸收入血，导致血容量过多、低钠血症和水中毒，可引起肺水肿甚至死亡。为预防低钠血症，必须严格监测出入宫腔的液体量，进入血液循环的液体量不宜超过1 L。一旦出现水中毒表现，应立即给予利尿治疗，同时纠正电解质平衡紊乱，并停止手术。另外，宫腔镜检查也可发生迷走神经紧张综合征，临床表现为恶心、出汗、低血压和心动过缓，严重者可致心搏骤停。应立即停止牵拉宫颈和子宫，停止手术，并给予相应的对症处理。

三、开腹手术

（一）良性疾病的手术治疗

下腹部切口的良性病变手术可以选择全身麻醉，也可以选择在椎管内麻醉下进行。如果在椎管内麻醉下手术，在牵拉和切开腹膜时有些患者可能会出现不适感，因此需要给予足够深度的镇静药物。如果是可能涉及上腹部操作，或者是预计出现大量失血及液体出入量较大的情况，以及全盆腔手术，全麻是较好的选择。

（二）妇科恶性肿瘤手术

越来越多的女性妇科癌症患者经历一种慢性的、需要不同治疗手段干预的癌症治疗过程。很多妇科肿瘤患者经历过多次的手术治疗，以及长期的化疗和放射治疗。这些手术和治疗都会对进一步的手术治疗产生影响。经历了多次手术治疗的患者常常由于病情进展出现转移和浸润而进行再次手术，因此患者可能一般状况较差，甚至合并大量的胸腔积液、腹水和电解质紊乱，以及脏器功能不全。手术过程中由于多次手术使盆腹腔粘连严重，因此术中的体液管理变得尤为重要。这些患者在术前往往接受了一定疗程的化疗。需要注意常用的化疗药物可能对身体各器官和系统引起的影响，这将有助于术中的麻醉管理。

（三）化疗药物的毒性

妇科肿瘤常用的化疗药物有顺铂、博来霉素、阿霉素和甲氨蝶呤等。顺铂常用于治疗卵巢癌，也经常与阿霉素和环磷酰胺合用。顺铂有直接的肾小管毒性，主要影响近曲小管、远端肾小管和集合管。其他的毒性还包括耳毒性、周围神经病变和恶心、呕吐。因此术前应充分评估患者的水、电解质和肾灌注及功能状况，尽量避免应用肾毒性药物。博来霉素的毒性反应主要是急性间质性肺炎和肺间质纤维化。术前可评估肺弥散功能并进行血氧分析。此外，博来霉素还可增加肺对氧的敏感性，容易产生超氧化物和其他自由基。因此术中应将吸入氧浓度维持在能保证氧合的最低水平。阿霉素的主要毒性反应为剂量相关性的心肌病。

四、经阴道手术

1. 特殊体位的要求 经阴道手术通常需要膀胱截石位，某些患者还需要头低脚高位。这种体位可能会对患者的通气功能产生一定的影响。同时膀胱截石位可使血容量发生再分布，因此在体位摆放前后应当特别注意患者的血流动力学变化。

2. 注意术中的隐性失血 有些手术需要反复多次施行，手术时间较长，创面较大，渗血较多，但不容易发现。

3. 麻醉方式 可以选择椎管内麻醉或全身麻醉。

参考文献

[1] 丰有吉，沈铿 . 妇产科学 . 8 版 . 北京：人民卫生出版社，2005.

[2] Robina Matyal. Newly appreciated pathophysiology of ischemic heart disease in women mandates changes in perioperative management：a core review. Anesth Analg，2008，107（1）：37-50.

[3] Hartz RS，Rao AV，Plomondon ME，et al. Effects of race，with or without gender，on operative mortality after coronary artery bypass grafting：a study using The Society of Thoracic Surgeons National Database. Ann Thorac Surg，2001，71（2）：512-520.

[4] Suarez EC，Saab PG，Llabre MM，et al. Ethnicity，gender，and age effects on adrenoceptors and physiological responses to emotional stress. Psychophysiology，2004，41（3）：450-460.

[5] Humphries KH，Gao M，Pu A，et al. Significant improvement in short-term mortality in women undergoing coronary artery bypass surgery（1991 to 2004）. J Am Coll Cardiol，2007，49（14）：1552-1558.

[6] Kodaka M，Suzuki T，Maeyama A，et al. Gender differences between predicted and measured propofol CP50 for loss of consciousness. J Clin Anesth，2006，18（7）：486-489.

[7] Lindenauer PK，Pekow P，Wang K，et al. Perioperative beta-blocker therapy and mortality after major noncardiac surgery. N Engl J Med，2005，353（4）：349-361.

[8] Makkar RR，Fromm BS，Steinman RT，et al. Female gender as a risk factor for torsades de pointes associated with cardiovascular drugs. JAMA，1993，270（21）：2590-2597.

[9] Mendelsohn ME，Karas RH. Molecular and cellular basis

of cardiovascular gender differences. Science，2005，308（5728）：1583-1587.

[10] Mosca L，Banka CL，Benjamin EJ，et al. Evidence-based guidelines for cardiovascular disease prevention in women：2007 update. Circulation，2007，115：1481-1501.

[11] de Vos JW，Geerlings PJ，van den Brink W，et al. Pharmacokinetics of methadone and its primary metabolite in 20 opiate addicts. Eur J Clin Pharmacol，1995，48（5）：361-366.

[12] Xue FS，An G，Liao X，et al. The pharmacokinetics of vecuronium in male and female patients. Anesth Analg，1998，86（6）：1322-1327.

[13] Kashuba AD，Nafziger AN. Physiological changes during the menstrual cycle and their effects on the pharmacokinetics and pharmacodynamics of drugs. Clin Pharmacokinet，1998，34（3）：203-218.

[14] Schwartz JB. The influence of sex on pharmacokinetics. Clin Pharmacokinet，2003，42（2）：107-121.

[15] Hoymork SC，Raeder J. Why do women wake up faster than men from propofol anaesthesia？ Br J Anaesth，2005，95（5）：627-633.

[16] Pleym H，Spigset O，Kharasch ED，et al. Gender differences in drug effects：implications for anesthesiologists. Acta Anaesthesiol Scand，2003，47（3）：241-259.

[17] Gear RW，Miaskowski C，Gordon NC，et al. Kappa-opioids produce significantly greater analgesia in women than in men. Nat Med，1996，2（11）：1248-1250.

[18] Robert WH，Meredith CBA. Sex，Gender，and Pain：

An Overview of a Complex Field. Anesth Analg，2008，107（1）：309-317.

[19] Karen G，Adrian WG. Sex and gender in the perioperative period：wake up to reality. Anesth Analg，2008，107（1）：1-3.

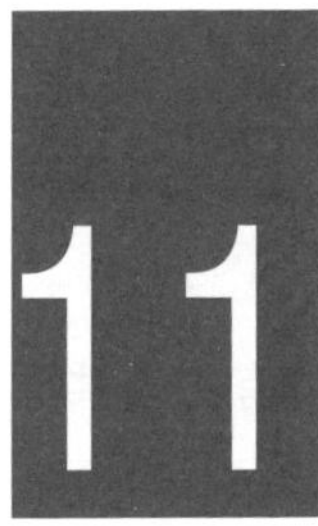

妇科手术的麻醉总论

（徐仲煌 于春华）

要点

- 妇科患者以中老年妇女为多，常可并存其他系统疾病，麻醉前应全面评估。
- 巨大卵巢肿瘤可影响患者的呼吸、循环功能，手术中因为压迫解除、大量失血、失液等原因可引起血流动力学的剧烈波动，应该尽量维持血流动力学平稳。
- 腹腔镜手术越来越普遍，应该注意人工气腹给呼吸、循环带来的影响。
- 充分了解椎管内麻醉的相关并发症，以便在发生时能及早发现并进行相应治疗。
- 妇科患者是术后恶心、呕吐的高发群体，应给予充分的预防和积极的治疗。

第一节　术前评估

妇科手术的麻醉与其他腹部外科手术的麻醉有许多共同之处，但由于涉及专业科室特有的脏器或功能，以及特殊手术与麻醉要求，因此对其麻醉术前的评估有一定的特殊性。本节将就妇科手术患者术前评估的一般原则、重要脏器及其他特殊问题作一简要阐述。

妇科手术麻醉前探视的目的是了解患者的详细病史，对患者的情绪、顾虑及恐惧心理应尽量开导，以消除对麻醉手术的影响。应了解手术的目的、方式、范围和涉及的其他组织器官和特殊体位等问题。同时妇科面临的都是女性患者，其心理及生理特性有别于男性患者，特别是涉及某些手术部位或隐私问题，应引起重视。麻醉医师必须掌握某种和患者谈话的技巧，避过患者可能敏感的问题，以增进患者对麻醉手术的信心，不能因为性别和隐私问题而增加患者麻醉手术前的焦虑和恐惧。

妇科患者以中老年妇女为多，常可并存有高血压、心脏病、冠心病、糖尿病、慢性支气管炎等疾病，或继发贫血、低蛋白血症和电解质紊乱，麻醉前应进行全面的了解并进行评估，必要时建议内科医师协同会诊，对并存的疾病进行治疗和纠正。

1. 贫血　是妇科常见的并存疾病，急、慢性失血是导致贫血的常见原因。贫血的患者对麻醉与手术的耐受力明显降低，导致缺氧代偿储备能力不足，麻醉与手术的创伤刺激、失血等则因组织缺氧严重，而增加了麻醉与手术的危险性。失血所致的贫血多为缺铁性贫血，虽然药物治疗有效，但较缓慢，短时间难以达到纠正贫血的目的。因此，输血成为术前纠正急、慢性贫血的重要手段。原则上，为保证手术的安全性，血红蛋白至少应在 80 g/L 以上。

2. 营养不良 营养不良虽然对麻醉的影响不如对手术预后的影响大，但严重的营养不良如低蛋白血症等对麻醉的影响也是不容忽视的。严重的营养不良应在术前经静脉输入多种氨基酸、全血、血浆或白蛋白，以及供给足够的热量，增加糖原储备，维持肝功能及心肌的代谢。

3. 心、肺等重要脏器合并系统、器官的疾病 相关评估与决策见相关章节。

一、心脏功能的术前评估

患者心功能能否承受麻醉与手术，主要取决于心血管病变的严重程度和代偿功能，以及其他器官受累情况和需要手术治疗的疾病等，需要对患者作全面了解与评估。

（一）心功能分级

依据患者活动能力和耐受性估计心脏病的严重程度，从而预计对麻醉和手术的耐受情况在临床实际工作中有相当大的价值。通常采用纽约心脏病协会（NYHA）四级分类法，见表 8-1。

若心功能为Ⅰ～Ⅱ级，患者进行一般麻醉与手术安全性应有保障。Ⅳ级患者则属高危患者，麻醉和手术的危险性很大。Ⅲ级患者经术前准备与积极治疗，可使心功能获得改善，增加安全性。

（二）心脏危险指数（cardiac risk index，CRI）

Goldman 等在临床实际工作中把患者术前各项相关危险因素与手术期间发生心脏合并症及结局相互联系起来，依据各项因素对结局影响程度的大小并分别用数量值表示，从而为心脏病患者尤其是冠心病患者行非心脏手术提供了术前评估指标，并可用于预示围术期患者的危险性、心脏并发症和死亡率（表 11-1）。由于此分类法简单方便，目前仍有临床参考价值。

表 11-1　Goldman 多因素心脏危险指数

项目	内容	记分
病史	心肌梗死＜ 6 月	10
	年龄＞ 70 岁	5
体检	第三心音、颈静脉怒张等心衰症状	11
	主动脉瓣狭窄	3
心电图	非窦性节律，术前有房性期前收缩	7
	持续室性期前收缩＞ 5 次 / 分	7
一般内科情况差	PaO_2 ＜ 8 kPa，$PaCO_2$ ＞ 6.7 kPa，K^+＜ 3 mmol/L，BUN ＞ 18 mmol/L，Cr ＞ 260 mmol/L，SGOT 升高，慢性肝病及非心脏原因卧床	3
腹内、胸外或主动脉外科		3
急诊手术		4
总计		53 分

BUN，血尿素氮；Cr，血清肌酐；SGOT，血清谷氨酸草酰乙酸转氨酶

其后，Zeldin 等作了前瞻性研究，证实多因素心脏危险指数的实用价值，且阐明了心功能分级与心脏危险因素记分对围术期心脏并发症与死亡之间的相关性，两者联合评估可有更大的预示价值（表 11-2）。CRI 累计分数 13 ～ 25 分，相当于临床心功能Ⅲ级，术前若进行充分准备，病情获得改善，心脏代偿功能有所好转，心功能改善成Ⅱ级或早Ⅲ级，麻醉和手术安全性就可提高。若累计值超过 26 分，心功能Ⅳ级，麻醉和手术必然存在较大危险。

表 11-2 心功能分级与心脏危险因素积分与围术期心脏并发症及心脏原因死亡的关系

心功能分级	总分数	心因死亡（%）	危及生命的并发症 *（%）
Ⅰ	0～5	0.2	0.7
Ⅱ	6～12	2.0	5.0
Ⅲ	13～25	2.0	11.0
Ⅳ	≥26	56.0	22.0

* 非致命心肌梗死、充血性心力衰竭和室性心动过速。

（三）常规与特殊检查

1. 心电图

（1）常规心电图：心脏病患者术前常规心电图检查可以正常，如冠心病患者休息时常规心电图至少有 15% 在正常范围。但多数患者存在不同程度的异常，如节律改变、传导异常和心肌缺血表现等，不仅可作为术前准备与治疗的依据，且有助于术中、术后处理和鉴别因代谢、电解质紊乱以及其他系统病变引起心电图改变的参考。

（2）运动试验心电图：心电图运动试验可用于判断冠状动脉病变。部分冠心病患者常规心电图虽可以正常，但通过运动试验心电图就会显示异常。运动增加心率、每搏容量、心肌收缩性和血压，共同引起心肌氧需量增加。因此，可作为围术期患者对应激反应承受能力的估计。最大心率与收缩压乘积（RPP）可粗略反映患者围术期的耐受程度。Gutler 等在血管外科手术患者中发现，术前运动试验心电图阳性者，术后心肌梗死发生率高。在心电图平板运动试验，若患者不能达到最大预计心率的 85% 即出现明显 ST 段压低，围术期心脏并发症发生率高达 24.3%。而患者运动可达预计心率，且无 ST 段改变者，心脏并发症发生机会仅 6.6%。心电图运动试验时出现 ST 段压低，反映心内膜下心肌缺血，而 ST 段升高则提示跨壁心肌缺血或原心肌梗死区室壁运动异常。血压下降常表示存在严重心脏病，应即终止试验。运动试验心电图阳性定义为 ST 段压低大于 1 mm 伴典型心前区疼痛或 ST 段压低大于 2 mm，常可帮助临床冠心病的诊断，但试验阴性并不能完全排除冠心病的可能，尤其是存在典型冠心病病史者。若患者存在左心室肥厚、二尖瓣脱垂、预激综合征以及服用洋地黄类药等常会出现假阳性。若患者无法达到预计心率，运动耐受差，血压下降，以及服用 β 受体阻滞剂会引起判断困难和假阴性。运动试验虽然有用，但在危重患者、血管外科患者由于无法达到必要的运动量而使应用受限。

（3）动态心电图：连续心电图监测不仅用于术前 24 h 动态心电图检查判断是否存在潜在的心肌缺血、心率变化和有无心律失常，还可应用于术中和术后连续监测。最近 Raby 等对 176 例外周血管外科手术患者术前做 24 h 动态心电图检查，发现有静止缺血表现 32 例中的 12 例（37.5%）发生术后心脏并发症。相反，术前动态心电图未见静止缺血表现的 144 例，仅 1 例发生心脏并发症。表明 24 h 动态心电图检查无心肌缺血和心律异常发现，围术期发生心脏并发症机会不多。对于运动受限患者，休息时心电图正常，采用动态心电图检查有其价值。因为此项检查可了解患者心肌有无静止缺血，一旦存在可及早进行药物处理。一般认为此项检查心肌缺血敏感度可达 92%，特异性 88%，阴性预示值 99%，由于是非创伤性检查故可较多采用。

2. 超声心动图

（1）常规超声心动图：目前一般医疗单位均已开展此项技术，观察心脏搏动时声波反射，了解心室腔二维图形，可了解室壁运动情况、心肌收缩和室壁厚度、有无室壁瘤和收缩时共济失调、瓣膜功能是否良好、跨瓣压差程度以及左心室射血分数等。若左心室射血分数小于 35% 常提示心功能差，围术期心肌梗死发生率增高，充血性心力衰竭机会也增多。围术期采用经食管超声多普勒，可动态连续监测上述指标，及早发现心肌缺血、心功能不全，且可评估外科手术效果。虽然价格昂贵，技术要求也高，但近年来在一些医疗中心已作为术中监测项目。

（2）超声心动图应激试验：在进行超声心动图检查时，采用药物使患者心脏产生应激，心率增快，观察心室壁是否出现异常或原有壁活动异常有无加重，从而判断心肌缺血及其严重程度。常用药物为多巴酚丁胺，每分钟 10 ～ 40 μg/kg 或阿托品 0.25 ～ 1.0 mg 静注，使心率增快到预计目标。此项检查适用于不能进行运动耐量试验、休息时 ECG 正常的患者，其结果对预示围术期并发症发生有帮助。检查结果显示心室壁异常活动范围越大，围术期发生心脏原因的并发症机会也越多，具有一定的量化价值。

3. 双嘧达莫铊闪烁照相　静脉注射放射性物质 ^{201}铊，随血流进入心肌细胞，分布程度与供应心肌细胞血流成比例。在心脏铊闪烁照相时，缺血区的心肌血流灌注不足将表现为放射性物质减少或缺失。双嘧达莫（潘生丁）是一种血管扩张剂，引起正常冠状动脉、周围血管扩张和血流增加，并反射性引起心动过速。粥样硬化的冠状动脉由于狭窄不能扩张，使供应该区域血管的血流降低而发生冠状动脉窃血现象，使相应的心肌血供减少。因此，当双嘧达莫与铊联合应用时，缺血区心肌摄取铊将比正常心肌为少，表现为充盈缺损，然后停止注射双嘧达莫，数小时后再行闪烁摄片观察双嘧达莫是否存在再分布，判断铊分布缺损是否可逆。若不可逆，提示以往曾发生心肌梗死，冠状血管阻塞造成固定缺损。相反，若存在可逆性缺损，常提示心肌缺血。

该方法用于判断冠状动脉病变敏感性和特异性均胜过运动试验心电图，但不能提供心脏功能情况信息。双嘧达莫铊闪烁照相显示有再分布以及左心室腔明显增大，围术期心脏事件并发症明显增加。若检查正常，无灌注缺损，则围术期并发症机会很少。问题是此项检查的阳性特异性较低（10% ～ 25%），且发现再分布缺损与不良结局并无绝对相关。有许多严重不良结局可出现在无再分布缺损的患者。再分布缺损与围术期缺血也无相关，即严重缺血意外可发生在并无再分布缺损的患者。因此有意见认为应避免常规使用铊闪烁照相术。

4. 冠状动脉造影 冠状动脉造影是判断冠状动脉病变的金标准，可观察到冠状动脉精确的解剖结构，冠状动脉粥样硬化的部位与程度。同样可进行左心室造影，了解左心室收缩功能、射血分数和左心室舒张末充盈压。进行冠状动脉造影指征有：①药物难以控制的心绞痛或休息时也有严重的心绞痛发作；②近期心绞痛症状加重；③运动试验心电图阳性；④双嘧达莫铊闪烁照相存在可逆性缺损；⑤超声心动图应激试验有异常，提示缺血。通过冠状动脉造影可判断患者是否需作冠状动脉旁路手术。

（四）非心脏手术患者围术期心血管评估指南

心脏患者进行非心脏手术，传统的术前评估方法常依据病史、体格检查、临床表现以及各项常规与特殊检查结果进行评估，存在一定的局限性。因此，根据患者的危险因素、体能状况和外科手术的危险性，1996 年美国心脏学会 / 美国心脏协会（American College of Cardiology/American Heart Association，ACC/AHA）对非心脏手术患者围术期心血管评价提出了指南（图 11-1），可作为判断和处理患者的流程，同样适用于妇科手术患者。

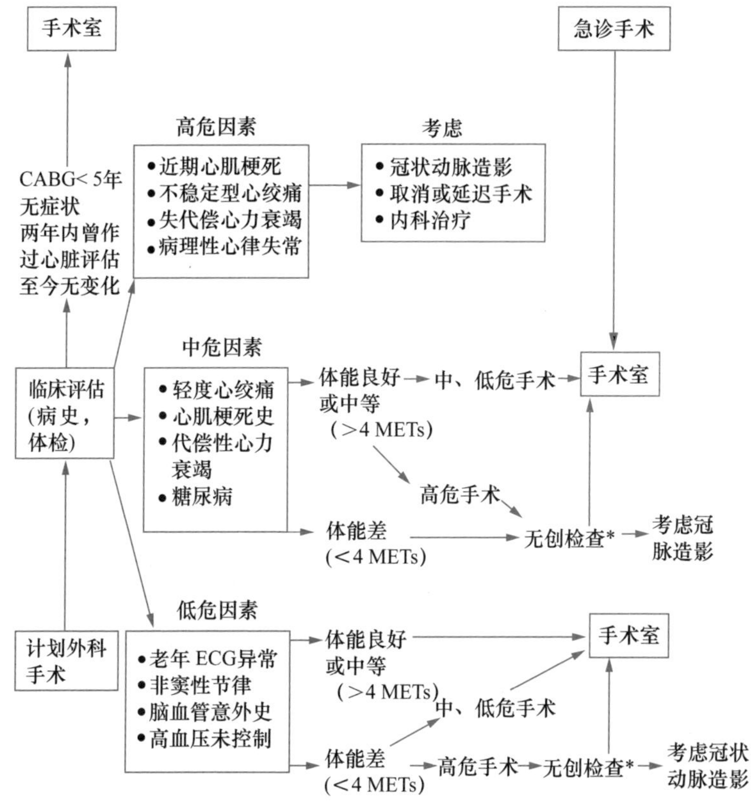

图 11-1　心脏患者进行非心脏手术围术期心血管评估指南（ACC/AHA，1996）

* 无创检查阴性进手术室，阳性考虑冠状动脉造影；CABG：冠状动脉旁路移植术

二、肺功能术前评估

合并呼吸系统疾患的患者往往心肺代偿功能不足，围术期发生并发症的概率高于常人，尤其是妇科腔镜手术日益增多，对呼吸功能的影响尤为明显。因此麻醉前应充分了解病史及其病理生理特点，有助于根据患者的手术和并存疾病情况更加合理地选择麻醉方式，进行充分的术前准

备，便于术中管理和术后治疗，减少围术期的死亡率，提高麻醉质量。

（一）病史和体检

术前应全面细致地复习病史，了解疾病的诊治过程。特别注意以下几点：①咳嗽：是否长期咳嗽，咳嗽的性质及咳嗽的昼夜变化。②咳痰：了解痰量的多少、颜色、黏稠程度，是否易于咳出，改变体位对于排痰有无帮助，痰中是否带血，若有咯血应了解咯血量多少。③呼吸困难：呼吸困难的性质（吸气性、呼气性、混合性），静息时是否有呼吸困难发生。静息时有呼吸困难发生提示心肺代偿差，对麻醉、手术耐受均不佳。④吸烟史：对于吸烟者应了解每日的吸烟量，吸烟年限，术前停止吸烟的时间。每日吸烟量＞10支者，术后肺部并发症的发生率将增加3～6倍。⑤疾病诱发、缓解因素：如哮喘患者是否有特异的致敏原。⑥治疗史：抗生素、支气管扩张剂以及糖皮质激素的应用，包括具体用药及患者对药物的反应，因呼吸系统疾病入院治疗的次数。

在对患者进行体检时应该注意以下征象：①体型及外貌：肥胖、脊柱侧弯可引起肺容积［功能残气量（functional residual capacity，FRC）和肺总容量（total lung capacity，TLC）］减少和肺顺应性下降，易出现肺不张和低氧血症。营养不良、恶液质的患者呼吸肌力量弱，免疫力下降，易合并感染。观察口唇、甲床有无发绀。②呼吸情况：呼吸频率大于25次/分是呼吸衰竭早期的表现；呼吸模式：呼气费力提示有气道梗阻；随着膈肌和肋间肌负荷加重，辅助呼吸肌的作用增强，出现反常呼吸时提示膈肌麻痹或严重功能障碍。慢性阻塞性肺疾病（COPD）患者可表现为桶状胸；如果胸壁不对称可能有气胸、胸腔积液或肺实变。③胸部听诊具有重要意义，阻塞性肺病患者呼气相延长，呼吸音低，痰液潴留时可闻及粗糙的湿啰音，位置不固定，可在咳痰后消失，若啰音固定则可能为支气管扩张症或肺脓肿。在有小气道痉挛的患者可闻及音调较高的哮鸣音，见于哮喘或慢性喘息性支气管炎患者。④在肺气肿的患者肺部叩诊呈过清音，叩诊呈浊音者提示有肺实变。⑤合并肺动脉高压，肺心病右心功能不全可有颈静脉怒张，肝颈静脉回流征（+），心脏听诊可闻及第2心音分裂。

合并呼吸系统疾病的患者构成手术和麻醉的危险因素有：①高龄：年龄越大，肺泡总面积减少，闭合气量增加，肺顺应性下降，并发症越多。②肥胖。③一般情况。④吸烟者即使没有肺部疾病史，术后并发症发生率也明显升高。⑤肺部疾病史，如COPD、哮喘和阻塞性睡眠呼吸暂停综合征病史。COPD病史是最重要的危险因素，尤其对于严重COPD者，术后并发症明显升高。⑥手术部位和时间：部位越接近膈肌，时间越长，并发症越多。⑦麻醉方式，全身麻醉较椎管内麻醉和区域阻滞更容易出现各种并发症。

（二）实验室检查

慢性呼吸系统疾病的患者血红蛋白大于160 g/L，血细胞比容大于60%往往提示有慢性缺氧，白细胞计数及分类可反映出有无感染。

患者术前都应常规行胸部正侧位X线检查。合并有肺源性心脏病和肺动脉高压的患者心电图可发生改变，如心电轴右偏、肺性P波、右心室肥厚及右束支传导阻滞，应行超声心动图进一步了解心脏功能。

动脉血气分析是评价肺功能的有价值的指标，能够反映机体的通气情况、酸碱平衡、氧合状况以及血红蛋白含量，从而反映出患者肺部疾患的严重程度、病程急缓。如果病情较重，持续时间长就会存在慢性高碳酸血症和低氧血症，但是 pH 仍在正常范围内。在严重肺疾患时，进行动脉血气分析是十分必要的。$PaCO_2$ ＞ 45 mmHg 时，术后呼吸系统并发症明显增加。

（三）术前肺功能的评估

肺功能检查有助于了解肺部疾患的性质、严重程度以及病变是否可逆。当年龄＞ 60 岁，有肺部疾病、吸烟史以及拟行肺叶切除的患者需要常规行肺功能检查。

1. 简易肺功能试验 ①屏气试验：正常人的屏气试验可持续 30 s 以上：持续 20 s 以上者一般麻醉危险性小；如时间低于 10 s，则提示患者的心肺储备能力很差，常不能耐受手术与麻醉。②测量胸腔周径法：测量深吸气与深呼气时胸腔周径的差别，超过 4 cm 以上者提示没有严重的肺部疾患和肺功能不全。③吹火柴试验：患者安静后深吸气，然后张口快速呼气，能将置于 15 cm 远的火柴吹熄者，提示肺功能储备良好，否则提示储备下降。④吹气试验：嘱患者尽力吸气后，能在 3 s 内全部呼出者，表示用力肺活量基本正常，若需 5 s 以上才能完成全部呼气，提示有阻塞性通气障碍。

2. 肺功能测定 肺功能测定需通过肺量计来进行，先让患者吸足空气，然后将吸入的空气用力快速呼入肺量计直至残气位。从时间容量曲线可以得出用力肺活量（forced vital capacity，FVC）、残气量（residual volume，RV）、最大呼气中期流速（maximal midexpiratory flow rate，MMFR）、最大每分通气量（maximal voluntary ventilation，MVV）等重要指标。这些指标有助于预测术后发生肺部并发症的危险性（见表 11-3）。

表 11-3　术后肺部并发症危险性和术前肺功能的关系

	中度危险	高度危险
FVC	<预计值的 50%	< 15 ml/kg
FEV_1	< 2 L	< 1 L
FEV_1/FVC	<预计值的 70%	<预计值的 35%
$FEF_{25\% \sim 75\%}$	—	< 14 L/s
RV/TLC	>预计值的 50%	—
D_LCO	<预计值的 50%	—
MVV	<预计值的 50%	—

FEV, 一秒用力呼气量；D_LCO，一氧化碳弥散量。

3. 放射性核素定量肺显像　^{99m}TC 肺灌注显像可预测肺切除后肺功能，FEV_1 的术后预计值（PPO-FEV_1）公式为：PPO － FEV_1 ＝术前 FEV_1× 健肺灌注扫描值 %。PPO － FEV_1 公式是根据全肺共 19 个肺段，每个肺段相当于全肺的 5.26%，即 PPO － FEV_1 ＝术前 FEV_1×［1 －（S×5.26）/100］（S ＝切除的支气管肺段数）。PPO － FEV_1 小于 1 L 术后肺并发症明显升高。对于术前有肺疾患的肺叶切除患者，PPO － FEV_1 比单纯的 FEV_1 要敏感。

术前呼吸功能存在问题的妇科患者，尤其是拟行全麻插管的患者，麻醉前应改善呼吸功能，提高心肺代偿能力，增加患者对手术和麻醉的耐受。对于可逆病变要尽可能纠正，包括：支气管痉挛、呼吸道感染、痰液潴留、心源性肺水肿、胸腔积液、肥胖和胸壁损伤等。

三、困难气道的术前评估

困难气道通常包含困难面罩通气（difficult mask ventilation，DMV）、困难气管内插管（difficult intubation）两类情况。在

仅有气管插管困难而无面罩通气困难的情况下，患者能够维持满意的通气和氧合，能够允许有充分的时间考虑其他建立气道的方法，可定义为非急症气道。而面罩通气困难，兼有气管插管困难时，患者已处于紧迫的缺氧状态，必须紧急建立气道，则属于急症气道。对于困难气道的正确评估，在于尽量避免急症气道的出现而导致各类相关不良事件的发生。

大约 90% 以上的气管插管困难患者可以通过术前评估被发现。对于已知的困难气道进行有准备、按照一定规则有步骤地处理将显著增加患者安全性。因此，所有患者都必须在开始实施麻醉之前对是否存在困难气道接受评估。

（一）了解病史

详细询问气道方面的病史是气道管理的首要工作，如打鼾或睡眠呼吸暂停综合征史、气道手术史、头颈部放疗史。必要时还应查阅相关的麻醉记录，了解困难气道处理的经历。

（二）体检评估气道的方法

术前气道评估的方法很多，作为术前气道评估，推荐以下 5 种最有实用价值的方法，当然多个指标的综合分析价值更大。前 4 种方法是在麻醉前，第 5 种方法是在诱导过程中应用。

1. 改良的 Mallampati 分级　患者坐在麻醉科医师的面前，用力张口伸舌至最大限度（不发音），根据所能看到的咽部结构，给患者分级（表 11-4）。

表 11-4　**改良 Mallampati 分级**

分级	观察所见
Ⅰ级	可见软腭、咽腭弓，悬雍垂
Ⅱ级	可见软腭、咽腭弓，部分悬雍垂
Ⅲ级	仅见软腭
Ⅳ级	看不见软腭

Mallampati 分级愈高插管愈困难，Ⅲ级，特别是Ⅳ级属困难气道。该分级是一项综合指标，其结果受到患者的张口度、舌的大小和活动度以及上腭等其他口内结构和颅颈关节运动的影响。

2. 甲颏距离（thyromental distance） 甲颏距离是头在伸展位时，测量自甲状软骨切迹至下颚尖端的距离，该距离受许多解剖因素，包括喉位置的影响。检查方法：嘱患者颈部取充分后仰位，测定下颏尖至甲状软骨切迹上缘的距离（称甲颏间距），据此间距可预测插管的难易度：①大于 6.5 cm 者，插管一般无困难；② 6 ～ 6.5 cm 者，插管可能遇到困难；③小于 6 cm 者，插管遇到困难的机会大增。

3. 下颚前伸的能力 下颚前伸的幅度是下颌骨活动性的指标。如果患者的下门齿前伸能超出上门齿，通常气管内插管是容易的。如果患者前伸下颚时不能使上下门齿对齐，插管可能是困难的。下颚前伸的幅度越大，喉部的显露就越容易，下颚前伸的幅度小，易发生前位喉（喉头高）而致气管内插管困难。

4. 寰椎关节的伸展 寰椎关节的伸展度反映头颈运动的幅度，伸展幅度愈大就愈能使口轴接近咽轴和喉轴，在颈部屈曲和寰椎关节伸展的体位下最易实施喉镜检查。检查方法：患者取坐位，头取垂直正位并稍向前，张大口，保持上齿的咬合面与地面平行，然后让患者慢慢尽量仰头，此时寰枕关节的伸展达到最大程度，用量角器测量上齿咬合面与地平面之间的旋转角度，根据所测得的角度予以 4 级分级：

Ⅰ级伸展度：上齿咬合面与地平面的旋转角在 35° 以上，提示寰枕关节伸展度正常。

Ⅱ级伸展度：旋转角度减小 1/3（呈 20° ～ 25° ）。

Ⅲ级伸展度：旋转角度减小 2/3（呈 10° ～ 12° ）。

Ⅳ级伸展度：旋转角度仅在 10° 以内。

其中Ⅰ级患者的口、咽和喉三条轴线容易达到一条轴线，舌根不遮住咽部，喉镜上提舌根所需的用力也小，99%以上患者插管无困难；Ⅱ级患者插管困难者占 5%；Ⅲ级患者插管困难者估计在 20% 以上；Ⅳ级患者插管困难的可能性为 50% ～ 95%。

5. 下颌骨水平支长度 测量下颌角至颏尖正中线的距离，长于 9 cm 者插管多无困难；短于 9 cm 者插管困难的发生率增高。

6. 颈部后仰度 患者取坐位，嘱患者尽量后仰头部，测量上门齿前端与身体纵轴线相交的角度。正常值为 90° 以上；小于 80° 者，提示颈部后仰受限，插管可能遇到困难。

7. 喉结过高 喉头位于颈椎 3 ～ 6 椎体之间，深处于舌根下的偏前方。有时从颈前部看，喉结的位置特别高且往前突，于颈短粗或极度肥胖患者容易见到。“高喉结”是困难插管病例，在应用喉镜窥视时，表现口咽轴与喉腔轴呈相对垂直的角度，无法调整为一个轴线水平，因此，显露会厌往往特别困难，甚至根本看不到会厌。遇此情况，需要借助特殊器械（如气管导引器、喉镜片前端弯度能够调节的特殊喉镜，或纤维光束喉镜等）来完成气管插管。

8. 喉镜检查（laryngoscopic view grading system） Cormack 和 Lehane 把喉镜检查的难易程度分为四级。见表 11-5。

表 11-5 喉镜检查难易程度分级

分级	体征
Ⅰ级	可见全声门
Ⅱ级	可见后半部分声门
Ⅲ级	可见会厌（不见声门）
Ⅳ级	会厌和声门均不可见

Ⅳ级属困难插管。Cormack and Lehane 分级为直接喉镜显露下的声门分级，与 Mallampati 分级有一定相关性。可作为判断是否插管困难的参考指标。

9. 张口度 不能够将口张开，上下门齿间距小于 3 cm，无法置入喉镜，属插管困难。其他提示困难气道的因素还包括：肥胖、颈短粗、上门齿过长、小下颌、肢端肥大症等，在临床上应综合考虑。

上述的评估方法对预测困难气道有一定帮助，具有一定的敏感性和特异性。但尚无可靠的方法预测所有可能遇到的困难气道。通过麻醉前评估发现有困难气道的患者属于已预料的困难气道，麻醉前评估未发现气道问题的患者，在麻醉诱导时仍有发生困难气道的可能，这类患者属于未预料的困难气道，全麻诱导后易发生急症气道，应有准备。

四、椎管内麻醉的术前评估

所谓椎管内麻醉，就是将局麻药注入椎管内的不同腔隙，使脊神经所支配的相应区域产生麻醉作用，包括蛛网膜下隙阻滞麻醉和硬膜外阻滞麻醉两种方法，后者还包括骶管阻滞。椎管内麻醉始于 19 世纪 90 年代，经过不断地总结完善，已成为现代麻醉的重要组成部分，也是国内目前常用的麻醉方法之一，尤其对于妇科盆腔手术，椎管内麻醉无疑是其良好选择。

椎管内麻醉适用于各个年龄层，其操作方式及术中管理各有不同。从术前评估角度，最值得注意的是凝血机制可能对其造成的影响，本节将从这个角度阐述。

（一）正常止血过程

椎管内麻醉前应对正常止血因素，包括血小板、血液（凝血因子）止血和血管止血等方面做好充分估计。

1. 血小板止血 正常血小板的胞膜系磷脂双层膜，膜内有糖蛋白的糖链大部分暴露（镶嵌）在血小板表面，成为血小板与其他组织及凝血因子接触时的受体，当血管受伤后内皮细胞层下的基底膜和结缔组织中的胶原暴露，组织释放二磷酸腺苷（ADP），血小板黏附于胶原上并引起血小板相互黏附，血小板大量堆聚，形成血小板团块，堵塞住血管的破口而止血。当血小板的质与量异常时均可引起出血。

2. 血液止血（凝血因子） 血浆中已发现的凝血因子有 13 种。血液凝固有 3 个阶段：①凝血活酶生成期：参与本期的有凝血因子Ⅷ（抗血友病球蛋白，AHF）、Ⅸ（血浆凝血活酶成分，PTC）、Ⅺ（血浆凝血活酶前质，PTA）、Ⅶ（稳定因子，SF）、血小板及Ⅳ（钙离子），本阶段为内在系统的凝血作用。②凝血酶生成期：血浆中的凝血酶原在活动性凝血活酶与钙离子的作用下转变为凝血酶。当少量凝血酶生成后，其本身又能催化和加速凝血酶原的转变，形成大量凝血酶。③纤维蛋白形成期：纤维蛋白原是血浆中一种球蛋白，由第二阶段中形成的凝血酶将纤维蛋白原先水解成为多肽链，以后聚合成为纤维蛋白，血浆中的凝血因子Ⅷ（AHG）使纤维蛋白成为稳定的纤维蛋白块。

3. 血管止血 参与血管止血的主要是微循环血管，包括小动脉、微动脉、毛细血管、微静脉和小静脉。小血管壁由内膜（内皮细胞层、基底膜和内皮下结缔组织构成）、中层（由平滑肌纤维和弹力纤维组成）和外膜（由结缔组织构成）三层组成。毛细血管及微静脉无中层平滑肌而受自主神经支配，当血管受损伤后，由于神经轴突的反射作用和血管活性物质的调节血管收缩作用，血流变缓伤口缩小而止血。

（二）实验室检查

1. 检查血管壁和血小板相互作用的试验

（1）毛细血管抵抗力试验（capillary resistance test，CRT）：又称毛细血管脆性试验或束臂试验。CRT 是在手臂局部加压，使静脉血流受阻，给毛细血管以负荷，检查一定范围内新出现的出血点数目来估计血管壁的完整性及其脆性。血管壁的完整性和脆性与其结构和功能、血小板的量和质以及血浆血管性血友病因子（vwF）等因素有关。如果上述因素有缺陷，血管壁的脆性和通透性增加，新出血点则增多。正常参考值：5 cm 直径圆圈内新出血点的数目：男性小于 5 个；女性及儿童小于 10 个。

（2）出血时间测定：将皮肤毛细血管刺破后，血液自然流出到自然停止所需的时间称为出血时间（bleeding time，BT）。BT 的长短主要受血小板数量和功能以及受血管壁的通透性和脆性的影响，血浆凝血因子对 BT 的影响较小。正常参考值：① Duke 法：1 ～ 3 min，超过 1 min 为异常，该法目前已被弃用；② Ivy 法：2 ～ 6 min，超过 7 min 为异常；③出血时间测定器法：（6.9±2.1）min 超过 9 min 为异常。

2. 血小板因素常用的实验监测

（1）血小板计数（platelet count，PC 或 PLT）：是计数单位容积（L）周围血液中血小板的含量，目前多用自动化血细胞分析仪检测，是临床最常用的指标之一。正常参考值（100 ～ 300）$\times 10^9$/L，低于 100×10^9/L 称为血小板减少。常见于原发性和继发性血小板减少症。

（2）血块收缩试验（clot retraction test，CRT）：在富含血小板的血浆中加入 Ca^{2+} 和凝血酶，使血浆凝固形成凝块，血小板收缩蛋白使血小板伸出伪足，伪足前端连接到纤维蛋白束上。当伪足向心性收缩，使纤维蛋白网眼缩小，测定析出血清的体积可反映血小板血块收缩的能力。血块收缩率＝

［血清（ml）/ 全血（ml）×（100% － Hct%）］×100%，其参考值为 65.8%±11.0%。血块收缩率减低见于特发性血小板减少性紫癜、血小板增多症、血小板无力症、红细胞增多症、低（无）纤维蛋白原血症、多发性骨髓瘤、原发性巨球蛋白血症等；血块收缩率增高见于先天性和获得性因子ⅩⅢ缺乏症等。

（3）血小板聚集试验（platelet agglutination test，PAgT）：在富血小板血浆（PRP）中加入致聚剂后血小板浊度减低，透光度增加。将此光浊度变化记录于图纸上，形成血小板聚集曲线。因此，根据血小板聚集曲线中的透光度变化可了解血小板聚集反应。PAgT 增高反映血小板聚集功能增强，见于血栓前状态和血栓性疾病；PAgT 减低反映血小板聚集功能减低，见于血小板无力症、尿毒症、肝硬化、服用抗血小板药物、低（无）纤维蛋白原血症等。

3. 凝血因子检测

（1）凝血时间（clotting time，CT）测定：将静脉血放入玻璃试管中，观察血液凝固所需的时间。本试验是反映内源凝血系统各凝血因子总的凝血状况的筛选试验。普通试管法为 6 ～ 12 min，目前少用，基本上已被 APTT 取代。

（2）活化部分凝血活酶时间（activated partial thromboplastin time，APTT）测定：是在受检血浆中加入 APTT 试剂（接触因子激活剂和部分磷脂）和 Ca^{2+}后，观察其凝固时间。本试验是反映内源性凝血系统各凝血因子总的凝血状况的筛选试验。正常手工法参考值：32 ～ 43 s。较正常对照值延长 10 s 以上为异常，较普通试管法 CT 敏感，它是目前推荐应用的内源凝血系统的筛选试验。此外，APTT 又是监测肝素的首选指标。

（3）血浆凝血酶原时间（prothrombin time，PT）测定：是在被检血浆中加入 Ca^{2+}和组织因子（组织凝血活酶），观测血浆的凝固时间。它是反映外源性凝血系统各凝血因子总的凝血状况的筛选试验。正常参考值为 11 ～ 13 s。应测正常对照值，当患者测定值超过正常对照值 3 s 以上为异常。PT 延长见于：①先天性凝血因子Ⅰ、Ⅱ、Ⅴ、Ⅶ、Ⅸ缺乏；②后天性凝血因子缺乏，如严重肝病、维生素 K 缺乏、纤维蛋白溶解（纤溶）亢进、弥散性血管性溶血（DIC）、口服抗凝剂、异常凝血酶原增加等。PT 缩短见于血液高凝状态，如 DIC 早期、心肌梗死、脑血栓形成、多发性骨髓瘤等。

（4）血浆纤维蛋白原测定：在受检血浆中加入一定量凝血酶，后者使血浆中的纤维蛋白原（fibrinogen，Fg）转变为纤维蛋白，通过比浊原理计算 Fg 的含量。正常参考值 2 ～ 4 g/L。纤维蛋白原增高见于糖尿病、急性心肌梗死、急性感染、结缔组织病、急性肾炎、灼伤、多发性骨髓瘤、休克、大手术后、妊娠高血压综合征、恶性肿瘤等以及血栓前状态。纤维蛋白原减低见于 DIC、原发性纤溶症、重症肝炎和肝硬化等。

其他尚有不同的实验室检查，如生理性抗凝蛋白和病理性抗凝物质监测、纤溶活性监测［凝血酶时间（thrombin time，TT），血浆鱼精蛋白副凝试验（plasma protamine paracoagulation test，3P 试验）］、血液流变学监测等。临床上可根据实际需要加以测定。

（三）抗凝治疗患者椎管内麻醉处理原则

由于抗凝治疗或服用非甾体消炎药（NSAIDs）患者日益增多，对此类患者如何实施椎管内麻醉成为临床日益关注的焦点。为此美国区域麻醉与镇痛学会（American Society of Regional Anesthesia and Pain Medicine，ASRA）特别制订了指导原则，简录如下：

1. 使用阿司匹林 /NSAIDs 患者的处理原则

- 椎管内血肿的发病率没有明显增加。
- 使用阿司匹林或 NSAIDs 不影响椎管内麻醉穿刺、置管等操作的时间，也不影响拔出硬膜外导管的时间，术后也不需要特殊监测。

2. 使用华法林患者的处理原则

- 近期停用华法林患者实施椎管内麻醉须极其谨慎。
- 必须在停用华法林 4 ～ 5 天后，且凝血功能检查国际标准化比例（PT/INR）正常时方可实施椎管内麻醉。
- 同时使用其他抗凝剂（NSAIDs、肝素、低分子量肝素）不影响国际标准化比例却增加出血的风险。
- 如果已经留置了硬膜外导管，同时已经开始口服华法林：

  （1）拔出硬膜外导管前每天监测国际标准化比值（PT/INR）;

  （2）在 INR ＜ 1.5 时方可拔出椎管内导管；

  （3）在导管留置期间和拔除导管后至少 24 h 内必须监测感觉、运动功能。

3. 使用普通肝素患者的处理原则

- 如果皮下使用肝素每天两次、总剂量不超过 10 000 U，则不是实施椎管内麻醉的绝对禁忌证。
- 大剂量、频繁使用肝素者将增加出血风险，不推荐实施椎管内麻醉。
- 在使用肝素前实施椎管内麻醉可能发生血肿的风险降低。
- 如果患者使用肝素时间超过 4 天，应当检查血小板计数，以防肝素引起的血小板减少症。
- 患者不能合并有凝血抗凝功能障碍。
- 推荐严密监测患者的神经功能。

- 静脉使用肝素需停药 4 ～ 6 h 方能实施椎管内麻醉，实施麻醉操作前必须确认 APTT 功能正常。

4. 术前使用低分子量肝素的原则

- 术前使用预防剂量低分子量肝素的患者，椎管内穿刺必须在末次使用低分子量肝素至少 10 ～ 12 h 后实施。
- 术前使用大剂量低分子量肝素患者，椎管内穿刺必须在末次使用低分子量肝素至少 24 h 后实施。
- 推荐监测抗凝血因子Ⅹa 水平以观察治疗效果，但这不能预测评估椎管内出血的风险。
- 与低分子量肝素同时使用抗血小板制剂或口服抗凝剂增加椎管内血肿的风险。

5. 术后使用低分子量肝素的原则

- 单次预防性使用时：术后首次使用应该在术后 6 ～ 8 h，首次使用 24 h 之内不能使用第二次，椎管内导管必须在末次使用低分子量肝素至少 10 ～ 12 h 后拔除，且拔除导管后至少 2 h 内不许使用。
- 每日两次中等剂量或治疗剂量的低分子量肝素可以增加椎管内血肿的发病率，术后 24 h 后方可首次使用低分子量肝素，椎管内导管拔除后 2 h 内也不许使用低分子量肝素。
- 如果怀疑椎管内穿刺置管操作已经具有损伤性，术后至少 24 h 后方可使用低分子量肝素，因为损伤性操作增加发生椎管内血肿的风险。

第二节　麻醉方法的选择

妇科手术麻醉和其他手术一样，其麻醉方式的选择取决于病情特点、手术性质和要求、麻醉方法本身的优缺点、麻醉者的理论水平和技术经验，以及设备条件等几方面因素，同时还要尽可能考虑手术者对麻醉选择的意见和患者自己的意愿。各种麻醉都有各自的优缺点，但理论上的优缺点还可因具体病情的不同，以及操作熟练程度和经验的差异，而出现效果上、程度上甚至性质上的巨大差别。患者对各种麻醉方法的具体反应也可因术前准备和术中处理是否恰当而有所不同。麻醉方式的具体选择必须结合患者的病情和麻醉者的自身条件和实际经验，以及设备条件等因素进行全面分析，然后才能确定。

一、麻醉方式选择的一般原则

（一）病情与麻醉选择

手术患者的病情是麻醉选择最重要的依据。

（1）体格健康、重要器官无明显疾病、妇科疾病对全身尚未引起明显影响者，几乎所有的麻醉方法都能适应，可选用既能符合手术要求，又能照顾患者意愿的任何麻醉方法。

（2）凡体格基本健康，但合并程度较轻的器官疾病者，只要在术前将其全身情况和器官功能适当改善，麻醉的选择也不存在问题。

（3）凡合并较重全身或器官病变的手术患者，除应在麻醉前尽可能改善其全身情况外，麻醉的选择首先要强调安全，选用对全身影响最轻、麻醉者最熟悉的麻醉方法，要防止因麻醉选择不当或处理不妥所造成的病情加重，也需防止片面满足手术要求而加重患者负担的倾向。

（4）病情严重达垂危程度，但又必须施行手术治疗时，除尽可能改善全身情况外，必须强调选用对全身影响最小的麻醉方法，如局麻、神经阻滞；如果选用全麻，必须施行浅麻醉；如果采用硬膜外麻醉，应强调在充分补液扩容的基础上，分次小量使用局麻药，切忌阻滞范围过广。为安全计，手术方式应尽可能简单，必要时可考虑分期手术，以缩短手术时间。

（二）手术要求与麻醉选择

麻醉的首要任务是在保证患者安全的前提下，满足镇痛、肌肉松弛和消除内脏牵拉反应等手术要求。针对手术要求，在麻醉选择时应考虑以下几个方面：

1. 根据手术部位选择麻醉 妇科手术大多为腹、盆腔及会阴部手术，选用椎管内麻醉或全麻均可以满足手术要求。腹腔镜妇科手术虽然也在下腹部，但由于涉及气腹要求，通常选择全身麻醉为佳。

2. 根据肌肉松弛需要程度选择麻醉 椎管内麻醉可以满足大部分妇科手术的肌松要求，但也取决于局麻药的种类及浓度。

3. 根据手术创伤或刺激性大小、出血多少选择麻醉 腹腔手术邻近神经干或大血管时，手术创伤对机体的刺激性较大，容易发生血压、脉搏或呼吸波动。对复杂而创伤性很大或极易出血的手术，不宜选用容易引起血压下降的麻醉［如脊椎麻醉（脊麻）］，全麻常较局麻为合适，但需避免深麻醉，应结合肌松药施行浅麻醉。

4. 根据手术时间长短选择麻醉 1 h以内的手术，可用简单的麻醉，如局麻、氯胺酮静脉麻醉、局部静脉麻醉或单次脊麻等；长于1 h的手术，可选用长效局麻药施行脊麻、神经阻滞麻醉，或连续硬膜外麻醉或全麻；对于探查性质手术，手术范围和手术时间事先很难估计者，则应做长时间麻醉的打算。

5. 根据手术体位选择麻醉 体位可影响呼吸和循环生理功能，需用适当的麻醉方法予以弥补。例如妇科手术多取头低位，如采用腰麻方式则必须警惕重比重局麻药的使用。

6. 考虑手术可能发生的意外选择麻醉 例如卵巢病变需要扩大手术范围时，应及早准备适当麻醉方式。

（三）麻醉药和麻醉方法选择

各种麻醉药和麻醉方法都有各自的特点、适应证和禁忌证，选用前必须结合病情或手术加以全面考虑。原则上尽量采用简单的麻醉，确有指征时才采用较为复杂的麻醉。

1. 全身麻醉 全麻是目前应用最为广泛的麻醉方式。但全麻药物有其自身药理及药代学特点。如应用大剂量阿片类药物的麻醉前，必须考虑到麻醉后需要较长时间使用机械呼吸；室性心律失常在氟烷麻醉较为常见；心动过速在异氟醚麻醉较为常见。考虑患者的肝肾情况时，应同时考虑药物的代谢和对肝肾功能的影响。

2. 椎管内麻醉 椎管内麻醉有术后并发症少、应激反应抑制好、对患者影响小等优点，但长期以来人们都认为椎管内麻醉的操作耗时较长，技术不够熟练者尤其如此，且可能发生严重并发症，因此对其适应证应严格掌握。

3. 术后镇痛因素 在充分估计病情的基础上拟订麻醉处理方案时，应考虑加用术后刀口镇痛措施，或者将麻醉方式与术后镇痛进行有效关联。在全身麻醉前先施行标准的区域阻滞麻醉，或将区域阻滞麻醉作为全身麻醉的一项组成部分，或在区域阻滞麻醉基础上术后继续给予局麻药阻滞，使患者在术后一段时间仍处于基本无痛状态，均可显著增加患者术后的安全性。

（四）技术能力和经验与麻醉选择

妇科手术麻醉与其他手术一样，原则上应首先采用安全性最大和操作比较熟悉的麻醉方法。遇危重患者，或既往无经验的大手术，最好采用最熟悉而有把握的麻醉方法，有条件时在上级医师指导下进行。

二、常见妇科手术的麻醉

妇科手术麻醉有其自身特点：首先，为了便于盆腔深部和阴道操作，要求麻醉有充分的镇痛和肌肉松弛。注意特殊体位如头低位、截石位对呼吸、循环及血流动力学影响。预防周围神经和肌肉长时间压迫损伤；其次，妇科患者以中老年妇女为多，常可并存高血压、心脏病、冠心病、糖尿病、慢性支气管炎等疾病，或继发贫血、低蛋白血症和电解质紊乱，麻醉前应予治疗和纠正；最后，妇科麻醉除宫外孕、会阴部外伤、子宫穿孔、卵巢囊肿扭转外，大多属择期手术，麻醉前应做好充分准备。

妇科手术一般可选用连续硬膜外阻滞和腰麻硬膜外联合镇痛或全身麻醉。硬膜外阻滞有一点穿刺法和两点穿刺法。一点穿刺法可经 $L_{2\sim3}$ 间隙穿刺，向头侧置管，经腹手术阻滞平面达 $T_8 \sim S_4$，经阴道手术阻滞平面达 $T_{12} \sim S_4$ 为宜。两点穿刺法，一点可经 $T_{12} \sim L_1$ 间隙穿刺，向头侧置管；另一点经 $L_{3\sim4}$ 间隙穿刺，向尾侧置管，阻滞平面控制在 $T_6 \sim S_4$，适用于宫颈癌扩大根治术。对硬膜外阻滞有禁忌者，可选用全身麻醉。

（一）子宫及附件切除术

该类手术患者多为中、老年人，可能伴有循环或呼吸系统疾病，且因长期失血而常有贫血，各器官因慢性贫血可能有不同程度损害，应重视麻醉前纠正。如血红蛋白低于 70 g/L，应作认真处理，待 80 g/L 以上方可麻醉。一般均可首选硬膜外阻滞。老年患者合并心、肺疾病者应常规进行心电图及呼吸功能监测，维持血压、心率稳定，注意血容量动态平衡，防止心脏负荷增加，维护正常通气量，注意维护肾功能。该类手术除术前贫血或术中渗血较多者外，多数不需输血。

（二）巨大卵巢肿瘤的麻醉

麻醉的难易程度与肿瘤大小有直接关系。巨大肿瘤可引起：①膈肌上升、活动受限，胸廓容积明显缩小，通气量受限，患者长期处于低氧和二氧化碳蓄积状态；又因肺舒缩受限，易并发呼吸道感染和慢性支气管炎。麻醉前应常规检查肺功能及动脉血气分析，必要时行抗感染治疗。②巨大肿瘤可能压迫腔静脉、腹主动脉，使回心血量减少、下肢淤血水肿，心脏后负荷增加；又因腔静脉长期受压，逐步形成侧支循环，可使硬膜外间隙血管丛扩张淤血。麻醉前应常规检查心电图、超声心动图，了解心功能代偿程度。硬膜外穿刺、置管应谨防血管损伤，用药量应减少 1/3 ～ 1/2。③巨大肿瘤压迫胃肠道，可致患者营养不良，消瘦虚弱，继发贫血、低蛋白血症和水、电解质代谢紊乱，麻醉前应尽可能予以纠正。

麻醉方法和药物的选择应根据患者心肺功能代偿能力全面权衡。凡有呼吸、循环代偿不全而手术切口在脐以下的中等大小肿瘤，可选用连续硬膜外阻滞，操作注意事项见前述。巨大肿瘤促使患者难以平卧者，如属良性囊肿，麻醉前可试行囊肿穿刺缓慢放液，同时经静脉补血浆或羧甲淀粉（代血浆），然后选用清醒气管内插管，依诺伐（氟芬合剂）、咪达唑仑、氧化亚氮等吸入麻醉药、肌松药复合麻醉，全程施行机械辅助呼吸，避免发生呼吸、循环骤变或其他并发症。

（三）膀胱阴道瘘修补术

此手术需用截石位、半俯卧位、改良膝肘卧位等特殊体位，麻醉时要重视对呼吸、循环的影响。此外，此手术常需反复多次施行，手术时间长，渗血、出血较多，术前应认真改善全身情况，术中根据失血量及时输血补液。手术以选用连续硬膜外阻滞为安全、简便；如果采用全麻，需行气管内插管、静吸复合麻醉为妥。

（四）宫外孕破裂手术的麻醉

此为常见急症手术，麻醉处理主要取决于失血程度。麻醉前要对患者的失血量和全身状态作出迅速判断，并做好大量输血准备，以便抢救出血性休克。该类患者大多已处于休克状态：休克前期时，估计失血量约为 400 ～ 600 ml；如已达轻度休克，失血量约为 800 ～ 1200 ml；中度休克时失血量约为 1200 ～ 1600 ml；重度休克时失血量约为 2000 ml。休克前期或轻度休克时在输血输液基础上，可选用小剂量硬膜外阻滞；中度或重度休克，经综合治疗无好转者，应酌情选用局麻或全麻。可先补充血容量待休克好转后再给地西泮、依诺伐及氯胺酮复合麻醉。如选用气管内插管全麻，宜选用对心血管抑制较轻的依托咪酯、γ - 羟丁酸钠、氯胺酮、琥珀胆碱复合麻醉。诱导时要严防呕吐误吸。麻醉中要根据失血量补充全血、羧甲淀粉和平衡液，并纠正代谢性酸中毒，维护肾功能。麻醉后应继续严密观察，预防感染及心、肺、肾的继发性损害。

（五）宫腔镜检查与手术的麻醉

宫腔镜能直接检查宫腔形态及宫内病变，可直视，能减少漏诊，并可取材活检，提高诊断准确性。许多妇科疾病可进行宫腔镜手术治疗。

1. 宫腔镜检查麻醉特点 膨宫介质：基本要求为膨胀宫腔、减少子宫出血和便于直接操作。常用的有：

（1）二氧化碳：其折光系数为 1.00，显示图像最佳，但创面出血时，气体可影响观察效果。有气栓的危险。预防方法为应用特殊的调压注气装置，限制每分钟流量＜100 ml，宫内压力＜200 mmHg（26.7 kPa），术后头低臀高位 10 ～ 15 min，可预防术后肩痛。

（2）低黏度液体：有生理盐水，乳酸林格液和 5% 葡萄糖等。因其黏度低易于通过输卵管，检查操作时间过长，可致体液超负荷，故用连续灌流更安全。

（3）高黏度液体：有 32% 右旋糖酐 -70 和羟甲纤维素钠液等。因黏度高，与血不融，视野清晰。罕见情况有：过敏；Hyskon 液用量＞ 500 ml 会导致肺水肿和出血性紫癜；羟甲纤维素钠可引起肺栓塞。

2. 麻醉选择　现代技术可在无麻醉下进行宫腔镜检查活检。宫腔镜下手术，可酌情选用全身麻醉或腰麻硬膜外联合镇痛。该检查与手术可发生迷走神经紧张综合征，临床表现为恶心、出汗、低血压、心动过缓，严重者可致心搏骤停。故宫颈明显狭窄和心动过缓者尤应注意预防。

（六）妇科腹腔镜手术的麻醉

腹腔镜手术目前在妇科手术中的开展越来越普遍和广泛，因此对于此类手术的围术期麻醉管理也成为临床关注的焦点。腔镜手术创伤小，恢复快，但其生理、病生理学改变，尤其是人工气腹给呼吸、循环带来的影响不可忽视，其麻醉选择应慎重、合理。

1. CO_2 人工气腹对生理的影响

（1）CO_2 人工气腹对呼吸系统的影响：气腹可使膈肌上移，肺底部肺段受压，肺顺应性降低，气道压力上升，功能残气量下降，潮气量及肺泡通气量减少，影响通气功能。同时气腹可通过干扰肺内气体分布和通气 / 灌流比例而影响机体氧合功能，大量 CO_2 充入腹腔内很快被腹膜吸收入血，从而引起体内酸碱平衡变化，可产生高碳酸血症。外源性 CO_2 主要经腹膜吸收，吸收速度约 14 ～ 90 ml/min，当腹内压（intra-abdominal pressure，IAP）小于 10 mmHg 时，

CO_2 吸收量与 IAP 成正比；大于 10 mmHg 时，则 IAP 与 CO_2 吸收率不再呈线性增加，而呈现平台关系。手术操作会损伤腹腔内大小血管，加快 CO_2 的吸收量。12 ~ 15 mmHg 的 IAP 使气道峰压和平台压分别提高 50% 和 81%，肺顺应性降低 47%。Trendelenburg 体位下肺顺应性进一步下降 10% ~ 30%。IAP 达 25 mmHg 时，对膈肌产生 30 g/cm^2 的推力，因此对有心肺疾患的患者，气腹可加重原有的呼吸功能障碍。

（2）人工气腹对循环系统的影响：IAP 增加时，静脉血管壁受压，静脉阻力上升，从而影响静脉回流，心脏后负荷增大；CO_2 气腹可激活下丘脑垂体靶腺轴，间接影响循环系统；若合并高碳酸血症，可导致交感神经兴奋，儿茶酚胺、垂体后叶素等缩血管物质释放增加，导致心肌异常的变时和变力效应，心肌氧耗量增加。研究认为：气腹可引起血压升高、心率增快、外周血管阻力增大、肺循环阻力增高、每搏输出量下降、心排血量和心脏指数稳定或下降，中心静脉压变化不定。静脉回心血容量降低，左心室舒张末容量降低。高的 IAP 压迫下腔静脉，静脉阻力升高，血液淤积于下肢，导致心排血量降低。气腹前快速扩容和头低位能减少气腹后回心血流量降低所致的低血压。随着 IAP 增高对腹腔内血管的压力也增加，当 IAP 增高到 9.96 ~ 15 mmHg 时，可影响腔静脉的回流，压力如超过 15 mmHg 时则可产生严重反应。临床上腹内压可分为 4 级：腹内压 7.15 ~ 10.27 mmHg 为Ⅰ级，10.05 ~ 17.62 mmHg 为Ⅱ级，18.70 ~ 25.72 mmHg 为Ⅲ级，大于 26.62 mmHg 为Ⅳ级。Ⅰ级时为正常腹内压，一般不需处理；Ⅱ级时根据临床情况而定，如有少尿、无尿、缺氧、气道压力增高等临床情况时，应进行严密监护；Ⅲ级时，一般需减压；当腹内压达Ⅳ级时应立即腹腔减压，去除气腹。

（3）人工气腹对其他重要脏器的影响：气腹可导致肾血管受压、肾灌注量减少，IAP为20 mmHg时，肾血流减少79%，肾小球滤过率减少77%，肾小球阻力升高55.5%，尿量减少50%，加之抗利尿激素明显升高，术中尿量明显减少。腹腔镜手术中发生胃内容物反流的危险性为2%。

2. 麻醉选择 麻醉选择可分为椎管内麻醉和全身麻醉两大类，前者包括硬膜外和腰麻硬膜外联合镇痛，后者可应用气管插管和喉罩技术。

椎管内麻醉虽然从镇痛角度可满足手术需求，但许多患者无法耐受高压气腹，往往需要较强的静脉辅助用药，这就在气腹和Trendelenburg体位和高阻滞平面的基础上更加重了呼吸抑制。一旦患者发生反流，因咽喉反射减弱，气管未得封闭，容易导致误吸。同时IAP升高，腹膜牵拉、高碳酸血症时CO_2刺激反射性引起迷走神经兴奋，心肌对迷走神经的反应性增强；同时椎管内麻醉又使交感神经被阻滞，迷走神经相对亢进，诸多综合因素易导致患者心率减慢，甚至心搏骤停。

全身麻醉可应用喉罩或气管插管。喉罩操作简单，插、拔管的应激反应小，无术后咽痛、咳嗽、咳痰的副反应，较适用于腹腔镜等短小手术。置入喉罩后，常规通过第三代双管喉罩的引流管置入胃管引流，以减少胃内压和防止胃内容物反流。但喉罩的突出问题是气道管理，头低位人工气腹后，气道压升高，需密切观察喉罩是否漏气，确保通气和换气无障碍。若有需要应尽快更换气管导管，以策安全。总之，椎管内麻醉用于腹腔镜手术的安全性尚存在一定问题，已有多例腹腔镜手术应用椎管内麻醉术中心搏骤停的文献报道，建议有条件的医院应用全身麻醉。肥胖的患者应首选气管插管，以确保气道通畅。术前已有心肺疾患、肥胖、高龄等患者，选用气管插管全身麻醉。

第三节　合并其他疾病的妇科患者

一、合并心血管疾病的患者

（一）缺血性心脏病

当心肌氧供给不能满足心肌氧代谢需求，就会引起心肌缺血。其病理基础是冠状动脉粥样硬化。心肌缺血是围术期最常见并发症和围术期死亡的主要原因。

1. 术前评估

（1）患者在围术期的临床表现与疾病的严重程度和心室功能相关。重症冠心病，近期心梗病史或心室功能不全患者发生心脏并发症的危险最高。

（2）有陈旧性心肌梗死者，特别是行大手术者，必须询问的重要症状包括：有无胸痛、呼吸困难、活动耐力差、晕厥或黑朦，明确症状与活动的关系。

（3）目前认为麻醉方式和麻醉药物剂量、浓度并不影响心肌再梗死的发生率。既往有心肌梗死病史的患者实际再发心肌梗死的可能性与时间长短有关。心肌梗死恢复期，若心肌缺血试验显示残留心肌无缺血危险，则非心脏手术可在心肌梗死后 4 ～ 6 周进行。术前 3 个月内发生心肌梗死的患者，再次梗死发生率为 6%。术前 3 ～ 6 个月内发生心肌梗死的患者，再次梗死发生率为 2% ～ 3%。

（4）严重Ⅲ～Ⅳ级不稳定性心绞痛患者其围术期心脏不良事件发生率为 30% 以上，择期手术应推迟。3 个月内频繁发作心绞痛者也应暂缓手术。

2. 术前准备

（1）术前请心内科医师会诊，调整术前用药，同时术

后应尽早恢复 β 受体阻滞剂、硝酸酯类、钙通道阻滞剂、ACEI 的使用。

（2）围术期使用 β 受体阻滞剂可以降低患者的死亡率，适用于所有对该药无禁忌的缺血性心脏病患者。

（3）紧张、焦虑会增加心脏氧耗，增加心肌缺血的概率。术前应适量应用抗焦虑药，非全身麻醉时应适当辅助镇静药。苯二氮䓬类药物单独或联合阿片类药物使用较为常见。

（4）心律失常会使心排血量下降，心脏无效做功增加。应尽量避免，及时予以纠正。

（5）低血压会显著减少心肌氧供，心动过速会明显增加心肌氧耗，均应避免。维持适当的前负荷非常重要，前负荷过少心脏无效做功增加，可能出现低血压；前负荷过高，使心脏耗氧增加，有心力衰竭的危险。

（6）纠正贫血，血细胞比容＜ 28% 可增加心脏患者围术期心肌缺血和心脏事件的发生率。

（7）调整体液内环境，及时纠正电解质紊乱。

（二）高血压

高血压是手术患者最常见的合并症，而且与缺血性心脏病和脑血管疾病密切相关。高血压病患者围术期常易出现剧烈的血压波动，继而会引起严重的急性心脑血管意外。

1. 术前评估

（1）了解患者高血压的严重程度、持续时间、出现症状时的血压水平、目前用药，及是否合并高血压并发症。了解是否有心肌缺血、早期心力衰竭、脑灌注不足等表现。

（2）了解具体的治疗方案，包括药物种类和相关副作用。

（3）评估重要脏器功能。

（4）客观评估机体的液体容量。

（5）眼底检查是高血压患者最有用的检查，视网膜血管改变通常与高血压的严重程度、动脉粥样硬化的进展和高血压对其他器官的损害呈正相关。测定血清肌酐和尿素氮水平，以评估肾功能。服用利尿剂、洋地黄或肾功能受损者，应检查电解质浓度。

2. 术前准备

（1）抗高血压药物应用原则：①抗高血压药物应尽可能用到术前（含利血平的复方制剂需停药 1 周）；②降压药应从小剂量开始，根据患者的耐受情况增加剂量；③联合用药效果更好；④最好选用具有 24 h 平稳降压的长效药物，以更平稳地控制血压，保护靶器官，减少发生心脑血管事件的危险性。

（2）手术时机掌握原则：①多高的血压为手术禁忌没有明确的标准，应根据全身合并症的情况综合决定；②除急诊手术外，择期手术原则应在高血压得到良好控制后再实施；③严重的高血压（舒张压＞ 115 mmHg）应经过规律治疗 4 周，血压有效控制后再安排手术；④中度高血压（100 mmHg ＜舒张压＜ 115 mmHg）应经过规律治疗几天后再安排手术。舒张压＞ 110 mmHg 时，除急诊手术外均应推迟；⑤如合并脑血管意外，应在发病控制 2 个月后且经过规律抗高血压治疗再安排手术；⑥如出现肾病、视网膜病变等终末靶器官病变，应确保高血压经过规律治疗，并控制良好。

（3）术前用药：术前应充分镇静，防止和减少焦虑，但不能抑制循环和呼吸，且要考虑患者服用的抗高血压药的作用。术前晚可给予口服安定类药物以保证充足的睡眠。术前可肌注东莨菪碱，心率慢者可用阿托品。肌内注射吗啡或哌替啶也是常用的选择。

（三）心律失常

1. 病态窦房结综合征　窦性心动过缓伴窦房结退行性病

变及纤维化。主要见于风湿性心脏病、病毒性心肌炎、冠心病、先天性窦房结病变。表现为阵发性心悸、晕厥、阿斯综合征。凡有晕厥史和阿斯综合征表现，应明确诊断后安放起搏器。心动过缓且阿托品试验阳性者也应安置临时起搏器。

2. 室上性心动过速 源于心室以上部位的心动过速，均可称为室上性心动过速。心电图表现为：P-R 间期缩短、QRS 波不增宽、心率 150 ～ 200 次 / 分。

室上性心动过速可引起血流动力学的不稳定，因此一旦出现应立即处理。

（1）按摩颈动脉窦可以减慢心率，但不能恢复窦律。

（2）β 受体阻滞剂、维拉帕米、胺碘酮可以控制心率，并使其转为窦律。维拉帕米 5 ～ 10 mg 缓慢静注，必要时可重复使用。艾司洛尔静脉持续输注速度为 50 ～ 200 μg/（kg · min）。注意两药合用时可引起严重低血压或心搏骤停。

（3）洋地黄类药物可以增加心脏的隐匿性传导，因而会加重 WPW 综合征（Wolff-Parkinson-White syndrome）患者的心动过速，禁用于 WPW 者。

（4）如合并低血压，应首先行 200J 电除颤。

3. 心房颤动

（1）病理生理：心房各部心肌纤维收缩不同步，不能有效收缩，导致心室血量减少、充盈不足、心排血量下降。

（2）心电图表现：P 波消失、心室率不规律，心室率 120 ～ 200 次 / 分。

（3）心房颤动诱因：缺氧，缺血；心肌、心包或二尖瓣病变；电解质紊乱、脓毒血症、胸腔手术。

（4）处理原则：快速房颤治疗首先应尽可能恢复窦性心律，如不能恢复窦性心率，要控制心室率在 100 次 / 分以下。

慢性房颤治疗以减慢心室率为主，同时要注意防止血栓栓塞的发生。

（5）处理方法：①纠正诱发因素。②如合并低血压应采用同步直流电复律（200 J，无效则用 360 J），常是恢复窦性心律的最快方法。③药物治疗：β 受体阻滞剂（如艾司洛尔、普萘洛尔，对已存在心肌疾患及合用钙通道阻滞剂者应慎用），胺碘酮（可用于降低心室率或维持已经恢复的窦性心律，但不能转复心房颤动。负荷量为 1 h 内 300 mg 静脉滴注），氟卡尼（对于恢复窦性心律效果很好，静脉注射 50 ～ 100 mg），洋地黄化。④如房颤持续 24 h 以上，在进行直流电复律之前应给予抗凝治疗以防止发生栓塞。

4. 心房扑动 心房内任意位置发生去极化就可能诱发心房扑动或房性心动过速。心房扑动多发生在有心脏疾患者，常见原因：风湿性心脏病，缺血性、高血压性心脏病。心电图上出现典型的“锯齿波”。麻醉前应用 β 受体阻滞剂，也可应用维拉帕米、胺碘酮治疗。因心房扑动伴有血流动力学不稳定的患者抗心律失常药通常无效，应予电复律。

5. 室性期前收缩。

6. 无症状的偶发室性期前收缩（室早） 不用处理，具有引起室性心动过速危险的室性期前收缩应积极治疗。

（1）纠正诱因。

（2）药物：首选利多卡因，无效时可用胺碘酮。

7. 室性心动过速

（1）血流动力学不稳定者，首选直流电复律 200 J，无效则用 360 J。如除颤后又出现室性心动过速，可以用利多卡因或胺碘酮维持恢复的窦性心律。

（2）利多卡因 100 mg 静脉注射，无效时可选用胺碘酮（300 mg 于 1 h 内输完）、普鲁卡因胺（100 mg 缓慢静脉注射，可重复 1 ～ 2 次）。

8. 室颤　心电图表现：心室肌纤维的不规则收缩，无 QRS 波，表现为颤动波。处理：立即行直流电复律 200 J，无效则用 360 J。

9. 预激综合征　多数患者麻醉无危险性，但要积极处理并发的其他心律失常。

10. Q-T 间期延长综合征　重点要鉴别出家族遗传性 Q-T 间期延长综合征。Q-T 间期超过 0.44 s，心率在 60 次 / 分以上，伴或不伴有先天性神经耳聋。遗传性 Q-T 间期延长在婴幼儿期常伴短暂晕厥，随年龄增长发作频率和严重程度减低。诱因是交感神经兴奋。

继发性 Q-T 间期延长发生于应用抗心律失常药时，低钾、低钙、低镁的心电图也会表现 Q-T 间期延长。

术前准备要点：①降低心脏交感神经兴奋性；②口服 β 受体阻滞剂，效果不佳时服用苯妥英钠、扑米酮、维拉帕米、溴苄胺等；③药物治疗无效时可考虑行左星状神经节切除术；④麻醉前应给予抗焦虑药和抗胆碱药。

11. 房室传导阻滞

（1）一度房室传导阻滞：PR 间期大于 0.2 s，一般无不良后果，主要取决于原发病因。但应注意有发展为二度房室传导阻滞的可能。

（2）二度房室传导阻滞

莫氏Ⅰ型（文氏现象）：PR 间期逐渐延长，直至心房冲动的传导受阻，周期性发作。通常不需治疗。

莫氏Ⅱ型：窦房结冲动在房室结间歇性受阻，不能下传。常发展为完全性房室传导阻滞，术前应请心内科会诊，安装起搏器。

（3）三度房室传导阻滞（完全性房室传导阻滞）：心房的冲动完全不能传导到心室，心室内在兴奋点自主兴奋，表现为 P 波与 QRS 波无关，且 QRS 波形状异常。常见原因：急性心肌梗死、心肌病、心脏手术后、洋地黄中毒、β 受体阻滞剂过量、高钾血症、手术刺激导致的强烈的迷走反射。术前应安装永久起搏器。急诊手术应经静脉安置临时起搏器。

（4）右束支传导阻滞：心电图 V_1 导联出现典型的“M”波。可见于右心有病变者或正常人。

（5）左束支传导阻滞：心电图上每一导联均出现 QRS 波起始方向的改变，并有 QRS 波增宽。常提示心脏有器质性病变。

（6）双束支传导阻滞：即右束支阻滞合并左前分支或左后分支阻滞，合并左前分支阻滞更常见，心电图 V_1 导联出现典型的“M”波，并有心电轴左偏。对心电图有 P-R 间期延长或有晕厥史者，应安置临时起搏器。右束支合并左后分支阻滞者，发生三束支传导阻滞可能性大，应常规安置临时起搏器。

（四）术前心脏用药原则

用于治疗心脏疾病的药物原则上应持续用至手术当日术前。

1. β 受体阻滞剂　β 受体阻滞剂主要用于治疗缺血性心脏病、频发性心绞痛、室性和（或）房性心律失常及中、重度高血压。可改善心功能和耐受运动的能力。术前心肌缺血多与心动过速有关，术前应用 β 受体阻滞剂有预防作用。术前 30 min 和手术开始即刻分两次静脉给予 5 mg 阿替洛尔，注射时间不少于 5 min。应用 β 受体阻滞剂时应注意心率必须大于 55 次 / 分，收缩压不低于 100 mmHg，无充血性心力衰竭、三度房室传导阻滞或支气管痉挛表现。

2. 钙通道阻滞剂　患者对 β 受体阻滞剂效果不佳时，可联合应用钙通道阻滞剂。但维拉帕米除外，特别是在存在心脏传导异常或左心室功能受损者。

3. 抗高血压药　一般不需停药，可应用至术日晨。

4. 利尿药 术前使用的利尿药应注意：①多为联合使用，了解各自的药理作用；②判断是否存在低血容量；③监测电解质水平。

5. 洋地黄类药物 洋地黄类药物主要用于充血性心力衰竭、心房颤动和心房扑动以改善心功能和控制心室率。常用药为地高辛，应注意监测地高辛血药浓度，并监测血钾水平。通常术前 1 天或手术当天停用口服地高辛，术中、术后按需静脉用药。

二、合并呼吸系统疾病的患者

（一）慢性阻塞性肺部疾病

慢性阻塞性肺部疾病（chronic obstructive pulmonary disease，COPD）分为两大类：慢性支气管炎和肺气肿，大部分患者兼有这两类疾病的特征。

1. 麻醉术前准备

（1）术前了解患者咳嗽、咳痰和喘息的情况。进行肺功能、胸片和血气分析检测。第 1 秒用力呼气量（FEV_1）＜ 50% 预计值时，患者通常有劳累性呼吸困难；而 FEV_1 ＜ 50% 预计值说明患者轻微活动时即可出现呼吸困难，并发症出现的风险极高。部分患者并发心脏疾病，术前也应该评估心血管功能。

（2）术前戒烟至少 6 ～ 8 周，以达到减少分泌物和降低术后肺部并发症的目的。戒烟 24 h 在理论上也具有改善血红蛋白携氧的作用。

（3）术前治疗应针对纠正低氧血症、缓解支气管痉挛、减少和排出分泌物、控制感染、改善营养状况等。包括胸部理疗（叩背和体位引流），应用抗生素、支气管扩张剂、糖皮质激素等。洋地黄治疗可能会有益于肺心病患者，特别是出现右侧心力衰竭者。

2. 术中管理

（1）一般认为区域麻醉较全身麻醉更为适用。但某些特殊体位如截石位，可能会加重清醒患者的呼吸困难程度。

（2）全身麻醉诱导前应充分吸氧。麻醉药物通常会使中重度疾病患者的呼吸抑制加重。对于肺大泡和肺动脉高压患者应避免使用氧化亚氮。临床剂量的麻醉药物一般不会抑制缺氧性肺血管收缩机制。

（3）对于较大的开腹手术应该进行血气分析。动脉血氧分压的测定有助于发现肺内分流的细微变化，而且动脉血二氧化碳分压的变化可用于指导术中通气，因为肺内无效腔量增加使动脉血二氧化碳的分压差值变大。应调节通气参数使动脉血 pH 维持在正常范围之内。若使先前存在二氧化碳潴留的患者动脉血二氧化碳分压降至正常水平会导致碱中毒。对于肺动脉高压患者，应实施中心静脉穿刺置管以观察右心功能的改变。

（4）肺大泡患者术中极有可能出现气胸，特别是采取正压通气时，可发生张力性气胸，这种情况下患者可表现出低血压、低血氧、气道阻力增加和潮气量下降。如果高度怀疑出现张力性气胸，则在锁骨中线第二肋间水平置管引流。

（5）手术结束时，气管导管的拔出时机应权衡发生支气管痉挛的风险和肺通气不足的风险而定。但事实证明早期拔出气管导管的利大于弊。清醒拔管虽有助于评估术后肺功能，但可能发生支气管痉挛；深麻醉下拔管可减少支气管痉挛的发生，但患者必须要能够维持足够的通气量。

（6）对于 $FEV_1 < 50\%$ 预计值的患者，行上腹部手术后，很可能需要术后呼吸支持治疗。

（二）支气管哮喘

支气管哮喘简称哮喘，是嗜酸粒细胞、肥大细胞和 T 淋巴细胞等多种炎症细胞参与的气道慢性炎症疾患，受遗传因素和环境因素的双重影响；临床表现为反复发作性的喘息、气急、咳嗽或胸闷、伴有哮鸣音的呼气性呼吸困难等症状，常常出现广泛多变的可逆性气流受限。气道高反应性（airway hyperreactivity，AHR）是哮喘患者共同的病理生理特征，但 AHR 者并非都是哮喘，如长期吸烟、慢性阻塞性肺疾患等疾病也可出现 AHR。

1. 术前评估

（1）术前访视患者时询问哮喘发作的频率、典型诱因、病程时间长短、服用何种药物、是否曾经住院治疗及治疗情况等问题，应重点询问近期哮喘发作病史以及有无上呼吸道感染。因上呼吸道感染可增加气道反应性，是诱发哮喘严重发作的主要因素。

（2）评估患者的运动耐力和活动水平，如爬楼梯、走路距离、日常活动能力等。

（3）术前应常规进行肺功能检查。轻度哮喘患者的肺功能检查结果可能正常，在中、重度哮喘患者中，FEV_1、用力肺活量（FVC）、呼出气流高峰速率（peak expiratory flow rate，PEFR）和呼气中期最大气流速率（maximal midexpiratory flow rate，MMEFR）均显著下降（见表 11-6），气流容积曲线亦出现明显改变。$FEV_1 < 40\%$ 预示将发生呼吸衰竭。

表 11-6　由 PEFR、FEV_1 和 MMEFR 提示的哮喘发作轻重

试验	轻度	中度	重度
PEFR	≥ 80%	≥ 60%	<50%
FEV_1	≥ 70%	45% ～ 70%	<50%
MMEFR	55% ～ 75%	30% ～ 50%	10% ～ 30%

（4）轻度哮喘患者无需做动脉血气分析，重度哮喘患者及哮喘急性发作时应当进行动脉血气分析。中、重度哮喘患者可出现低氧血症，即使 $PaCO_2$ 在正常值范围，也应警惕可能发生呼吸衰竭。

2. 术前准备

（1）药物治疗应持续使用至术前，包括 β_2 受体激动剂（沙丁胺醇、特布他林）、糖皮质激素、白三烯抑制剂（孟鲁司特）、肥大细胞稳定剂（色甘酸钠）、茶碱类药物。长期使用糖皮质激素治疗的患者，应给予补充剂量的糖皮质激素，防止发生肾上腺功能不全。

（2）在术前应予以患者良好的镇静，缓解患者焦虑情绪，咪达唑仑是理想的选择，也可选择小剂量阿片类药物（吗啡除外，因其具有组胺释放的副作用），但要避免出现呼吸抑制。抗胆碱药物可减少气道分泌物、抑制迷走神经反射，亦有研究认为常规剂量的抗胆碱药物并不能防止气管插管时出现支气管痉挛，因此可根据患者具体情况选择。H_2 受体拮抗剂等可诱发哮喘发作的药物应禁止使用。

（3）哮喘如未得到良好控制，应推迟择期手术。

3. 麻醉管理

（1）椎管内麻醉：①尽可能选择椎管内麻醉，必须保证阻滞完善，麻醉效果确切，及时予以鼻导管或面罩吸氧；②应注意麻醉平面不应过高，避免产生呼吸抑制。研究认为高位脊椎麻醉或硬膜外麻醉平面达到 T_4 ～ T_6 时，可降低气道的交感神经张力，使副交感神经活动占优势，诱发支气管痉挛；③术中可给予小剂量的镇静药物缓解患者的紧张情绪，必须密切观察呼吸运动防止发生呼吸抑制。

（2）全身麻醉：①对哮喘患者，全麻的宗旨就是诱导平稳，维持适当的麻醉深度，苏醒平稳，镇痛完善；避免疼痛、情绪应激或浅麻醉状态下的手术刺激造成支气管痉挛；②麻醉药物选择：硫喷妥钠因明显抑制交感神经而使副交感神经占优势，易诱发喉痉挛和支气管痉挛，哮喘患者禁止使用。氯胺酮能够使支气管扩张，但如果患者体内茶碱血药浓度较高时，使用氯胺酮可诱发癫痫发作。咪达唑仑、依托咪酯和丙泊酚可安全用于哮喘患者的麻醉诱导与维持。阿片类药物中吗啡可引起组胺释放导致支气管痉挛，应避免使用。神经肌肉阻滞剂阿曲库铵和米库氯铵具有组胺释放作用，琥珀胆碱有时引起组胺轻度释放，但多数哮喘患者仍可安全应用；③麻醉诱导时，必须要在足够的麻醉深度下进行气管插管，注意气管导管深度。气管插管前 1 ～ 3 min，静脉注射利多卡因 1 ～ 2 mg/kg，可有效缓解由插管引起的支气管收缩反应；气管内使用利多卡因更易诱发支气管痉挛，应避免使用。气管插管后，可经气管导管使用舒喘灵气雾剂（沙丁胺醇），缓解支气管收缩反应。禁忌经环甲膜穿刺气管内注射局麻药进行表面麻醉。与气管插管相比，喉罩不易增加气道反应性，但由于喉罩气道封闭性较差、易出现反流与误吸、清理气道分泌物不完全等因素，使其在哮喘患者的使用存在争议；④吸入麻醉药恩氟烷、异氟烷、七氟烷具有扩张支气管和阻断气道反射的作用，是哮喘患者很好的麻醉维持药，在加深麻醉深度时，应逐步缓慢进行，因吸入麻醉药具有轻微的气道刺激作用；⑤在血流动力学稳定的前提下，术中应维持较深且适当的麻醉深度，给予充分肌松；及时清理气道分泌物、异物，防止气管导管移位。术中出现支气管痉挛，主要表现为气道峰压显著增高，双肺广泛哮鸣音，ETCO$_2$ 或 PaCO$_2$ 稍下降，严重者哮鸣音反而减少，ETCO$_2$ 或 PaCO$_2$ 显著升高，SpO$_2$ 和 PaO$_2$ 显著降低。其处理为：首先应排除由气管导管梗阻、肺水肿、肺栓塞等原因引起的气道峰压增高，去除刺激因素如停用可疑药物、纠正导管位置不当；加深麻醉；吸入 β$_2$ 受体激动剂是治疗急性支气管痉挛的首选药物，沙丁胺醇是目前使用最广泛的 β_2 受体激动剂，吸入后 5 min 起效，30 ～ 60 min 达最大效应，一般使用剂量 2 ～ 4 揿（200 ～ 400 mg），但由于经气管导管给药产生的药物沉积于导管内壁，真正到达气道的药物有效剂量远远不足，所以可能需要 10 ～ 15 揿，揿入沙丁胺醇后，利用手控通气进行缓慢、深吸气，使药物尽可能进入气道并均匀分布；避免使用沙美特罗，因其起效时间长达 20 min；揿入 β_2 受体激动剂同时静脉注射氢化可的松 1 ～ 2 mg/kg；由于茶碱类药物与氟烷相互作用诱发心律失常以及血药浓度范围狭窄等因素，限制其在治疗支气管痉挛方面的应用。机械通气时不应加用呼气末正压通气（positive end expiratory pressure，PEEP），因哮喘患者往往存在内源性 PEEP，防止内源性 PEEP 与外源性压力叠加产生的肺泡过度膨胀，同时适当减少潮气量，延长呼气时间，使 $PaCO_2$ 维持在理想水平；⑥术毕拔管时，充分清理气道分泌物，待患者自主呼吸恢复，潮气量、呼吸频率、呼吸幅度满意时，可在深麻醉下拔管。还可静脉注射利多卡因 1 ～ 2 mg/kg，减少气道反射；⑦重度哮喘患者术后可能需要入 ICU 继续呼吸支持与观察。

（三）限制性肺部疾病

限制性肺部疾病的病变特点为肺顺应性降低。包括许多急性和慢性肺部病变以及外源性（肺外）病变，这些肺外病变涉及胸膜、胸壁、膈肌和神经肌肉功能等。肺顺应性降低增加了呼吸做功，导致了特征性的浅快呼吸模式。气体交换功能正常，除非病变已到晚期。

（四）急性内源性肺部疾病

（1）急性内源性肺部疾病包括肺水肿［包括成人呼吸窘迫综合征（adult respiratory distress syndrome，ARDS）］、感染性肺炎和吸入性肺炎。

（2）肺顺应性降低主要是由于肺毛细血管压力或通透性增加引起血管外肺水增多所致。肺毛细血管压力增高见于左心衰竭，而肺水增多和肺毛细血管通透性增加则见于ARDS。局部或广泛的肺毛细血管通透性增加也见于感染性或吸入性肺炎。

（3）对于急性肺部疾病患者，不应实施择期手术。急诊手术的术前准备包括最大限度地改善通气和氧合，给予利尿剂缓解液体超负荷，血管扩张剂和正性肌力药物治疗心衰竭，胸腔积液引流、胃管减压和引流腹水缓解腹部膨胀。持续性低氧血症患者可能需要正压通气和PEEP治疗。同时应积极治疗感染和低血压等全身病症。

（4）麻醉药物的选择应因人而异。对于ARDS、心源性肺水肿等危重病变，麻醉期间应继续术前的重症治疗措施。麻醉维持一般采用静吸复合麻醉，术中可能需要给予高浓度吸氧和PEEP。由于肺顺应性降低可造成吸气压力峰值增高，所以正压通气具有产生气压伤和容积伤的风险。这些患者的潮气量应减至4～8 ml/kg，通气频率上调至14～18次/分，即使出现呼气末二氧化碳分压升高。气道压力应该低于30 cmH_2O。麻醉机本身附带的呼吸机可能不能满足严重ARDS患者的需要，由于其气体流量控制能力有限、带有低压限制系统、缺少某些通气模式，应该采用重症监护治疗室中结构复杂的呼吸机。建议实施严密的血流动力学监测。

（五）慢性内源性肺部疾病

（1）慢性内源性肺部疾病通常是指间质性肺疾病，特征为发病隐匿、肺泡壁和肺泡周围组织慢性炎症、进行性肺纤维化。最终导致气体交换和通气功能受损。炎症病变可仅局限于肺部，也可能是全身多器官病变的一部分。慢性内源性肺部疾病包括过敏性肺炎、放射性肺炎、特发性肺纤维化、自身免疫性疾病和结节病等。慢性肺误吸、氧中毒和严重的ARDS等也可导致肺纤维化。

（2）患者通常表现为劳累性呼吸困难，有时伴有干咳，肺心病仅见于严重病变。体检时发现肺底部存在干啰音，晚期阶段有右心衰竭的体征。血气分析可发现轻度低氧，二氧化碳分压正常。肺功能检查表现出典型的限制性肺疾病的特点，肺一氧化碳弥散能力下降30%～50%。

（3）治疗针对减缓病变进展，远离致病源。糖皮质激素和免疫抑制药物可用于治疗特发性肺纤维化、自身免疫疾病和结节病。如果患者存在慢性缺氧，氧疗可有助于缓解或预防右心衰竭。

（4）术前评估的重点在于明确肺受损的程度和潜在的疾病。后者对于确定是否有其他器官受累十分重要。对于有呼吸困难病史的患者应采取肺功能实验和血气分析做进一步评估。肺活量＜15 ml/kg说明肺功能严重受损，胸片有助于评估病变的严重程度。

（5）这类患者术中易于发生低氧血症，需要控制通气以确保气体交换正常。麻醉药物的选择并不十分重要，但这类患者对吸入性麻醉药物的摄取速度加快。由于某些患者对氧中毒较敏感，特别是术前给予博来霉素的患者，所以吸入氧浓度应维持在能够确保SPO_2＞88%～92%的最低水平。在机械通气期间，由于这些患者的吸气压力较高，具有诱发气胸的危险，所以应采取较小的潮气量和较快的呼吸频率。

（六）外源性限制性肺疾病

外源性限制性肺疾病影响肺的正常扩张，所以可削弱气体交换功能。这些病变包括胸腔积液、气胸、纵隔肿物、脊柱后侧凸、漏斗胸、神经肌肉疾病、妊娠、腹水或出血所导致的腹内压增高等。重度肥胖也可能产生限制性通气障碍。麻醉处理与上述内源性限制性肺疾病相似。

三、合并糖尿病的患者

（一）术前准备要点

（1）手术前应详细了解病史，充分准备，特别是有并发症的患者，应控制糖尿病症状，改善患者全身状况，提高患者对麻醉和手术的耐受性。机体应激时，外周组织对胰岛素利用障碍，同时胰高血糖素分泌增加，出现血糖增高。因此，应尽可能选用对糖代谢影响小的麻醉方法及用药。

（2）对于糖尿病的用药：二甲双胍应在大手术前2天停药，因为它有造成乳酸酸中毒的危险；氯磺丙脲时效较长，应在手术前3天停药；短效药物如格列本脲术前也应被替换。若患者之前用长效胰岛素（如混悬锌结晶胰岛素），应在术前几天停药，改用中效或短效胰岛素；中效和短效胰岛素和其他口服降糖药可以服用至手术当天。

（3）对外科手术的应激反应可以改变患者对胰岛素的需求。需要根据患者类型（患者是胰岛素依赖型糖尿病还是非胰岛素依赖型糖尿病）、血糖控制情况、手术范围、手术时间和术后的禁食水的时间等调整胰岛素用量。一旦患者术后开始恢复，其胰岛素的需求量会下降。

（4）术前常规监测血糖，胰岛素依赖型糖尿病每4 h一次，非胰岛素依赖型糖尿病每8 h一次。测量尿酮体和尿糖。尽量安排在第一台手术。

（二）围术期控制糖尿病的一般原则

（1）避免低血糖，防止引起不可逆性脑损伤。

（2）避免可导致渗透性利尿和严重脱水的严重的高血糖

（> 14 mmol/L）。

（3）避免血糖水平大幅度波动，维持血糖在 6 ～ 10 mmol/L 的范围内。

（4）避免发生细胞内葡萄糖的缺乏，防止酮症酸中毒。

（5）防止低血钾、低血镁、低磷血症。

（6）若糖化血红蛋白> 9%（正常 3.8% ～ 6.4%），提示血糖控制不佳。

（7）如果糖尿病患者控制不佳但没有酮体出现，使用按比例增减的胰岛素方案。如果有酮体出现，考虑延迟非急诊手术并进行正规的糖尿病治疗。如果为急诊手术须使用“大手术方案”。大体上，如果患者被允许在手术后的 4 h 之内进食，可以称为小手术。其他的都称为大手术。

（8）饮食控制的糖尿病患者只需要每 4 h 常规监测血糖浓度。当血糖高于 17 mmol/L 或出现尿酮体时应注射胰岛素控制。输注胰岛素时，应在同一静脉通道输注葡萄糖和胰岛素，以避免只输注胰岛素而没有葡萄糖。

（三）低血糖的防治

（1）低血糖（血糖< 4 mmol/L）是糖尿病患者术前最主要的危险。禁食、近期饮酒、肝功能衰竭和败血症常会恶化低血糖。特有的症状是：心动过速、头晕、发汗、苍白。进一步可引起意识混乱、躁动、语言不清、复视、惊厥和昏迷。如果不加治疗，会引起永久的脑损伤，可因低血压或缺氧而加重。已麻醉的患者可能不表现出这些症状。

（2）规律性监测血糖，如患者情况出现不可解释的变化应怀疑低血糖。可静脉内给予 50% 的葡萄糖 50 ml（或可利用的任何葡萄糖溶液），重复血糖监测。或选择给 1 mg 胰高血糖素（肌内注射或静脉注射）。可选择通过口服或鼻饲给予 10 ～ 20 g 糖。

第四节 妇科手术麻醉相关并发症

一、椎管内麻醉相关并发症

（一）蛛网膜下隙麻醉和硬膜外间隙麻醉均可见的并发症

1. 背痛 全身麻醉后也会发生背痛，但椎管内麻醉后背痛的发生率显著增加。硬膜外间隙麻醉术后背痛发生率（30%）明显高于蛛网膜下隙麻醉（11%），并且持续时间较长。导致背痛的原因尚不清楚，可能与穿刺针损伤、局麻药刺激、韧带损伤以及肌肉松弛有关。预防措施应着重于安置好患者体位，平卧时在患者头后放一薄枕（5 cm 厚），使颈部肌肉松弛；腰背处垫一薄枕，是防止术后背痛的主要措施。

2. 神经损伤 严重神经损伤在椎管内麻醉时十分少见，但却是普遍担心的并发症。神经损伤最常见的症状是持续存在的异感和肌力减弱，而截瘫和弥漫性马尾神经损伤（马尾综合征）极少见。神经损伤的原因包括：穿刺针直接损伤脊髓或神经根，脊髓缺血，意外注入神经毒性药物或化学药品，穿刺引起的蛛网膜下隙或硬膜外间隙感染，以及极少发生的硬膜外血肿。

3. 硬膜外血肿 硬膜外间隙有丰富的静脉丛，穿刺出血率约为 2% ～ 6%，但形成血肿的发生率极低，仅为 0.0013% ～ 0.006%。形成血肿的直接原因是穿刺针，尤其是置入导管的损伤。硬膜外血肿虽罕见，但却是极严重的并发症。临床表现开始为背痛，短时间后出现肌无力及括约肌障碍，可发展至完全截瘫。诊断主要依靠脊髓受压迫所表现的临床症状及体征。椎管造影、计算机断层扫描（CT）或磁共振成像（MPI）对于诊断及明确阻塞部位很有帮助。预防硬膜外血肿的主要措施包括对有凝血功能障碍以及正在使用抗凝治疗的患者，应避免应用椎管内麻醉。硬膜外血肿的预后取决于早期诊断和及时手术。如果在 8 ～ 12 h 内实施手术减压，多数患者的神经功能会得到良好恢复，故争取时机尽快手术减压为治疗的关键。

4. 感染 椎管内麻醉引起的感染，主要是消毒不彻底（包括穿刺部位皮肤及麻醉用具）；穿刺时未严格执行无菌技术；穿刺部位及邻近有感染灶；全身性感染尤其有菌血症时施行椎管内麻醉，也可引起局部感染。感染主要包括皮肤局限性感染、深部组织感染、硬膜外间隙感染和蛛网膜下隙感染。其中硬膜外间隙感染和蛛网膜下隙感染最严重。预防措施包括严格无菌操作规程；穿刺部位及临近有感染灶，全身性感染尤其有菌血症时应禁止施行椎管内麻醉。治疗可给予大剂量抗生素、紧急椎板切除减压术等。

5. 尿潴留 由于 $S_{2\sim4}$ 的神经根纤维阻滞，可降低膀胱张力，抑制排泄反射，膀胱可发生过度充盈，在男性患者表现更为明显。除短时间阻滞外，均应常规放置导尿管。如果未留置尿管，则应进行严密观察。

（二）蛛网膜下隙麻醉的并发症

1. 穿刺后头痛 穿刺后头痛是蛛网膜下隙麻醉后最常见的并发症之一，有时发生率高达 25%。硬膜外间隙麻醉后发生率较低。但当硬膜外穿刺针意外穿破硬脊膜进入蛛网膜下隙，则术后头痛发生率高达 50%。疼痛多位于枕部、顶部或额部，表现为搏动性疼痛，也可发生于额部或颈项。疼痛特点是受体位改变影响，抬头或坐起时加重，可伴有恶心、呕吐、复视及耳鸣等颅神经症状，平卧时上述症状均可减轻或消失。头痛是由于穿破蛛网膜后脑脊液外流，减少了脑脊液浮力对脑组织的支撑作用所致。坐位时脑组织下移至枕骨大孔，牵拉颅神经引起疼痛，有时可致颅神经麻痹。大部分患者穿刺后头痛会在 1 周内自愈，但也有持续数月的报道。一般选用保守治疗，主要是卧床休息和给予必要的镇痛，使用咖啡因可减轻症状。对于不愿意或者不能等待穿刺后头痛自愈的患者，可考虑使用硬膜外间隙自体血填充治疗。

2. 脑神经受累　常累及第 6 对脑神经，约占 60%；其次为第 7 对脑神经，约占 30%，其他神经受累只占 10%。发生机制与脊麻后头痛相似，由于脑脊液外漏，降低了其对脑组织的“衬垫作用”，当患者直立或坐位时，头处于高位，脑组织因重力作用下垂，脑神经受牵拉而引起缺血，神经功能受到损害。病因处理同蛛网膜下隙麻醉后头痛，同时应用神经营养药物，大多在 1 ～ 3 个月后可自动恢复。

（三）硬膜外间隙麻醉的并发症

1. 穿破硬脊膜　施行硬膜外间隙穿刺时，穿破硬膜并不少见。由于穿刺针粗，因此穿破硬膜后头痛发生率较脊麻高，约为 30% ～ 76.5%，但更严重的意外是穿破硬脊膜未及时发现，大量局麻药误注入蛛网膜下隙而发生全脊麻。主要的原因是无经验或操作方法错误。预防的首要措施在于思想上重视，每次硬膜外穿刺都应谨慎从事；对初学者要严格要求，耐心辅导，每次都要按正规操作规程施行；熟练掌握各种入路的穿刺方法，遇困难时可随意改换进针方式以求顺利成功。一旦穿破硬脊膜，最好改换其他麻醉方法，如全麻或神经阻滞。若穿刺点在 L_2 以下，手术区域在下腹部、下肢或肛门会阴区者，可审慎地施行蛛网膜下隙麻醉。

2. 全身毒性　局麻药过量或硬膜外导管误入血管可导致局麻药中毒，因此注药前须回抽无血。局麻药中毒轻者出现耳鸣、唇和舌麻木、头痛、头晕、视物模糊，严重时可肌肉抽搐、意识不清、昏迷甚至呼吸、心搏停止。出现轻度中毒症状时，停止给药后，中毒症状一般能自行缓解。如果出现严重症状，给予镇静、抗抽搐治疗，如咪达唑仑、硫喷妥钠。必要时行心肺复苏。

3. 全脊麻 硬膜外间隙麻醉时，穿刺针或硬膜外导管误入蛛网膜下隙而未能及时发现，超过脊麻数倍量的局麻药注入蛛网膜下隙，导致整个脊髓，甚至脑干被阻滞，称为全脊麻。临床表现为全部脊神经支配的区域均无痛觉、低血压、意识丧失及呼吸停止。全脊麻的症状及体征多在注药后数分钟以内出现，若不及时处理可能发生心搏骤停。全脊麻的处理原则是维持患者循环及呼吸功能。患者神志消失，应气管插管行人工通气，加速输液速度以及应用血管收缩药升高血压，若能维持循环功能稳定，30 min 后患者可清醒。只要维持循环和呼吸稳定，全脊麻可以完全恢复，无后遗症。

4. 硬脊膜 下间隙阻滞硬脊膜下间隙是位于硬脊膜和蛛网膜之间含有少量浆液的一个潜在间隙。与硬膜外间隙不同，硬脊膜下间隙一直延续到颅内，因此注入硬脊膜下间隙的局麻药可上升到比硬膜外间隙麻醉更高的水平。表现为注入常规剂量局麻药后，出现异常广泛的脊神经阻滞现象，但不是全脊麻。与高位蛛网膜下隙麻醉一样，治疗以支持为主，可能需要气管插管、机械通气和心血管支持等。麻醉作用一般可持续一到数小时。

5. 导管折断 硬膜外导管如果韧性及强度不够，或操作不当，可导致导管折断留在硬膜外间隙。如果在穿刺针拔出前必须后退导管，两者应同时后退。导管折断是否需要手术取出，依患者的具体情况而定。当导管断落于深部的硬膜外间隙时，多数学者建议仔细观察而不必处理。如果导管断落于浅表组织，特别是能见到部分导管时，细菌能沿导管进入体内，必须手术取出。

6. 脊髓前动脉综合征 硬膜外间隙麻醉时应用过高浓度的肾上腺素、麻醉期间较长时间的低血压、手术操作等因素均可能引起脊髓前动脉的血流障碍，脊髓前侧角缺血坏死和空洞形成，导致患者运动功能障碍。

二、困难气道

（一）危险因素

（1）既往困难插管病史。

（2）口腔、颈部、咽喉部组织肿胀或膨胀，如炎症、水肿、脓肿、血肿、肿瘤等。

（3）小下颌、下颌短缩、巨舌等先天性畸形。

（4）阻塞性睡眠呼吸暂停综合征。

（5）头颈活动度受限：颈椎关节炎、颈椎外伤、瘢痕、畸形、短颈。

下颌活动度受限：张口受限，张口度＜ 3.5 cm 或更小，如瘢痕挛缩、颞下颌关节强直等。

（6）上切牙前突。

（7）肥胖患者存在舌大、颈短、下颌托举困难。

（8）甲颏距短，少于三横指。

（9）口咽结构直视只能看到软腭（Mallampati 分级＞Ⅱ级）。

（10）胡须、缺齿面罩难密闭。

（二）清醒插管

（1）术前评估有困难的插管，都应在清醒下保护气道。

（2）技术：不同镜片的喉镜，盲插（经口或经鼻），纤维支气管镜，光束，逆行插管，以及最后的外科气道方法等。其中，纤维支气管镜插管是最安全、最可靠的选择。

（3）几种插管技术并用，并请示上级医师共同操作。

（4）所有措施均失败，而取消手术又不合适时，具有建立外科气道的指征。

（三）气管插管困难但可通气的麻醉患者

（1）务必要在插管间隙期维持气体交换。

（2）最安全的方法是唤醒患者并继续清醒插管，或者择期再进行手术以便事先更好地计划。

（3）所有用于清醒插管的技术都可以用于这类患者，包括喉罩气管插管、食管气管联合插管等。

（4）避免反复的暴力插管，要及时汇报上级医师共同处理。否则，可能会导致喉水肿、出血、出现大量分泌物，甚至丧失面罩通气的机会。

（5）由于部分手术的特殊需要，可以考虑气管切开术，如头部手术、俯卧位手术。

（四）无法面罩通气且无法气管插管的患者

（1）此情况虽然少见但是过程极其凶险，如果没有立即有效的替代方法，患者很快死亡。

（2）立即呼喊请求帮助。

（3）插入口咽和鼻咽通气道，将患者颈部伸展，双手紧扣面罩并托起下颌挤压皮囊，即使改善不大也不要放弃快速充氧。

（4）考虑使用喉罩，经喉罩气管插管，食管气管联合插管。

（5）必要时行环甲膜穿刺：找到环甲膜的位置（位于甲状软骨与环状软骨之间的切迹），将较粗的针头缓慢刺入环甲膜并回抽，直到可轻易抽出气体为止。

（6）在针头上连接一个 10 ml 注射器，拔掉针栓，然后将有套囊的气管导管插入针管，进行高频通气。

（7）用针头 / 套囊经气管进行供氧是一种临时的紧急处理措施，并不能保证足够的通气。但它确实可提供一定的氧气到肺内。

（8）立即请耳鼻喉科医师进行紧急气管切开术。

（五）困难拔管策略

（1）在拔管前应当确定肌松剂已经拮抗而且自主呼吸已经恢复。

（2）应当考虑清醒或浅麻醉患者和深麻醉患者相比在拔管时的利弊。

（3）在特殊情况下，推荐使用气管交换导管或类似的装置来维持拔管后通气的顺畅。拔管前，将交换导管通过气管导管置入气管，并留在原位直到显然不需要再插管的时候拔除。

（4）麻醉医师应该评估并追踪困难气道患者的潜在并发症，包括水肿、出血、气管食管瘘、气胸和误吸等；并应告知患者困难气道处理过程中威胁生命的并发症的相关临床症状及体征，包括咽喉疼痛、颈面部疼痛肿胀、胸痛、皮下气肿和吞咽困难。

（六）防范

（1）术前要正确估计患者气道情况，要预测到困难气道的存在，不要盲目诱导。

（2）传统的预给氧（以正常潮气量通气 3 min 以上）或快速预给氧（如 30 s 内做 4 次深呼吸），都能延缓插管时缺氧造成的动脉血氧饱和度下降。拔除气管导管后及时吸氧可以减少低氧血症的发生。

（3）麻醉中的确存在不可预计的困难气道。手术间应备有抢救困难气道的物品，包括：不同的硬喉镜片；导管芯和各种型号的气管导管；口咽或鼻咽通气道；各种型号的喉罩、食管气管联合管；可弯折的光纤插管设备；逆行插管设备；紧急气管切开的设备；呼气末二氧化碳监测器。

（4）必须为少见的威胁到生命的情况做准备，麻醉工作人员必须熟练掌握困难气道处理的技术。

三、腹腔镜和宫腔镜相关并发症

腹腔镜手术的最常见并发症是皮下气肿，其他还有纵隔、胸腔、心包积气，气体栓塞，意外的气管导管滑入支气管，血管损伤及内脏器官损伤等。据统计，腹腔镜胆囊切除术的死亡率约 0.01%，还有 1% 患者需改行开腹手术，其他脏器穿孔发生率约 0.2%，胆总管损伤 0.2% ～ 0.6%，大出血 0.2% ～ 0.9%。总体而言，腹腔镜胆囊手术中较轻的手术并发症多于开腹手术，但全身并发症如术后肺部感染等要低于后者。

（一）皮下气肿

发生率约 0.4% ～ 2%。多数是因为建立人工气腹时，穿刺针没有穿通腹膜而是在腹壁组织中，注入的气体进入腹壁各层之间的空隙所致。还有的是反复穿刺，损伤腹壁，过高的腹内压迫使 CO_2 沿损伤处扩散；充气速度过快；手术时间过长等。对于术中出现 $PaCO_2$ 显著升高而增大潮气量仍不能很快使其恢复者，均应怀疑 CO_2 皮下气肿。

（二）纵隔、胸腔、心包积气

脐带残存结构可能导致腹腔与胸腔、心包腔相通或其间结构薄弱，可能导致腹腔 CO_2 进入胸腔、纵隔和心包，或腹膜外气肿延至纵隔。大范围纵隔气肿或心包积气时后果严重，表现为呼吸气促，甚至休克或心搏骤停，应立即停止手术，穿刺排气。

气胸的原因有两种：经胸腹腔之间薄弱处漏入胸腔和肺

大泡破裂。前者因胸膜吸收 CO_2 的速度快，往往不需特殊处理；而肺大泡破裂的气胸，因肺泡破裂口的存在，须行胸腔闭式引流。

（三）气栓

腹腔镜手术严重的并发症之一。一般发生在人工气腹建立时，多为注气针误入血管所致。二氧化碳溶解和弥散性能好，小的气栓能很快经吸收而消失，但若为惰性气体则后果严重。

少量气栓（0.5 ml/kg）可引起心脏多普勒声音改变和肺动脉压力升高，大量气栓（2 ml/kg）可发生心动过速、心律失常、低血压、中心静脉压升高、心脏听诊有“磨坊”样音、发绀、右心扩大的心电图改变等。经中心静脉导管抽出气体可诊断气栓。

发现气栓后应立即停止充气或气腹放气；采取头低左侧卧位，减少气体进入肺动脉；用氧化亚氮麻醉者停吸氧化亚氮改用纯氧；增加通气量；循环功能支持；必要时插右心导管或肺动脉导管抽气，可疑脑栓塞者建议高压氧舱治疗。

四、术后恶心、呕吐的防治

（一）非药物预防措施

围术期心理疗法及术前 4 ～ 6 天进行心理辅导可以降低术后恶心、呕吐（postoperative nausea and vomitting，PONV）发生率。手术前通过常规禁食来排空胃内容物，以防止手术中或手术后发生呕吐和反流、误吸。麻醉诱导期面罩加压给氧时，需采用正确的手法托起下颌，以保持呼吸道通畅。面罩通气的压力也不宜过大，避免胃部过度膨胀。注意减少对清醒患者过度的咽部刺激。整个手术过程及手术后都应维持患者的呼吸和循环功能稳定，避免低氧血症和低血压。术中补充和维持足够的血容量可以明显降低 PONV 发生率。

（二）药物治疗

镇吐药物是通过抑制脑内第四脑室的化学感受区、大脑皮层和耳前庭器或者直接作用于呕吐中枢而防止或缓解围术期恶心呕吐。

1. 5-HT_3 受体拮抗剂 是一种对中枢神经系统化学感受区和内脏传入的迷走神经上的 5-HT_3 受体有高度选择性的拮抗药，它既可在中枢神经系统产生抑制，又能阻断外周迷走神经产生恶心、呃逆的向心反射，从而双重阻断恶心、呃逆的发生与传导，从而起到减少应激、平静术野、镇静中枢、稳定患者的良好效果。它是目前临床应用最为广泛的止吐药。属于此类药物的有昂丹司琼（ondansetron）、格雷司琼（granisetron）、多拉司琼（dolasetron）、托烷司琼（tropisetron）、阿扎司琼（azasetron）等。这类药物不良反应很少，偶见头晕、面部潮红、过敏等，另有引起心律失常的报道。托烷司琼是一种新型、高效、高选择性的 5-HT_3 受体拮抗药，因此广泛应用于放、化疗及术后恶心、呕吐的治疗。有文献报道，术毕静注 2 mg 的托烷司琼即可有效预防全麻术后的恶心、呕吐，并认为在应用可能导致恶心、呕吐的药物（如阿片类镇痛药）时，应用托烷司琼的剂量可达到 5 mg。5-HT_3 受体拮抗剂的药效及安全性相似，仅存在强度与半衰期差异，与传统型抗呕吐药相比，药效相当甚至更好，而不良反应少，但价格较高，建议用于 PONV 高危患者。

2. 吩噻嗪类药物 吩噻嗪类药物是一类传统的止吐药物，属于抗组胺药中中枢安定作用较强的一类，通过拮抗多巴胺受体产生较强的镇吐作用。其作用机制是抑制脑内催吐化学感受器，也作用于呕吐中枢，除对运动性呕吐无效外，对其他各种呕吐均有效。氯丙嗪具有明显的预防性镇吐作用，但有效剂量常可引起镇静和低血压，手术后给药易引起嗜睡。奋乃静的镇吐作用强，但其锥体外系症状较多见，尤其在老年患者更为明显。故这类药物目前临床已较少用于治疗 PONV。

3. 丁酰苯类药物　丁酰苯类药物通过阻滞多巴胺受体而发挥作用，因此不仅具有镇静、抗精神病和镇吐作用，而且对内分泌系统具有明显影响，并能导致锥体外系症状。氟哌利多是经典应用于围术期恶心、呕吐的预防和治疗的药物，其预防性镇吐效能比甲氧氯普胺强。但氟哌利多副作用发生率高，如锥体外系症状、焦虑、好动，最严重的并发症是其致心律失常作用，患者心电图可出现 QT 间期延长及尖端扭转性改变。美国食品药品监督管理局（FDA）对氟哌利多的使用多次发出警示，建议即使使用小剂量氟哌利多，也应在其他一线药物无效时才考虑使用，在使用过程中应监测 12 导联心电图，术后还应观察心电图 2 ～ 3 h。随着新型抗呕吐药物的使用，氟哌利多在防治恶心、呕吐中的应用明显减少。

4. 抗组胺类药物　抗组胺类药物主要作用于迷路系统，阻断前庭器的乙酰胆碱受体和孤束核的 H_1 受体，用于防治运动性眩晕和控制中耳手术后的呕吐。但这类药物同时有较强的镇静作用，会延长患者的住院时间。

5. 苯胺类药物　甲氧氯普胺为苯胺类替代物。能兴奋上部胃肠道的活动，使食管括约肌静息张力增加，而贲门括约肌张力松弛，胃肠蠕动增加，胃排空加速。同时能抑制延脑催吐化学感受区，从而具有明显的镇吐作用。

6. 抗胆碱能药物　包括阿托品和东莨菪碱，其抗恶心、呕吐作用主要通过迷路系统产生。手术前使用阿片类药物，应同时应用东莨菪碱，但吗啡的催吐效应往往超过东莨菪碱的镇吐作用。东莨菪碱的半衰期很短，肌内注射很快吸收，所以镇吐疗效很短，且副作用与剂量有关。

7. 其他药物

（1）地塞米松：也是目前临床上应用比较广泛的一种止吐药，具体机制尚不清楚，可能与抗感染效应及稳定细胞膜有关。已有很多关于其预防 PONV 的报道。该药容易获得，价格低廉，不良反应极少，作为预防性用药和联合用药，地塞米松应该得到更为广泛应用的重视。

（2）多潘立酮：为强效外周性多巴胺受体阻滞药，直接阻断胃肠道的多巴胺受体，可增加贲门括约肌的紧张性，促进幽门括约肌蠕动和扩张的程度，加速胃排空，适用于手术后呕吐。溴必利有强效的镇吐作用，对呕吐有良好的镇吐效果，同时能调节胃肠功能。

（3）选择性 μ 受体拮抗剂纳洛酮和甲基纳曲酮：可阻断胃肠道阿片受体，有效防治阿片药物引起的恶心、呕吐。

8. 联合用药 联合应用作用于不同受体位点的抗呕吐药物较单一药物更能有效防治 PONV。在这方面已经进行了大量的临床研究，现在已经发展到三联模式，这样不仅可以减少每种药物的剂量和不良反应，而且可以增强疗效。$5\text{-}HT_3$ 受体拮抗剂联合氟哌利多或地塞米松是研究较多的联合用药方法。由于地塞米松没有氟哌利多过度镇静、锥体外系及心脏意外等不良反应，所以 $5\text{-}HT_3$ 受体拮抗剂伍用地塞米松这种组合方式得到了较为广泛的应用。临床上术前评估为 PONV 高危的患者应采取联合用药的防治方法。但对于术后已经出现的恶心、呕吐，联合用药是否较单一用药更为有效尚缺乏证据，预防性联合用药的最低有效剂量仍需进一步研究。

病例讨论

73 岁老年女性，在全麻下行腹腔镜全子宫切除术。既往病史：1996 年心肌梗死，未行冠状动脉内支架或者冠状动脉搭桥手术。稳定性心绞痛病史，每个月发作 1 ～ 2 次，最近一次发作是入院前 1 个月。

入院检查：心电图示 ST-T 改变。超声心动示左心室下壁运动严重减低，左心室舒张功能障碍。术前心功能分级Ⅱ级（NYHA）。

术中：血流动力学波动大，很难维持血流动力学稳定。术毕拔管时监护屏幕显示Ⅱ导联 ST 段压低。

术后：患者被送返恢复室，12 导联脑电图显示超过 6 个导联 ST 段压低。患者主诉胸痛。即刻以及之后每 2 h 抽血查肌钙蛋白Ⅰ，发现肌钙蛋白Ⅰ浓度变化范围是 0.00 ～ 24.02 μg/L（正常值 0.00 ～ 0.10 μg/L）。非 ST 段抬高型心肌梗死（NSTEMI）诊断明确，按照指南给予患者相应治疗。5 天后，患者转到 CCU，肌钙蛋白Ⅰ降至 1.93 μg/L，脑电图恢复至术前状态。8 天后，冠状动脉造影显示三支病变。术后 20 天患者接受冠状动脉搭桥手术，术后恢复良好出院。

随访：患者无心血管不良事件。

麻醉分析

（1）合并冠心病的患者在手术中和手术后应该严密监测。

（2）心电图 ST 段变化尤其是 ST 段压低应当被慎重对待，因为绝大部分围术期急性心梗是非 ST 段抬高型心肌梗死（NSTEMI）。

（3）当心电图出现新的变化或者患者主诉胸痛，应该连续测定血肌钙蛋白Ⅰ水平，为诊断提供依据。

（4）一旦非 ST 段抬高型心肌梗死诊断明确，则需要依照相关指南进行治疗。

参考文献

［1］G. Edward Morgan，Maged S Mikhail，Micheal J Murray，et al. 摩根临床麻醉学（第 4 版）. 岳云，吴新民，罗爱伦，译 . 北京：人民卫生出版社，2007.

［2］Ferne R. Braveman. Obstetric And Gynecologic Anesthesia. Philadelphia：Elsevier Mosby，2006.

［3］Ronald D. Miller. Miller's Anesthesia. 7th. Philadelphia：Elsevier，2009.

12 妇科手术的麻醉各论

（陈绍辉）

要点

- 开腹全子宫双附件切除术对椎管内麻醉平面要求较高。
- 宫外孕手术麻醉的首要原则为维持循环稳定。
- 卵巢癌手术麻醉的要点为调节术中液体平衡。
- 宫颈锥切等其他妇科小手术的麻醉注意事项为切勿忽视对呼吸道的管理及警惕可能出现的并发症。

第一节　全子宫加双附件切除术的麻醉

一、手术方式

全子宫双附件切除术过去多采用传统的开腹手术方式，术野清楚，便于粘连松解和止血，但对腹部创伤大，术后恢复慢。近 10 年来，腹腔镜子宫及附件切除术得到快速发展，术式逐渐多样，技术日趋成熟，成为可替代腹式手术（仅少数病例仍必须开腹手术）并能达到同样治疗效果的一种新方法，该方法相对“微创”和“美观”，术后恢复快。

二、开腹手术的麻醉

开腹全子宫双附件切除术可以采用椎管内麻醉，也可选择可控制气道（气管内插管或喉罩）的全身麻醉。

（一）椎管内麻醉

全子宫双附件切除术采用椎管内麻醉的主要优势为经济实用，便于术后椎管内镇痛治疗。椎管内麻醉对麻醉平面的要求一般为 $T_6 \sim S_5$，部分患者可能需要高至 T_5，才能基本消除牵拉反应带来的不适。

1. 连续硬膜外麻醉（CEA） 根据不同的传统习惯，又可以分为一点穿刺法（单管法）和两点穿刺法（双管法），一般情况下，一点法即可满足手术需要的麻醉平面。一点法一般选择 $L_{2\sim3}$ 椎间隙穿刺，向上置管；而两点法的穿刺间隙一般为 $L_{3\sim4}$ 向下置管及 $T_{12} \sim L_1$ 穿刺向上置管。试验剂量建议采用 1.5% ～ 2% 的利多卡因约 5 ml，等待 5 min 后测试麻醉平面，然后根据麻醉效果决定第二次追加剂量。一点法 5 ml 的试验平面一般上界为 $T_{10} \sim L_1$，追加剂量个体差异较大，老年人需要量较小，年轻者、个高者需要量偏大。一般而言追加剂量为 5 ～ 15 ml。局麻药可以选用罗哌卡因、丁卡因（地卡因）、利多卡因，或者这些药物配伍使用。

采用一点法时，若想获得理想的麻醉效果，局麻药浓度和容积的合理配比非常重要。因为浓度表示单位容积中的局麻药分子数，而溶液是局麻药分子的载体，只有药液扩散到的地方，局麻药分子才能到达该处并向神经膜渗透，所以说，浓度决定麻醉阻滞深度和腹肌松弛程度，容积决定麻醉扩散平面。全子宫双附件切除术需要的麻醉平面较广（$T_6 \sim S_5$），为防止局麻药总量超出中毒剂量，建议适当降低局麻药浓度，增加其容积。当然浓度不能太低，否则单位容积中局麻药分子数不足，能有效透过神经膜的局麻药分子数太少，对神经的阻滞深度不够，可能导致麻醉深度不够，腹肌松弛差。

临床中采用一点法时需注意不同手术切口对麻醉的要求不同。采用横切口时，手术开始不久即要求低位及骶部阻滞完善（切皮及宫颈牵拉等），而此时尚未进行腹腔探查，对 T_6 等高位平面的阻滞深度无较高要求。考虑到硬膜外麻醉效果是需要一定时间才能完善的，故对横切口手术在麻醉时应注意首先将侧重点放在使会阴部阻滞完善。而手术采用竖切口时，由于术野暴露较好，对宫颈牵拉不及横切口剧烈，因此对骶部阻滞深度要求不会太高；不过麻醉平面上界仍需至少达到 T_8。另外，如因特殊原因穿刺间隙只能选择 $L_{3\sim4}$ 或 $L_{1\sim2}$ 时，建议选择 $L_{3\sim4}$，临床经验表明，只要药液容积足够多，选择低位穿刺可以将麻醉平面向上调整至 T_6；但若选择较高位的 $L_{1\sim2}$ 穿刺，有时药液往上扩散较好，骶部阻滞始终因药液扩散不下去而不完善或需很长时间才能完善，而此时麻醉平面上界可能已经高达 T_4，无法通过容积来调整使药液往下扩散，是一点穿刺法的局限所在。

采用两点法时，一般先经下管注入试验剂量 4 ～ 5 ml，5 min 后确认平面，再追加 8 ml 左右；然后向上管注入试验剂量 5 ml，确认平面后根据平面的高低决定追加剂量。术中需要追加时，上下管追加药物时间一般间隔 20 min，追加剂量一般为初始剂量的 1/3 ～ 1/2。采用两点法可使局麻药向头尾两端扩散，完全阻滞平面大多在 $T_6 \sim S_5$ 之间，因此能保证骶神经丛阻滞比较完善，内脏牵拉反应得到有效减轻，效果一般优于一点阻滞法。

无论一点法还是两点法，开腹全子宫双附件切除术硬膜外麻醉的要点是通过穿刺点的选择以及局麻药液浓度和容积的配比来调整麻醉平面和麻醉深度。由于该手术要求麻醉平面广，一般需通过扩容和给麻黄碱等血管活性药来维持循环稳定。只要麻醉平面不超过 T_4，一般对呼吸和氧合影响不明显。从安全角度考虑不建议通过采用较深的静脉给药镇静来弥补因麻醉平面或深度不够所导致的疼痛及不适，必要时不妨改为控制气道的全身麻醉。

2. 腰麻硬膜外联合镇痛（CSEA） 由于医疗设备的发展，腰麻硬膜外联合镇痛针的发明，腰麻硬膜外联合镇痛法已经越来越被广泛应用。和传统 G25 号腰麻针相比，用于联合镇痛的腰麻针为 G27 号，针尖为铅笔头，穿过硬膜时切割作用小，因而术后头痛发生率大大降低。联合镇痛的优点为腰麻效果确切，起效快，局麻药用量少，硬膜外置管又可保证长时间给药及术后镇痛。

穿刺间隙一般采用 $L_{2\sim3}$ 或 $L_{3\sim4}$，前者穿刺成功率相对高，而后者相对安全。蛛网膜下隙给药一般为 0.5% 布比卡因（或罗哌卡因）10 ～ 15 mg，可加 50% 葡萄糖为重比重溶液，蛛网膜下隙给药完成后拔腰穿针留置硬膜外导管。CSEA 的要点是局麻药注入蛛网膜下隙后需在较短时间内调整麻醉平面，达到手术所需之范围。同时从安全角度考虑，此段时间内由于腰麻起效迅速，麻醉阻滞平面范围内交感神经被阻滞，血管扩张，对循环影响大，血压波动明显，需及时扩容和用血管活性药物维持血流动力学稳定。

初学者在临床操作过程中经常遇到的问题是硬膜外针进入硬膜外隙指征明确，而腰麻针反复穿刺却未见脑脊液流出，以至于不得不放弃腰麻改为单纯硬膜外麻醉。因此，调整硬膜外穿刺针的位置是保证腰穿成功的关键。蛛网膜下隙尾端呈圆锥形，而腰部硬膜外隙随着腰椎管的增大及脊髓的收尾体积呈增大趋势，这就要求硬膜外穿刺针的位置和角度尽量对准蛛网膜下隙的中线才能提高蛛网膜穿刺的成功率。

只要硬膜外针偏离中线稍大一点，腰穿针就极易偏离蛛网膜下隙而穿出腹侧进入硬膜后腔或后纵韧带。此时的手感会显示针尖碰到密度较高的组织，而非成功穿刺时有那种“针尖突破一层纸”，且前方无阻力的“落空”感觉。因此，联合镇痛时对硬膜外穿刺针方向的精准控制比单纯硬膜外穿刺要高得多，应尽量保证硬膜外穿刺针对准脊髓中线。当然，其他原因如脑脊液压力低，腰穿针被脂肪或血凝块堵塞，或针头口正好顶在软组织上等也可造成脑脊液引流不畅。

（二）全身麻醉

现代社会越来越关注美观，因而妇科手术尽量采取小切口。开腹全子宫双附件切除术需要较好的肌肉松弛，有巨大子宫肌瘤或卵巢囊肿者尤甚。因此，全身麻醉下行子宫双附件切除术必须采用足够肌松剂联合给药及呼吸道控制。呼吸道控制一般采用气管内插管，部分条件好的病例也可以采用喉罩。

麻醉诱导一般采用丙泊酚、依托咪酯等静脉全麻药，加罗库溴铵或维库溴铵等肌松剂，并辅以芬太尼、舒芬太尼等阿片类镇痛药。可以采用吸入麻醉维持，全凭静脉麻醉维持或静吸复合维持。

因为是开腹手术，患者一般都需要静脉患者自控镇痛法（patient controlled analgesia，PCA）镇痛，可选用吗啡、舒芬太尼等阿片类镇痛药，辅以氟诺昔康等抗炎镇痛药。

三、腹腔镜手术的麻醉

腹腔镜手术具有“微创”、美观（无明显局部瘢痕）、疼痛轻、恢复快等诸多优点，同时避免了开腹手术医师的手和纱布等外界物质对腹腔脏器的摩擦，减少创伤及术后粘连，因而在妇科手术中的应用日益广泛。熟悉腹腔镜手术对机体的病理生理影响和麻醉特点，对于保证患者安全度过手术期具有重要的意义。

（一）腹腔镜手术对机体的影响

腹腔镜手术引起机体病理生理的变化主要由气腹、手术体位、麻醉药物、手术刺激及并发症等引起。全子宫双附件切除术的腹腔镜手术体位为头低脚高位（Trendelenburg position）。目前人工气腹的常用气体为安全性相对较高的 CO_2，现在临床实际操作中气腹产生的腹内压一般不超过 15 mmHg，称为低压气腹。腹内压越高，对机体的影响越大。

1. 对呼吸的影响 通气改变：腹内压升高和头低脚高位使膈肌上移，造成胸肺顺应性下降（减少 30% ～ 50%）、吸气阻力增加或气道压升高（控制呼吸时）、功能残气量减少、无效腔量增加、通气 / 血流比值失调等。气腹引起的并发症如二氧化碳皮下气肿、纵隔气肿、气胸、栓塞及单肺通气（气管导管进入单侧支气管）等都可以加重对通气的影响。

动脉血二氧化碳分压（$PaCO_2$）升高：在二氧化碳气腹时腹膜吸收增加，加之手术创面血管破损，大量二氧化碳被吸收入血，需增加每分通气量以防止 $PaCO_2$ 过度升高。一般在气道压可以接受的范围内以调整呼吸频率为主。气道压过高时可以改变呼吸模式、吸呼比等其他参数来保证氧合和可允许的 $PaCO_2$ 增高。

2. 对循环的影响 腹内压增加可引起循环系统发生相应变化，术中特殊的垂头仰卧位也是重要因素之一。一般认为，腹内压超过 10 mmHg 即可影响循环。腹内压增高对循环的影响表现为：回心血量减少，心排血量降低（10% ～ 30%），外周阻力增加，组织灌注减少，反射性血压升高等。开始打气腹时腹膜突然受到刺激可引起反射性心率减慢，随后因反射性儿茶酚胺释放而增快。术中手术刺激盆腔组织心率也可减慢。因此，术中需严密监护，防止因反射性心率减慢处理不及时而导致心搏骤停。

和腹腔镜胆囊切除术的头高脚低位相比较，全子宫双附件切除术等妇科腹腔镜手术可因术中头低脚高位而缓解因腹内压增高导致的回心血量减少，但同时因膈肌上抬而对通气的影响加剧。

（二）麻醉方法的选择

1. 气管插管的全身麻醉　一般为首选，气道保护好，安全，控制呼吸使肌肉松弛，有利于手术操作。二氧化碳气腹时，需要通过增加分钟通气量 15% ～ 25% 来调节呼气末二氧化碳分压（$P_{ET}CO_2$）接近正常值，临床中以增加呼吸频率为主。遇到肥胖等特殊情况，还可以通过改变呼吸模式（压力控制），调整吸呼比等来维持氧合与 $ETCO_2$ 之间的最佳平衡。

2. 放置喉罩的全身麻醉　在部分通气条件较好的病例，可以选用新型 Proseal 喉罩代替气管内插管控制气道。Proseal 喉罩又称食管型喉罩，其为双管构造，通气管内有弹簧状结构，具有能够有效隔离气管和食管，对气管刺激性小等优点。虽然因整体更柔软而置入过程相对难度大，但置入后的稳定性和密封性大大增加，其封闭压可高达 25 mmHg。且可通过喉罩放置胃管吸引胃内容物，安全性得以增加。

3. 椎管内麻醉　在经济条件差的情况下可以考虑选用。和开腹手术椎管内麻醉相比，对麻醉平面的要求可能更广，高达 T_4。在腹腔加压及垂头仰卧位的双重影响下，患者的自主呼吸受到较大影响，术中镇静程度需把握好分寸。

（三）注意事项

（1）以下情况不适合做腹腔镜手术：严重颅内压增高

及有脑室腹腔分流者，严重血容量不足者，中重度心功能不全者。

（2）术中应有 $P_{ET}CO_2$ 监测。

（3）静脉通路最好选择上肢。

（4）人工气腹开始充气时速度要慢，以 0.5 ～ 1 L/min 为宜。

（5）持续监测腹内压，在满足手术的前提下，越低越好，现大多控制在 12 mmHg。

（6）因手术中头低脚高位、架腿、体位变换多、无菌单覆盖等，注意预防体位性神经损伤。

（7）术毕尽量排空腹腔内的气体。

（四）并发症的防治

1. 二氧化碳皮下气肿 发生原因为直接充气到皮下或手术损伤腹膜引起。其典型的临床表现为：触诊有握雪感，$PaCO_2$ 和 $P_{ET}CO_2$ 异常升高。当临床中发现 $P_{ET}CO_2$ 异常增高时应立即警惕，说明二氧化碳吸收异常增加，可能是术野血管破损导致二氧化碳吸收面积增大，也可能是皮下气肿使吸收面积加大，应立即触诊排除皮下气肿的可能性。颈部出现皮下气肿提示有纵隔气肿的可能。

预防和治疗措施：①术者处理好局部伤口，确定注气管在腹腔内时再充气；②术中尽可能采用低腹内压，尤其是在有可能损伤腹膜时，腹内压不要超过 10 mmHg；③若发生皮下气肿，术后要继续控制呼吸，直到二氧化碳分压正常，尤其是对于慢性阻塞性肺部疾病患者；④腹腔二氧化碳气体的残留会引起患者疼痛不适，术后给予必要的镇痛。

2. 气胸 腹腔镜术中因膈肌受损或主动脉、食管裂孔处薄弱的胸、腹膜破裂，腹内气体进入胸腔而导致气胸；也可能因气道压过高，肺泡破裂引起气胸。

临床表现包括：气道压升高，通气功能下降，$PaCO_2$ 升高，$P_{ET}CO_2$ 可能不高，PaO_2 降低，听诊一侧呼吸音明显减弱。

处理方法：①停用 N_2O；②尽可能降低腹内压；③调节呼吸参数，纠正低氧；④给予呼气末正压（自发性气胸时禁用）。

气胸多在气腹解除后 30 ～ 60 min 缓解，一般不需闭式胸腔引流。但自发性气胸需闭式胸腔引流。

3. 气栓 气体进入血液循环造成气栓的原因有：充气直接入血管；腹内气体通过破损的血管或受损的实质脏器入血。既往有腹部手术史，腹腔镜及宫腔镜同时应用易发生气栓。

临床表现和气栓量的大小密切相关，包括：换气功能降低，通气 / 血流比值失调，缺氧和二氧化碳蓄积；中心静脉压升高、肺动脉压增高、肺水肿；血压下降，心排血量减少，心律失常如心动过速、期前收缩等，严重时可发生心搏骤停。心脏听诊可闻及车轮样杂音，如从中心静脉抽出气体可确诊。气栓多发生在气腹开始时，所以最初的充气速率要小于 1 L/min，以便及时发现。

发生气栓后，应立即停止充气，去除腹内压；头低左侧卧位；吸入纯氧，增加通气；必要时可从右心房抽气甚至体外循环排除气体；可行胸部震荡，利于碎化气泡，减轻并发症。

4. 其他并发症

（1）单肺通气：气腹使纵隔上移，若气管插管较深，导管可进入单侧支气管，发生单肺通气。临床出现血氧饱和度异常下降伴气道压增高时应警惕单肺通气，尤其是肥胖、颈短、无牙的患者。听诊双肺可诊断。

（2）胃内容物反流误吸：由腹内压升高压迫胃造成。局麻、椎管内麻醉或全麻未插管时均可发生。

第二节　异位妊娠手术的麻醉

异位妊娠手术是妇科常见的急症手术。由于异位妊娠部位的不同，临床表现和出血量差异较大。术前应尽量抗休克治疗，改善患者循环状态。可根据血红蛋白含量、血细胞比容、B 超检查对腹腔出血量的估计等因素综合考虑总出血量，术前备足血源。麻醉前应对患者的全身状态和失血性休克的严重程度做出迅速的评估。如活动性出血加重，则必须抗休克同时立即手术治疗，手术止血才是最根本、最有效的抗休克措施。

麻醉诱导前应尽可能开通足够通畅的静脉通路，补充足够的容量，减少诱导期低血压的发生。输液注意晶胶比例，防止胶体渗透压过低；血液稀释不可过度，以血细胞比容维持在 25% ～ 30% 为宜。

随着医疗条件的改善，现在异位妊娠手术一般采用腹腔镜下手术。麻醉选择建议气管内插管的全身麻醉。饱胃患者在诱导期需严防呕吐误吸。如经过术前抗休克处理血容量仍明显不足，全麻诱导可选用氯胺酮。氯胺酮的间接交感兴奋作用可有效对抗其他麻醉用药对循环的抑制作用。也可选用依托咪酯、咪达唑仑等对循环抑制轻微的药物，必要时辅以血管活性药麻黄碱、多巴胺等。麻醉维持一般为较浅的镇静辅以足够的肌松和镇痛。麻醉过程应严密监护。对年青体健的女性，心率能比较可靠地反映循环血容量状况，可和动脉压一起用于判断容量状况。尿量是反映肾灌注的可靠指标，间接反映循环状态，但时间上稍迟滞。对既往有心血管等重要脏器功能疾病的患者，必要时可监测桡动脉压和中心静脉压，配合血气分析、血细胞比容等指导重症患者的抗休克治疗。

除某些禁忌证外，异位妊娠患者的腹腔内出血可回收输给患者。一般分为非洗涤回收式（简单的自身输血器）和洗涤回收式（血细胞回收机，cell saver）。

简单的自身输血器通过一个 170 μm 的过滤器和一个特殊吸头与抽吸装置相连接，把血液抽吸并过滤到装有 ACD（acid citrate dextrose）保存液的血袋中。这种非洗涤回收式自身输血设备简单，使用方便，血液回收迅速，但有不安全因素。异位妊娠破裂后的出血，伴有内、外凝血途径的激活，导致血液凝固，前活化素激活使纤维蛋白溶酶原转变为纤溶酶，产生纤维蛋白溶解。因此腹腔内积血中，凝血因子Ⅴ、Ⅷ、Ⅸ、Ⅹ、Ⅺ、Ⅻ减少，同时含有某些激活的凝血因子，纤维蛋白原降低，而纤维蛋白降解产物明显增多。这样的血液不经处理回输给患者可能引起血液凝血异常或诱发弥散性血管内凝血。而且，腹腔积血抽吸过程中，血液与空气接触，泡沫形成等，可引起血细胞损伤破坏，产生细胞残骸，释放血红蛋白，此种血液输入量大，超过血液中结合珠蛋白的结合能力时，游离血红蛋白就会沉积在肾小管内，引起肾衰竭。细胞残骸、游离血红蛋白还可引发肺功能异常，导致成人呼吸窘迫综合征。此外，血液凝固、纤维蛋白溶解、抽吸血液时与空气接触等均可激活补体，因此腹腔积血中也有激活的补体因子。因此一般认为，非洗涤回收式自身输血的回输血量超过 1500 ml，就可能发生出血倾向、血红蛋白尿、肾功能不全等不良反应。若回输血液中混有空气则可能出现空气栓塞。如果未能按无菌技术进行操作，还可能导致细菌污染血液。所以除非受医疗条件限制，现主张改用洗涤回收式自身输血，以提高安全性。若想洗涤回收血液，需将回收血液置于大容量低温离心机内，离心去除血浆层及红细胞上白膜层，再加入无菌生理盐水反复离心洗涤。虽然安全，但耗时太多，临床应用不便。

现在流行的血细胞回收机可全自动或半自动完成红细胞的收集、离心、洗涤、浓缩等所有步骤，使用安全方便，但耗材价格相对昂贵。因为回收机最终产物只有红细胞，故出血量较大者需另补充含凝血因子的血浆等其他血液成分。

大部分异位妊娠手术患者，经手术止血、术中抗休克治疗及输血等使血红蛋白恢复后，一般循环、呼吸稳定，可考虑在手术室内拔除气管内导管。少数重症患者可带管回监护室进一步治疗。

第三节　卵巢癌手术的麻醉

卵巢癌是妇科常见的恶性肿瘤之一，病死率居女性生殖系统恶性肿瘤之首。目前主要治疗方案为最大限度的肿瘤细胞减灭术并辅以铂类为主的化疗。卵巢癌根治术的手术范围包括子宫双附件切除，大网膜、腹主动脉旁及盆腔淋巴结清扫，阑尾切除，肿瘤转移灶切除术。手术范围大，出血多。卵巢癌手术过程中出血最易发生在盆腔肿块切除和腹膜后淋巴结清扫时。盆腔肿块切除在多数情况下是卵巢癌肿瘤细胞减灭术过程中难度最大、出血最多、耗时最长的一部分。特别是当晚期肿瘤充满整个盆腔，及穿透被膜、向周围组织浸润种植，使子宫、附件、直肠、膀胱和盆腔腹膜粘连成不规则的大块而失去正常解剖关系时，大面积渗血难以避免。行盆腔和腹主动脉旁淋巴结切除时，常常需要彻底游离一些大血管，以便能彻底切除淋巴结。此时静脉损伤比动脉损伤更常见，因而造成的出血较难控制。

一、术前准备

早期卵巢癌手术患者一般情况尚好，晚期患者或再次 /

多次肿瘤细胞减灭术患者则一般情况较差，术前患者伴有不同程度的贫血和低蛋白血症；可能合并大量腹水。腹水较多时，膈肌上抬，胸廓容积明显缩小，通气量受限，可导致低氧和二氧化碳蓄积。因此需做好充分的术前准备，包括加强营养，适当输入新鲜血和白蛋白，改善贫血及低蛋白血症。腹水量大者，术前应多次少量渐进性放腹水，改善通气功能。反复多次放腹水又可导致水电解质紊乱，加之术前肠道准备，可能存在不同程度的脱水，因此，水电解质平衡的维持同样需要重视。如发现胸腔积液、心包积液等，也应根据心肺功能具体情况术前予以穿刺放水，必要时可放置胸腔闭式引流。

二、麻醉方式选择

建议选择气管插管的全身麻醉，主要原因有：①手术时间长、手术范围大、出血多，全麻便于循环呼吸管理；②肌松药的应用使手术操作获得良好的腹肌松弛；③全麻状态下患者无恶性记忆，无牵拉反应，舒适度高；④椎管内麻醉一般需多次追加静脉辅助用药，在无呼吸道保护的前提下风险大于全麻。

当然，在全麻条件、经济条件较差的情况下，椎管内麻醉也基本能满足手术要求。

三、麻醉管理

（一）术中监测

由于卵巢癌手术一般出血量大，手术时间相对长，除常规的血氧饱和度、呼吸频率、$P_{ET}CO_2$、体温等无创监测外，手术中一般需中心静脉穿刺置管，既可监测中心静脉压，便于术中快速补液，输注血管活性药，也可方便术后较长时间的营养支持及化疗。桡动脉穿刺有创动脉压监测可视具体情况定。一般情况差、高龄、心肺功能欠佳或并发其他重要脏器疾病，手术范围及难度大，肿瘤和大血管关系密切等因素都是有创动脉压监测的指征。

（二）术中管理

经过术前的肠道准备，患者一般处于脱水状态。加之麻醉后血管扩张，有效循环血容量大多不足，因此在麻醉后、手术未引起较多出血前，建议适度扩容，即在补充了有效循环血量的基础上进行适度血液稀释，减少手术开始失血后红细胞的丢失。晶胶比可按 1：（1 ～ 2），具体的量可根据中心静脉压及患者心功能确定。

手术开始前加深麻醉及保证充分的镇痛，减轻应激反应。放置腹部牵开器之前应追加肌松药，保证此时有最完善的肌松。

合并腹水较多的患者，由于肿瘤的压迫和腹水的影响，腹主动脉和下腔静脉长期受压，腹腔脏器及下肢血管床开放，侧支循环建立。卵巢癌合并大量腹水麻醉处理的关键是维持循环的稳定，维持液体出入量平衡，避免液体输入过多（诱发急性肺水肿）或过少（低血压和心动过速）。麻醉医师应严密观察手术进程，放腹水时要求术者应缓慢，密切注意循环波动。血压下降剧烈时可采取加快输液速度（注意晶胶比例）、腹腔加压、给予血管活性药等方法来纠正。对年老体弱者、心功能较差者，应严密观察血压和中心静脉压的变化，高度警惕心脏事件如心力衰竭等的发生。

术中出血较多时，可根据血红蛋白、全身状况综合考虑在何时给予补充红细胞、血浆，甚至必要时补充凝血因子、血小板及凝血酶原复合物等。大量输血输液时，需注意及时查血钾、血钙、血镁、血糖及酸碱状态，及时纠正失衡。

对于手术时间长，出血多，液体交换量大的患者，特别是年老体弱者，维持正常的体温也至关重要。低体温可导致代谢异常、组织水肿及微循环障碍、严重酸血症、麻醉苏醒延迟等，影响患者预后。

（三）麻醉苏醒

非腹腔镜下卵巢癌根治术手术切口较长，一般延长至脐上，因而麻醉苏醒前必须给足镇痛药。充分的镇痛可防止患者剧烈呛咳、躁动，尤其对部分肥胖必须减张缝合的患者，平稳的苏醒尤为重要。手术范围大，液体交换量大，以及吸入麻醉药等多种因素使卵巢癌根治术患者易于发生术后恶心、呕吐。因此，预防性给予强效止吐药如盐酸昂丹司琼片（商品名：欧贝）、盐酸格雷司琼片（商品名：枢星）等是非常必要的。

四、术后注意事项

首先是必须保证完善的镇痛，减轻应激反应和减少患者的痛苦。患者自控镇痛（PCA）可以采用硬膜外给药方式或静脉给药方式。近年来随着舒芬太尼在临床的应用，静脉 PCA 的镇痛效果逐渐趋于完善，副作用降至最低。

术后需特别注意预防下肢深静脉血栓。导致血栓形成的因素有：①血流缓慢，血液中有形成分停滞于血管壁；②手术致静脉内膜损伤；③血液呈高凝状态，术后长期卧床，腹胀，肠麻痹，及髂静脉、下腔静脉回流受阻，血流减慢，手术引起大量组织破坏，释放凝血激活酶，激活外源性凝血途径。妇科肿瘤患者术后深静脉血栓形成发生率约 20%，而卵巢癌肿瘤细胞减灭术后大约 50% 的患者可有深静脉血栓形成。

深静脉血栓形成应及时治疗以降低肺栓塞的风险。没有抗凝治疗绝对禁忌的患者应及早用肝素治疗，首剂 5000 U 静脉注射，以后 10 ～ 15 U/（kg · h）持续静脉滴注。通常肝素输入速率应调整到部分凝血活酶时间（activated partial thromboplastin time，APTT）为正常值的 2 ～ 3 倍为度（首剂肝素治疗后 6 h 才能检测 APTT，以防测定值高于最后稳定状态水平）。

第四节　其他妇科小手术的麻醉

一、宫颈锥切术的麻醉

宫颈锥切术是治疗宫颈癌癌前病变（cervical intraepithelial neoplasia，CIN）的重要方法之一。手术时患者取膀胱截石位，手术时间 30 min 左右，要求镇痛完善，宫颈松弛。

麻醉方式可以选择硬膜外麻醉、腰麻硬膜外联合镇痛及全凭静脉麻醉，临床上以后者最常用。与人工流产术相比，宫颈锥切术手术时间更长，术中与术后对镇痛要求都更高。

随着丙泊酚在临床的应用，全凭静脉麻醉获得了飞速发展。丙泊酚是一种新型短效静脉麻醉药，具有起效快而平稳、苏醒迅速而安全、无明显蓄积、作用时间短、麻醉深度易控制的优点。但它对呼吸、循环系统有明显的抑制作用，可引起血压下降、心率减慢。其机制是丙泊酚降低外周阻力和直接抑制心肌及心血管神经反射，且呈剂量与血药浓度依赖性。同时，丙泊酚镇痛效果差，一般需辅助应用其他强效镇痛药。

芬太尼、舒芬太尼、瑞芬太尼等阿片类镇痛药可明显增强丙泊酚的麻醉效能，减少丙泊酚的用量，减轻血流动力学不良反应，术毕清醒快。但给药速度过快时对呼吸抑制作用较强，常需辅助呼吸。氯胺酮镇痛效果好，且兴奋交感神经，升高血压，加快心率，能有效对抗丙泊酚引起的循环抑制。丙泊酚与氯胺酮联合用于静脉麻醉，有利于维持血流动力学稳定。呼吸抑制作用比丙泊酚与芬太尼等阿片类药物联合应用时轻，苏醒质量较后者差，术后完全清醒时间长。

全凭静脉麻醉时采用何种形式的呼吸道控制与患者本身呼吸道条件，手术操作，对疼痛刺激和麻醉药物的敏感性都有相关性。呼吸道条件好、对麻醉镇痛药物敏感的患者，一般给药量少，不需或仅需少量辅助呼吸即可完成手术。而肥胖、鼾症等呼吸道条件差的患者，麻醉尚浅时就发生上呼吸道梗阻，需搁置口咽通气道甚至喉罩来保持呼吸道通畅。使用喉罩的优点除了可靠的呼吸道安全保证外，还包括可以使用呼吸机，采用吸入麻醉维持等，以避免麻醉偏浅，在手术刺激时发生体动反应影响手术操作。

临床上一般丙泊酚负荷剂量为 1 ～ 2 mg/kg，芬太尼、舒芬太尼采用单次追加法，瑞芬太尼采用持续输注法，速度一般为 0.1 ～ 0.2 μg/（min · kg）。氯胺酮一般首剂可给予 0.5 ～ 1 mg/kg，后采用小剂量单次追加，每隔 10 ～ 15 min 左右予 10 ～ 20 mg。为加快苏醒，应逐渐加大氯胺酮给药间隔时间，最后一次给氯胺酮时间离术毕时间最好在 15 min 以上。临床上患者个体差异较大，需根据具体情况灵活应用。

二、人工流产手术的麻醉

人工流产是妇产科门诊常见手术。人工流产手术过程中由于宫颈受牵拉、扩张的刺激，引起迷走神经兴奋，患者出现血压心率下降，伴恶心、呕吐、胸闷、心悸、头晕、面色苍白、出冷汗，严重者出现休克，称之为人流综合征。人流综合征与疼痛刺激、患者体质及手术操作有关。因此，对人工流产患者施行有效的麻醉和镇痛是非常必要的。

目前，丙泊酚已经成为无痛人流的常规用药。它具有起效快、作用时效短、麻醉深浅易控可调、苏醒迅速及无药物蓄积作用等特点。但其镇痛作用较弱，单一使用易出现术中躁动，只能通过增加剂量的方法来满足手术需要，这就势必增加对呼吸、循环的抑制，延长苏醒时间和离院时间，因而通常和芬太尼、舒芬太尼等强效阿片类药物伍用。

麻醉诱导时应缓慢给药避免血药浓度瞬间过高，同时注意调整头位甚至采用托下颌法保证呼吸道通畅。常规监测呼吸、心率及血氧饱和度，准备好吸引器、急救复苏药品及器械，都是保证患者手术安全的必要措施。

据文献报道，术前 4 h 口服盐酸曲马多缓释片（奇曼丁）100 mg 能有效加强丙泊酚人流术中的镇痛作用，显著减少丙泊酚用量，有效地抑制术中扩宫和术后宫缩的疼痛。瑞芬太尼也可以作为人流术的辅助用药。

三、宫腔镜检查与治疗手术的麻醉

宫腔镜检查及治疗是常见的妇科手术。宫腔镜能在直视下检查宫腔形态及宫内病变并取组织活检，提高诊断准确性。与人工流产术、宫颈锥切术等妇科小手术相比较，用灌流介质膨胀宫腔获得手术操作视野和条件是其最主要的特点。即膨宫和灌流是宫腔镜手术的必备条件。

（一）手术操作过程及特点

患者排空膀胱，取膀胱截石位，头低臀高，以减少膨宫液外流。放置宫腔镜前，先注入膨宫介质。膨宫介质的基本要求为膨胀宫腔，减少子宫出血和便于直接操作。常用的膨宫介质有：①二氧化碳：显示图像最佳，但气体和出血可影响观察效果，并有气栓的危险。预防方法为用特殊的调压注气装置，限制每分钟流量小于 100 ml，宫内压力低于 200 mmHg。术后需头低臀高位 15 min 左右预防肩痛。②低黏度液体：如生理盐水，乳酸林格液，5% 的葡萄糖。因其黏度低易于通过输卵管，手术操作时间过长可导致体液超负荷。因而 5% 的葡萄糖一般仅用于宫腔镜检查。而宫腔镜治疗时可选择 5% 甘露醇。

（二）麻醉方法

简单的宫腔镜诊断可采用宫颈旁神经阻滞麻醉、宫颈管黏膜表面麻醉及静脉辅助用药，但一般为治疗准备需采用椎管内麻醉或全麻。目前以全麻尤其是全凭静脉麻醉常用。麻醉给药与人工流产术、宫颈锥切术相似，手术操作刺激强度基本介于二者之间。

（三）并发症及注意事项

宫腔镜手术过程中可发生迷走神经紧张综合征，尤其是麻醉深度不够时。临床表现为恶心、出汗、心动过缓、低血压，甚至心搏骤停。其原因为宫颈管比较敏感，在扩宫等刺激时神经冲动传导至腹下神经丛、腹腔神经丛和迷走神经。因此，椎管内麻醉的神经阻滞平面应达到 $T_{10} \sim S_5$。全麻应有足够的深度。另外，麻醉管理中需警惕以下手术并发症：

1. 出血　主要原因是损伤了子宫肌层血管，使出血量增加。止血的方法包括宫缩剂、电凝止血、球囊压迫止血等。术中应密切观察膨宫介质液的颜色及量，监测循环指标，必要时查血红蛋白。

2. 空气栓塞　由于体位的原因导致静脉压降低，气体经过创面开放的静脉进入循环，宫腔压力超过静脉压力导致气栓。临床表现包括：发绀、呼吸急速、低血压、心率下降、血氧饱和度下降、呼气末二氧化碳下降、心前区水轮音等，严重者心搏骤停。如怀疑或确诊空气栓塞，应立即停止操作，改变头低脚高位，吸氧，必要时气管内插管控制呼吸；同时放置中心静脉导管，监测中心静脉压，纠正心肺功能衰竭。预防空气栓塞的有效措施包括：①手术过程中正压通气，避免过度头低臀高位；②小心扩张宫颈避免损伤子宫肌壁；③排空注水管内气体。

3. 经尿道前列腺电切术（transurethral resection of prostate，TURP）综合征 主要由于灌流液大量进入循环系统，使血容量增加，超过机体代偿能力，出现稀释性低钠血症和血浆渗透压降低，并引起一系列临产症状。主要表现包括：患者突然躁动，焦虑，视物模糊，嗜睡或抽搐，恶心、呕吐；心率下降，血压升高或降低，出现肺水肿、心力衰竭。治疗原则为利尿，纠正急性左心衰、肺水肿，治疗低钠血症。可给予高渗盐水。但补钠时切忌速度过快，浓度过高。

预防措施包括：保持宫腔压力低于 100 mmHg；控制手术时间；控制灌流液出入量差值；避免对子宫肌壁破坏过深。

病例讨论

29 岁、因急腹痛 3 h，晕厥 3 次入院。查体血压 80/40 mmHg，HR 118 次 / 分，B 超发现腹腔大量积液，血红蛋白（Hb）6 g/dl。妇产科诊断为宫外孕。拟行腹腔镜下探查止血术。

1. 术前评估

患者急诊入室，既往体健。术前查 Hb 6 g/dl，面色苍白，四肢厥冷；B 超下腹腔大量积液，已进入休克失代偿期。

2. 术前准备

患者已进入失血性休克失代偿期，任何术前准备只能在尽快手术同时开展，不可因术前准备耽误时间。应在第一时间开通较大的静脉通路，迅速补充晶体和胶体。有可能的情况下大流量面罩给氧。注意追问禁食、禁水时间，是否需按饱胃处理。

3. 麻醉处理

对于休克代偿期或失代偿患者，腹腔镜宫外孕手术建议采用气管内插管的全身麻醉。因氯胺酮使内源性儿茶酚胺释放而升高血压，增快心率，麻醉诱导可选用氯胺酮单用或复合其他静脉用药如依托咪酯、咪达唑仑、丙泊酚等。饱胃患者应采用饱胃的快速诱导原则，环状软骨压迫手法，避免加压给氧引起反流误吸。

进入腹腔后，如有大量出血，可采用血液回收装置（简单装置或 cell saver）将自体血回收，可减少甚至避免用库血。如麻醉诱导及手术过程中仅靠加快输液不能维持血压，应考虑予多巴胺等血管活性药物。必要时可采用头低脚高位，增加回心血量。

入室后注意保暖，改善末梢循环，减轻组织缺血缺氧状态，还可避免麻醉苏醒期患者寒战。

4. 麻醉原则

（1）抗休克治疗，维持循环稳定为首要目标。

（2）注意麻醉药物的选择，勿加剧对循环的影响。

参考文献

[1] 庄心良，曾因明，陈伯銮 . 现代麻醉学 .3 版 . 北京：人民卫生出版社，2006.

[2] 丰有吉，沈铿 . 妇产科学 . 8 版 . 北京：人民卫生出版社，2005.

[3] Jeannie Min，Tania Haddad. Anesthesia for obstetrics and gynecology. Clinical Anesthesia Procedures of the Massachusetts General Hospital，2006.

[4] Takrouri MS. Anesthesia for laparoscopic general surgery. A special review. Middle East J Anesthesiol，1999，15（1）: 39-62.

[5] Kaba A，Joris J. Anaesthesia for laparoscopic surgery. Current anaesthesia and critical care，2001，12（3）：159-165.

[6] 李树人 . 异位妊娠手术时的麻醉选择及管理 . 中国实用妇科与产科杂志，2000，16（4）：210-211.

[7] 钱燕宁 . 妇产科麻醉学 . 北京：人民卫生出版社，2007.

13 妇科患者的疼痛诊疗

（赵　晶）

要点

- 硬膜外和静脉途径是妇科手术后最常用的镇痛给药途径。给药方式最常用的是患者自控镇痛。
- 急性疼痛服务小组（APS）的建立，是保障术后镇痛的安全性和有效性的关键。
- 纤维肌痛综合征是妇科常见的良性慢性疼痛，需要结合药物和其他方法综合治疗。盆腔慢性疼痛需要通过特异性检查明确是妇科来源还是其他来源，治疗方法不同。
- 妇科癌痛应遵循WHO癌痛治疗原则，以提高生活质量为目的。
- 癌痛治疗应根据疼痛性质使用相应药物配伍，使用能达到满意镇痛效果的最小剂量，同时应积极预防和处理镇痛药物的并发症。

第一节　妇科手术的术后镇痛

与其他专科手术一样，妇科手术后患者也存在不同程度的疼痛。良好的术后镇痛不但能减轻患者的痛苦，还有利于患者早期活动，减少下肢血栓形成及肺栓塞的发生，并促进胃肠功能的早期恢复；疼痛的减轻还可以帮助患者术后早期恢复正常的呼吸功能，从而减少呼吸系统并发症。疼痛在国际上已被称为除心率、血压、氧饱和度和体温以外的“第五大生命体征”，有效治疗疼痛已经成为卫生保健完善的一项标准。值得关注的是，目前许多患者包括妇科患者的术后疼痛并未得到令人满意的控制，许多患者还会因害怕而拒绝手术或术前产生焦虑。导致这种状况的主要原因包括：医护人员对镇痛药物尤其是阿片类药物不良反应包括成瘾性的顾虑，患者和家属对于阿片类药物成瘾性的恐惧，医护人员使用阿片类药物不当（包括适应证、剂量调整、不良反应的预防和处理等），对患者和家属未进行有关术后镇痛的适当宣教也是影响术后镇痛有效开展的重要原因。妇科手术患者作为女性社会角色，在心理上对疼痛的承受能力与男性不同。研究证实，在生理上女性对疼痛的感觉以及治疗效果也有其特殊性。令妇科手术患者满意的安全有效的术后镇痛依赖于对患者和手术的深入全面的了解，以及对各种镇痛方法和药物的掌握；同时，我们医护人员更应悉心解释和宣教，针对女性患者给予安全、有效和满意度高的个体化镇痛。

一、疼痛的生理机制

手术引起的组织损伤可导致组胺、缓激肽、前列腺素、血清素、神经生长因子等炎性介质释放。这些炎性介质作用于外周伤害性刺激感受器，产生伤害性信息（神经冲动），经传入神经纤维（Aδ 和 C 纤维）传到脊髓背角。部分神经冲动传入脊髓前角形成反射，引起骨骼肌张力增高等；其他神经冲动则经由脊髓丘脑束和脊髓网状系统传达到脊髓上和皮质，最终形成痛觉。

术后疼痛可诱发神经内分泌反应，通过下丘脑垂体肾上腺皮质系统和交感神经肾上腺皮质系统的作用，引起儿茶酚胺和分解代谢性激素（如皮质激素、抗利尿激素和胰高血糖素等）的升高，导致高代谢状态，如血糖升高、水钠潴留、游离脂肪酸升高、酮体和乳酸升高。交感神经的兴奋性升高增加心肌的耗氧，导致心血管事件增加，同时胃肠功能的恢复延迟。手术伤害性刺激引起的脊髓反射包括对呼吸功能和胃肠功能的抑制，相应地可引起肺部并发症和胃肠蠕动减慢。

术后急性疼痛控制不佳，还可能引起慢性疼痛。虽然机制尚未明了，但文献证明，控制术后疼痛可有效减少术后慢性疼痛的发生。

二、疼痛的评估

疼痛的评估主要包括对疼痛部位、性质和程度的评估。

（一）疼痛部位和性质的评估

疼痛部位的判断很重要，应该正确区分是病变部位的疼痛（局部性疼痛），还是牵涉痛。当内脏器官病变疼痛时，常在邻近或远离该脏器的某些特定体表区产生疼痛或感觉过敏，这一现象即为牵涉痛。其产生原因可能是体表部位的感觉传导通路与深部躯体和内脏的疼痛传导通路发生交汇。如心绞痛患者可发生左上肢牵涉痛，胆囊炎患者可发生右肩牵涉痛。术后患者疼痛部位的判断可以帮助我们鉴别患者是单纯手术伤口的疼痛，手术创伤引起的内部脏器的疼痛，还是手术相关并发症、麻醉相关并发症或是基础病变或治疗引起的疼痛。比如，一位接受了宫颈癌根治术的患者，她术后发生的疼痛可能是伤口的疼痛、内脏的疼痛、肠胀气引起的疼痛、术前化疗引起的神经痛、术后并发的心绞痛、禁食引起的胃痛等。进行术后镇痛前，有必要先仔细判断疼痛的部位和来源。

疼痛的性质与疼痛的病理基础有关。伤害性疼痛与神经病理性疼痛性质不同，术后疼痛以伤害性疼痛为主，但也有神经病理性疼痛的成分。伤害性疼痛是一种炎性疼痛，由于体内组织受损，损伤组织或局部炎性反应所释放的化学介质作用于外周伤害性刺激感受器，通过初级传入神经到达中枢神经，从而产生痛觉。神经病理性疼痛是由传导躯体感觉的神经系统中任何部分出现损伤、疾病和功能异常引起的。性质上多表现为针刺样、烧灼样、电击样或刀割样疼痛等，并且有局部痛觉过敏和（或）触诱发痛的表现。痛觉过敏（hyperalgesia）主要是指组织损伤所引起的痛阈降低，对伤害性刺激反应异常增强和延长的疼痛；触诱发痛（allodynia）是指由非伤害刺激引起的疼痛，即生理状态下原本不能引起痛觉的刺激如触摸、震动、中度冷或热等所诱发的疼痛或疼痛加剧。

（二）疼痛程度的评估

对于疼痛进行定量分析是进行术后镇痛的前提，也是指导术后镇痛的重要指标。由于疼痛这种主观感觉不仅与生理、病理有关，还受心理、社会等因素的影响，因此对疼痛程度进行评估是复杂而困难的。目前已有多种疼痛程度测量方法，但尚未发现具有绝对优势的最佳评估方法。临床上常根据实际情况选用其中的一种或多种评估方法。

1. 视觉模拟评分法（visual analogue scale，VAS） VAS 是术后镇痛中最常用的疼痛程度测量方法，它简单、有效。

该方法以“0”表示无任何疼痛，“10”表示可以想象的最严重的疼痛，用刻度为 10 的游标尺让患者在标尺无刻度的一面滑动游标对自己的疼痛进行评分。游标在另一面对应的刻度就是 VAS 评分。VAS 亦可用于评估疼痛的缓解情况：初次疼痛 VAS 评分减去治疗后的疼痛 VAS 评分就是疼痛的缓解程度。

2. 疼痛强度数字量表法（numerical rating scale，NRS） 被测试者把自己的疼痛强度用 0（无痛）到 10（难以想象的剧烈疼痛）数字来表示，该技术更适用于文化水平和理解能力都不是很高的患者。

3. 口述评分法（verbal rating scale，VRS） 被测试者在数个（无痛、轻度疼痛、中度疼痛、重度疼痛、极度疼痛）或更多个词中挑选 1 个，来描述他们的疼痛程度。该方法简单，被测试者容易理解，但是不同的患者对形容词的感受不同，存在系统误差，因此只用于临床病史记录和随访中，结果较难用于统计学处理。

4. 四级评分法 这也是临床上常用的一种疼痛程度评估法，相对 VAS 和 NRS 更为简单，但定量性相对较差。

（1）0 分：基本无痛。

（2）1 分：轻度疼痛，可忍受的疼痛，能正常生活，睡眠基本不受干扰。

（3）2 分：中度疼痛，睡眠受干扰，患者不敢咳嗽。

（4）3 分：重度疼痛，睡眠受到严重干扰，必须使用镇痛药物治疗。

5. McGill 疼痛问卷 McGill 疼痛问卷是一种多因素疼痛调查评分方法，重点评估疼痛的部位、性质、特点、强度和伴随症状，并包括疼痛治疗后患者的感受。该表对疼痛的评估较为可靠，但内容较多，且需要受过培训的医护人员协助患者完成。

三、常用的术后镇痛方法

术后镇痛可以有多种给药途径和药物的选择，应该根据手术部位、疼痛的严重程度以及患者的一般情况和并存疾病以及患者的个人意愿等进行选择。

（一）给药途径的选择

术后镇痛的途径主要有：静脉、肌内注射、皮下注射、硬膜外给药、蛛网膜下隙给药、口服、塞肛等。

从起效速度而言，单次静脉给药的起效速度较快，适用于急性疼痛。前提是患者必须有静脉通路可供使用。经静脉单次给予阿片类药物应该警惕血药浓度迅速达到峰值时可能产生的阿片类药物相关副作用，尤其是可能威胁生命的呼吸抑制。经静脉连续小剂量给药可以避免峰药浓度和峰效应的产生，但对于突发性疼痛或疼痛程度变化较大的情况镇痛效果较差。通过患者自控镇痛装置可以在一定程度上解决这种矛盾。这种装置是一种由患者自己控制给药的镇痛装置，可通过静脉、皮下或椎管内给药。其机制是通过少量单次给药，使血药浓度相对稳定，以便在减少给药总量的同时尽量达到最佳镇痛效果和最少的不良反应（详见下文）。

对于没有静脉通路的患者或者暂时无法建立静脉通路的患者（如小儿），肌内注射是较方便、迅速的选择。肌内注射给药起效比静脉给药慢，而且起效速度不确定，与是否注射在肌肉内和局部血液循环有关。由于镇痛效果和时间的可控性较差，加之有注射痛，使肌内注射给药途径在治疗慢性疼痛和急性疼痛中均无明显优势，因此这种途径的镇痛日趋减少。

对于术后恢复进食的患者，可以考虑口服用药。口服用药的优点在于：不需要静脉通路、无创，因而没有注射疼痛且不易继发感染，药代动力学可预测性更强（相比皮下、经皮、经黏膜、椎管内等途径）等。但也有文献证明口服阿片类药物胃肠道不良反应高于非胃肠道用药。

（二）患者自控镇痛技术（patient-controlled analgesia，PCA）

PCA 技术是在医务人员设定程序后，由患者自行按照自己的需要使用的镇痛方法。

许多研究认为 PCA 的主要优点为：①给药符合药代动力学的原理，更容易维持最低有效镇痛浓度（minimal effect analgesia concentration，MEAC）；②镇痛药的使用较为及时、迅速；③更符合患者对镇痛药的个体化需求，有利于患者不同时刻、不同疼痛强度下获得最佳的镇痛效果；④降低了术后镇痛并发症的发生率；⑤有利于维持机体生理功能稳定；⑥能显著减少护士的工作量。

PCA 的技术参数包括负荷剂量、单次给药剂量、锁定时间、最大给药剂量以及连续背景输注给药等。

1. 负荷剂量（loading dose） 给予负荷剂量旨在迅速达到镇痛所需要的血药浓度，即最低有效镇痛浓度，使患者迅速达到无痛状态。

2. 单次给药剂量（bolus dose） 患者每次按压 PCA 泵所给的镇痛药剂量，单次给药剂量过大或过小有可能导致并发症或镇痛效果欠佳。

3. 锁定时间（lockout time） 是指该时间内 PCA 装置对患者再次给药的指令不作反应。锁定时间可以防止患者在前一次给药完全起效之前再次给药，这是 PCA 安全用药的重要环节。

4. 最大给药剂量（maximal dose） 最大给药剂量即限制量，是 PCA 装置在单位时间内给药剂量限定参数，是 PCA 装置的另一保护性措施。一般设有 1 h 或 4 h 限制量。其目的在于对超过平均使用量的情况引起注意并加以限制。

5. 连续背景输注给药（basal/background infusion，continuous infusion） 大部分电脑PCA泵除了PCA镇痛给药功能外，还有连续背景输注给药模式可供选择。连续背景输注给药可维持一定的镇痛药物浓度，理论上将减少患者的PCA给药次数，降低镇痛药物的血药浓度。但当镇痛需求发生变化时难以及时调整给药量，易导致镇痛给药超过其实际需要，因此对是否设置连续背景输注应视具体情况而定。

（三）常用于妇科术后镇痛的药物

1. 非甾体消炎药（NSAIDs） NSAIDs适用于轻度和中度疼痛的治疗，也可合并阿片类药物用于重度疼痛的治疗。NSAIDs药物的作用机制是通过抑制环氧化酶（COX），减少参与疼痛产生的炎性介质的产生。人体的COX可分为3种：正常组织中的COX-1以及酶诱导产生的COX-2，COX-3主要存在于中枢神经系统，与疼痛和发热有关。NSAIDs对COX-2的选择性抑制可以产生消炎镇痛作用，而对COX-1的抑制，则可导致对消化道、肾脏、血小板等的不良影响。

NSAIDs通过对COX-1和COX-2作用的选择性不同，可以分为三大类：选择性COX-1抑制剂，选择性COX-2抑制剂，以及特异性COX-2抑制剂。

（1）选择性COX-1抑制剂：选择性作用于COX-1，因而对消化道和血小板等有明显的不良影响。阿司匹林属于该类药物。

（2）选择性COX-2抑制剂：在抑制COX-2的同时并不明显抑制COX-1，大剂量用药时也抑制COX-1。如美洛昔康、尼莫舒利等。

（3）特异性COX-2抑制剂：由于对COX-2的选择性极

高，可近似地认为这类药物只抑制 COX-2，不抑制 COX-1。代表药物有罗非昔布和塞来昔布。

在使用 NSAIDs 药物时，应充分了解患者是否有消化道溃疡、消化道出血史、是否有出血倾向、肝肾功能不全等病史。尤其是该药物对 COX-1 具有较高的选择性抑制或对 COX-2 选择性不高，在用药上注意严格掌握适应证和禁忌证，小剂量、短时间用药、联合用药以减轻副作用。

术中和术后早期通常只能使用静脉制剂，NSAIDs 中的静脉制剂可选择的不多，主要有氯诺昔康、氟比洛芬酯、酮洛酸和帕瑞昔布钠，由于对 COX-1 存在或多或少的抑制，有一定副作用，应注意禁忌证和每日限量（表 13-1）。

表 13-1　术后 NSAIDs 静脉制剂的常用剂量

药物名称	商品名	单次剂量	每日最高剂量
氯诺昔康	可塞风	8 mg	16 ～ 24 mg
氟比洛芬酯	凯芬	50 mg（缓慢给药，1 min 以上）	100 mg
酮洛酸		15 ～ 30 mg	120 mg（连续用药不超过 2 日）
帕瑞昔布钠	特耐	20 ～ 40 mg	80 mg（连续用药不超过 3 日）

2. 阿片类药物

（1）吗啡：吗啡因为药效确切、作用时间长且价格低廉，多年来一直是术后镇痛最常用的阿片类药物之一。单次静脉注射吗啡后几分钟即可起效，30 min 达高峰，持续 2 ～ 3 h。皮下和肌内注射吗啡的峰效应时间为 45 ～ 90 min，作用持续 3 ～ 4 h。口服即释吗啡 30 min 左右起效，1 ～ 2 h 达峰效应，作用时间 4 ～ 5 h。术后镇痛中吗啡的用药途径以静脉、椎管内和肌注为主。

吗啡能通过胎盘，可能抑制新生儿呼吸，所以一般不用于临产孕妇。同时吗啡还有促进组织胺释放作用，所以哮喘、COPD 患者慎用。其他不良反应见下文。

（2）芬太尼：芬太尼也是 μ 阿片受体强激动剂，作用强度是吗啡的 50 ～ 100 倍。目前剂型主要有静脉注射液和经皮贴剂，不含防腐剂的静脉注射液还被用于椎管内镇痛。静脉单次给药后 5 min 左右达到峰效应，作用持续约 60 min。用于急性疼痛治疗时通常单次给药 0.5 ～ 2.0 μg/kg，或使用静脉 PCA 给药。芬太尼由于脂溶性好，静脉持续给药容易产生蓄积，应警惕副作用的产生。较大剂量使用芬太尼时，应警惕肌强直的发生。

（3）舒芬太尼：舒芬太尼对 μ 受体的亲和力比芬太尼强 7 ～ 10 倍，静脉给药 3 ～ 4 min 后起效，单次给药作用时间与芬太尼相似。非麻醉状态下单次用药一般给予 0.1 ～ 0.3 μg/kg。但由于舒芬太尼脂溶性是芬太尼的两倍，更易在体内蓄积，所以连续给药时清除半衰期明显延长。舒芬太尼的治疗指数（半数致死剂量 / 半数有效剂量）为－ 25 211，明显高于芬太尼（277）和吗啡（69.5）。舒芬太尼也被用于椎管内辅助局麻药物镇痛。

（4）哌替啶：即度冷丁，是 μ 受体激动剂，对 κ 和 δ 受体也有中度亲和力。镇痛强度是吗啡的 1/10。临床上常用 50 mg 哌替啶肌注治疗成人急性疼痛，也可静脉注射 25 ～ 50 mg 哌替啶。哌替啶相对其他阿片类药物对呼吸的抑制作用较轻，但静脉给药仍需注意给药速度，以免过度镇静引起呼吸道梗阻和呼吸抑制。

哌替啶对 δ 受体的兴奋导致幻觉和欣快感的产生，成瘾性虽比吗啡轻，但连续应用亦能成瘾。临床上长时间使用哌替啶镇痛，容易导致患者在疼痛消失后仍有觅药行为，其根源是追求用药后的欣快感。此外，哌替啶的代谢产物去甲哌替啶有药理活性，可导致中枢兴奋、肌阵挛、震颤甚至惊厥。因此，不建议长时间大剂量使用哌替啶治疗急性疼痛。

3. 局麻药物　椎管内局麻药物镇痛是常见的术后镇痛方法。硬膜外给予的局麻药物包括利多卡因、罗哌卡因、布比卡因和左布比卡因。其中利多卡因作用时间最短，罗哌卡因对运动的阻滞最轻。常用硬膜外布比卡因和左布比卡因的浓度不高于 0.125%，罗哌卡因的浓度不高于 0.2%。合用阿片类药物时，局麻药物可进一步减少。

4. 其他镇痛药物　曲马多是中枢性镇痛药，作用机制复杂，主要是抑制神经元重新摄取去甲肾上腺素和 5- 羟色胺，以及兴奋 μ 受体（作用较弱）。口服曲马多 50 ～ 100 mg 对中度疼痛有较好的效果，静脉用药可单次给予曲马多注射液 2 ～ 3 mg/kg，并可以连续输注。由于对 μ 受体的兴奋作用较弱，阿片类药物相关的副作用（如呼吸抑制）也较轻。正因如此，曲马多被认为是安全性较高的药物。副作用主要包括嗜睡、恶心、呕吐、头晕等。

（四）妇科手术常用的术后镇痛方法

1. 硬膜外镇痛　硬膜外镇痛是妇科术后镇痛中最常见和有效的方法。该方法既可以选用单纯局麻药物或单纯阿片类药物，也可合用局麻药物和阿片类药物。硬膜外镇痛最常用的局麻药物是利多卡因、布比卡因或罗哌卡因；最常用的阿片类药物有吗啡、芬太尼和舒芬太尼。水溶性的吗啡可被吸收进入脑脊液，随着脑脊液的流动作用于脊髓多个节段，镇痛作用不固定于置管的节段。由于吗啡还可随脑脊液到达较高的中枢神经系统水平，因此可引起延迟的呼吸抑制，应引起重视。椎管内另一类常用阿片类药物芬太尼和舒芬太尼则脂溶性很强，主要通过与置管节段的脊髓阿片类受体结合发挥药效，而不是随脑脊液扩散，所以镇痛效果主要位于硬膜外穿刺部位周围。

一般术前或麻醉前给患者置入硬膜外导管，并给予试验剂量以确定硬膜外导管的位置，术中亦可开始连续注药。根据导管位置的不同，可将持续硬膜外输注的速度调整在 4 ～ 8 ml/h，最快不超过 20 ml/h。

硬膜外镇痛可以单次手动推注，也可使用 PCA 镇痛泵。根据用药方案和患者情况设定 PCA 泵的单次给药剂量、锁定时间及剂量限制等。

术后硬膜外镇痛的常见副作用主要与所使用的药物有关。常见副作用包括：①阿片类药物相关副作用：瘙痒、镇静、眩晕和尿潴留；②局麻药相关副作用：低血压、轻微感觉改变、尿潴留。其中，大部分副作用可以通过减慢输注速度、改变药物种类或药物剂量缓解。瘙痒是硬膜外使用阿片类药物时常见的副作用，可以使用抗组胺药物缓解，小剂量纳洛酮静脉输注也可以缓解瘙痒。尿潴留是硬膜外镇痛，特别是腰椎硬膜外镇痛的常见问题。因此，接受硬膜外镇痛的患者常需留置尿管。

尽管硬膜外镇痛的并发症非常罕见，但一旦发生，后果将十分严重，因此必须注意避免。硬膜穿刺后头痛（Postdural puncture headache，PDPH）是相对常见的并发症，可能与意外穿破硬膜，小量脑脊液漏出有关。PDPH 常常发生于硬膜穿刺后 48 h 内，多为自限性并于 2 ～ 14 天内缓解。PDPH 在坐卧位，特别是行走时加重，在平卧时减轻，所以常在患者术后第一次下床活动时发现。PDPH 主要表现为枕部和颈部紧缩、牵拉和搏动样疼痛。传统的治疗方法包括卧床休息、静脉输注或口服大量液体及服用治疗头痛药物（NSAIDs、对乙酰氨基酚、咖啡因或茶碱）。如果上述方法仍不能解决头痛问题，或者患者对上述方法有禁忌，则可以考虑采用硬膜外血液填充疗法。抽取患者的无菌血液 20 ml 注入硬膜外隙。其止痛机制尚不清楚，可能与血块直接压迫硬膜穿破部位或在硬膜穿破位点发生纤维化，阻止脑脊液外流有关。

硬膜外更严重的并发症为硬膜外占位性改变，如血肿和脓肿，前者更常见。如果出现了占位性改变的征象，需要停止硬膜外输注，或者拔出硬膜外导管（特别是发现存在皮肤感染时）。一旦证实已经发生椎管内占位，应立刻行外科手术减压，否则可能出现脊髓受压，最终将导致截瘫。

脊髓受压的主要征象包括下肢感觉和运动异常（通常为双侧）及背痛。轻微的感觉异常较常见，可能并不一定由脊髓受压引起。但若在停止硬膜外输注后仍持续存在运动异常或背痛，则需要引起重视。占位发生在骶管时，主要的表现为大小便功能异常，而疼痛较少见。辅助检查可以借助磁共振成像（MRI），一经证实应行神经外科治疗。

有些患者在接受硬膜外镇痛的同时正在进行抗凝治疗，这些患者拔出硬膜外导管后硬膜外隙出血的发生率为 0.01% ～ 0.1%，尽管较低，但仍需十分谨慎。如果患者接受大量肝素治疗，又必须拔出硬膜外导管，则应在停止肝素治疗 2 ～ 3 h 后拔出导管，并在导管拔出后 2 h 内不再接受肝素治疗。小剂量肝素（预防治疗）不是导管拔出的禁忌证。使用低分子量肝素（low-molecular-weight heparin，LMWH）治疗的患者应该在停药至少 10 ～ 12 h 后拔出硬膜外导管，并且在拔出后 2 h 之内不再使用 LMWH。目前还没有可以有效检测 LMWH 活性的方法，PT、INT 和 PTT 水平不能反映 LMWH 的活性。对患有凝血功能异常的患者应该在拔出硬膜外导管后的 24 h 内严密监测，避免发生硬膜外血肿。

硬膜外镇痛的优点和禁忌证见表 13-2。

表 13-2 硬膜外镇痛的优点和禁忌证

优点	绝对和相对禁忌证
镇痛效果好	患者拒绝接受
有利于改善肺功能	凝血功能异常正在或准备接受低分子肝素治疗的患者
促进胃肠蠕动	菌血症
减少心肌缺血发生	硬膜外穿刺部位存在局部感染的患者
缩短住院时间	存在脊柱疾患的患者

2. 蛛网膜下隙镇痛 蛛网膜下隙置管进行术后镇痛也需遵循以上禁忌证的原则，由于神经系统损伤的风险更大，该方法与硬膜外置管相比较少用于术后镇痛。

单次蛛网膜下隙注射阿片类镇痛药可提供长时间的镇痛作用，其起效时间与所给药物的脂溶性正相关，作用时间长短取决于药物的亲水性。亲水性较强的吗啡注入蛛网膜下隙后，将在脑脊液（cerebrospinal fluid，CSF）中产生较高的药物浓度，并将缓慢地进入脊髓的受体部位，使得临床上蛛网膜下隙吗啡镇痛起效较慢，镇痛作用时间较长。而脂溶性较强的芬太尼和舒芬太尼则在注入蛛网膜下隙后，较迅速地与脊髓相应节段结合，只有少量存留在 CSF 中。因此，芬太尼和舒芬太尼的临床起效时间快，但镇痛作用时间较吗啡要短。蛛网膜下隙阿片类药物引起的主要并发症包括呼吸抑制（5% ～ 7%）、皮肤瘙痒（60%）、恶心、呕吐（20% ～ 30%）以及尿潴留（50%）等，临床上处理的方法以对症治疗为主，严重者可以采用纳洛酮拮抗，但蛛网膜下隙阿片类尤其是吗啡作用时间较长，注意可能需要多次拮抗。椎管内阿片类药物剂量范围见表 13-3。

表 13-3　椎管内阿片类药物剂量范围

	吗啡	芬太尼	舒芬太尼
镇痛药物蛛网膜下隙	0.1 ～ 0.3 mg	5 ～ 25 μg	2 ～ 10 μg
单次给药剂量硬膜外	1 ～ 5 mg	5 ～ 100 μg	10 ～ 50 μg
持续输注速度	0.1 ～ 1 mg/h	25 ～ 100 μg/h	10 ～ 20 μg/h

3. 静脉镇痛　术后镇痛除了椎管内的途径，静脉镇痛也很常用，主要以静脉患者镇痛自控泵（patient-controlled intravenous analgesia，PCIA）为主。PCIA 主要用药包括：吗啡、芬太尼、舒芬太尼、曲马多和 NSAIDs 等，也可复合阿片类药物与其他药物进行静脉镇痛。阿片类药物 PCIA 用药方案见表 13-4。

表 13-4　阿片类药物 PCIA 用药方案

	吗啡	芬太尼	舒芬太尼
浓度（mg/ml）	1	0.01	0.002
单次剂量（mg）	0.5 ～ 2.5	0.01 ～ 0.02	0.002 ～ 0.005
锁定时间（min）	5 ～ 10	3 ～ 10	3 ～ 10

PCIA 主要不良反应是阿片类药物副作用，最常使用的阿片类药物是吗啡。吗啡禁用于胆绞痛的患者，因为会加剧胆囊痉挛，但对此观点仍有争议。当患者对吗啡过敏、使用吗啡后出现严重副作用或使用吗啡无效时，可以选择其他阿片类药物。多年来，哌替啶一直是治疗急性疼痛的常用药物。但目前已不建议将哌替啶作为一线药物使用，因为它的代谢产物去甲哌替啶仍具活性，仍会激动中枢神经系统，易出现毒性反应，特别是在肾功能不全的患者更应加以注意。氢吗啡酮也是常用的镇痛药物，如果患者对吗啡耐受，或使

用吗啡后出现眩晕、恶心、轻微头痛，可以选用氢吗啡酮。

呼吸抑制是阿片类药物最严重的副作用，因此，接受阿片类药物治疗的患者需要严密监测意识状态、呼吸频率、呼吸幅度及模式、皮肤及黏膜颜色。术后早期及存在危险因素的患者（如原有呼吸系统疾病）应进行脉搏氧饱和度监测并吸氧。

一旦出现严重呼吸抑制时可静注纳洛酮治疗。如果纳洛酮注入速度太快，可能导致患者极度烦躁，严重时可导致一过性肺水肿。建议将 0.4 mg 纳洛酮用生理盐水稀释成 10 ml，每次 2 ～ 3 ml。纳洛酮逆转呼吸抑制之后，仍需严密监测患者，因为纳洛酮的作用时间仅约 20 min，而阿片类药物的作用可能还会持续存在。此外，因为纳洛酮起效十分迅速，因此患者使用后如无明显效果，说明呼吸抑制可能是由其他原因引起的。

与阿片类药物相关的其他副作用包括恶心、瘙痒及便秘等，可以分别使用止吐剂、抗组胺药及缓泻剂对症治疗。减小阿片类药物剂量、改变阿片类药物种类或停止使用阿片类药物都可以减少副作用。此外，还应考虑其他引起副作用的原因，如麻醉药、抗生素及手术本身可以引起恶心。

4. 口服药物镇痛　术后在恢复胃肠功能后，患者可口服药物镇痛。术后常用的口服镇痛药物主要有 NSAIDs 类，疼痛严重时也可口服阿片类药物。

（五）超前镇痛和多模式镇痛

1. 超前镇痛　手术损伤后的中枢敏化会加重术后疼痛的程度。通过镇痛阻止中枢的这一变化既可减轻术后急性疼痛，加速患者康复，又可减少术后慢性疼痛的发生，提高患者术后的生活质量。多项实验研究已证明超前镇痛能缓解损伤后疼痛。

超前镇痛的定义目前仍有争议，争议主要集中于超前镇痛是否包括术前、术中及术后均采用合理镇痛来阻止手术和炎症损伤介导的中枢敏化。术前的干预若不够充分有效，不能有效阻止中枢敏化，则不必超前。若将超前镇痛仅仅限定于术中（即手术损伤），则缺乏临床相关性，因为切口本身和炎症损伤对中枢敏化的触发和维持都十分重要，而炎症反应有可能持续至术后很长时间。某些方法学和实验设计的问题也使超前镇痛的临床意义问题更加复杂。

目前，人们已应用多种药物和技术对超前镇痛展开研究。如果采用更加广泛的定义（将术后的炎症损伤纳入），并且通过实验数据和阳性临床观察证明，超前镇痛确实是与临床相关的现象，那么，当完全阻止伤害性刺激的传入，并持续至术后，我们即可得到最佳临床效果，有效阻止中枢敏化，减少术后急慢性疼痛的发生。

2. 多模式镇痛 多模式镇痛是术后镇痛另一新概念，可以降低所用药物的剂量，其镇痛效果比单一药物疗法更好，且剂量相关的副作用也相应减少，将术后镇痛的优势最大化。

多模式镇痛的原则包括有效镇痛使患者早日活动、早日恢复肠道营养以及通过区域麻醉技术和镇痛药的联合应用，减少围术期的应激反应。例如：全麻术后用切口局部浸润麻醉联合 PCIA 阿片类药物，并且每 6 h 静注酮洛酸可以达到良好镇痛以及较轻的不良反应。有研究证实，采用多模式镇痛可以将行结肠切除术的患者平均住院时间由 6 ～ 10 天降至 2 天。

总之，多模式镇痛能够降低围术期并发症、缩短住院时间、提高患者满意度，是改变传统治疗模式，改善术后康复的有效方法。

（六）心理治疗和行为治疗

心理治疗和行为治疗可为患者提供一种疼痛已被控制的感觉。应该通过各种方法帮助患者做好面对手术及术后疼痛的准备。简单的方法如：放松、听音乐、回忆美好事物都有利于减轻焦虑并减少镇痛用药。

手术后患者可能存在与手术创伤本身无关的伤害，如头痛、胃管、手术引流管和静脉输液管等产生的不适。此外，患者可能常常存在心理上的“异常”，如焦虑、害怕或烦躁等。因此，重视全面改善患者的生活质量包括心理康复，将有效地减轻术后患者的痛苦。研究表明：心理支持疗法（包括与患者及其家属对手术麻醉方案的商讨，术前提供相关的信息以及宣教术后镇痛知识等）可有效地减轻患者的焦虑，减少患者术后对阿片类镇痛药的需求，住院时间缩短。只关注对患者的诊疗而忽视患者的心理需求，可能导致患者产生“无助”（helpless）的感觉。因此，改善医院环境，创造一种温馨的就医氛围，与患者进行亲切友好的沟通，对其心理和生理方面的康复都将十分有益。

（七）急性疼痛服务

规范化围术期疼痛管理的建立，需要专业的人员及专业的管理模式，目前较为常见的是急性疼痛服务（acute pain service，APS）。APS 最早由 Ready 等于 1986 年在美国提出，继之在世界范围内展开，目前越来越多的医院都已建立了相似的疼痛管理小组。APS 由多专业人员共同合作，协调管理，可明显提高镇痛效果，促进各项生理功能的恢复，使自控镇痛药物的不良反应明显降低。

APS 模式有多种，有以麻醉医师为主体、护士辅助管理的模式，也有以疼痛护士为主、麻醉医师指导的模式。理想的 APS 组成人员应包括麻醉医师、麻醉护士、病房护士以及专门的 APS 人员，有明确的分工。

围术期由麻醉医师对护士进行有关疼痛评分方法培训，术后由护士、专科医师联合镇痛评估，然后由麻醉医师指导疼痛管理，包括镇痛泵或硬膜外追加镇痛药物、根据术后时间联合应用阿片类药物和非阿片类药物，并根据患者具体情况，在专科医师指导下由护士进行非药物镇痛和心理护理。

APS 模式的建立和完善，使术后镇痛更为安全和有效。

病例讨论

术后硬膜外镇痛并发症

患者女性，56 岁，因子宫内膜癌行子宫内膜癌根治术。全麻下手术，诱导前于 $L_{2\sim3}$ 椎间隙置入硬膜外导管备术后镇痛，穿刺顺利无特殊，术中顺利。术后采用硬膜外连续微量泵镇痛，药物配方为舒芬太尼 0.5 μg/ml + 0.1% 罗哌卡因，连续背景输注 4 ml/h，PCA 单次用量 2 ml/h。术后第二天下午下床活动 1 个小时，当天下午 5 时开始出现腰背部疼痛剧烈难忍，停用硬膜外镇痛泵，2 h 后腰背部疼痛无好转，并开始出现下肢无力。术后 9 h 开始出现小便障碍，大便失禁，双下肢不能活动。予以腰椎 MRI 检查，T_{12}～S 椎管内占位性病变（可疑硬膜外血肿），立即行椎管内探查，发现椎管内约 10 cm 长硬膜外血肿，予以椎板减压术加血肿清除，术后予以抗炎、激素及神经营养药，并行高压氧治疗达半年余，症状逐渐好转，肌力恢复，行走正常，但仍需长期保留尿管排尿。

讨论

尽管硬膜外血肿非常罕见，但一旦发生，若 9～12 h

内不解除压迫，可能导致脊髓缺血性截瘫，后果十分严重，因此必须注意避免。应严格遵照椎管内麻醉指南要求，避免对于凝血功能障碍患者进行椎管内麻醉/镇痛。

脊髓受压的主要征象包括下肢感觉和运动异常（通常为双侧）及背痛。轻微的感觉异常较常见，早期疼痛症状可被硬膜外持续镇痛所掩盖。但若在停止硬膜外输注后仍持续存在运动异常或背痛，则需要引起重视。占位发生在骶管时，主要的表现为大小便功能异常，而疼痛较少见。辅助检查可以借助 MRI，一经证实应尽快行神经外科治疗。

本例患者出现腰背部剧烈疼痛及截瘫症状，除硬膜外占位性并发症外（包括血肿及脓肿），还应考虑硬膜外隙气肿、脊髓前动脉综合征、脊髓损伤等原因。回顾本例病史，硬膜外隙穿刺过程无异常，阻力试验仅注射空气 0.5 ml，围术期白细胞正常，无发热等感染征象，既往无高血压、糖尿病病史，术中血压维持正常，可排除上述考虑。硬膜外血肿可因反复穿刺操作、患者术前存在凝血功能障碍或正接受抗凝治疗所致，本例患者并无上述现象，考虑与活动时局部硬膜导管直接损伤硬膜外血管有关。

第二节　妇科患者的慢性疼痛诊治

慢性疼痛的定义为组织损伤痊愈后依然持续存在的，或者持续时间超过 3 ～ 6 个月的一种疼痛类型，如癌性疼痛、纤维肌痛、带状疱疹后疼痛等。除伤害性疼痛的基本传导调制过程外，慢性疼痛的发生还表现出不同于急性疼痛的特殊发生机制：如脊髓敏化、受损神经异位电活动、痛觉传导离子通道和受体异常以及中枢神经系统重构等。慢性疼痛不仅对患者身体产生影响，而且影响到患者的生活、家庭乃至社会。慢性疼痛患者常合并精神方面的障碍，如抑郁和（或）焦虑，使其诊断和治疗更加复杂和困难。本节主要介绍妇科患者慢性疼痛常见病因、常见慢性疼痛的诊断及治疗方法。

一、常见病因

慢性疼痛的病因非常复杂，妇科患者比较常见的慢性疼痛主要有：纤维肌痛、慢性盆腔疼痛（包括良性疼痛和癌性疼痛）等。其中慢性非癌性盆腔痛的病因可以大致分为以下几类：

（一）生殖系统引起的非癌性疼痛

- 子宫内膜异位症。
- 盆腔粘连。
- 盆腔炎性疾病。
- 盆腔静脉淤血。
- 周期性疼痛。

（二）其他器官系统引起的非癌性疼痛

- 肠激惹综合征。
- 复发性膀胱炎和间质性膀胱炎。
- 腹腔筋膜疼痛。

（三）无器质性疾病的非癌性疼痛

二、纤维肌痛症的诊治

（一）诊断

纤维肌痛症（Fibromyalgia，FM）患者好发于女性，女性患病率约 2% ～ 3.4%。纤维肌痛综合征属于非关节性风湿病，是一种与心理因素密切相关的以全身多处疼痛及明显躯体不适为主要特征的一组临床综合征，常伴有疲劳、睡眠障碍、晨僵以及抑郁、焦虑等精神症状，常与其他风湿性疾病共病。纤维肌痛严重到一定程度可影响睡眠，导致疲劳，甚至可丧失劳动能力。追问病史，患者常常具有以下一种或多种诱因：过重的体力劳动、精神紧张、睡眠不足、外伤、潮湿、寒冷等。全身性疾病（通常为风湿痛）偶尔也能诱发本病，病毒或其他全身感染也可能诱发易感者发病。这些诱因也是能加重病情的重要因素。

2010 年美国风湿病学会（ACR）在 1990 年版诊断标准基础上制定了新的 FM 诊断标准，患者满足以下三种条件可被诊断为纤维肌痛症：

（1）弥漫疼痛指数（Widespread Pain Index，WPI）≥ 7 并且症状严重程度（SS）评分≥ 5，或 WPI 在 3 ～ 6 之间并且症状严重程度评分≥ 9；

（2）症状持续在相同水平 3 个月以上；

（3）患者没有其他疾病可解释其疼痛症状。

其中，弥漫疼痛指数（WPI）是指过去 1 周内身体的 19 个固定区域发生疼痛的数量。另外，把 FM 的一系列特征性症状按 0 ～ 3 级进行评分，这些特征性症状包括：疲劳，无恢复性睡眠，认知症状，以及所有躯体症状的严重程度。这些加到一起形成 0 ～ 12 分的症状严重程度（Symptom Severity，SS）评分。

纤维肌痛综合征可继发于外伤或各种风湿免疫病，如骨性关节炎、类风湿关节炎及各种非风湿免疫病（如甲状腺功能低下、恶性肿瘤）等，此时多需要针对原发疾病进行治疗（激素、免疫抑制剂、内分泌治疗、抗癌治疗等）。甲状腺功能低下和恶性肿瘤通常比较容易与原发性纤维肌痛鉴别，通过特异性检查可确诊。甲状腺功能低下和恶性肿瘤通常比较容易与原发性纤维肌痛鉴别，通过特异性检查可确诊。风湿免疫性疾病则可以通过检查免疫指标来鉴别：红细胞沉降率（ESR）、C 反应蛋白（CRP）、抗链球菌素 O 试验（ASO）和类风湿因子（RF）中两项及以上提示类风湿性关节炎，ANA 阳性则提示是风湿免疫疾病。

（二）治疗

由于纤维肌痛症是一种特发性疾病，其病理生理至今不明，因此目前也缺乏标准的治疗方法。治疗主要以改善睡眠状态、减低痛觉感觉器的敏感性、改善肌肉血流等为目的，干预措施主要包括使用药物治疗和非药物疗法。

1. 药物治疗 FM 的发病主要与心理因素相关，因此调节心理、神经等方面的药物对本病的治疗效果较好。常用的治疗药物包括抗抑郁药、NSAIDs 和阿片类药物等。

（1）抗抑郁药：是目前治疗 FM 的首选药物，可明显缓解疼痛，改善睡眠，调整全身状态，但对压痛点的改善效果不理想。三环类抗抑郁药阿米替林应用最为广泛，首剂 12.5 mg，可缓慢增至 25 mg，睡前一次服用，以便减轻嗜睡等副作用对患者的影响，一般 1 ～ 2 周起效。

（2）抗惊厥药：普瑞巴林是第一个被美国食品药品监督管理局（FDA）批准用来治疗纤维肌痛的药物。其副作用主要是日间嗜睡，与剂量相关。起始剂量 150 mg/ 天，分 3 次口服，1 周内无不良反应可将剂量逐步增加至 450 mg/ 天。

（3）NSAIDs：通过抑制环氧化酶减轻炎症反应性疼痛。对诱导酶 COX-2 选择性较高的药物如美洛昔康（莫比可）和塞来昔布（西乐葆），对肾、消化道和血小板的不良反应较小，在临床上首选。

另外有一些药物，如 5- 羟色胺再摄取抑制剂（氟西汀）

和肾上腺素再摄取抑制剂（米那普仑，度洛西汀）等可以改变神经递质的传导，也可用于 FM 的治疗。

2. 非药物治疗

（1）患者宣教和心理治疗：治疗方面较重要的一点是对患者进行关于疾病的解释，告诉患者该病是良性病变，是可以治疗的。通过向患者解释患病原因，帮助患者避免病因，减缓焦虑。通过心理治疗可以改善睡眠，帮助患者以积极的态度配合治疗。可以说，精神治疗是比药物治疗更重要的一个方面。

（2）其他非药物治疗：迄今为止，治疗纤维肌痛最有效的方法是体育锻炼。如果一个患者每次能做 30 min 的中等程度的有氧锻炼（出汗、心跳和呼吸加快），如行走、游泳、骑自行车或走跑步机等，每周坚持练 3 次，一定会收到很好的效果。因为疼痛和乏力，大部分患者在纤维肌痛没有得到控制的时候都达不到上述的锻炼要求，服用药物能帮助他们达到运动要求。从短时间和低强度开始，逐步增加锻炼的时间和强度，身体会逐渐恢复，进入良性循环。反之，如果由于疼痛和乏力不进行锻炼，甚至不能保证基本的活动，病情将会越来越重，药物治疗效果也会逐渐变差。

（3）其他治疗如按摩、足浴、针灸等均可试用作为辅助治疗。疼痛部位局限或药物治疗效果不满意时，可考虑行痛点封闭、经皮神经刺激、干扰电刺激、局部交感神经阻断等。应该注意的是，这些治疗的机制和疗效尚未得到非常明确的证实，在权衡利大于弊时可考虑使用。

如果接受合适的治疗，大多数 FM 患者都能获得较为明显的改善。但往往在初期药物治疗之后，会残留一些症状，此时应鼓励其在坚持药物治疗的同时进行非药物治疗干预，尤其是减缓压力、改善睡眠以及加强运动，这样疾病才有可能获得痊愈。

三、慢性非癌性盆腔疼痛的诊治

如前所述，慢性盆腔疼痛的病因比较复杂，可能是良性的也可能是恶性（癌性）的，可能与生殖系统相关也可能与生殖系统无关（泌尿系统或消化系统来源），可能有相关的器质性病变也可能为心理性的疼痛。因此，治疗疼痛之前应明确诊断。以下简介一些常见非癌性盆腔疼痛患者的诊治方法。

（一）诊断

1. 询问病史 对慢性盆腔痛的患者进行诊断，首要的是病史采集。通过病史的采集了解疼痛的发作特点、强度、部位、性质、加重或缓解因素、与月经的关系、伴随症状、以往治疗效果、疼痛特点的变化过程、是否同时伴有痛经和性交痛，以及对患者生活质量的影响程度。在交流过程中，医师可以和患者建立良好的值得信赖的医患关系。

尤其要注意与月经周期有关的症状。生殖系统尤其是卵巢的疾病引起的疼痛症状可能只与月经有关，或者随着月经加重。肠激惹综合征、阑尾炎、慢性肾衰、胆囊炎、溃疡和其他一些非盆腔疾病，其疼痛也可能直接或者间接地与周期性激素改变有关。尤其要注意与疼痛相关的其他症状，因为它们通常是疼痛的主要诱因或者提示所涉及的组织结构。

2. 体格检查 最好在疼痛发作的时候进行检查。首先观察患者的步态、脊柱等了解有无肌肉骨骼系统的异常；再行腹部检查，看有无触痛和疼痛激发点，必要时可以通过抬头试验增加腹直肌张力来鉴别疼痛到底是来自于腹壁还是腹膜内。通过妇科检查可以了解是否有盆底肌肉的疼痛触发点，感知尿道和膀胱基底部是否有压痛。阴道前壁的压痛是间质性膀胱炎的特征之一。最后进行轻柔的窥器检查及双合诊盆腔检查以了解有无宫颈举痛，宫骶韧带是否增粗，有无触痛结节、肿物及盆腔器官活动度如何等。

3. 辅助检查

（1）实验室和影像学检查：相关的实验室和影像学检查应该依据病史和体格检查的发现决定，包括中段尿培养和药敏检测、宫颈和阴道分泌物拭子培养以及全血细胞分析等。经阴道超声检查能够帮助确定盆腔包块的来源、性质（囊性或实性），彩色多普勒能评价病变部位的血流情况，对于盆腔淤血综合征也有一定的提示。在某些特定的情况下，MRI和CT也是非常有用的无创性检查，比如怀疑恶性肿瘤、腹膜后病变或小体积肿物时。X线检查包括静脉肾盂造影、消化道造影、腹平片和骨平片等。

（2）内镜检查：可疑盆腔异常的慢性盆腔痛是腹腔镜检查的指征。值得注意的是，盆腔查体无异常的慢性盆腔痛患者中，50%有腹腔镜异常。年轻患者中非典型病变更加常见，如果肉眼所见高度怀疑子宫内膜异位症，建议进行组织活检用病理组织学证实。目前较为先进的是在清醒镇静的情况下行显微腹腔镜检查，通过探针或者牵拉盆腔组织诱导出与平日相似的疼痛，从而确定疼痛来源。对于怀疑泌尿系统和消化系统疾病者，常用膀胱镜和结肠镜检查辅助诊断。

（二）治疗

慢性非癌性盆腔痛的治疗目标在于改善功能并尽可能缓解疼痛。治疗方法包括药物、手术、物理治疗和心理治疗等多种手段，并需要进行个体化的综合治疗。目前可供参考的循证医学研究有限，应结合临床具体情况决定疼痛治疗方案。

慢性非癌性盆腔痛主要为炎性疼痛，药物治疗方面多使用NSAIDs，必要时可合用治疗神经痛的药物如三环类抗抑郁药（阿米替林等）或抗惊厥药物（加巴喷丁等）。疼痛严重时，还可合用阿片类药物。但应注意相关的副作用，如 NSAIDs 对胃肠道黏膜等的损害，以及阿片类药物相关副作用及潜在的成瘾性。使用不同机制的药物可以减少用药量以及相关副作用的发生。除常用镇痛药物以外，非癌性盆腔疼痛的治疗很大程度依赖于病因治疗和非药物治疗，以下就常见的非癌性盆腔疼痛进行相关简介。

1. 子宫内膜异位症 子宫内膜异位症是指具有活性的子宫内膜组织（腺体和间质）出现在子宫内膜以外部位，其相关的盆腔疼痛可持续整个生育年龄。对此病的诊断可通过病史和三联征确定：痛经、性交痛和子宫异常出血，体格检查可发现子宫骶骨结节。子宫内膜异位症的分期并不直接和疼痛的程度相关，而与慢性盆腔痛的持续时间相关。对于多数患病妇女来说保留生育功能是非常重要的。因此目标是清除所有的异位灶，以及相关的疼痛和不育。症状的治疗主要包括镇痛、激素替代、手术或者联合治疗。但是，这些治疗只能临时缓解症状。即使如此，子宫内膜异位症依然是复发率很高的慢性疾病。由于雌激素是促进内膜生长的激素，因此激素疗法目标是抑制雌激素的合成，导致子宫内膜萎缩以缓解症状。相关激素包括孕激素、口服避孕药、孕三烯酮、达那唑、促性腺激素释放激素激动剂、芳香酶抑制剂等。

最近研究表明在治疗子宫内膜异位症引起的慢性盆腔痛方面，外科治疗的效果不如促性腺释放激素。从随机对照试验的结果来看，外科干预 1 年后，44% 的患者出现复发症状，而反复手术可能降低治愈率，所以不再被采用。

促性腺激素释放激素激动剂（GnRHa）通过下调垂体的促性腺激素释放激素受体来降低促黄体生成素和卵泡刺激素水平，抑制卵泡生长，产生包括雌激素下降的假绝经状态。GnRHa 缓解疼痛的确切机制不清，主要机制可能是内脏伤害性刺激感受器的敏感性下降，而非抑制异位内膜的生长。促绒毛释放激素同型物（例如亮丙瑞林）是治疗子宫内膜异位症的最新方法，能有效控制严重的疼痛。但是使用六个月后会出现明显的骨质疏松，因此常联合使用雌激素和黄体酮以减少骨质疏松的发生。

口服避孕药也被推荐用于子宫内膜异位症相关的慢性盆腔痛。一项临床试验表明，对患有子宫内膜异位症的妇女，口服复合避孕药在缓解慢性盆腔痛和性交痛方面，可与GnRHa 相仿，但对于缓解痛经效果不如 GnRHa。黄体酮类药物，如炔诺酮，可以作为子宫内膜异位症长期持续治疗的二线用药。

通过观察发现，雄激素过多患者的子宫内膜趋向萎缩，因此雄激素（例如达那唑）可用于子宫内膜异位症的治疗。达那唑能产生大量雄激素、少量雌激素的环境，导致子宫内膜萎缩，能较好地治疗疼痛。

2. 盆腔粘连　手术、感染、外伤或辐射时由于肠壁的损伤易产生粘连。性交困难和间断亚急性肠梗阻提示粘连的可能性。一项关于清醒腹腔镜疼痛定位的研究显示，涉及可移动的粘连可能导致较高评分的疼痛，而固定的粘连疼痛程度较低。疼痛跟周期无关，也不伴随阴道出血。疼痛可能是由于粘连后器官活动度受到限制和压力感受器受到刺激所致，也可能是由于粘连的感觉神经纤维受到刺激而产生。

目前，腹腔镜是诊断盆腔粘连的金标准，而腹腔镜下粘连分解术也成为金标准术式。但是，应该现实地考虑腹腔镜粘连松解术，在尝试手术之前，应该进行多学科会诊讨论。许多观察性研究证实，腹腔镜粘连分解对于 60% ～ 90% 的慢性盆腔痛患者能缓解症状，尤其是合并小肠、结肠粘连的患者。在一项 Cochrane 回顾分析中，作者认为 Interceed 是目前唯一的腹腔镜术后或子宫切除术后阻止新粘连形成的方法。1992 年 Peters 的随机对照研究表明，开腹粘连分解术相对于不手术没有益处，但是确实有极小部分严重粘连的患者术后慢性盆腔痛症状得以缓解。理论上讲，开腹手术可能造成更多的粘连。因此手术治疗盆腔粘连并非常规方法。

3. 盆腔炎性疾病 盆腔炎性疾病是常见于生育期女性的生殖系统感染性疾病（如子宫内膜炎、输卵管炎、卵巢炎、输卵管卵巢脓肿、宫旁组织炎、盆腹膜炎等）以及术后粘连加剧了盆腔感染，多由逆行性感染引起，主要的致病菌为沙眼衣原体和淋球菌。疼痛特点为持续性钝痛及隐痛，表现为下腹疼痛、坠痛或腰骶部坠痛、胀痛，白带增多，月经增多，不孕，劳累或月经期疼痛加重。盆腔炎性疾病引发慢性盆腔痛的原因尚不清楚，可能与炎症后输卵管与卵巢以及盆腔的形态结构异常有关，也可能因盆腔炎性疾病引发盆腔粘连所致。

在使用药物治疗前，要做好阴道分泌物的细菌培养和药敏试验，以选择最合适的抗生素。因慢性盆腔炎多为需、厌氧菌混合感染，故多采用联合用药。也可同时采用 α- 糜蛋白酶 5 mg 或透明质酸酶 1500 U，肌内注射，隔日 1 次，5 ～ 10 次为 1 个疗程，以利粘连和炎症的吸收。个别患者局部或全身出现过敏反应时应停药。

如果伴有输卵管积水或输卵管卵巢囊肿可行手术治疗，此外，存在小的感染灶容易反复引起炎症发作者亦宜手术治疗。在手术治疗前应该经验性使用抗生素。手术以彻底治愈为原则，避免遗留病灶再有复发的机会，行单侧附件切除术或子宫全切除术加双侧附件切除术。对年轻妇女应尽量保留卵巢功能。

温热的良性物理刺激可促进盆腔局部血液循环，改善组织的营养状态，提高新陈代谢，以利炎症的吸收和消退。因而可选用短波、超短波、离子透入（可加入各种药物如青霉素、链霉素等）、蜡疗等方法进行辅助治疗。

4. 卵巢残余综合征 在经腹子宫和卵巢输卵管切除术后，卵巢残余组织可能发生囊性改变，引起疼痛。激素抑制疗法包括达那唑，复合口服避孕药、大剂量黄体酮一起使用，GnRH 激动剂也可以作为备选。诊断需要超声支持，但发现残余卵巢组织是非常有挑战性的，需要极富经验的医师。腹腔镜下手术切除也需要富有经验的医师，否则需要开腹手术。

5. 盆腔静脉淤血 通过注射显影剂到卵巢和髂内静脉可以确诊卵巢功能不全和骨盆静脉的逆流，从而提示骨盆静脉淤血和慢性盆腔痛之间的关系，但是器官疾病的严重程度很少与疼痛及功能的损伤明确相关。

对患有盆腔静脉淤血的患者进行 Meta 分析，结果显示孕激素能够减少治疗中的疼痛，一项随机对照研究表明，用甲羟孕酮治疗盆腔静脉淤血综合征与心理治疗相比，能够明显减轻疼痛，改善功能状态，但是维持时间不超过治疗后 9 个月。有研究表明 GnRHa 并非仅针对子宫内膜异位症，对盆腔静脉淤血也有效。

全子宫和双附件切除术被认为是治疗盆腔静脉淤血的有效方法。1991 年 Beard 报道 36 例的盆腔静脉淤血患者中，有 24 例术后疼痛消失，12 例术后 1 年虽有疼痛缓解，但未完全消失。目前，还没有足够的证据支持子宫切除术作为大多数盆腔静脉淤血所致慢性盆腔痛的治疗方法，特别是在子宫本身没有病理改变的情况下。

近年来卵巢静脉栓塞成为治疗盆腔静脉淤血的新选择。有超过半数的病例表明，经导管卵巢静脉栓塞可以完全缓解症状而且安全可行。但是应当强调的是，病例的选择和放射介入医师的技术水平直接影响治疗的效果。

6. 周期性疼痛 周期性疼痛或痛经是由月经期间强烈的子宫收缩导致子宫血流减少，引起子宫内膜产生前列腺素增加而引发的下腹部疼痛，与其他疾病无关，是青年女性多发的下腹部疼痛。

口服避孕药能够抑制排卵，减少自发性子宫收缩，阻断经期前列腺素水平的升高。因此，能有效地缓解原发性痛经。也可联合采用非甾体消炎药和复合型口服避孕药的方法进行治疗。有报道钙通道阻滞剂、硝酸甘油、经皮电神经刺激、针灸、草药也能减轻疼痛，但是长期效果尚不清楚。

7. 肠易激综合征 肠易激综合征是最为常见的小肠运动功能障碍，其特征为腹部疼痛、肠蠕动规律改变、排便异常、无其他器官疾病。在慢性盆腔疼痛的患者中大约有 60% 合并肠易激综合征作为第一或者并存诊断。Rome 标准包括在一年有 12 周或以上反复发生（大于 3 次）以下症状：腹部疼痛，便后缓解，大便频率和性状发生改变。治疗包括使用解痉剂、热敷、高纤维和粗粮饮食、低剂量抗抑郁药物，尽可能避免使用阿片类药物。

8. 复发性膀胱炎和间质性膀胱炎 间质性膀胱炎导致的疼痛主要表现为下腹、尿道和下背部疼痛。以尿急、尿频、盆腔痛而又无明显病因为特征，病因可能有创伤、过敏、尿道周围炎症或纤维化、尿道狭窄、尿道痉挛、雌激素水平过高、压力和精神紊乱。与此相关的高危因素包括多产妇、两次以上的流产史、院内生产、没有会阴切开和骨盆松弛，造成骨盆结构及尿道损伤和尿道血供降低。

治疗主要包括羟嗪类药物、抗抑郁药、激素、戊聚糖多硫酸酯类药物以及膀胱关注疗法、辣椒素等神经毒素药物毁损相应神经。其中最近研究显示骶骨神经刺激可降低顽固性盆腔疼痛患者疼痛的严重程度、持续时间和发生频率。膀胱切除术和回肠膀胱重建术是最常用的手术手段。

9. 腹腔筋膜疼痛 腹腔筋膜疼痛发生于 15% 的慢性盆腔

疼痛的患者。表现为生殖股神经和髂腹股沟神经受压导致的下腹部疼痛。在做腹壁和盆腔体检时可发现触发点，在压迫时出现局部疼痛，并可加剧主诉的疼痛以及自主神经症状。闭孔内肌和肛提肌是常见的触发点，应该作为常规检查。布比卡因局部封闭既是诊断也是治疗手段。腹腔筋膜疼痛是精神因素和肌肉紧张引起的常见症状，这是因为患者在穿刺治疗或创伤性神经瘤形成后对肌紧张更加敏感所致。触发点疼痛的治疗包括高强度镇痛，例如牵拉，喷洒冷水，局部镇痛药物注射以及针灸。

10. 无器质性疾病的非癌性疼痛 尚无研究表明长期抑郁在疼痛发展中起重要作用，精神刺激和不良生活事件可预测工作能力的丧失，抑郁、焦虑、不能自控都会使疼痛和工作能力丧失的恢复更慢。尽管心理创伤可能使疼痛的发生提前，但没有证据表明心理因素在慢性疼痛的发展中起作用。最近研究还表明心理问题可以成为慢性疼痛的并发症。

应个体化制订心理治疗方案，开始采用最基本的干预方法，如行为治疗。如果该方法不合适，可以过渡到下一阶段，如认知治疗。

总之，评估和处理慢性盆腔疼痛有很大的挑战性，且非无据可循。充分评估排除其他系统疾病后，可疑盆腔异常的可考虑腹腔镜检查以明确诊断。绝大多数可以获得较为明确的诊断，如子宫内膜异位症、盆腔炎性疾病、盆腔粘连、盆腔淤血等。可以根据循证医学研究结果，进行有的放矢的手术和药物治疗。对于较少数腹腔镜检查阴性的慢性盆腔痛，告之患者没有“明确疾病”可能会给患者的心理上带来正面影响。因而，慢性盆腔痛的治疗必须经多方面的综合考虑，争取获得包括妇产科医师、心理医师、理疗师在内的综合性多学科治疗，尽最大可能解决慢性盆腔痛患者的困扰。

四、癌性疼痛的治疗

妇科癌性疼痛患者的诊治原则与其他癌痛患者基本一致。癌痛患者有要求镇痛的权利，医疗工作者应该在保证安全的前提下尽量减轻患者的痛苦。癌痛的治疗包括抗癌治疗和疼痛治疗两部分，两者相辅相成。

作为麻醉科医师或疼痛科医师，首次接诊诊断明确的癌痛患者，应充分了解患者的病史，包括肿瘤相关病史和其他既往病史、肿瘤治疗史、疼痛治疗史等。同时应该通过仔细的查体补充阳性发现，合并必要的实验室检查，综合评估患者的一般情况、并存疾病的严重程度、肿瘤的分期和预后、镇痛药物效果等。

（一）癌性疼痛的评估

1. 疼痛性质的评估 从病理学基础出发，可以将疼痛分为伤害性疼痛和神经病理性疼痛。伤害性疼痛中，损伤部位是神经以外的组织，通过伤害性刺激感受器沿疼痛传导通路传导至皮层。而神经病理性疼痛则是由于神经系统的原发性损害或功能障碍所引起的疼痛，性质上多表现为针扎样、烧灼样、撕裂样疼痛等，并且有局部痛觉过敏或异常疼痛的表现。痛觉过敏（hyperalgesia）主要是指对阈上疼痛刺激的反应增强；痛觉异常（allodynia）是指正常情况下不引发疼痛的刺激引起了疼痛。神经病理性疼痛的疼痛性质与伤害性疼痛不同，其治疗方法与后者也迥然不同，治疗效果往往不如伤害性疼痛满意。肿瘤导致的疼痛中，有的是伤害性疼痛如肿瘤浸润引起的疼痛，也有的是继发于放疗和化疗后的神经损伤或肿瘤直接压迫、损伤神经引起的神经病理性疼痛。更多情况下，癌痛是两种疼痛的混合，治疗上也是结合两种疼痛的治疗方法。

2. 疼痛程度的评估 患者的面部表情和主诉可以帮助

判断疼痛程度，但这种方法并不完全可靠。急性疼痛的程度判断可借助患者的表情来判断，但慢性疼痛（如癌痛）患者即使疼痛严重也可能并不表现出痛苦面容，而仅表现为不愿活动、安静或抑郁。此时应该选用更为客观的评估方法如视觉模拟评分（Visual Analogue Scale，VAS）或疼痛强度数字量表（Numerical Rating Scale，NRS）（详见本章第一节）。临床上还直接使用四级描述法来评估疼痛，从轻至重分别表述为：无疼痛、轻度疼痛、中度疼痛和重度疼痛。

（二）癌性疼痛的治疗原则

根据世界卫生组织（WHO）制定的镇痛阶梯方案，轻度疼痛患者可以使用非阿片类药物，包括阿司匹林、对乙酰氨基酚等。中度疼痛患者可使用中效阿片类药物辅以上述非阿片类镇痛药物，前者包括：可待因、羟考酮、曲马多等。严重疼痛时，需要选择使用强效阿片类药物如吗啡、羟考酮、氢吗啡酮、美沙酮和芬太尼，同时合并使用非阿片类药物如抗惊厥药物和抗抑郁药物。

WHO 对癌性疼痛的治疗原则还包括：

1. 从口服用药开始 口服药物是最方便和依从性好的给药途径。

2. 定时给药 定时给药有利于维持稳定的血药浓度。

3. 镇痛方案个体化 目的是以最小的有效剂量达到满意的镇痛效果，从而降低疼痛药物相关并发症的发生。

对于癌性疼痛患者，能够口服的患者应建议口服用药。口服用药的优点在于：不需要静脉通路、无创因而没有注射疼痛且不易继发感染，药代动力学可预测性更强（相比皮下、经皮、经黏膜、椎管内等途径）等。但也有文献证明口服阿片类药物胃肠道不良反应高于非胃肠道用药。中、重度慢性疼痛患者因为各种原因无法口服用药时，可以考虑非胃肠道用药，主要包括经皮芬太尼贴剂、静脉连续用药、患者自控镇痛装置等。生存期不长的患者可考虑通过患者自控镇痛装置进行镇痛。

癌痛多属于慢性疼痛，需要长期使用镇痛药物。镇痛药物，尤其是阿片类药物的使用应该掌握“最小有效剂量”的原则，即能达到满意镇痛效果的最小剂量。通过剂量调整（titration）过程可以找到针对不同个体的安全有效的药物剂量。

防治并发症对于癌痛患者的疼痛治疗非常重要。患者对镇痛治疗的依从性往往决定于对治疗相关并发症的耐受。在疼痛治疗的同时，应积极预防和治疗相关并发症：如恶心、呕吐、便秘、瘙痒等。

（三）癌性疼痛的治疗

1. 药物治疗

（1）阿片类药物

1）吗啡：吗啡是癌痛治疗中使用最为广泛的药物之一。单次静脉注射吗啡后几分钟即可起效，30 min 达高峰，持续 2 ～ 3 h。皮下和肌内注射吗啡的峰效应时间为 45 ～ 90 min，作用持续 3 ～ 4 h。口服即释吗啡 30 min 左右起效，1 ～ 2 h 达峰效应，作用时间 4 ～ 5 h。吗啡控释片（美施康定）1.5 ～ 2 h 起效，达峰值时间 3 ～ 4 h，但能维持 8 ～ 12 h 相对稳定的血药浓度。吗啡在临床上主要用于中、重度急性疼痛和癌痛治疗，某些重度慢性非癌性疼痛如神经病理性疼痛也可适当应用。国内可供选择的剂型有口服的吗啡即释片、吗啡缓释片和吗啡控释片，以及吗啡注射液。吗啡能通过胎盘，对新生儿呼吸产生抑制作用，一般不用于孕妇。同时吗啡还有促进组织胺释放的作用，所以哮喘、COPD 患者慎用。

其他不良反应见下文。

2）芬太尼：芬太尼和吗啡一样是 μ 阿片受体强激动剂，作用强度是吗啡的 50 ～ 100 倍。目前剂型只有静脉注射液和经皮贴剂。单次给药后 5 min 左右达到峰效应，作用持续约 60 min。用于急性疼痛治疗时通常单次给药 0.5 ～ 2.0 μg/kg，或使用静脉 PCA 给药。慢性疼痛也可使用芬太尼静脉 PCA 治疗，但缺点是必须保留静脉通路。经皮芬太尼贴剂（多瑞吉）是通过皮肤吸收的新型芬太尼制剂。其优点是使用方便、血药浓度较稳定、适用于无法口服用药的患者等，缺点是可调性较差、首次使用起效较慢等。未使用过阿片类药物的患者应先通过口服吗啡或静脉 PCA 治疗预先估算出每天对镇痛药物的大致需要量，然后换算成多瑞吉剂量。

3）羟考酮：羟考酮是 μ 和 κ 阿片受体的激动剂，药理作用与吗啡类似。另外，羟考酮对于内脏痛的治疗效果较吗啡更佳，镇痛作用强度是吗啡的 1.5 ～ 2 倍。控释型羟考酮（奥施康定）服用后约 3 h 达到作用峰值，药物作用持续约 12 h。控释制剂的药物必须整片吞服，严禁嚼碎或研磨后服用，因为破坏了控释系统后，羟考酮快速释放、迅速吸收将导致严重的不良后果。

4）舒芬太尼：舒芬太尼对 μ 受体的亲和力比芬太尼强 7 ～ 10 倍，静脉给药 3 ～ 4 min 后起效，单次给药作用时间与芬太尼相似。清醒患者单次用药一般给予 0.1 ～ 0.3 μg/kg。但由于舒芬太尼脂溶性是芬太尼的两倍，更易在体内蓄积，所以连续给药时清除半衰期明显延长。

5）哌替啶：见本章第一节相关内容。

常用镇痛药物使用方法见表 13-5，阿片类药物剂量换算见表 13-6。

表 13-5 常用镇痛药物的使用方法

药物半衰期（h）	常用有效剂量	给药途径	作用持续时间（h）
盐酸吗啡	2.55 ～ 30 mg/4 ～ 6 h	口服	4 ～ 5
硫酸（盐酸）吗啡控释片	10 ～ 30 mg/12 h	口服	8 ～ 12
芬太尼透皮贴剂	25 ～ 100 μg/h	透皮贴剂	72
美沙酮	5 ～ 10 mg/ 次	口服	6 ～ 12
盐酸羟考酮控释片	15 ～ 20 mg/12 h	口服	8 ～ 12
曲马多	50 ～ 100 mg/4 ～ 6 h	口服	4 ～ 5
氨酚羟考酮片（对乙酰氨基酚 0.375 g ＋羟考酮 5 mg）	1 ～ 2 片	口服	4 ～ 6

表 13-6 阿片类药物剂量换算表

药物	非胃肠给药	口服等效剂量
吗啡	10 mg	30 mg 非胃肠给药：口＝ 1∶3
羟考酮	6 mg	10 mg 吗啡（口服）：羟考酮（口服）＝ 1∶（1.5 ～ 2.0）
芬太尼透皮贴剂	25 ug/h（透皮贴剂）	q72 h 剂量＝ 1/2× 口服吗啡（mg/d）剂量

（2）阿片类药物的主要副作用及防治：阿片类药物的副作用中后果最严重的是呼吸抑制，发生率最高的则是恶心和呕吐。恶心、呕吐、镇静、呼吸抑制和尿潴留是短暂的副作用，一般在 1 周内会耐受而症状消失。

1）呼吸抑制：呼吸抑制是阿片类药物最危险的副作用，多见于药物过量。阿片类药物导致的呼吸抑制特点是呼吸变深、变慢。存在其他低氧高危因素的患者如小儿、肺部疾病尤其是 COPD 和睡眠呼吸暂停综合征、合并使用其他镇静药物、合并颅内疾患可能导致中枢性抑制者，阿片类药物的呼吸抑制作用更易导致低氧血症，应引起高度重视。

对于呼吸抑制的防治主要是保证呼吸道通畅，吸氧，必要时行辅助通气行紧急气管插管和机械通气，以保证氧合，缓解呼吸抑制引起的高二氧化碳血症。确认或高度可疑患者发生了阿片类药物导致的呼吸抑制和低氧时，应使用阿片受体拮抗药如纳洛酮进行拮抗。单次给予 0.1 ～ 0.2 mg 纳洛酮，可重复给药。但应注意在拮抗后患者可能会出现疼痛，快速给予纳洛酮时可能发生肺水肿。而另一方面，也要注意阿片类药物的呼吸抑制作用时间可能比纳洛酮时间（约 4 ～ 6 h）更长，必要时应重复给药。

2）恶心和呕吐：常用止吐药物主要包括：促进胃肠蠕动的药物、5-HT_3 受体拮抗剂、丁酰苯类、甾体类。多潘立酮（吗叮啉）和甲氧氯普胺（胃复安）均可促进胃肠蠕动，对轻度恶心、呕吐有效。5-HT_3 受体拮抗剂主要有昂丹司琼（4 ～ 8 mg，2 次 / 天，静脉注射）、格雷司琼（3 mg，1 ～ 2 次 / 天，静脉注射）、托烷司琼（5 mg，1 次 / 天，静脉注射），是作用较强的抗呕吐药物。丁酰苯类药物氟哌利多治疗恶心效果很好，但可能引起 QT 间期延长和室性期前收缩。注意对于有窦缓和心脏传导阻滞的患者应谨慎或禁用，用药时从小剂量开始，0.5 ～ 1.0 mg 即有效，没有明显心血管副作用的情况下可酌情少量重复用药。

3）便秘：便秘是阿片类药物唯一不能产生耐受的副作用，主要由于阿片类药物延缓胃排空、减低肠道前向蠕动、减慢括约肌收缩、消化液分泌减少等所致。治疗方法主要包括粪便软化剂、膨化剂、促进胃肠蠕动的药物，轻度便秘时可采取高纤维饮食、使用山梨醇、乳果糖或聚乙二醇粉剂（商品名：福松），效果不佳时可使用番泻叶、硫酸镁等较强的导泻药物。但严重便秘时首先应排除肠梗阻，必要时使用开塞露也可促进排便。

（3）非阿片类镇痛药物

1）曲马多：曲马多是中枢性镇痛药，主要作用机制是抑制神经元重新摄取去甲肾上腺素和 5- 羟色胺，以及兴奋 μ 受体（作用较弱）。口服曲马多 50 ～ 100 mg 对中度疼痛有较好的效果，静脉用药可单次给予曲马多注射液 2 ～ 3 mg/kg。由于对 μ 受体的兴奋作用较弱，阿片类药物相关的副作用（如呼吸抑制）也较轻。因此曲马多被认为是安全性较高的药物。副作用主要包括嗜睡、恶心、呕吐、头晕等。

2）非甾体消炎药（NSAIDs）：NSAIDs 适用于轻度和中度疼痛的治疗，也可合并阿片类药物用于重度疼痛的治疗。NSAIDs 药物的作用机制是通过抑制环氧化酶（COX）减少参与疼痛产生的炎性介质的产生。NSAIDs 对 COX-2 的选择性抑制可以抗炎镇痛，而对 COX-1 的抑制，则可导致对消化道、肾、血小板等的不良影响。选择性 COX-2 抑制剂只有在大剂量用药时也抑制 COX-1，常用药物有美洛昔康（莫比可）、尼莫舒利等。特异性 COX-2 抑制剂则对 COX-2 的选择性极高，可近似地认为这类药物只抑制 COX-2，不抑制 COX-1。代表药物有罗非昔布和塞来昔布（西乐葆）。在使用 NSAIDs 药物时，尤其是对 COX-2 的抑制特异性不高的药物，应充分了解患者是否有消化道溃疡、消化道出血史、是否有出血倾向、肝肾功能不全等病史。在用药上注意小剂量、短时间用药、联合用药以减轻副作用。

3）抗惊厥药物：抗惊厥药物是治疗神经病理性疼痛的重要药物，主要通过阻断钠通道、改变钙通道、稳定神经元细胞膜、影响 GABA 受体、P 物质的产生等机制起作用。用于镇痛的这类药物主要有：加巴喷丁、普瑞巴林、卡马西平、拉莫三嗪等。

加巴喷丁的耐受性较好，为降低主要副作用如头晕、嗜睡和思维混乱等，一般采用逐渐加量和逐渐增加用药次数的方法达到合适剂量，比如：第一天 200 mg/ 次，夜间服用；第二天 200 mg/ 次，服用两次；第三天 200 mg/ 次，服用 3 次。国外报道最大剂量达到 3600 mg/ 天，但每周增加剂量最好不超过 300 mg。该药从肾脏代谢，肾功能不全患者清除时间延长。

卡马西平常用于治疗三叉神经痛，也可用于其他神经病理性疼痛的治疗。临床主要用法为：初始剂量 100 mg/ 次，3 次 / 天。可逐步加量，建议每日剂量不超过 1200 mg。主要副作用为嗜睡、头晕、共济失调、恶心、呕吐等，部分患者因为这些副作用而放弃用药。此外，还要注意血液系统的副作用如粒细胞减少和再生障碍性贫血。长期服用卡马西平的患者建议至少半年复查一次血常规。

4）抗抑郁药物：慢性疼痛患者、神经病理性疼痛患者常有抑郁，抑郁也可加重患者对疼痛的感觉。但使用抗抑郁药物治疗神经病理性疼痛并非因为这些药物有抗抑郁作用，其镇痛机制比较复杂，主要包括：① 5- 羟色胺、去甲肾上腺素神经递质的调节作用；②阿片受体激动作用；③钠离子通道阻断作用；④ NMDA 受体阻滞作用；⑤ GABA 受体激动作用。

用于疼痛治疗的抗抑郁药物主要有三环类抗抑郁药物（TCAs）、选择性 5-HT 和多巴胺（DA）再摄取抑制剂（SNRIs）、非典型抗抑郁药等。选择性 5-HT 再摄取抑制剂（SSRIs）对神经病理性疼痛效果微弱。其中 TCAs 代表药物为阿米替林和多塞平。由于具有 M1 受体阻滞作用，患者可出现中枢性抗胆碱能症状如谵妄、舞动症等，还可能出现外周性抗胆碱能症状如口干、视物模糊、便秘、尿潴留等。文拉法辛是 SNRIs 类药物。米氮平作用机制与上述药物不同，通过阻断中枢突触前 α1 受体和肾上腺素受体，加强对去甲肾上腺素能和 5-HT 能的神经传导。该药有良好的耐受性，相关的副作用发生率低。应该避免不同抗抑郁药物之间联用产生多重抑制，也应避免曲马多与抗抑郁药联用，因为曲马多也作用于单胺能系统。

2. 非药物治疗

（1）射频治疗：射频技术治疗疼痛的原理是：通过射频仪发出高频电流使靶点组织内离子运动摩擦生热，热凝毁损靶点区域的神经。选择性地毁损痛觉神经纤维，阻断疼痛信号向上传导，从而达到控制疼痛的目的。有髓鞘的触觉纤维 Aβ 直径较粗（8 ～ 14 μm），无髓鞘的痛觉纤维 Aδ 和 C 直径较细（2 ～ 4 μm），两种纤维对热的耐受力不同。一般 70 ～ 75℃的温度下 1 ～ 2 min 后，痛觉纤维可失去传入功能，而触觉纤维需更高的温度才失去传入功能。射频技术就是利用两种纤维对温度的耐受性的差异，选择性地毁损痛觉纤维的传入功能，力图达到止痛同时保留触觉的目的。但射频电流能否完全选择性地破坏疼痛传导纤维目前还有争议。有部分患者治疗后可能加重疼痛，所以应该在有严格适应证以及患者和家属充分了解该方法的优点和缺点的前提下使用。射频疗法一般用于治疗疼痛的保守方法无效时。先用短效局麻药行诊断性阻滞，出现疼痛减轻者，才适合做射频治疗。最常用于躯体感觉神经的第一级感觉神经元，包括三叉神经分支、半月神经节、外周神经及背根神经节。在此部位应用比较安全，很少出现神经系统并发症。

（2）脊髓电刺激（SCS）治疗：脊髓电刺激治疗的原理主要是门控理论：通过植入脊髓硬膜外间隙的电极传递的电

刺激，阻断疼痛信号通过脊髓向大脑的传递，使疼痛信号无法到达大脑皮层，从而达到镇痛的目的。SCS 方法是在影像学设备的引导下，通过穿刺或在脊髓上开窗，将电极放到脊髓硬膜外间隙的特定节段，然后通过体外的临时刺激器观察刺激覆盖的位置以及疼痛改善的程度，并根据测试的情况调整电极的位置以达到最佳的刺激状态。然后患者接受 2 ～ 7 天的测试期，若疼痛缓解良好，且患者对治疗效果满意，则植入整个刺激系统（延伸导线和刺激器）。SCS 主要用于治疗慢性顽固性神经源性疼痛。适应证主要有：背部手术后顽固性腰腿痛、复杂性区域疼痛综合征、周围缺血性疼痛、患肢痛和带状疱疹后疼痛。

（3）癌痛的神经阻滞疗法

1）硬膜外连续注药控制癌痛：作硬膜外穿刺后置入连续硬膜外导管，连接 PCEA 泵，向硬膜外隙注入吗啡、芬太尼、曲马多等药物，可取得迅速、长期满意的治癌痛效果。

2）阿片类药物蛛网膜下隙阻滞：蛛网膜下隙内注入阿片类药物，以达到长期镇痛的效果。

3）神经根、神经干阻滞：对范围较局限的癌痛患者，可应用神经破坏药选择性阻滞与癌痛有关的神经根、神经干，以缓解癌痛。其缺点是镇痛时间短。

4）蛛网膜下隙酚甘油阻滞：这是一种神经破坏性治疗方法，只适用于生存期很短的患者。根据疼痛部位选择穿刺点，进行蛛网膜下穿刺，见脑脊液外漏后注入 5% ～ 10% 酚甘油 0.3 ～ 0.9 ml。

（4）心理疗法：焦虑与疼痛常常并存，对于焦虑较严重的患者，在使用镇痛药物的同时需要合用抗焦虑药。焦虑并非完全由疼痛直接引起，还有患者因为工作受影响、功能丧失、经济原因、社会角色、与家人离别、死亡等复杂的心理社会因素而引起的焦虑。因此，除了药物治疗，心理疗法也很重要。在开始心理疗法之前，应进行心理学评价。心理治疗技术中，有松弛训练、注意力分散等疗法，医护人员还应该结合患者的实际情况，将医学知识和心理学知识有机地结合在一起，通过倾听、解释、疏导等方法来辅助镇痛。

病例讨论

慢性癌性疼痛治疗药物的合理使用

患者女性，38 岁，因宫颈癌术后复发就诊，肿瘤科大夫给予多瑞吉贴剂（芬太尼透皮贴剂）镇痛治疗，剂量为 8.4 mg q 72 h。患者使用贴剂后约 12 h 出现恶心、呕吐、低血压、头晕、嗜睡等不良反应，遂停用，给予补液、止吐药物，症状逐渐缓解。第二天改用口服奥施康定约 10 mg q 12 h，使 VAS 控制于 3 分以下。

讨论

此患者使用多瑞吉贴剂后出现的恶心、呕吐及嗜睡等不良反应，是阿片类药物典型的不良反应，考虑与剂量相对过大有关。

多瑞吉是新型强阿片类镇痛药物，其特点是透过皮肤吸收药物进而发挥疗效，达到峰药浓度需要 10 ～ 12 h，揭除贴剂后 10 ～ 12 h 仍有半量药物存留在身体内。因此多瑞吉不适用于从未使用过阿片类药物的癌痛患者。临床上建议先采用口服短效阿片类药物或静脉 PCA 来确定患者每天对阿片类药物的需要量，可以口服者改用缓释阿片类药物（奥施康定或美施康定）。对于不能或不愿口服阿片类药物的癌痛患者，将每日吗啡需求量折算成多瑞吉剂量后，再使用合适剂量多瑞吉。

阿片类药物的不良反应中最危险的是呼吸抑制，对于未监护和吸氧的患者，尤其是院外的患者风险更大。其他不良反应如恶心、呕吐及低血压等在药物过量时多有发生，应对症处理。

参考文献

[1] 罗爱伦 . 患者自控镇痛 . 北京：中国协和医科大学出版社，2000.

[2] 罗爱伦，黄宇光 . 镇痛方法学研究进展 . 中华麻醉学杂志，1997，17（12）：757.

[3] Rodgers A，Walker N，Schug S，et al. Reduction of postoperative mortality and morbility with epidural or spinal anesthesia. BJA，2000，321（7275）：1493-1497.

[4] Michoel H Andrease，Doerthe A Andrease，Local anaesthetics and regional anaesthesia for preventing chronic pain after surfery cochrane patabase of systemic Reviews，2012，Issue 10.Art.No：CDOOT105 POI：10.1002/14651858.CD 007105.pub 2.

[5] 黄宇光，徐仲煌，罗爱伦 . 外周区域阻滞与术后镇痛的新观点新方法 . 临床麻醉学杂志，2001，17（5）：275-277.

[6] 徐仲煌，黄宇光，任洪智，等 . 神经刺激器定位神经阻滞在临床麻醉中的应用 . 临床麻醉学杂志，2001，17（5）：278-279.

[7] Huang YG. Current status of pain management in China. European Journal of Pain，2001，5（SA）：67-71.

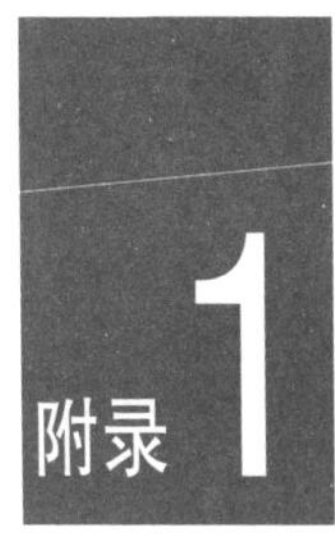

中国产科麻醉专家共识（2017）

曲 元 刘志强 刘 野（共同执笔人）
李师阳 李爱媛 杨承祥 沈晓凤
陈新忠 赵 晶 胡明品 姚尚龙（负责人） 徐世元 徐铭军（共同执笔人）
黄绍强 黄 蔚 屠伟峰

近年来，产科临床麻醉和研究都有了突飞猛进的发展，中华医学会麻醉学分会产科麻醉学组的专家结合我国国情和仔细评价相关证据，在2008版专家共识的基础上增加了许多新观点、新理念，如：择期剖宫产麻醉前禁食水的要求、高危产科麻醉及并发症的处理原则、产科困难气道的处理原则、产科围术期血液保护等，撰写了2017版中国产科麻醉专家共识。

一、妊娠期生理改变

（一）心血管系统

（1）孕妇总循环血容量增多，妊娠33周（32～34周）达高峰。血容量增多加重了循环系统的负荷，对有心脏疾病的产妇，易诱发心力衰竭、肺充血、急性肺水肿等并发症。

（2）第一产程时子宫收缩可使回心血量明显增加，心排血量可增加 20% 左右，第二产程时孕妇屏气动作可使腹内压显著升高，增加回心血量，加重心脏负担。心排血量在产后最初阶段达峰值。心排血量增加，子宫动脉血流量增加约 500 ml/min，甚至达到 700 ～ 800 ml/min，是导致产科出血短时汹涌的主要原因。

（3）妊娠 24 周以后增大的子宫可能压迫下腔静脉，5% ～ 10% 的孕妇由于增大的子宫压迫下腔静脉，使回心血量减少，从而发生仰卧位低血压综合征。当从仰卧位改成侧卧位时，心排血量可增加 20% 左右，症状即解除。

（4）妊娠期高动力性循环使心音加强，正常妊娠中可出现心脏收缩期杂音、心肌轻度肥厚、后期心电图检查电轴左偏，ST 段以及 T 波非特异性改变等体征，但均属正常现象。

（5）剖宫产时，娩胎后腹腔压力骤降，回心血量骤减，导致血压明显降低；子宫收缩后大量的血液又被挤入有效循环，使心脏负荷加重。

（二）呼吸系统

（1）在妊娠期间，孕妇功能残气量减少 20% ～ 30%，使孕妇氧的储备能力明显减少。同时，由于孕妇本身代谢增加，孕妇氧耗比非妊娠妇女增高约 20%。储氧能力的减少和氧耗的增加使孕妇更容易发生缺氧，因此麻醉时应保障孕妇充足的氧供。

（2）分娩疼痛可致孕产妇每分钟通气量增加达 20 L/min，$PaCO_2$ 下降 10 ～ 15 mmHg，血 pH 可达到 7.5 以上，存在过度通气和呼吸性碱中毒现象。

（3）妊娠期间，孕妇呼吸道黏膜的毛细血管处于充血状态，容易出血和水肿。因此，气道可能比评估的更加困难，全麻气管插管操作容易引起黏膜出血，推荐选用比非妊娠妇女常规使用气管导管直径更细的型号（如 6.0 ～ 7.0 mm），尽量避免经鼻吸痰。

（三）血液系统

（1）妊娠期血容量开始增加，但血浆容量的增加（1000 ml）超过红细胞的增加（500 ml），孕妇多呈稀释性贫血状态。

（2）白细胞在妊娠 8 周起轻度上升，之后稳定在（10 ～ 12）$\times 10^9$/L 左右，临产时可达到（14 ～ 16）$\times 10^9$/L 甚至更高。

（3）妊娠期大多数凝血因子明显增多，血小板数量无明显改变或减少（呈现稀释性减少），表现为血液呈高凝状态。

（四）消化系统

（1）孕妇胃排空延迟、胃内压增加以及食道下段括约肌张力降低增加了反流、误吸的危险性。对于剖宫产手术麻醉管理都应遵循“饱胃”的管理规范。

（2）妊娠期肝血流量无变化，胆囊功能下降，常呈低张性扩张，胆汁粘稠，有促进胆石形成的倾向。

（五）神经系统

（1）妊娠期间孕妇对吸入麻醉药的需要量适当减少，七氟醚和异氟醚的最低肺泡有效浓度分别比正常降低 30% ～ 40%。

（2）孕妇硬膜外血管怒张，硬膜外腔变狭小，但是关于剖宫产硬膜外麻醉的局部麻醉药用量减少程度存在一定争议，临床可适当降低局部麻醉药物用量。

（六）其他系统的改变

（1）孕妇促甲状腺激素、甲状腺激素分泌增多，机体基础代谢率增加。

（2）孕妇肾上腺皮质激素处于功能亢进状态，血清皮质醇浓度增加。

（3）孕期肾素血-管紧张素-醛固酮系统分泌量增加，高肾素活性和高醛固酮可抵消大量孕酮所致的排钠利尿及肾小球滤过率增高，防止发生负钠平衡及血容量减少的作用。

二、产科常用麻醉药物及其对母体、胎儿及新生儿的影响

几乎所有的镇痛、镇静等药都能迅速透过胎盘。肌肉松弛药（包括去极化和非去极化肌松药）因高离解度和低脂溶性、大分子而不易通过胎盘，临床剂量的肌肉松弛药很少透过胎盘。

（一）局部麻醉药

1. 利多卡因　利多卡因心脏毒性小，对母婴影响小，是产科麻醉中常用的局部麻醉药，多用于剖宫产的麻醉。1.5% ～ 2% 的利多卡因用于硬膜外麻醉，对母婴安全有效。

2. 布比卡因　布比卡因常用于产科蛛网膜下腔或硬膜外腔麻醉的剖宫产与分娩镇痛。分娩镇痛时常用 0.04% ～ 0.125% 布比卡因 ＋ 1 ～ 2 μg/ml 的芬太尼或 0.4 ～ 0.6 μg/ml 的舒芬太尼。布比卡因的心脏毒性大于利多卡因，且布比卡因引起的心搏骤停很难复苏，产科麻醉时禁用 0.75% 浓度的布比卡因原液。

3. 罗哌卡因　低浓度时运动-感觉神经阻滞分离的特点较其他局部麻醉药明显。具有腰痳适应症的罗哌卡因常用于腰痳或硬膜外麻醉的剖宫产与分娩镇痛。硬膜外分娩镇痛时常用 0.0625% ～ 0.10% 罗哌卡因＋ 1 ～ 2 μg/ml 芬太尼或 0.4 ～ 0.6 μg/ml 舒芬太尼，以 0.1% 罗哌卡因＋ 2 μg/ml 芬太尼或 0.5 μg/ml 舒芬太尼较为常用，其对运动神经的影响比

布比卡因更小，心脏毒性和神经毒性也低于布比卡因，对母婴更安全可靠。

4. 左旋布比卡因 左旋布比卡因是布比卡因的 S 异构体（即左旋体），临床药效与布比卡因相似，但安全性高于布比卡因。

5. 氯普鲁卡因 为酯类局部麻醉药，特点为起效迅速，作用时间短暂，水解速度快，在体内迅速代谢，尤其适用于紧急剖宫产硬膜外麻醉。不建议氯普鲁卡因用于蛛网膜下腔麻醉。

（二）麻醉性镇痛药

1. 哌替啶

（1）哌替啶半衰期长，易蓄积，对新生儿有一定的抑制作用，可导致新生儿呼吸抑制、Apgar 评分以及神经行为能力评分降低。国内外一致认为目前临床上不作为产程中的首选镇痛用药。

（2）用法：肌注 100 mg，使产妇镇静、镇痛，达到产程休息的目的，亦是鉴别真临产和假临产的有效手段。用于胎儿娩出在 4h 以上者给药。

（3）作用高峰：肌注后 40 ～ 50 min 或静注后 5 ～ 10 min。

（4）作用时间：一般为 3 ～ 4 h。

2. 芬太尼

（1）目前最常用于硬膜外分娩镇痛。低浓度局部麻醉药复合小剂量芬太尼（1 ～ 2 μg/ml）硬膜外给药，镇痛效果良好且对母婴无不良影响。

（2）芬太尼可迅速通过胎盘，在分娩过程中使用芬太尼（分娩期间或实施剖宫产手术剪断脐带之前）肌肉注射或静脉注射，可增加新生儿呼吸抑制的发生率。

（3）静脉注射常用剂量为 25 ～ 50 μg，作用高峰为静脉注药后 3 ～ 5 min，作用时间约 30 ～ 60 min。

3. 舒芬太尼

（1）目前常用于硬膜外分娩镇痛。低浓度局部麻醉药复合小剂量的舒芬太尼（0.4 ～ 0.6 μg/ml）硬膜外给药，镇痛效果良好且对母婴无不良影响。

（2）舒芬太尼可迅速通过胎盘，在分娩过程中使用舒芬太尼（分娩期间或实施剖宫产手术剪断脐带之前）肌肉注射或静脉注射，可能引起新生儿呼吸抑制。

（3）作用时间为 30 ～ 60 min。作用高峰为静脉注药后 1 ～ 2 min。

4. 吗啡 因为胎儿的呼吸中枢对吗啡极为敏感，因此常规剂量的吗啡即可造成胎儿明显的呼吸抑制，国内产程中不用此药。

5. 瑞芬太尼 瑞芬太尼在血浆中代谢迅速，分布半衰期 1 min，消除半衰期约为 6 min，持续使用无蓄积效应。对产妇可提供良好的镇痛，同时对胎儿无明显副作用，是产科全麻诱导的首选阿片类药物。

6. 布托啡诺和纳布啡 主要对内脏疼痛缓解优势明显，2 mg 布托啡诺或 10 mg 纳布啡对呼吸的抑制作用与 10 mg 吗啡作用相当。临床剂量可能引起胎心的改变。

7. 非麻醉性镇痛药——曲马多 曲马多镇痛效价约为吗啡的十分之一，对呼吸循环的影响轻微。曲马多起效稍慢，镇痛时间可维持 4 ～ 6 h，分娩时单次静脉注射 100 mg 曲马多一般没有明显不良影响，但对母婴安全性尚不明确，应权衡利弊慎用。

（三）镇静安定药

1. 地西泮 常用于分娩过程中镇静和抗焦虑，在新生儿的半衰期较长，可能导致胎儿出生后镇静、张力减退、发绀以及对应激反应的损害，一般在产程早期应用。

2. 咪哒唑仑 可迅速透过胎盘，但透过率少于地西泮，对胎儿的影响尚不清楚。无镇痛作用，但可降低吸入全麻药的 MAC，与麻醉性镇痛药有协同作用。有一定的呼吸抑制，对血流动力学亦有影响。

3. 氯丙嗪和异丙嗪 主要用于子痫前期和子痫患者，以达到解痉、镇静、镇吐及降压作用。

（四）非巴比妥类静脉麻醉药

1. 氯胺酮 对于有哮喘和轻度低血容量的孕妇具有优势，高血压及严重血容量不足的孕妇禁用。用法为静注 1 ～ 1.5 mg/kg，如果剂量过高则可能产生精神症状以及子宫张力的增加，也会对新生儿产生呼吸抑制。

2. 丙泊酚

（1）为短效静脉麻醉药，起效快，维持时间短，苏醒迅速。催眠效能约为硫喷妥钠 1.8 倍。

（2）可透过胎盘，临床不推荐大剂量（＞ 2.5 mg/kg）使用。

（3）丙泊酚用于剖宫产时，患者苏醒迅速，并未发现引起新生儿长时间抑制的报道，但应注意其对产妇血压的影响。

3. 依托咪酯

（1）静脉注射 0.2 ～ 0.3 mg/kg 可用于产妇的麻醉诱导，Apgar 评分与硫喷妥钠相似。

（2）适用于血流动力学不稳定的孕妇。

（五）肌肉松弛药

（1）临床剂量下，目前临床常用的去极化肌松药或非去极化肌松药都可安全应用于产科麻醉。

（2）琥珀胆碱用于全麻诱导时的推荐剂量为 1.0 ～ 1.5 mg/kg。

（3）罗库溴铵作快速诱导的推荐剂量为 0.6 ～ 1.0 mg/kg。

注意：所有按公斤体重给予的静脉用药，体重应按标准体重而非实际体重计算。

（六）吸入麻醉药

1. 氧化亚氮

（1）麻醉作用较弱，不能单独用于麻醉维持，必须复合其它静脉麻醉或吸入麻醉。可迅速通过胎盘，对母婴无明显的不良影响。

（2）低浓度可促进子宫的收缩，使收缩力和频率均增加，不增加术中出血。50% 的氧化亚氮复合复合其他麻醉药对子宫收缩影响小，使用高浓度的氧化亚氮时，应警惕抑制宫缩和缺氧的发生。

2. 恩氟醚、异氟醚和七氟醚

MAC 要控制在小于 1.0，过高 MAC 值存在抑制宫缩风险。对宫缩的抑制作用比较，恩氟醚＞异氟醚＞七氟醚。

三、剖宫产麻醉

（一）麻醉前评估

1. 病史采集　手术麻醉史、孕期保健、相关的产科病史。

2. 体格检查　气道、心肺检查、基础血压，若拟行椎管内麻醉则需行腰背部的体格检查。

3. 术前检查　血、尿常规、出凝血时间、血型交叉检查。

4. 预防误吸性窒息和肺炎措施：

（1）择期剖宫产麻醉前禁食 6 ～ 8 h（视食物种类而定），对于接受择期手术的非复杂妊娠患者，麻醉前 2 ～ 3 h 可摄入清液体（包括但不限于水、不含果肉颗粒的果汁、碳酸饮料、清茶以及运动饮料等）。

（2）麻醉前可酌情口服非颗粒性抑酸药 0.3 M 枸橼酸钠

30 ml 和（或）30 min 前静注或口服 H_2 受体拮抗剂。

5. 实施麻醉前后应由专业人员监测胎儿的心率。

6. 对高危产妇，术前产科医师、麻醉科医师和多学科综合治疗小组成员之间应有沟通和交流。

（二）剖宫产麻醉注意事项

（1）妊娠期麻醉风险加大，麻醉前应对产妇、胎儿作出全面的评估。

（2）麻醉的物品和设备必须齐全。麻醉科医师应熟练掌握应对各种困难气道插管的策略。应准备好面罩、喉罩、声门上通气呼吸装置以及呼吸机保证正常工作状态。

（3）麻醉技术的选择应该做到个体化。对绝大多数剖宫产产妇而言，应首选椎管内麻醉。在需要术中抢救复苏时（如子宫破裂、脐带脱垂、严重胎盘早剥造成的大出血等），推荐首选全麻。

（4）腰麻时，应选择笔尖式穿刺麻醉针，以降低头痛等并发症的发生。

（5）注意保持子宫左倾位，预防仰卧位低血压综合征的发生。

（6）麻醉前或麻醉时适当静脉补液以降低麻醉引起低血压的发生率。

（7）去氧肾上腺素和麻黄碱为治疗椎管内麻醉引起的低血压的有效药物。对于无复杂情况的妊娠，如孕妇无心动过缓优先选用去氧肾上腺素、甲氧明等。

（8）在大出血的病例中，如果无法及时获取库血或患者拒绝输库血且条件具备、技术成熟的医疗单位，可考虑收集术中出血，洗涤加白细胞滤器过滤后回输患者体内。

（三）麻醉方法

1. 硬膜外麻醉

（1）优点：麻醉效果良好，麻醉平面和血压较容易控制，对母婴安全可靠。

（2）缺点：麻醉诱导和完善的时间较长；可能出现镇痛不全或牵拉反应。

（3）禁忌证：

A. 孕产妇拒绝、精神病、严重神经官能症、精神高度紧张等不能配合操作的孕产妇。

B. 脊柱外伤、腰腿痛的孕产妇。

C. 血流动力学不稳定的孕产妇。

D. 穿刺部位感染及脓毒症的孕产妇。

E. 凝血异常的孕产妇。

（4）麻醉实施与管理：

A. 麻醉前常规上肢开放静脉通道，给予输液。

B. 复核孕产妇的血小板以及凝血功能情况。

C. 穿刺点选择 L_{1-2} 或 L_{2-3} 间隙。

D. 硬膜外穿刺成功后向头端置入导管 3 ～ 5 cm。

E. 操作完成后，将产妇右髋垫高或向左侧倾斜手术床等方法，使子宫处于左倾位置，预防仰卧位低血压的发生。

F. 硬膜外给予试验剂量 1.5% 利多卡因 3 ～ 5 ml（45 ～ 60 mg），观察 5 min。

G. 局部麻醉药一般选择 1.5% ～ 2% 利多卡因或 0.75% 罗哌卡因或 0.5% 布比卡因，在紧急剖宫产时可用 3% 氯普鲁卡因或 1.6% 碳酸利多卡因。硬膜外用药剂量可比非孕妇适当减少。

H. 麻醉平面应至少达到 T_6。

I. 硬膜外麻醉局部麻醉药用量较大，应警惕局部麻醉药中毒等不良反应。具体预防措施包括注药前回抽，给予试验剂量等。

2. 蛛网膜下隙麻醉

（1）优点：起效迅速、麻醉成功率高、肌松完善。局部麻醉药用量小，通过胎盘进入胎儿的药量少。

（2）缺点：麻醉时间有限；产妇容易出现低血压。

（3）禁忌证：

A. 精神病、严重神经官能症、精神高度紧张等不能配合操作的孕产妇。

B. 血流动力学不稳定的孕产妇。可能导致产妇血压骤降甚至心搏骤停。

C. 穿刺部位有感染的孕产妇。可能将致病菌带入蛛网膜下腔，引起急性脑脊膜炎的危险。

D. 凝血功能严重异常的孕产妇。

E. 中枢神经系统疾病，特别是脊髓或脊神经根病变的孕产妇。

F. 脊椎外伤或有严重腰腿痛病史的孕产妇。

4）麻醉实施与管理：

A. 麻醉前或同时，经静脉给予一定量的液体。

B. 准备好去氧肾上腺素、甲氧明、麻黄碱等。

C. 于 $L_{2\sim3}$ 或 $L_{3\sim4}$ 间隙穿刺。

D. 常用药物为 0.5% 罗哌卡因或 0.5% 布比卡因，有效时间为 1.5 ～ 2 h。

E. 操作完成后，将产妇右髋垫高或向左侧倾斜手术床等方法，使子宫处于左倾位置，以预防低血压的发生。如果上述方法仍不能达到恢复血压的目的，可直接将子宫搬起或及时应用血管活性药物调整血压。

3. 蛛网膜下隙与硬膜外联合阻滞（CSEA）

（1）起效迅速，阻滞完善，且能延长麻醉时间。笔尖式穿刺针对硬脊膜的损伤小、容易愈合，明显减少了脑脊液的外漏，使 CSEA 的头痛等并发症大大降低。

（2）由于首先使用了腰麻，硬膜外给药时局部麻醉药理论上可能通过硬脊膜上小孔扩散进入蛛网膜下腔，或硬膜外置管进入蛛网膜下腔，造成全脊髓麻醉。对以上潜在的问题应该引起高度重视，以免发生严重的并发症。

（3）禁忌证：同硬膜外麻醉和蛛网膜下腔麻醉。

（4）麻醉实施与管理：

A. 于 $L_{3\sim4}$ 或 $L_{2\sim3}$ 间隙穿刺。

B. 麻醉前或同时，经静脉给予一定量的液体。

C. 硬膜外穿刺成功后，用笔尖式穿刺针穿破硬膜，观察有脑脊液流出后缓慢注入 0.5% 布比卡因 7 ～ 10 mg 或有腰麻适应证的 0.5% 罗哌卡因 10 ～ 15 mg。

D. 拔出穿刺针后置入硬膜外导管备用，需要时从硬膜外给药。

E. 操作完成后，将产妇右髋垫高或向左侧倾斜手术床等方法，使子宫处于左倾位置，以预防低血压的发生。

4. 全身麻醉

（1）适用于有椎管内麻醉或区域阻滞麻醉禁忌证、术中须抢救和确保气道安全的产妇手术。

（2）诱导迅速，可立即开始手术；保证气道和通气的最佳控制；减少了血容量不足时低血压的发生。

（3）全麻可能发生反流误吸、新生儿抑制、术中知晓、插管拔管困难等。

（4）麻醉实施与管理：

A. 评估检查气道，询问麻醉史、用药史、过敏史以及禁食水情况等。

B. 检查上肢静脉通道是否通畅。

C. 监测措施包括心电图、血压、脉搏血氧饱和度、呼气末二氧化碳监测。做好困难气道插管的准备。准备好吸引器、短柄喉镜，6.0 ～ 7.0 号气管导管，以及预防气管插管失败的器械。

D. 插管可选择快速顺序诱导。

E. 诱导前吸纯氧3～5 min，或深吸气5～8次（5～6 L/min）。

F. 手术的各项措施（如消毒、铺巾等）准备好之后开始麻醉诱导。

G. 采用快速顺序诱导：静脉注射丙泊酚1.5～2.5 mg/kg加1.0～1.5 mg/kg琥珀胆碱或罗库溴铵0.6～1.0 mg/kg。如果血流动力学不平稳，也可静脉注射0.2～0.3 mg/kg依托咪酯或者1～1.5 mg/kg氯胺酮。接受硫酸镁治疗的孕产妇肌松剂适当减量。

H. 麻醉维持可采用吸入麻醉药或者静吸复合麻醉维持。

I. 避免过度通气，防止胎儿酸中毒。

J. 胎儿取出后，可适当追加芬太尼或舒芬太尼等阿片类镇痛药。降低吸入麻醉药浓度，以免影响宫缩。

5. 剖宫产中常用的血管活性药物

（1）去氧肾上腺素（苯福林，新福林或苯肾上腺素）：对α受体有强的兴奋作用，对α_1受体的激动作用远大于α_2受体，作用较弱而持久，毒性小，使收缩压和舒张压升高，可反射性兴奋迷走神经，减慢心率，降低心肌氧耗，起到心肌保护作用。如产妇不存在心动过缓，推荐作为首选用药之一。推荐用法：静脉50～100 μg缓慢注射。

（2）盐酸甲氧明：高选择性α_1受体激动剂，仅激动外周血管α_1肾上腺素能受体，可使收缩压及舒张压同时升高，又能减慢心率，降低心肌氧耗，起到心肌保护作用。如产妇不存在心动过缓，推荐作为首选用药之一。推荐用法：静脉2～3 mg缓慢注射。

（3）麻黄碱：直接兴奋α、β受体，也可促使去甲肾上腺素神经末梢释放去甲肾上腺素而产生间接作用，从而提升血压。其缺点是心率增快、心肌耗氧增加，可增加新生儿酸血症的发生率。推荐用法：酌情静脉注射5～15 mg。

（四）高危产科麻醉及并发症的处理

1. 前置胎盘、胎盘早剥、凶险型前置胎盘、胎盘植入

（1）麻醉前准备

A. 以产科处理前的最后一次检查来决定其分类，确定其类型（完全性前置胎盘或称中央性前置胎盘、部分性前置胎盘、边缘性前置胎盘、凶险型前置胎盘）。

B. 评估术前循环功能状态和贫血程度。

C. 术前检查：除血、尿常规、生物化学检查外，应重视血小板计数、纤维蛋白原定量、凝血酶原时间和凝血酶原激活时间检查，并做 DIC 过筛试验。

D. 警惕 DIC 和急性肾衰竭的发生，并予以防治。

E. 视具体情况术前进行桡动脉、颈内静脉穿刺、置管，行血流动力学监测。

（2）麻醉选择

A. 如果母体、胎儿情况尚好，估计出血量较少，可选择椎管内麻醉，备全身麻醉。

B. 如果母体、胎儿情况尚好，估计出血量较大，可先选择椎管内麻醉，娩胎后视出血情况改气管插管全身麻醉。

C. 如果胎儿情况较差要求尽快手术，选择全身麻醉。

D. 凡母体有活动性出血、低血容量休克，有明确的凝血功能异常或 DIC，选择全身麻醉。

（3）麻醉管理

A. 全麻诱导注意事项同上。预计大出血或大出血产妇应以 16G 的套管针开放两条及以上静脉和深静脉穿刺置入单腔或双腔导管，监测中心静脉压。进行动脉穿刺置管，实时、动态监测动脉血压。记录尿量，预防急性肾衰竭，并做出对应处理。

B. 防治 DIC：胎盘早剥易诱发 DIC，围麻醉期应严密监测，积极预防处理。对怀疑有 DIC 倾向的产妇，在完善相关检查的同时，可预防性的给予小剂量肝素，并输入红细胞、血小板、新鲜冰冻血浆以及冷沉淀等。

C. 对于有条件的医院，术前可采用预防性动脉球囊导管阻断术，以减少术中出血，术中可考虑采用回收式自体血回输。

2. 妊娠期高血压疾病的麻醉

（1）妊娠期高血压疾病分类：①妊娠期高血压；②子痫前期；③子痫；④慢性高血压伴发子痫前期；⑤慢性高血压。

（2）重度子痫前期易并发心力衰竭、脑出血、胎盘早剥等严重并发症，其处理措施是行剖宫产中止妊娠。

（3）麻醉选择：根据患者相关脏器受损的情况而定，综合考虑妊娠期高血压疾病的病理生理改变及母婴安全。

A. 对无凝血异常、无 DIC、无休克和昏迷的产妇应首选连续椎管内麻醉。

B. 对休克、DIC、昏迷、抽搐、凝血功能异常者，禁忌行椎管内麻醉，考虑选择全身麻醉。

（4）麻醉管理

A. 术前针对疾病的严重性、相关特征以及系统变化进行全面评估，完善相关检查。

B. 术前患者可能已采取限制食盐摄入和液体输入，且可能行利尿治疗，故麻醉前往往存在不同程度脱水、低钠血症和低血容量。

C. 患者术前已采用镇静解痉及降压治疗，应注意这些药物的副作用和对麻醉的影响。如果硫酸镁血药浓度过高，会产生呼吸抑制甚至心搏骤停；利血平可使儿茶酚胺消耗，低血压时对升压药不敏感等。

D. 有凝血功能异常的患者，禁忌实行椎管内麻醉。

E. 麻醉力求平稳，减轻应激反应。术中维持血压在合理水平，充分供氧，抽搐发作时可用镁剂治疗，但应监测血镁浓度。

F. 重度子痫前期或子痫时，术前、术中或术后容易发生心肾功能不全、肺水肿、脑出血、凝血障碍甚至DIC，麻醉科医师应密切关注病情，及时进行对症处理。麻醉后目标血压：孕妇未并发器官功能损伤，收缩压控制在130 ～ 155 mmHg、舒张压控制在 80 ～ 105 mmHg 为宜；孕妇并发器官功能损伤，则收缩压控制在 130 ～ 139 mmHg、舒张压控制在 80 ～ 89 mmHg 为宜，且血压不低于 130/80 mmHg，以保证子宫胎盘血流灌注。胎儿娩出后准备抢救。

G. 围麻醉期加强监护，包括 ECG、SpO_2、NIBP、CVP、尿量、血气分析，及时发现问题、及时处理。必要时进行动脉穿刺置管，实时、动态监测动脉血压。

3. HELLP 综合征

（1）定义：HPELLP 综合征是妊娠期高血压疾病患者一种十分严重的并发症，其主要是在妊娠期高血压疾病的基础上并发以肝酶与溶血的升高以及血小板减少为主的临床综合征，一般发生在妊娠的中晚期以及产后的数日内。

（2）临床表现：主要有高血压、双下肢水肿、头晕头痛、肉眼血尿、少尿、视物模糊、上腹痛、恶心呕吐、抽搐以及昏迷等。

（3）诊断标准：①涂片外周血发现存在变形红细胞，且有较多网织红细胞数量，总胆红素超过 20.5 mmol/L，乳酸脱氢酶（LDH）含量上升，超过 600 U/L；②丙氨酸转氨酶（ALT）超过 70U/L 或谷草转氨酶（AST）存在异常。③血小板计数在 100×10^9/L 以下。上述 3 项均符合则可确诊为HELLP 综合征。

（4）麻醉处理：要全面评估产妇病情，完善各种化验检查。麻醉方式通常选择全身麻醉，也可考虑应用笔尖式腰穿针进行单次腰麻。麻醉用药应选择起效快、持续时间短、不经过肝肾代谢、对母胎影响小的药物。术中采取解痉、降压、扩容、脱水和其他相应的对症处理，给予动静脉置管，动态监测生命体征，监测血尿常规、电解质、凝血功能、肝肾功能、血气分析，记录出入量。纠正凝血异常与血容量不足，注意围术期应用的镁剂与肌松剂的相互影响。

4. 羊水栓塞

（1）病理生理特点：过敏性休克、急性呼吸循环衰竭、DIC 等。

（2）临床表现：临床表现形式多样、复杂，突然出现的呼吸困难、紫绀、与出血量严重不符的低血压、低氧血症、迅速进入昏迷，休克、DIC 等。多数病例在发病时常首先出现寒战、烦躁不安、咳嗽、气急、发绀、呕吐等前驱症状。

（3）诊断：主要根据典型的临床表现，迅速作出初步诊断并立即组织抢救。在抢救的同时进行必要的辅助检查（包括 X 线片、DIC 全套等），但不能等待检查结果再进行处理，失去抢救时机。

（4）抢救措施

A. 抗过敏：出现过敏性休克应该给予大剂量皮质激素，常选用氢化可的松等。

B. 控制呼吸，充分给氧。

C. 解除肺动脉高压，可给予前列地尔（又称前列腺素 E1）、氨茶碱、罂粟碱、酚妥拉明等。

D. 抗休克，包括扩充血容量、纠正酸中毒、适当给予血管活性药物等。

E. 防治 DIC，尽早使用小剂量肝素 25 ～ 50 mg，并在给肝素的基础上输新鲜血，并补充纤维蛋白原、血小板悬液及新鲜冰冻血浆等。

F. 预防心力衰竭，可用快速洋地黄制剂如西地兰，同时适当使用利尿剂。

G. 产科及其他支持对症处理。

5. 瘢痕子宫经阴道分娩的麻醉 剖宫产术后阴道分娩试产（Trial of labor after previous cesarean delivery，TOLAC），TOLAC 须在分娩镇痛下进行，其一可以减少产妇强烈的产痛而过度用力、减少过强烈的宫缩；其二可以在发生先兆子宫破裂或子宫破裂时迅速通过硬膜外导管给药麻醉行即刻剖宫产。子宫破裂的共同临床表现为突然的胎心率下降，有的产妇会有突然的腹痛或腹痛加剧，故 TOLAC 一定要在严格的胎心监护下实施，分娩镇痛最好保留一定的宫缩痛为佳。TOLAC 子宫破裂的发生率为 0.1% ～ 1%，故产程中的严密监测尤为重要。

6. 子宫破裂

（1）定义：子宫体部或子宫下段在妊娠期或分娩期发生破裂称子宫破裂。子宫破裂多数分为先兆子宫破裂和子宫破裂两个阶段。子宫破裂根据破裂程度，可分为完全性与不完全性子宫破裂两种。

（2）临床表现：胎心率的突然下降是主要的表现。完全性子宫破裂时，产妇突感腹部如撕裂样剧痛，破裂后产妇感觉腹痛骤减，宫缩停止，但不久腹痛又呈持续性，很快进入休克状态，面色苍白，呼吸表浅，脉搏细数，血压下降。

（3）诊断：主要根据病史、分娩经过、临床表现，迅速作出初步诊断，无论胎儿是否存活，均应抢救休克同时及时手术治疗。

（4）麻醉管理

A. 根据产妇相关特征以及系统变化进行全面评估，如果仅为先兆子宫破裂，产妇生命体征平稳，可以根据手术需要给予椎管内麻醉，已行分娩镇痛术产妇可以直接采用硬膜外麻醉。

B. 如果情况紧急、产妇失血较多或者麻醉平面未能达到满意高度则需采用全身麻醉。

C. 术中根据产妇具体情况实施有创血压、深静脉置管等操作，输注晶体液、胶体液以及血液制品。

7. 妊娠急性脂肪肝

（1）定义：为妊娠晚期特有的疾病，以初产妇及妊娠期高血压疾病居多，以黄疸、肝肾功能损害、凝血功能障碍为主要特征，有与重症肝炎相似的消化道症状、黄疸、出血倾向和肝、肾衰竭，易误诊为急性重症肝炎。

（2）诊断标准：①无肝炎接触史，既往无肝病史；②妊娠晚期突然发生无原因的恶心、呕吐、上腹痛、黄疸；③实验室检查：白细胞（WBC）≥ 15×10^9/L，血小板计数减少（< 100×10^9/L），外周血涂片可见肥大血小板、幼红细胞、嗜碱性点彩红细胞；血清转氨酶轻度或中度升高，血清碱性磷酸酶升高，血清胆红素升高；血糖降低，血氨升高；凝血酶原时间延长，部分凝血活酶时间延长，血浆抗凝血酶Ⅲ和纤维蛋白原减少；血尿酸、肌酐和尿素氮均升高；尿蛋白阳性，尿胆红素阴性；④肝脏典型病理变化为肝细胞弥漫性、微滴性脂肪变性，炎症、坏死不明显；⑤超声主要表现为肝区弥漫的密度增高，呈雪花状，强弱不均，CT 显示肝实质均匀一致的密度减低。

（3）一旦确诊或被高度怀疑为妊娠期脂肪肝时，治疗原则为无论病情轻重、病程早晚、均应在积极纠正凝血功能及症状的同时尽快结束妊娠，分娩方式首选剖宫产。

（4）麻醉处理：要全面评估产妇病情，做好充分的术前准备，重视多学科综合治疗。根据产妇术前情况，特别是肝功能以及凝血功能选择椎管内麻醉或者全身麻醉，尽量选择不通过肝脏代谢的麻醉及相关药物。加强生命体征的监护，建立通畅的静脉通路，必要时行有创动静脉穿刺置管；尽可能纠正内环境紊乱，补充凝血因子；合理输液，维持血流动力学稳定。保护肝肾功能，预防并发症的发生，最大限度地确保母婴安全。

8. 产科困难气道

（1）妊娠期孕产妇自身的生理性改变：肥胖、舌体肥大、气道水肿等情况，均增加了产科全麻气管插管失败的发生率。故对每一位拟行产科手术的患者，都应强调在术前进行气道评估的重要性，以预测在气管插管、面罩通气或置入声门上气道装置，甚至开放颈前通路时可能出现的困难。若推测产妇具备显著的困难气道指征，则不适宜采用快速序贯诱导法，应在其临产前，制定出特殊且详尽的麻醉管理和产科手术方案。

（2）处理原则：①预充氧：呼吸暂停期间，预充氧能有效增加肺内的氧贮备。新鲜气体流量≥ 10 L/min，持续 2 min 的充分预给氧，方能实现有效的去氮给氧。②麻醉科医师必须熟悉各种各类直接喉镜的使用（直接喉镜、可视喉镜），掌握经气管导管（插管探条、光棒、可视管芯、纤维支气管镜）和声门上气道工具（引流型喉罩、插管型喉罩以及其他），了解它们各自的优势和局限性。③如果首次尝试气管插管失败，第二次的插管操作应当交由现场最具临床经验的麻醉科医师，换用其他的气道工具来实施。若预判外援无法即刻到达，在等待期间，推荐使用面罩供氧的方法，协助患者通气，并为下一次插管做好准备。如仍计划第三次气管插管，只允许由经验最丰富的临床麻醉专家，做最后的尝试。④一旦麻醉科医师宣布气管插管失败，应使用呼吸面罩或某种声门上气道工具维持患者氧合，同时预防误吸，在麻醉科医师宣布出现“无法插管，无法供氧”的紧急情况后，应该立即建立颈前入路气道。如果通过颈前入路操作建立急救气道成功，则由团队进行评估是否手术还是唤醒产妇；如果此时仍然无法有效恢复患者的氧合功能，则须遵循心搏骤停的抢救流程，着手开展心肺复苏和实施即刻剖宫产手术。

（五）产科围术期血液保护

1. 剖宫产术中回收式自体输血

（1）一般原则：术中回收式自体输血是指利用血液回收装置，将患者手术失血进行回收、抗凝和洗涤，得到的红细胞回输给患者本人。剖宫产术中发生大出血时，往往出血速度快、出血量大，短时间内造成失血性休克，因此需要及时大量输血来抢救生命。回收式自体输血用于高危出血剖宫产患者不仅能够及时救助生命，还能够减少异体血输注量，改善患者预后，节约血资源。目前国内外已有较多证据证明其安全性和有效性，但是由于羊水栓塞的病因和发病机制尚不明确，因此剖宫产术中回收式自体输血需要有效的去除羊水成分，在临床使用时应注意其特殊性。剖宫产术中回收式自体输血应由麻醉科与相关科室配合实施，麻醉科医师同时负责实施过程中的医疗监护。自体血液回收机应由经过培训的专业人员进行操作，按照制造商的规定进行安装。血液回收应采用合格的设备（经CFDA认证的机器），回收处理后的自体血应达到一定的质量标准。

（2）适应证：①预计出血量大于1 000 ml，如术前诊断为凶险性前置胎盘和（或）胎盘植入；②术中各种原因导致失血性休克或严重贫血，不立即输血将危及患者生命；③术中持续渗血，预期需要输血但异体血源紧张；④患者拒绝异体输血；⑤多次剖宫产史，既往有大出血病史。

（3）基本操作流程为：血液回收装置吸引术野出血→混合肝素生理盐水→吸引至储血罐→进入自体血液回收机进行离心分离→洗涤产生一定血细胞比容的自体血→通过白细胞滤器→回输产妇。

（4）注意事项：血液回收以后根据具体病情决定是否

回输。目前没有剖宫产术中回收式自体输血导致严重不良反应的证据，但是应在患者输血时和输血后一段时间内加强监护，如发生不良反应，应及时治疗并详细记录。回收式自体输血只能输注红细胞成分，当出血量较大时应监测凝血功能，及时补充血浆等纠正凝血功能异常，具体参考《临床输血技术规范》。Rh（－）剖宫产患者进行回收式自体输血，确认胎儿血型为 Rh（＋）时，为预防下一胎的免疫性溶血，推荐使用不少于 1 500 IU 的抗 D 球蛋白。

2. 介入手术在产科血液保护中的应用

近些年来，医学多学科的共同发展促成了产科围术期血液保护的新技术，尤其是血管与影像介入技术，明显减少了剖宫产患者大出血和子宫切除的情况。剖宫产相关介入技术主要包括动脉球囊阻断和动脉栓塞，其各自具有不同的意义。胎儿娩出后进行动脉球囊阻断，能够即刻减少术野出血，为下一步手术创造良好条件；在子宫缝合后再进行动脉栓塞，可以预防术后出血和子宫切除。介入手术在产科的应用，最具争议的就是射线对围产儿的影响，目前认为 200 mGy 以下放射剂量对新生儿的影响无临床意义，而放置球囊时胎儿辐射剂量通常控制在 10 mGy 以下。因此，目前认为剖宫产患者行介入手术是安全可行的。

（1）术前准备：高出血风险剖宫产手术需要产科、麻醉科、介入科和输血科等医师共同参与。术前超声和磁共振检查可以为前置胎盘 / 胎盘植入提供诊断依据，从而实现为该类患者预防性使用动脉球囊阻断，及时有效的控制术中出血。各科医师需要向患者及家属详细解释围术期的风险、治疗措施及其并发症等。患者应开放大静脉做好补液输血的准备，建议进行有创血压监测，准备自体血回收装置，做好抢救和输血的准备。同时做好新生儿抢救的准备工作。

（2）动脉球囊阻断与动脉栓塞：剖宫产术中动脉球囊阻

断的位置有低位腹主动脉、双侧髂总动脉、双侧髂内动脉以及双侧子宫动脉。动脉栓塞通常是子宫动脉栓塞。

（3）麻醉管理

A. 麻醉方法：麻醉方法的选择应根据实际情况。如果孕妇合并有严重的并发症，最好采用全身麻醉。若为急诊手术麻醉，准备时间有限，禁食禁饮时间不定，应在较短的时间内作好充分准备，迅速作出选择。在高危出血患者行剖宫产联合介入手术时，即使选择椎管内麻醉，也要做好预期全麻的准备。

B. 血流动力学监测：动脉球囊阻断会影响患者血流动力学变化。临床观察发现快速充盈球囊后上肢动脉血压可能发生迅速上升，采取加深麻醉等措施可以一定程度上维持血压平稳。麻醉科医师应与介入医师相互配合，在充盈球囊时关注患者血压变化，如果发现充盈球囊会造成患者血压迅速上升，应告知介入医师放慢充盈速度并做进一步处理。

C. 并发症与术后监护：剖宫产联合介入手术的并发症包括立即出现的并发症（血管损伤、血管破裂、血肿、假性动脉瘤、股动脉夹层等）和迟发并发症（盆腔及下肢动脉血栓形成、缺血性损伤、子宫与膀胱壁坏死、神经损伤等）。其中下肢动脉血栓最常见，这可能与产妇血液高凝状态有关。剖宫产介入手术术后应加强监护，及早发现动脉血栓等并发症，密切注意患者双下肢及股动脉脉搏，双足颜色和温度，患者出现下肢疼痛尤其是爆发性疼痛应及时上报医师，股动脉鞘需间断用肝素盐水冲洗，球囊导管和股动脉鞘应分别做标记，不能冲洗球囊导管。

参考文献

[1] 姚尚龙 . 中国产科麻醉面临的机遇与挑战 . 中国医刊，

2016，51（8）：1-3.

［2］中华医学会麻醉学分会产科学组 . 分娩镇痛专家共识（2016 版）. 临床麻醉学杂志，2016，32（8）：816-818.

［3］姚尚龙，武庆平 . 中国产科麻醉现状及挑战 . 临床麻醉学杂志，2016，32（8）：734-737.

［4］徐铭军，吴新民 . 分娩镇痛的现状和临床应用 . 中国实用妇科与产科杂志，2006，22（7）：548-550.

［5］Cossu AP，DeGiudici LM，Piras D，et al.A systematic review of the effects of adding neostigmine to local anesthetics for neuraxial administration in obstetric anesthesia and analgesia.Int J Obstet Anesth，2015，24（3）：237-246.

［6］郭曲练，姚尚龙 . 临床麻醉学 .4 版 . 北京：人民卫生出版社 .2016.

［7］姚尚龙，产科麻醉快速指南 . 中国继续医学教育，2011，3（10）：131-138.

［8］Heesen M，Bohmer J，Klohr S，et al.The effect of adding a background infusion to patient-controlled epidural labor analgesia on labor，maternal，and neonatal outcomes：a systematic review and meta-analysis.Anesth Analg，2015，121（1）：149-158.

［9］邓小明，曾因明，黄宇光，主译 . 米勒麻醉学（第 8 版）. 北京：北京大学医学出版社 .2016.

［10］邓小明，姚尚龙，于布为，等 . 现代麻醉学 .4 版 . 北京：人民卫生出版社 .2014.

［11］H Qureshi，E Massey，D Kirwan，et al.BCSH guideline for the use of anti-D immunoglobulin for the prevention of haemolytic disease of the fetus and newborn.Transfusion Medicine.2014，24：8-20.

[12] McCollough CH，Schueler BA，Atwell TD，et al.Radiation exposure and pregnancy：when should we be concerned？ Radiographics，2007，27（4）：909-917.

[13] Mushambi M C，Kinsella S M，Popat M，et al.Obstetric Anaesthetists'Association and Difficult Airway Society guidelines for the management of difficult and failed tracheal intubation in obstetrics.Anaesthesia.2015；70（11）：1286-1306.

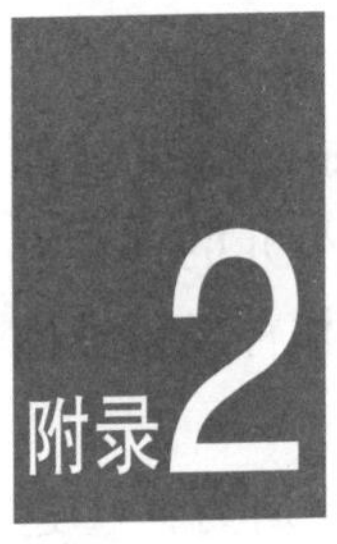

附录2 Apgar 评分和 NACS 评分

一、Apgar 评分

Apgar 评分，即阿氏评分，是新生儿身体状态的准评估方法。具体评分标准如下：

体征	0分	1分	2分
皮肤颜色	青紫或苍白	身体红、四肢青紫	全身红
心率（次/分）	无	小于100次/分	大于100次
弹足底或导管插鼻反应	无反应	有些动作如皱眉	哭、喷嚏
肌张力	松弛	四肢略屈曲	四肢能活动
呼吸	无	慢、不规则	正常、哭声响

8～10分提示无窒息，4～7分提示轻度窒息，0～3分提示重度窒息，应在出生当时、出生后1分钟和5分钟分别记录Apgar评分，以确保对新生儿最有效的评估。出生后1分钟的评估与新生儿能否存活相关，出生后5分钟的评分与新生儿神经系统的预后有关。

二、NACS 评分

NACS 评分（neurological and adaptive capacity score），即新生儿的神经及适应能力评分用于评估足月新生儿的神经行为能力，尤其用于判断生产和分娩时用药的中枢神经系统抑制作用，并与围生期窒息和产伤相鉴别。

NACS 评分包括五大类 20 项，五大类分别为：①适应能力评估；②被动肌张力；③主动肌张力；④原始反射；⑤总体神经功能状态。每项得分为 0、1 或 2 分（0 分：无或明显异常；1 分：轻、中度异常；2 分：正常）。根据新生儿的最佳状态进行评分，若评分为 1 或 0，则应进行再评估。最高评分为 40 分。评分大于等于 35 分被认为正常。

具体评分标准如下：

适应能力评估

	评分	0	1	2
适应能力	1. 对声音的反应	无	轻度	灵敏
	2. 对声音的适应	无	7 ～ 12 次	<6 次
	3. 对光的反应	无	反应迟钝或延迟	反应灵敏
	4. 对光的适应	无	7 ～ 12 次	<6 次
	5. 可安慰性	爱抚、摇晃或吸吮手指 60 s 后婴儿仍哭闹	使用上述方法可以使婴儿安静，但较困难	通过上述方法很容易使新生儿不哭闹

适应能力总分：__________

神经功能评估

	评分	0	1	2
被动肌张力	6. Scarf 征	活动很多，手臂包绕颈部无阻力	肘越过中线	肘部未过中线
	7. 肘反弹	无反弹或不能测试	反弹缓慢或弱	反应敏锐，且可重复
	8. 腘角	>110	91 ~ 110	直角或锐角
	9. 下肢反弹	无反弹或不能测试	反弹缓慢或弱	反应敏锐，且可重复
主动肌张力	10. 颈部屈肌的主动收缩功能	无或异常	困难	正常，头可维持在正中
	11. 颈部伸肌的主动收缩	无或异常	困难	正常，头可维持在正中
	12. 抓握反射	无	弱	正常，可重复
	13. 牵拉反射	无	轻度反射	反射正常
	14. 支撑反应	无	不完全，短暂	强，可支撑整个体重
原始反射	15. 自行行走	无	很难维持	好，可重复
	16. Moro 反射	无	弱，不完全	好，完全
	17. 吸吮	无	弱	好，与吞咽动作同步
总体神经功能症状	18. 警觉性	昏迷	昏睡	正常
	19. 哭闹	无	异常，如哭声高调，哭声弱，呻吟或导致发绀等	正常
	20. 运动活力	无	弱	正常

神经功能总分：______________

出生后_____分钟，总分为______

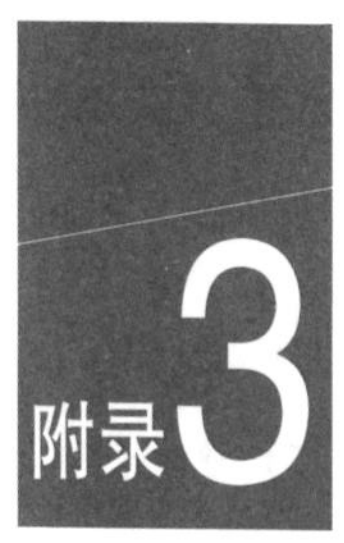

分娩镇痛专家共识（2016版）

为降低产妇的分娩疼痛，提高分娩质量，在确保母婴安全、提高医疗服务质量的前提下，实施分娩镇痛的临床规范化操作及管理，中华医学会麻醉学分会产科学组制订了《分娩镇痛专家共识（2016版）》，以指导临床应用。

一、分娩镇痛原则

分娩镇痛遵循自愿、安全的原则，以达到最大限度地降低产妇产痛，最小限度地影响母婴结局为目的。

分娩镇痛首选椎管内分娩镇痛（包括连续硬膜外镇痛和腰麻硬膜外联合镇痛）。当产妇存在椎管内镇痛禁忌证时，在产妇强烈要求实施分娩镇痛情况下，根据医院条件可酌情选择静脉分娩镇痛方法，但必须加强监测和管理，以防危险情况发生。

本共识主要针对椎管内分娩镇痛。

二、分娩镇痛前产妇的评估

分娩镇痛前对产妇系统的评估是保证镇痛安全及顺利实施的基础。评估内容包括：病史、体格检查、相关实验室检查等。

1. 病史 产妇的现病史，既往史，麻醉手术史，药物过敏史，是否服用抗凝药物、合并症、并发症等。

2. 体格检查 基本生命体征，全身情况，是否存在困难气道，脊椎间隙异常，穿刺部位感染灶或占位性病变等禁忌证。

3. 相关实验室检查 常规检查血常规、凝血功能；存在合并症或异常情况者，进行相应的特殊实验室检查。

三、分娩镇痛适应证

（1）产妇自愿。

（2）经产科医师评估，可进行阴道分娩试产者（包括瘢痕子宫、妊娠期高血压及子痫前期等）。

四、分娩镇痛禁忌证

（1）产妇拒绝。

（2）经产科医师评估不能进行阴道分娩者。

（3）椎管内阻滞禁忌：如颅内高压、凝血功能异常、穿刺部位及全身性感染等，以及影响穿刺操作等情况。

五、分娩镇痛前准备

（一）设备及物品要求

（1）麻醉机；

（2）多功能心电监护仪；

（3）气道管理用品，包括喉镜、气管导管、口咽通气管、喉罩、困难气道器具等；

（4）吸痰器、吸痰管、负压吸引器；

（5）供氧设备，包括中心供氧、氧气瓶、面罩；

（6）椎管内镇痛穿刺包、镇痛泵；

（7）胎心监护仪、新生儿抢救复苏设备；

（8）加压加热输血设备、加热毯；

（9）抢救车，包括抢救物品及药品。

（二）药品要求

局麻药（利多卡因、罗哌卡因、布比卡因、氯普鲁卡因等），阿片类药物（芬太尼、舒芬太尼等），配置药品的生理盐水，急救类药品（肾上腺素、脂肪乳剂等），消毒液，抢救设备及麻醉药品由专人负责维护补充、定期检查并做登记。

（三）场地要求

椎管内分娩镇痛的操作要求在无菌消毒房间实施，严格按照椎管内麻醉穿刺要求规范操作，避免发生感染。

（四）产妇准备

（1）产妇进入产房后避免摄入固体食物，可饮用高能量无渣饮料；

（2）签署分娩镇痛同意书（产妇本人或委托人）；

（3）开放静脉通路。

六、分娩镇痛开始时机

目前，已有大量临床研究及荟萃分析表明，潜伏期开始椎管内镇痛并不增加剖宫产率，也不延长第一产程。因此，不再以产妇宫口大小作为分娩镇痛开始的时机，产妇进入产房后只要有镇痛需求即可实施。

七、分娩镇痛流程

为完善实施分娩镇痛可参考下列步骤（图 1）。

八、分娩镇痛实施方法

（一）连续硬膜外镇痛

硬膜外分娩镇痛效果确切、对母婴影响小、产妇清醒能主动配合，是目前应用最为广泛的分娩镇痛方法之一，并且

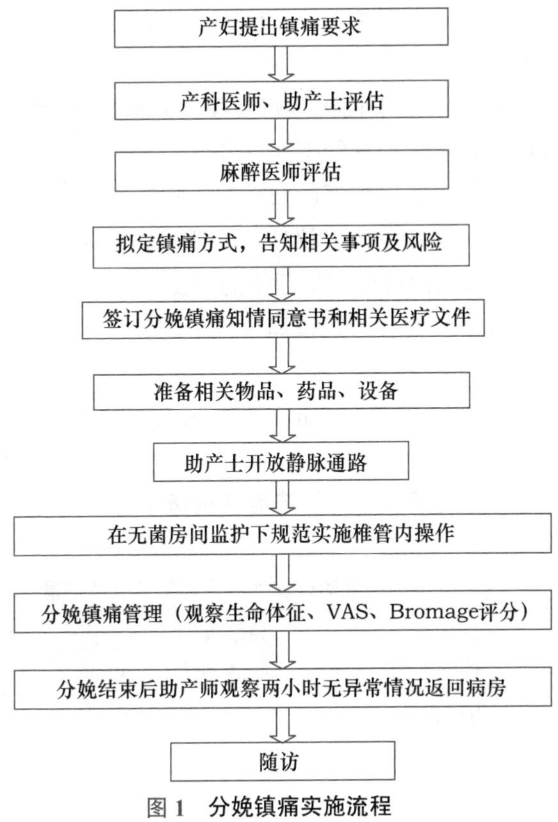

图 1　分娩镇痛实施流程

当分娩过程中发生异常情况需实施紧急剖宫产时，可直接用于剖宫产麻醉。

1. 操作方法

（1）穿刺过程中监测产妇的生命体征；

（2）选择 $L_{2\sim3}$ 或 $L_{3\sim4}$ 间隙，严格按椎管内穿刺操作规范进行硬膜外穿刺，向头端置入硬膜外导管；

（3）经硬膜外导管注入试验剂量（含 1∶20 万肾上腺素的 1.5% 利多卡因）3 ml，观察 3 ～ 5 min，排除导管置入血管或蛛网膜下隙；

（4）若无异常现象，注入首剂量（表 1），持续进行生命体征监测；

（5）测量镇痛平面（维持在 T_{10} 水平），进行 VAS 疼痛评分和 Bromage 运动神经阻滞评分；

（6）助产士常规观察产妇宫缩、胎心改变及产程管理；

（7）镇痛维持阶段建议使用 PCEA 镇痛泵，根据疼痛程度调整镇痛泵的设置或调整药物的浓度；

（8）观察并处理分娩镇痛过程中的异常情况，填写分娩镇痛记录单；

（9）分娩结束观察 2 h，产妇无异常情况离开产房时，拔除硬膜外导管返回病房。

2. 常用分娩镇痛的药物浓度及剂量（表 1）

表 1　分娩镇痛时硬膜外常用药物浓度及剂量

药物	首剂量（ml/ 次）	维持量（ml/h）	自控量（ml/ 次）
0.0625% ～ 0.15% 罗哌卡因＋芬太尼 1 ～ 2 μg/ml 或舒芬太尼 0.4 ～ 0.6 μm/ml	15 ～ 6	15 ～ 6	10 ～ 8
0.04% ～ 0.125% 布比卡因＋芬太尼 1 ～ 2 μg/ml 或舒芬太尼 0.4 ～ 0.6 μg/ml	15 ～ 6	15 ～ 6	10 ～ 8

3. 推荐给药方案　首剂量后，维持剂量则根据产妇疼痛情况个性化给药，浓度剂量在表 1 所列范围之内进行调整。PCEA 每次 8 ～ 10 ml，锁定时间 15 ～ 30 min。

（二）腰麻硬膜外联合镇痛

腰麻硬膜外联合镇痛是蛛网膜下隙镇痛与硬膜外镇痛的结合，此方法集两者之优点，起效迅速、镇痛完善。

1. 具体操作方法

（1）准备同硬膜外分娩镇痛；

（2）选择 $L_{3\sim4}$（首选）或 $L_{2\sim3}$ 间隙进行硬膜外穿刺；

（3）经腰穿针注入镇痛药，退出腰穿针后，向头侧置硬膜外导管；

（4）在硬膜外给药之前经硬膜外导管注入试验剂量（含 1：20 万肾上腺素的 1.5% 利多卡因）3 ml，观察 3 ～ 5 min，排除硬膜外导管置入血管或蛛网膜下隙；

（5）镇痛管理同硬膜外镇痛。

2. 推荐蛛网膜下隙注药剂量（表 2）

表 2　**分娩镇痛时蛛网膜下隙注射药物剂量**

单次阿片类药物	单次局麻药	联合用药
舒芬太尼 2.5 ～ 7 μg	罗哌卡因 2.5 ～ 3.0 mg	罗哌卡因 2.5 mg＋舒芬太尼 2.5 μg（或芬太尼 12.5 μg）
芬太尼 15 ～ 25 μg	布比卡因 2.0 ～ 2.5 mg	布比卡因 2.0 mg＋舒芬太尼 2.5 μg（或芬太尼 12.5 μg）

（三）静脉镇痛

当产妇椎管内分娩镇痛方式存在禁忌时，才选择静脉分娩镇痛，但必须根据医院救治条件选择，特别要在麻醉医师严密监测母体和胎儿的生命体征变化，以防危险情况发生。

九、危急情况的处理

1. 分娩镇痛期间，产妇发生下列危急情况之一者，由产科医师决定是否立即启动“即刻剖宫产”流程。

（1）产妇心搏骤停；

（2）子宫破裂大出血；

（3）严重胎儿宫内窘迫；

（4）脐带脱垂；

（5）羊水栓塞；

（6）危及母婴生命安全等情况。

2. 即刻剖宫产流程

（1）由助产士发出危急信号，通知救治团队（麻醉医师、儿科医师、麻醉护师、手术室护师），同时安置产妇于左侧卧位，吸氧并转送至产房手术室。

（2）麻醉医师在硬膜外导管内快速注入 3% 氯普鲁卡因 10 ～ 15 ml，快速起效后完成剖宫产手术。

（3）没有放置硬膜外导管或产妇情况极为危急时，采用全麻插管，同时立即给予抗酸药，如口服枸橼酸合剂 30 ml，同时静脉注射甲氧氯普胺 10 mg ＋雷尼替丁 50 mg。

（4）全麻操作流程参照《产科麻醉剖宫产》全麻部分。

十、分娩镇痛管理

应建立相关的制度，如分娩镇痛工作制度、麻醉药品及物品管理制度、会诊制度、知情同意制度、报告制度等。加强管理和团队协作，方能确保母婴安全。建议如下：

（一）妇产科医师

（1）门诊期间的孕前检查、孕期产检、孕期筛查、分娩镇痛宣教；

（2）入院期间对待产妇分娩方式的评估。

（二）麻醉医师

（1）进行分娩镇痛前的评估工作（可在麻醉门诊或产房进行）；

（2）向产妇及家属介绍分娩镇痛的相关知识，告知风险，签署知情同意书；

（3）专人操作及管理；

（4）运动神经阻滞及疼痛评分，根据产妇疼痛情况调整镇痛药的剂量及浓度；

（5）分娩镇痛期间产妇发生危急情况实施剖宫产手术的麻醉；

（6）参与产妇异常情况的抢救；

（7）完成分娩镇痛的记录。

（三）麻醉科护士

（1）协助麻醉医师完成分娩镇痛的操作；

（2）配置镇痛泵；

（3）巡视观察产妇生命体征、母体的异常情况并及时汇报麻醉医师，协助麻醉医师进行镇痛评分等；

（4）协助麻醉医师完成危急情况“即刻剖宫产手术”麻醉；

（5）登记、收费；

（6）镇痛药物及毒麻药物管理、登记、发放，物品、药品的补充、设备的清洁与保养；

（7）分娩镇痛后对产妇的随访，了解产妇满意度及并发症等。

（四）助产士

（1）开放静脉输液通道；

（2）调整产妇体位为侧卧或半坐位、吸氧，监测产妇生命体征、宫缩、胎心等；

（3）观察产程，调整宫缩；

（4）异常情况报告麻醉医师或产科医师；

（5）条件容许时可增加导乐陪伴分娩。

来源：沈晓凤，姚尚龙．分娩镇痛专家共识（2016 版）．临床麻醉学杂志，2016，32（8）：816-188.

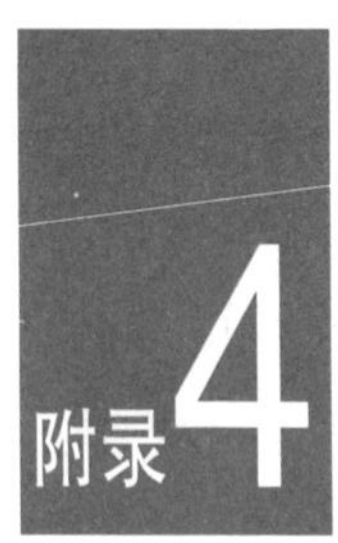

新产程标准及处理的专家共识（2014）

在综合国内外相关领域文献资料的基础上，结合美国国家儿童保健和人类发育研究所、美国妇产科医师协会、美国母胎医学会等提出的相关指南及专家共识，中华医学会妇产科学分会产科学组专家对新产程的临床处理达成共识。产程正确处理对减少手术干预，促进安全分娩至关重要。目前，针对分娩人群的特点，如平均分娩年龄增高，孕妇和胎儿的平均体质量增加，硬脊膜外阻滞等产科干预越来越多，审视我们沿用多年的 Friedman 产程曲线，一些产程处理的观念值得质疑和更新。

近年来，越来越多的产科研究再次回到了对正常产程曲线的描述中，并且有了许多与以往不一样的发现。Zhang 等对美国 19 所医院中 62 415 例单胎、头位、自然临产并阴道分娩，且新生儿结局正常产妇的产程进行了回顾性研究，结果发现：①无论初产妇还是经产妇，宫口从 4 cm 扩张到 5 cm 可能需要 6 h 以上，从 5 cm 扩张到 6 cm 可能需要 3 h 以上；②初产妇和经产妇的产程在宫口扩张 6 cm 以前基本一致，在此之后，经产妇的产程进展明显加快；③初产妇第二产程中位持续时间的第 95 百分位数在应用硬脊膜外阻滞组及未应用硬脊膜外阻滞组分别为 3.6 h 和 2.8 h。由此可见，即使产程进展比较缓慢，最终仍然可以顺利经阴道分娩。在综合国内外相关领域文献资料的基础上，结合美国国家儿童保健和人类发育研究所、美国妇产科医师协会、美国母胎医学会等提出的相关指南及专家共识，中华医学会妇产科学分会产科学组专家对新产程的临床处理达成以下共识（表 1）。以指导临床实践。

表 1　新产程标准及处理的修订

类别	诊断标准及处理
第一产程	
潜伏期	潜伏期延长（初产妇＞ 20 h，经产妇＞ 14 h）不作为剖宫产指征 破膜后且至少给予缩宫素静脉滴注 12 ～ 18 h，方可诊断引产失败 在除外头盆不称及可疑胎儿窘迫的前提下，缓慢但仍然有进展（包括宫口扩张及先露下降的评估）的第一产程不作为剖宫产指征
活跃期	以宫口扩张 6 cm 作为活跃期的标志 活跃期停滞的诊断标准：当破膜且宫口扩张 ≥ 6 cm 后，如宫缩正常，而宫口停止扩张 ≥ 4 h 可诊断活跃期停滞；如宫缩欠佳，宫口停止扩张 ≥ 6 h 可诊断活跃期停滞。活跃期停滞可作为剖宫产的指征。
第二产程	第二产程延长的诊断标准：①对于初产妇，如行硬脊膜外阻滞，第二产程超过 4 h，产程无进展（包括胎头下降、旋转）可诊断第二产程延长；如无硬脊膜外阻滞，第二产程超过 3 h，产程无进展可诊断。②对于经产妇，如行硬脊膜外阻滞，第二产程超过 3 h，产程无进展（包括胎头下降、旋转）可诊断第二产程延长；如无硬脊膜外阻滞，第二产程超过 2 h，产程无进展则可以诊断

续表

类别	诊断标准及处理
	由经验丰富的医师和助产士进行的阴道助产是安全的，鼓励对阴道助产技术进行培训 当胎头下降异常时，在考虑阴道助产或剖宫产之前，应对胎方位进行评估，必要时进行手转胎头到合适的胎方位

临床医师在产程管理时应该及时应用上述新的产程处理理念，在母儿安全的前提下，密切观察产程的进展，以促进阴道分娩，降低剖宫产率，最大程度为孕产妇的安全提供保障。鉴于临床和基础研究的发展日新月异，本共识相关内容将在今后广泛深入的临床实践和研究中加以完善和修订。

新产程标准及处理的专家共识（2014）专家组成员：杨慧霞（北京大学第一医院）、董悦（北京大学第一医院）、边旭明（北京协和医院）、漆洪波（重庆医科大学附属第一医院）、刘兴会（四川大学华西第二医院）、贺晶（浙江大学医学院附属妇产科医院）、胡娅莉（南京大学医学院附属鼓楼医院）、段涛（上海市第一妇婴保健院）、张为远（首都医科大学附属北京妇产医院）、时春艳（北京大学第一医院）、李博雅（北京大学第一医院）

摘自中华医学会妇产科学分会产科学组．新产程标准及处理的专家共识（2014）．中华妇产科杂志，2014，49（7）：486。

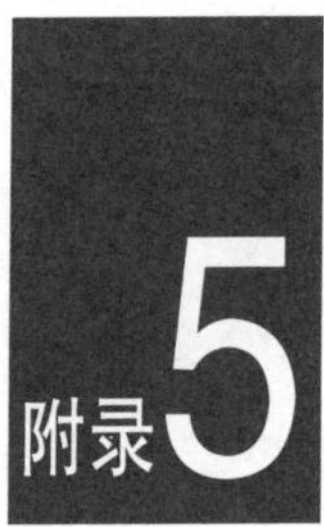

妇产科麻醉名词英汉对照

（马璐璐）

A

abortion　流产

abruption，placental　胎盘早剥

accelerations，fetal heart rate　胎心率加速

accidental dural puncture　意外硬脊膜穿破

airway assesment　气道评估

alpha-adrenergic agonists　α 肾上腺受体激动剂

amniotic fluid　羊水

amniocentesis　羊水穿刺

amnioinfusion　羊膜腔输注术

analgesia　镇痛

anemia　贫血

anesthesia　麻醉

anomalies，fetal　新生儿畸形

aortocaval compression　主动脉腔静脉受压

Apgar scores　Apgar 评分

arrest of labor　产程停滞

arterial pressure maternal　母体动脉血压

arrhythmia　心律失常

asphyxia	窒息
aspiration	误吸
atony uterine	子宫收缩无力

B

back pain	背痛
blastocyst	囊胚
blood flow，uterine	子宫血流
blood flow utero-placental	子宫胎盘血流
blood salvage	自体血回输
bupivacaine	布比卡因
buprenorphine	丁丙诺非
butorphanol	布托啡诺

C

cardiac disease	心脏疾病
cardiac output，fetal	胎儿心排血量
cardiac output，maternal	母体心排血量
catheters epidural	硬膜外管
cephalopelvic disproportion	头盆不称
cerebral edema	脑水肿
cerebral palsy	脑瘫
cesarean delivery	剖宫产
childbirth natural	自然分娩
chloroprocaine	普鲁卡因
chorioamnionitis	绒毛膜羊膜炎
choronic villi	绒毛
cigarette smoking	吸烟
circulation，fetal	胎儿循环
clonidine	可乐定
coagulopathy	凝血功能异常
cocaine and placental abruption	可卡因与胎盘早剥

complication of anesthesia	麻醉并发症
compression aorto-caval	主动脉下腔静脉受压
concealed hemorrhage	隐匿出血
consent for anesthesia	麻醉知情同意书
continous spinal analgesia	持续脊髓麻醉
contraction uterine	子宫收缩
contraction stress test	宫缩应激试验
contraindication to regional anesthesia	局部麻醉禁忌证
couvelaire uterus	子宫胎盘卒中

D

deceleration，fetal heart rate	胎心减速
decidua	蜕膜
diabetes，gestational	妊娠糖尿病
diamorphine	海洛因
difficult intubation	困难气道
dilation cervix	宫颈扩张
dilation and curettage	诊刮
diphenhydramine	苯海拉明
disseminated intravascular coagulation	弥散性血管内凝血
droperidol	氟哌利多
ductus arteriosus	动脉导管未闭
dystocia shoulder	肩难产

E

eclampsia	子痫
embolism air	气体栓塞
endometrium	子宫内膜
entonox50%	氧化亚氮和 50% 氧气混合气体
epidural abscess	硬膜外脓肿
epidural anesthesia	硬膜外麻醉
epidural analgesia	硬膜外镇痛

epidural blood patch	硬膜外体血填充
epidural hematoma	硬膜外血肿
epidural space	硬膜外隙
ephedrine	麻黄碱
epinephrine	肾上腺素
esmolol	艾司洛尔
estimated gestational age	胎龄
estrogen	雌激素
ethanol abuse	酗酒
evacuation of uterus	清宫

F

fasting	禁食
fentanyl	芬太尼
fertilization	受精
fetus	胎儿
fetal acidosis	胎儿酸中毒
fetal assessment	胎儿评估
fetal circulation	胎儿循环
fetal demise	死胎
fetal distress	胎儿窘迫
fetal growth and development	胎儿生长发育
fetal head，rotation	胎头旋转
fetal heart rate	胎心率
fetal scalp pH	胎儿头皮血 pH
forceps	产钳

G

general anesthesia	全身麻醉（全麻）
glycopyrrolate	格隆溴铵

H

halothane	氟烷

head compression，fetal	胎头受压
HELLP syndrome	HELLP 综合征
hemodilutional anemia	稀释性贫血
hemorrhage intracranial	颅内出血
hemorrhage obstetric	产科出血
heparin	肝素
hydralazine	肼屈嗪
hydromorphone	氢吗啡酮
hypnosis	催眠
hypoxia	缺氧
hysterectomy	子宫切除

I

indometacin	吲哚美辛
induction	麻醉诱导
insulin	胰岛素
insulin resistance	胰岛素抵抗
intervillous space	绒毛间隙
intrauterine growth retardation	宫内发育迟缓
intraventricular hemorrhage	脑室出血
isoflurane	异氟烷
isoproterenol	异丙肾上腺素

K

ketamine	氯胺酮

L

labetalol	拉贝洛尔
labor，first stage	第一产程
progress	产程进展
second stage	第二产程
laryngeal mask airway	喉罩

levobupivacaine	左布比卡因
lidocaine	利多卡因
local anesthesia	局部麻醉
lumbar sympathetic block	腰交感神经阻滞

M

macrosomia	巨大儿
magnesium sulfate	硫酸镁
meconium	胎粪
meperidine	哌替啶
metabolic reserve，fetal	胎儿代谢储备
methadone	美沙酮
midazolam	咪达唑仑
midwives	助产师
morphine	吗啡
mortality，maternal	母体死亡率
movement，fetal	胎动
multiple gestation	多胎妊娠

N

nalbuphine	纳布啡
naloxone	纳洛酮
necrotizing enterocolitis，of neonate	新生儿坏死性小肠炎
neonatal intensive care	新生儿重症监护
neonatal resuscitation	新生儿复苏
nitric oxide	氧化亚氮
nitroglycerin	硝酸甘油
nitroprusside	硝普钠
nonsteroidal agents for postoperative analgesia	非甾体消炎药用于术后镇痛
nonstress test	无应激试验

O

obesity	肥胖
oligohydramnios	羊水过少
oliguria	少尿
ondansetron	昂丹司琼
opioids	阿片类药物
ovulation	排卵
oxytocin	缩宫素
oxymorphone	羟吗啡酮

P

pain，labor and delivery	分娩痛
painless childbirth	无痛分娩
paracervical block	宫颈旁阻滞
patient control analgesia	患者自控镇痛
patient control epidural analgesia	患者自控硬膜外镇痛
pelvic floor	盆底
placenta accrete	植入性胎盘
placenta previa	前置胎盘
placental abruption	胎盘早剥
placental perfusion	胎盘灌注
post-dural puncture headache	硬膜穿刺后头痛
preeclampsia	先兆子痫
pregnancy induced hypertension syndrome	妊高征
premature rupture of membrane	胎膜早破
prematurity	早产
preoperative assessment	术前评估
preterm infant	早产儿
preterm labor and delivery	早产
progesterone	孕激素
progress of labor	产程进展
prostacycline	前列环素

pudendal nerve block	阴部神经阻滞
pulmonary edema	肺水肿
pulmonary embolus	肺栓塞
pulmonary hypertension	肺动脉高压

R

remifentanil	瑞芬太尼
respiratory depression	呼吸抑制
respiratory distress syndrome of neonate	新生儿呼吸窘迫综合征
resuscitation in-utero	宫内复苏
retained placenta	胎盘滞留
rocuronium	罗库溴铵
ropivacaine	罗哌卡因

S

sacral nerve roots	骶神经根
scopolamine	东莨菪碱
sepsis	败血症
seizure	癫痫
shock	休克
spinal cord injury	脊髓损伤
sodium pentothal	硫喷妥钠
sodium thiopental	硫喷妥钠
subarachnoid catheter	蛛网膜下隙置管
subdural block	硬膜下阻滞
subdural hematoma	硬膜下血肿
sufentanil	舒芬太尼
supine hypotension syndrome	仰卧位低血压综合征
surfactant	表面活性物质

T

terbutaline	特布他林
test dose	试验剂量

thrombocytopenia	血小板减少
tramadol	曲马多
transfusion	输血
trimester	三个月
trophoblast	滋养细胞

U

ultrasonography	超声
umbilical cord compression	脐带受压
umbilical cord prolapse	脐带脱垂
uterine atony	子宫收缩乏力
uterine hypertonicity	高张性子宫
uterine rupture	子宫破裂
uteroplacental insufficiency	子宫胎盘异常

V

vacuum-assisted delivery	真空吸引协助分娩
vaginal delivery	阴道分娩
variability，fetal heart rate	胎心率变异率
vasopressor	升压药
viability，fetal	胎儿存活力

W

walking epidural	可行走硬膜外麻醉